误治挽救录

周光荣 整理

刘正江 编著

中国科学技术出版社

·北京·

图书在版编目（CIP）数据

误治挽救录：刘正江编著；周光荣整理 .—北京：中国科学技术出版社，2021.9

ISBN 978-7-5046-9072-2

Ⅰ . ①误… Ⅱ . ①刘… ②周… Ⅲ . ①中医临床—误诊—医案—现代 Ⅳ . ① R249.1

中国版本图书馆 CIP 数据核字（2021）第 101854 号

策划编辑	韩　翔　焦健姿	
责任编辑	王久红	
装帧设计	佳木水轩	
责任印制	李晓霖	

出　　版	中国科学技术出版社
发　　行	中国科学技术出版社有限公司发行部
地　　址	北京市海淀区中关村南大街 16 号
邮　　编	100081
发行电话	010-62173865
传　　真	010-62179148
网　　址	http://www.cspbooks.com.cn

开　　本	710mm×1000mm　1/16
字　　数	556 千字
印　　张	29.25
版　　次	2021 年 9 月第 1 版
印　　次	2021 年 9 月第 1 次印刷
印　　刷	天津翔远印刷有限公司
书　　号	ISBN 978-7-5046-9072-2 / R·2718
定　　价	58.00 元

内容提要

　　中医近代名家众多，"奇巧绝伦"之技蕴藏在浩瀚的医案著述中。其中不少救误医案词义深奥，隐晦艰涩，难以窥其真髓。为获名医大家临证经验之真谛，编者对大量救误医案进行了查阅、考证，"穷失误之原委，举成功之所以"，进而发现：失误有原因，救误有规律。只有把这些原因分辨、解析透彻了，临床失误才会相应减少。有鉴于此，编者选择临床内科具有代表性的救误验案，归真返璞地逐案加以辨析、探讨。由此汇集了大量实践性很强的、富有智慧和灵感的医案精华，并从中引出了新见解、新思路，感悟到许多在临床及其他专著中学不到的丰富知识。这对开拓思路、启迪灵感、提高临床辨治水平大有裨益。

前　言

　　古往今来，误诊一直是制约中医临床疗效的主要因素，轻则治疗无效、延误病情，重则变证百出、危及生命。因此，研究并解决误诊问题，是提高疗效、降低误治死亡率的关键，是中医临床发展的迫切任务。

　　中医救误医案是名医大家挽救误诊的经验总结，从正反两面记录了医生临床思维活动、辨证论治的全过程；客观地反映了什么是错，什么是对，以及如何救误等让人困惑不解的难题。一桩桩救误医案，像神奇的故事一样，融理论与实践为一体，夹叙夹议，读之宛如亲历，又似一幕幕录像带。它仿佛在告诉我们，如果不是因为失误，所有病症都是可以治好的。

　　因此，读医案，尤其是读救误医案，可以训练辨证论治技能，提高知常达变的本领。借鉴名医大家的学术思想和经验，证之临床，思路清晰，心有准绳，疗效倍增。笔者在几十年的从医过程中，一直没有中断过对医案的研读、借鉴、揣摩、探索与思考。实践证明，辨析、探讨救误医案，就是避免误诊最有效的方法。

　　那么，名医大家何以能曲应病情，取效如神？诀窍就在于"审得明白、治得其窍"，弄懂这个"窍"，就能百尺竿头，更进一步。

　　吴鞠通在《温病条辨》中说："所谓大匠诲人，能与人规矩，不能使人巧。至于奇巧绝伦之处，不能传，亦不可传，可遇而不可求，可暂而不可常也。学者当心领神会，先务识其所以然之故……所谓神而明之，存乎其人。"可见"识其所以然"，是领会名医大家救误成功的要诀。

　　笔者选择了大量颇具有代表性的临床内科救误验案，通过对救误医案进行探讨，解析分辨出失误原因及救误规律，并从中获得启发。

　　诚然，每个人读案都会总结出不同的经验教训，尽管曲尽工巧，也难免有失偏颇。古人云："他山之石，可以攻玉。"如果能激励大家更主动、更积极地思考失误，研究失误原因，辨析救误医案，总结救误规律，探索到更深入、更启人心扉的经验与教训，那么我们的目的也就达到了。

刘正江

己亥年秋月于青岛

凡 例

  1. 精选近代名医误诊挽治医案 363 例，根据"相互比较更容易接近真相"的精神，采取以病为章，每病选救误医案多例。每章冠以概述，概括本病主要辨治规律及较易失误之原因。再以病案为目，每案皆以病案、辨析、体会三项编写。

  2. 病案章内编号顺排，以利查阅。【病案】记述原案；【辨析】以证候辨析为主，着重分析误诊的主要原因、救误的成功经验；【体会】根据案情提出应吸取的经验教训，以及由此引出的新见解。

  3. 本书始终突出中医特色，所选医案皆以中医药治疗为主，凡中西医结合医案，亦以中药起主要作用者方入选。

  4. 所辑诸案着重选取识证、遣方、用药有特色者，依每个病证的辨证论治体系加以编撰，务求以医案体现各个病证的辨证论治规律和曲尽变化之工巧。

  5. 病案来源列于其后，读者可据以查阅。由于部分病案年久，些许药名不合今日规范，但无碍辨认阅读，为呈前人原述，不做更改。

  6. 部分病案原无标题，引录时酌加标题。

目　录

第1章 感冒（附病案9例）

感冒，俗称伤风，是感受风邪或时行病毒，引起肺卫功能失调，出现以鼻塞、流涕、喷嚏、头痛、恶寒、发热、全身不适等为主要临床表现的一种外感病证。

感冒虽为小疾，治以解表疏邪为大法。但临床症候有风寒、风热之分，兼燥、夹湿之异，体质有强弱、地势有高下、气候有寒温等不同，故需同中求异，审证求因，辨证施治才能获效。

然屡见清热不辨表里，发汗不顾阴阳，解表不求辨证，表证发热用"柴胡注射液"，热不退又投"板蓝根冲剂"，或用"清开灵注射液"（安宫牛黄注射液）。在卫之证不用表解，径引入少阳；又不解，又引入营分，终引至血分，以致外感轻证酿成营血重证者，不乏其例。

更有体虚用峻汗、感冒发热误为里热投以苦寒、盛夏恶寒大汗仅用敛汗固涩等，以致误诊、误治，所幸诸家救误有方，众多验案，足以引人深思。

1. 体虚感邪，往往反复感冒，当扶正祛邪为主，除根据感邪之不同而施用不同解表法外，必须时时顾护正气，不可峻汗。如病案一的体虚感冒，误用麻黄汤，以致变证百出，其状甚危。赵氏用大剂真武救误，温化镇摄，仅数剂即愈；病案二的表虚伤风误汗伤阳，亡阳虚脱在即，李氏救误，以一块老姜即是良药，再用回阳固脱之品，转危为安；病案三的阳虚外感，医者顾实不顾虚，误以辛温发散，吴氏用理中合六君子汤加味救误，二剂即瘥；病案四的产后血虚伤风误用发散祛瘀，以致大气欲脱，虚阳上越。梁氏以桂枝加龙骨牡蛎汤，救误于危证开始之时，数剂即瘥。

2. 感冒发热误为里热，错予苦寒清里，以致邪郁于内，真阳逼越于外而成的阴极似阳之证。病案五的感冒发热，迭进苦寒，元阳将脱，吴氏急拟白通汤加肉桂救之，一剂症状即减。后因吃梨反复，再以白通汤加肉桂救之而愈。病案六的感冒发热误投寒凉，致使寒邪闭郁于内，更伤中阳。章氏用辛温宣阳，坚持杜绝寒凉。并加用大热的附子，寒凝解散，阳气宣通，汗出邪去。

3. 体虚易感，虽宜补之，亦宜缓图。若不识此理，发汗可致阳虚，厚味峻补，非但不能吸收，反致壅遏。阳郁不布，卫外不固，畏寒汗出，势在必然。如病案七的外感误补后，证见奇特。郭氏细研其情，融温补少阴、调和营卫、健脾渗湿于一炉，救治而愈。

4. 中医在祛邪的前提下，还有一些针对性的防范措施：譬如凡有"恶寒"之表证者，不宜过早或大量使用苦寒之品，以免外邪闭伏于里；不宜使用像熟地黄、天冬、阿胶等滋腻药物，使邪恋难出。还要注意"忌口"，不宜恣食油腻、荤腥等炙煿厚味之物，以免有碍胃气等。病案八的反复伤风不解，过早食用荤腻之物，以致邪恋上焦，肺失清肃，李聪甫老先生用辛苦宣阳、甘平化阴救误，肺胃以和，咳逆自顺。

5. 汗后身热不解，已非表病，故不可再用解表药。当细察病机，对症处理。
摘录 9 例病案，并分析如下。

病案一　体虚感冒误用麻黄汤

【病案】

申某，久病之后，体气已虚，不慎风寒，又染外感，只宜培补中佐少许表药，殊不能视同日常表证治之。前医竟用麻黄汤发汗，因之大汗不止，头晕目眩，筋惕肉跳，振振欲擗地，小便难，肢微拘急，症状甚危。余见其人神志尚清明，脉现细微，汗淋漓未休，此由峻发之后，卫气不固，津液大伤，肾气亏竭而小便难，血不荣筋而肢拘急，阳虚则水气泛逆，冲激于上，故振振而眩仆，是纯阳虚之真武汤证，为水逆之重证。若不如此辨认，泛用漏汗之桂枝加附子汤，虽能回阳而不镇水，如用苓桂术甘汤，虽能镇水而不回阳，皆属本证前阶段轻者浅者言之，致阳虚水逆之本证，则以真武汤合适，应大量以进。

处方：附子 15 克，白术、白芍各 12 克，茯苓 25 克，生姜 15 克。并用五倍子研末醋拌成饼敷贴脐孔，布条捆扎，又用温粉扑身。

连进二剂，汗渐止，再三剂，不特汗全收，即眩晕拘急尿难诸候，亦均消失。后用归芍六君子汤加补骨脂、巴戟、干姜调理培补。

（赵守真《赵守真治验回忆录》）

【辨析】

体虚感冒，属阳虚者只能助阳解表，不能任受峻汗，麻黄汤乃仲景用于表实寒证。本案投之，实属误用，以致大汗不止，险象环生。

按误治后出现的证候而言，本案既有大汗不止、小便难、四肢微急之桂枝加附子汤证；又有头晕目眩之苓桂术甘汤证；亦具筋惕肉跳、振振欲擗地之真武汤证。为何独选真武汤？诚如案中赵氏自注所云，桂枝加附子汤和苓桂术甘汤只能治初期阶段轻浅之阳虚水泛为病，而本证是其人素虚，又经久病误汗，不但阳虚于内，而且阳虚又致水气泛逆于上；大剂真武，温化镇摄，壮元阳以消阴翳，逐留垢以清水源，危误重证，救误于二三剂之间。若用轻清之剂，病重药轻，必难奏全功，选用真武汤，才是药证相符。

【体会】

感冒的病位常局限于肺卫，极少传变，多属实证，解表即是。然体虚感冒，往往反复感邪，当以扶正祛邪为主，必须时刻顾护卫气，更不可峻汗。这虽为尽人皆知，但如此失误还在不时出现，以致患者痛苦，医者困惑，岂知误由过汗而起，见此案，该明白了吧！

病案二　表虚伤风误汗亡阳

【病案】

尹某，男，35岁。一日，其邻居来告，尹病情危急，延余出诊，余闻之急往诊视。

问知初病起于风寒食积，寒热交作，自服表里两解之剂，病减。因外出复感风邪，发热恶风，头疼汗出，复进麻黄汤，热虽退，反冷汗不止，腹中扭痛，手足厥冷，难以伸缩，且寒饮上逆作呕。诊其脉，沉微欲绝，舌青苔滑，亡阳虚脱在即，若再现烦喘则救治较难矣。

思此证本为表虚伤风，一汗再汗，以致大汗亡阳。仲景有甘草干姜汤复阳之旨，随即将患者家存老姜两块，约一两，催火煎汤令其先服，再用下方回阳固脱。

附片（开水先煎透）60克，干姜18克，潞党参60克，茯苓15克，白术24克，法半夏12克，五味子6克，炙甘草9克。

次日复诊：腹痛汗出已止，四肢转温，继用下方3剂而愈。

附片（开水先煎透）60克，上肉桂（研末调服）9克，潞党参30克，白术18克，炙甘草6克，补骨脂15克，益智仁9克，砂仁（捣，后下）9克，法半夏12克。

（李继昌《李继昌医案》）

【辨析】

患者表虚伤风，兼有食积，本当扶正祛邪，稍加消导，患者不识表虚，自服麻黄峻剂发汗，一汗再汗，以致药后冷汗不止，亡阳虚脱在即。所幸未至烦喘等症，尚可挽救，一块老姜，即是良药。再用回阳固脱之品，转危为安。

【体会】

治病应强调辨证，辨证须注意病情演变，病证变，施治方药也得变。本例误服麻黄汤后，热退冷汗不止，腹中扭痛，手足厥冷，难以伸缩，寒饮上逆呕吐，脉沉微欲绝，舌青苔滑。已然变感冒为亡阳虚脱在即，一派危急之候。如若仍以感冒治之，必遭惨败。故感冒虽系小疾，因体质、地域、时令、气候的不同，患者虚实各异，施治必须辨证。尤其对表虚伤风，切记不可过汗，否则变证丛生，预后难测。

病案三　阳虚外感，顾实不治虚

【病案】

骆某，年40余岁。素禀阳虚，新感外寒而发。头痛恶寒，饮食无味。脉息小滑，舌苔滑白，病势方张，慎防变重。故用葱豉二陈汤加荆芥、紫苏，疏散风寒以表达之。

鲜葱白4枚，淡豆豉9克，荆芥穗4.5克，姜半夏9克，橘皮3克。

次诊：此药服后忽喘息不能卧，头脑中觉热气上升，小腹左侧作痛，呕吐痰水，畏寒，手指厥冷，脉息沉弱。盖阳虚受寒之病，得发散而阳气益虚也；其头脑中觉热气上升者，脑力素衰，寒气逼龙雷之火上越也；其喘息不能卧者，肺肾两虚，不能纳气也；其腹痛呕吐痰水者，寒气内扰，气血不能通调也；其畏寒手指作冷者，虚寒病之本相也。乃与理中合六君子汤加味。

别直参3克，炒白术6克，黑炮姜3克，炙甘草2.4克，云茯苓9克，姜半夏6克，广橘皮3克，上肉桂2.4克，白芍9克，五味子1.8克。

三诊：服后喘吐俱平，腹痛亦止，能进稀粥半碗，但仍觉畏寒手冷，益信为阳虚矣！

别直参3克，炒白术6克，黑炮姜3克，炙甘草2.4克，姜半夏6克。

四诊：午后复诊，则汗止安睡，手足俱温矣。仍以前方，又进1剂。自是遂能进粥，遂以六君子汤、资生丸等药，调养半个月而瘥。

（何廉臣等《重印全国名医验案类编·吴玉良医案》）

【辨析】

患者素禀阳虚，外感风寒。虚寒是本，风寒外袭是标，本当标本兼顾。初诊医者只见风寒之标实，未重视阳虚之本虚，用葱、豉、苏、荆辛温发散，使阳气益虚，以致虚阳上越。

二诊从服药后喘息不能卧、头脑中觉热气上升、畏寒、手指厥冷、脉沉微等症状，才觉察到前药有误。虚寒乃病之本，故用理中合六君子汤加味，重点在于温中祛寒，调补脾胃，此治本之法。

【体会】

治病必求于本，标本兼顾，才能取效。但并不是标本双方对等，而是有所侧重，或重于本，或重于标，当视具体病情而定。本例阳虚感寒，重在阳虚，治不顾其本，失误自然难免。

病案四　产后血虚伤风误用祛瘀发汗

【病案】

徐氏，病中风脱证。缘由产滞，经十时许孩提包衣才全下，恶露过于常胎，头晕呕吐，憎寒壮热，舌苔粗腻，面色秽垢，头不能举，汗出不止。前医投以芎归汤加发散药1剂，未完，汗出如雨，大气欲脱，神志时愦。诊断：六脉浮大鼓指，重按空而无力，确系阴血骤虚，内风暗动，孤阳上越危候。

疗法：遵仲景桂枝加龙骨牡蛎。

处方：川桂枝3克，杭白芍15克，炙甘草4.5克，牡蛎15克，龙骨9克，西潞党参4.5克，黑附片1.8克，明天麻4.5克，红枣肉6枚，生姜2片。

2剂后汗收热除。第三天其夫买药，遇某药店店员，谓其产后未过3天，此医生处方内不用当归、川芎以祛瘀血，诚属怪医。如果纯粹服此补涩药，恐怕将来要被这药补到瘀血，并且肚胀而死。遂于方内加当归、川芎各4.5克。

煎服一次，霎时间前症完全复作。夜半又来特招，询问始知其故，噫！医药岂可儿戏乎。

二方：前方加酸枣仁9克，日进2剂。

效果：半个月后诸恙悉除，进以气血补品20天，躯干精神始完满。

（何廉臣《全国名医验案类编·梁丞平医案》）

【辨析】

产后气血虚，较易伤风，治宜兼顾虚实。虽云"虚可补，实可攻"，但当细辨其虚实各占几分，治疗便有所侧重。若误之，则易生变证。

本案前医失于详察，罔置虚实，误投发散祛瘀之剂，遂致大气欲脱，汗出如雨，虚阳上越之危候。

梁氏以仲景桂枝加龙骨牡蛎汤，调和营卫，回阳固脱，救误于危证开始之时，属于善用经方之妙。然妙就妙在细辨虚实，紧扣病机，抓住了主要矛盾，才获佳效。故病家择医当谨慎，而药肆随意加减医者处方用药，亦更当谨慎。

【体会】

产后气血虚，不任过汗。即使小产、人流等小手术后亦要顾护其虚，不能过汗，编者治过一位人流术后受寒的妇女，误用"小量麻黄汤加味"，引起出血，虽救治无碍，但教训深刻，终生难忘。

病案五　感冒发热误为里热

【病案】

杨某，男，31岁，云南省姚安县人。

1923年3月，已病二十日，始因微感风寒，身热头痛，连进某医方药十余剂，每剂皆以苦寒凉下并重加犀角、羚羊角、黄连等，愈进愈剧，犹不自反，迨自危在旦夕。始延余诊视。斯时病者目赤，唇肿而焦，赤足露身，烦躁不眠，神昏谵语，身热似火，渴喜滚烫水饮，小便短赤，大便已数日不解，食物不进。脉浮虚欲散。此乃风寒误治之变证。缘由误服苦寒凉下太过，已将真阳逼越于外，而形成阴极似阳之证。外虽见一派热象，是为假热，而内则寒冷已极，是为真寒。如确系阳证，内热熏蒸，应当大渴饮冷，岂有尚喜烫饮乎？况脉来浮虚欲散，是为元阳有将脱之兆。苦寒凉下不可再服，唯有大剂回阳收纳，或可挽回生机。病象如此，甚为危笃。急拟白通汤加上肉桂一剂治之。

附片60克，干姜36克，上肉桂（研末，泡水兑入）10克，葱白4茎。

拟方以后，病家云及是晚无人主持，未敢煎服。次晨，又急来延诊，余仍执前方不变，并告先用上肉桂泡水试服，若能耐受，则照方煎服，舍此别无良法。病家乃以上肉桂水与服之。服后旋即呕吐涎痰碗许，人事稍清，自云内心爽快，遂进上方。服一剂后，病情即减，即出现恶寒肢冷之象。午后再诊，身热约退一二，已不作烦躁谵语之状，且得熟寐片刻，仍以四逆汤加上肉桂主之。

生附片（开水先煎透）100克，干姜36克，甘草12克，上肉桂（研末，泡水兑入）10克。

服上方后，身热退去四五。脉稍有神，小便赤而长，略进稀粥。再剂则热退七八，大便始通，色黑而硬，唯咳嗽痰多，痰中兼带有血。病家另延数医诊视，皆云热证，出方总不离苦寒凉下之法。由于前医所误之鉴，又未敢轻试。后因病人吃梨一个，当晚忽发狂打人，身热大作，有如前状。又急邀余诊治，始言吃梨之事。余视之，舌白而滑，仍喜滚饮，此阳气尚虚，阴寒未净，急欲扶阳犹不及，反与滋阴清凉之水果，又增里寒，痛遂加重。即告以禁服生酸水果冷物及清凉苦寒之药为幸，余仍以大剂回阳祛寒之剂治之。照第二方加倍分量，并加茯苓30克、半夏16克、北细辛4克，早、晚各服一剂，共连服六剂。三日后再诊，身热已不作，咳痰渐息，食欲增加，小便淡黄而长，大便转黄而溏。又照前方去半夏、细辛，加砂仁、白术、黄芪，每日一剂，连服十余剂，诸病俱愈。后体健胜于前。

原按：凡病有真热证与真寒证之分，又有真热假寒与真寒假热之别。然真者易识，而假者难辨。《内经》云："治病必求于本。"即见病当须辨明阴阳之意也。

（吴佩衡《吴佩衡医案》）

【辨析】

本案因微感风寒、身热头痛，前医以表热误为里热，竟以苦寒凉下之剂并重加犀角、羚羊角、黄连等药用量，连服十余剂，以致目赤唇肿、烦躁不眠、赤足露身、神昏谵语、身热似火、小便短赤、大便数日不解，全似一派热象；然渴喜滚烫热水，食物不进，脉象虚浮欲散，又似阳将欲脱之象。前医仍欲再以苦寒下之，吴佩衡以白通汤加肉桂救之。

寒下与回阳，判若冰炭，何以同一患者，二医治法迥异？分歧在于脉象。前贤有云："证有真假凭诸脉，脉有真假凭诸舌。"案中"脉浮虚欲散"，明指本证当属"寒"而非"热"，是感冒受寒后，误服苦寒凉下之药太过，逼真阳外越，阴极似阳证。

吴氏慧眼识真，力主回阳，在众医皆认为热证的情况下，大剂附、姜迭进，随症加减跟进，方药恰当，切中病机。

【体会】

外感风寒，身热头痛，法当辛温发表，若不细察，会误以身热为里热，使苦寒凉下太过，逼迫真阳外越而成"阴盛格阳"之证，实为真寒假热。其身热似火，唇肿而焦，面红目赤，赤肚露胸，烦躁不眠均为真阳外越之象，而渴喜饮滚烫之水，脉虚浮欲散，阴寒内盛之候，才是病机本质。然若无丰富临证经验，很容易误辨。学者当明察其救误之理，不可草草读过。

病案六　感冒发热，错服寒凉

【病案】

有齐姓妇人，年三十余，体盛阴虚之质。丁亥正初，卧病七八日，水米不进。邀余视之，状甚委顿，不能起坐，语声低不能闻，按脉濡迟无力，右寸关沉弦而涩。据述初起发热头痛而恶寒，服柴、薄、知、芩、栀子、连翘等一剂，即觉口干难忍；食梨、蔗等水果，遂不思粥食，胸腹满闷，大便四五日不解，头即不痛，身亦不热，但觉畏寒而已。余令人按其胸腹空软，但虚满耳。舌苔薄而微白。

余曰：此本感受风寒，因凉药而邪内闭，胃阳被郁，故即口干，又食生冷，则中阳更伤，肺胃伏邪不出，须用辛温开解。乃用苏、杏、葛、防、桂枝、厚朴、甘草、姜、枣等一剂。

次日胀满略减，脉仍弱涩，多日不进粥食，狼狈已极，正气既亏，伏邪难出，乃仿仲圣建中例，于前方加党参三钱、干姜一钱，服后腹中鸣响，胀满渐减。其亲戚见病势沉重，又延别医诊之，言是风温，遂用时方，闻大便多日不解，即加蒌仁五钱、大黄三钱，并云一剂大便不通，再进一剂。病家疑惑，至黄昏时，来询余可否取大黄方？余又为诊脉，比前已好，询病人，云略觉安。

余曰：此本虚寒邪伏，故服党参、姜、桂温补热散之药，阳气转动，腹鸣胀减。若服大黄、蒌仁，以寒遇寒，如冰益水，更使凝结，大便必然不通，元气止存一线，再取苦寒攻药，元气先脱，何须二剂以通大便哉！其理如此，请自酌之。于是止而不服，次早又邀余诊，胀满已消，脉已较好，即于前方去厚朴，加附子钱半。服后渐有微汗，随解大便些许，即思粥食。次日又诊，神气脉象均好，伏邪得汗而出，乃投温补气血，调理半月始得下床。夫用姜、桂、附子而大便始通，其寒凝甚矣，且其脉象症状，显然虚寒，奈何全不辨别，犹投知、芩、大黄，是真以人命为儿戏也。显而易辨者如此，其假实假虚为难辨者，误治更多矣，岂余所敢妄言乎，诚以目击不忍，是故泣告。

（清·章楠《医门棒喝》）

【辨析】

表热证表现为发热，微恶风寒，头痛，微渴，舌边尖红，脉浮数；里热证表现为面红身热，不恶寒，无头痛，口渴喜饮冷水，溲赤，便干结，舌质红，苔黄，脉数。两者不可混淆。

前医不辨表里，误以发热为里热，投以寒凉，致使寒邪闭郁于内，胃阳郁而化热，再食生冷，更伤中阳。以致不思饮食，胸腹满闷，大便四五日不解。口干难忍，又似热证。然按其胸腹空软，舌苔薄而微白，应为感受风寒，误诊误治而使阳气闭郁，气不化津，治用辛温宣阳，胀满渐减。

本来失误已得到纠正，只要继续以原法治之，即可康复。但病家又延别医诊之，辨为风温，欲再投寒凉。幸得章氏及时制止，说明其中利害，避免了再次误治。否则再投寒凉，必然误上加误。后来加用大热的附子，果得大便，并想吃饭。继续温补气血，调理半个月，才使寒凝解散，阳气宣通，汗出邪去。

【体会】

表里寒热之辨，贯穿于疾病治疗的全过程，不能寄希望于一经辨证明确，就万事大吉。而应当对患者出现的所有反应，时时辨析，慎始慎终。本案章氏先后六次诊查，均心细如发，据证辨析，一丝不苟，坚持真理，耐心解释，不怕误解，终使失误得到救治，为后学树立了中医大师的典范。

病案七 少阴虚寒，营卫失和，湿阻气机

【病案】

李某，女，51岁，教师。1988年6月28日诊。患者于1985年进行子宫切除术后，一直易感冒。1988年春节前感冒愈后，翌日晨起全身出汗，浸湿内衣被褥，下床活动，汗出更甚，10多分钟后出汗自敛，继之畏寒身凉，头昏心悸，精神萎靡，遂往当地县医院，拟诊"气血双亏，营卫不和，卫表不固"等，曾用中西药治疗，似有效，实无效。出院后转中医治疗，易医数人，或内服归脾汤、桂枝龙骨牡蛎汤、甘麦大枣汤加味等温补心脾，调和营卫，敛汗固涩，或易方改服增液汤合补血汤、五苓散加味等调补气阴、通利水道之剂。治疗半年多，服药近200剂，终未获效，专程来榆邀余诊治。时值夏季，气候温和。

来诊时，内穿毛衣、绒裤，外着呢子大衣，围巾裹头，唯恐受凉。自诉近1个月以来，始觉发热（体温低于37℃），继之渐渐汗出，汗珠似米粒由头面波及肢体，此间动则汗出淋漓，静卧数分钟，其汗自敛，如此日夜出汗少则3次，多则6～7次，且无规律。汗后畏寒怕风，身凉似冰，四肢欠温，头昏心悸。全身重着困痛，精神欠佳。若遇气候变化，周身紧束样难受，困痛加重，饮食二便尚可。体查：抗"O"、红细胞沉降率均正常，白细胞$9.6×10^9$个/升，血红蛋白125克/升，中性粒细胞0.60，淋巴细胞0.40。舌体微胖，边有齿痕，舌苔薄白，苔心微厚，脉沉细小弱。

证属：少阴虚寒，营卫失和，湿阻气机，奇症由生。其机复杂，涉及表里经腑，

治宜融温补少阴，调和营卫，健脾渗湿，取数方巧组为一方，各司其用。

处方：桂枝 10 克，杭芍 12 克，附子 10 克，焦术 10 克，白茯苓 10 克，干姜 10 克，细辛 5 克，炙麻黄 5 克，甘草 5 克，生薏苡仁 30 克，防己 12 克，大枣 3 枚。

药进 3 剂后，汗出明显减少，虽遇阴雨，浑身亦有轻快之感。显见认证正确，立法无误，组方合理，药切病机，遂守方随症选加黄芪、淫羊藿、滑石、土茯苓、菟丝子、鹿角胶、鸡内金等药。连诊 8 次，服药 20 剂，于 7 月 18 日，诸症消失，精神焕发，愉快返家。

（郭维一《郭维一医案》）

【辨析】

术后体虚，易患感冒，过用发汗解表，汗出浸湿衣被；汗后阳虚，畏寒怕冷，头晕心悸，精神萎靡。本当回阳固表，医却以"气血双亏、营卫不和、卫表不固"治之，似有效，实无效，说明药证不合。过汗阳虚、阴阳失调，药过阳虚仍在。然更医后，不计前车之鉴，仍用温补心脾、调和营卫，或用调补气阴、通利水道等品，服药 200 余剂。由于始终远离阴阳失调的病机，所以久治无效。

由于失治、误治，使畏寒、汗出始终不解，故汗后畏风，身凉似冰，头昏心悸；由于卫阳不固，汗出恶风，风夹水湿羁留于肌肉经络之间，故全身重着困痛，若遇天气变化，周身紧束样难受，困痛加重。总观之，证属过汗伤阳，少阴虚寒、营卫失和，湿阻气机。

郭氏用桂枝汤、麻黄附子细辛汤、真武汤、防己茯苓汤数方合一，融为一炉，温补少阴、调和营卫、健脾渗湿，各司其用，投药辄效。

【体会】

术后体虚易感，虽宜补之，亦宜缓图；然前医不识，初时峻汗，过汗阳虚，已属失误；更医迭进厚味，兼以峻补，非但不化，反致壅遏，阳郁不布，卫外不固，畏寒汗出，势在必然。

本案外感误补后，汗出呈阵发性，盛夏仍畏寒怕风，全身重着困痛，证见奇特。细研其情，当属少阴虚寒，营卫失和，湿阻气机。故虽在盛夏，仍宜温补少阴、调和营卫、健脾渗湿。

此症疗程短，疗效捷，全方未用固涩止汗之品而达汗止目的，贵在调气化湿。正如张景岳云："气化而愈，愈出自然；攻伐而愈，愈出勉强。"由于认证正确，立法无误，组方合理，故投药辄效，值得深思记取。

病案八 风邪不解，早进荤腻

【病案】

徐某，女，24岁。体弱，反复伤风咳嗽，某医院疑为肺（结核）病，屡服西药，并嘱卧床疗养，进以清炖鸡汁。食后，恶寒发热，遍身酸痛，头痛如劈，两耳轰鸣，气冲咽喉，咳呛几无宁息。诊视脉象浮数，舌干苔白。鼻塞流涕，喉间燥痒，干咳声哑。此属伤风重症。因风邪不解，早食荤腻，物滞于胃，邪恋于肺，肺失清肃，风阳上遏。法当辛苦宣阳，甘平化阴，肺胃以和，咳逆自顺。

南沙参10克，肥玉竹10克，枇杷叶10克，象贝母7克，南杏仁7克，牛蒡子（炒）7克，霜桑叶7克，信前胡5克，紫菀茸6克，荆芥穗6克，粉甘草8克。

1剂而鼻爽头清，2剂而热退身和，再2剂喉润咳止，肺清胃降，调理旬日而愈。

（李聪甫《李聪甫医案》）

【辨析】

外邪侵袭，正邪交争，在人体正气充沛时，则机体自有拒邪之力，其表现如恶寒、发热、咳嗽、汗、衄等，中医认为这是祛邪外出之象。医者须因势利导，引邪外出，不使传变。其邪在表者则汗之；在半表半里则和之；在里则清下之。务使病邪外出，绝不能闭门留寇，遏邪于内。反之必致枝节横生，或易复发，或迁延不愈。

因此，中医在祛邪的前提下，还有一些针对性的防范措施：譬如凡有"恶寒"之表证者，不宜过早或大剂量使用性味苦寒之黄芩、黄连、黄柏、石膏等，以免外邪闭伏于里；不宜使用像熟地、天冬、阿胶等滋腻药物，使邪恋难出。还要注意"忌口"，不宜恣食油腻、荤腥等炙煿厚味之物，以免有碍胃气等等。

本案反复伤风不解，过早食用荤腻之物，以致邪恋上焦，肺失清肃，风阳上遏，故见头痛如劈、两耳轰鸣、气冲咽喉、咳呛等症。

【体会】

伤风感冒原属一般病症，但正因为是一般病症，往往被人所忽视，病延日久，肺气受伤，外感转化为内伤。俗传"伤风不解便成痨"就是例证。患者肺气原虚，易受感冒，却非内伤本证，而是因误补误滋、留邪增疾引起的。故既要甘平化阴之味以养肺胃，又要辛轻宣阳之品以化风燥，则邪解而正气不伤。此外，本案还提示：不仅药误能误病，误用食补同样也会加重病情。前人有"误补益疾"之训，就是指此而言。所以，中医对患有某些病症的病人往往在服药治疗的同时，嘱其

"忌口"，这是临床经验的一部分，医患双方都应该注意。

病案九　发热汗后，汗出热不解

【病案】

顾氏子发热独炽于头，医进发散，汗出不解，胸次痞闷，便滞尿艰，舌绛口干，饮不下膈，头痛不眠，脉数而弦。王曰：体质素弱，热搏于肺，痰结于胸，治宜轻解，姜、防、柴、葛，胡可妄投，膏粱与藜藿有殊，暑热与风寒迥异。治上焦如羽，展气化宜轻，以通草、芦茎、冬瓜子、丝瓜络、紫菀、枇杷叶、射干、兜铃、白前九寸，天泉水急火煎服，覆杯即已。

评议：汗后身热不解，已非表病，故方中并不用一味辛凉表药。头痛不眠，是羌、防、柴、葛辈升散太过，引动气火上攻，非风寒之头痛，故脉弦数，舌绛口干，便滞尿艰，皆过汗伤津之证。胸痞而饮不下膈，则痰热交结于胸中，故以清肺热、开结滞、化痰滞为治，专清上焦，展布肺家气化，此孟英最擅长者也。如瓜蒌、郁金、杏仁、大贝母，皆可为佐。

（张山雷《古今医案评议》）

【辨析】

本例是感冒发热服发散药后，热不退，再服发散药引起的失误。感冒发热多汗出而解，也有汗出而热不退者，对此，是继续发散解表，还是细察病情，明辨热不退的原因，给予相应的处理？显然是后者。

【体会】

值得忧虑的是发汗解表后，体温不降时，有相当一部分人会继续选用发散解表。尽管患者"舌绛口干、便滞尿艰"也不顾。然而，正如本例所载，热不退继续发散的结果是：不唯热不退，反增胸次痞闷、便滞尿艰、舌绛口干、饮不下膈、头痛不眠等一系列病症，这些病症是人为的，是发散药羌、防、柴、葛辈带来的不良反应。而纠正这些由误治引起的病症，当专清上焦，展布肺家气化，清肺热，开结滞，化痰滞。更为重要的是，在汗后表不解时，当细察病机，对症处理，不可贸然再用发散解表之剂。

第2章　风温（附病案8例）

风温是感受风热病邪，多发生于冬、春两季的急性外感热病。初起以发热、微恶风寒、咳嗽、口微渴等肺卫症状为主要特征。

风温不是感冒，虽其症状似感冒，但风温病势急骤，寒战高热，发汗后热不易退，咳嗽胸痛、头痛较剧，甚至出现神志昏迷、惊厥、谵妄等症。若治疗不当，可产生严重后果。而感冒一般发热不高，病势轻，不传变，病程短，预后良好。

风温辨证要点：一宜细察病机转变，其整个病程，就是卫、气、营、血的传变过程。要时刻着眼于以下症状的分析：发热类型、恶寒与否、口渴程度、出汗情况、神志表现、有无皮疹，以及舌苔、脉象等变化。二辨病位所在，分清上、中、下三焦之别，初起邪在卫分，病位多在上焦肺经；传入气分后，病位差异大，上、中、下三焦，以及肺、胃、肠、心包，甚至下焦肝经多可涉及，宜据证分析。三宜审察虚实转化，初期多实，邪势过盛则迅即出现正虚邪实的变化，预后严重。后期邪热渐解，以正虚为主。

本病临床表现错综复杂，正确诊断本非易事，治疗用药亦易偏差，故失误屡见不鲜。本节所选各案，从正反两面告诉我们，如何正确诊治，又如何挽救失误。

1. 风温的治疗原则：以泻热透邪、顾护阴液、清气泻热为主。最忌辛温发汗，若误用辛温，表邪未必能解，反致伤阴，使邪热益甚；也不可过早投用苦寒，意欲清热，反使表邪遏郁冰伏，更不易解。如病案一中的风温误用辛温发表，以致大汗亡阳，阴衰阳脱，所幸李氏慧眼识真、救误及时，药中病机，才转危为安。病案二中的温病投以辛温之桂枝汤、柴胡汤，更促其热，病由失误而症状加重。张氏断为表里皆热；阳明热极，阴分将竭。急投白虎加人参汤加减获效，再用从龙汤而痊愈。病案三中的初病风温，前医误辨为外感寒邪，妄投表散温燥之剂，以致病变险恶。肖氏以甘寒救阴为急务，方用白虎汤去粳米加味，连进2日，症减十之七八。

2. 温病表寒虽盛，酷似伤寒，但口渴鼻干，舌质深红，苔黄而燥，乃温邪化火之明征。若不细辨，误以伤寒而治以辛温，则大谬。病案四中的温病误为伤寒，投以大剂辛温。药后大汗，神志昏迷，烦躁欲狂。幸得岳美中老前辈救误，投以解毒火清血热之剂，2剂血止痛减，4剂后，即神清脉静而愈。

3.风温犯卫，肺失清肃，若以辛温之剂，发汗解表，则会风温化热，逆传心包，病案五中的风温，误汗伤阴，又用辛热之品，促其温热内陷，故神昏谵语，赵老改用升降散去大黄加味透热转气，1剂则神志得清，再剂则热退咳减而渐愈。

4.治疗温病，必须分清卫气营血，依法论治，绝不可见热投凉，以清为务。病案六中的风温，误治入营，气机为寒凉所冰伏，升降失司，内闭外脱将至。赵老用升降散2剂即热退身凉，汗出而愈。

5.风温之邪由上焦肺卫向下顺传中焦，则进入阳明气分，这就是热入阳明。此时，当用白虎汤清气保津，透热外达，若不识此，则误。病案七中的阳明温病，前医不识，误用真武汤，以热治热。以致热深厥深，热入心营，神昏谵语，肌热如焚，邢老深知其中奥秘，急用清营白虎汤加味救误。2剂而愈。

6.何廉臣云："凡胎前伏温，产后陡发，对症用药，虽犀角、石膏，亦不必忌。"若以"产后宜温"之俗语，以治产后温病则必误。病案八中的产后温病误用热药发汗，致热渴喘促，舌苔干黑，循衣摸床……张氏急投白虎加人参汤救误，为系产后，以玄参代知母，煎汤一大碗分4次温饮下，尽剂而愈。

病案一　风温误用辛温解表

【病案】

程某，男，40岁，1933年2月21日就诊。缘风温初起，某医予发汗解表药数剂，服后大汗淋漓不止，四肢厥冷。余认为大汗亡阳，治须回阳救逆，敛汗益阴。

处方：白芍12克，龙骨、牡蛎各15克，制附子、甘草、生姜各9克，党参15克。水煎服，每日一剂，服用两剂。

二诊：2月23日。药后汗止，手足转温，仍神倦乏力，口干，改用竹叶石膏汤重用党参，补气兼清余热，连服3剂，基本痊愈。

三诊：3月10日。因又感风邪，发热恶寒，一日三四发，又请前医诊治，予服柴胡桂枝汤加常山、草果等辛温之品，连服3剂，服后病情渐重，出现耳聋神昏，谵语躁动，泄泻日行七八次，寻余再医。大汗如珠，脉沉细，舌苔枯黑，辨证属阴虚阳脱，治当滋阴扶阳。

处方：阿胶、白芍、五味子各15克，龟甲18克，生牡蛎15克，麦冬9克，鳖甲12克，炙甘草9克，党参24克。

四诊：3月19日。药后汗止，上方重用党参、龙骨，又服两剂。

五诊：3月21日。药后神清、耳聪、泻止，但神疲乏力，予八珍汤补气养血。调理20余日而愈。

（李玉泽《水肿》）

【辨析】

风温是发于冬、春两季的温热病，因其感受风热病邪而引起，故曰风温。此即叶天士"风温者，春月受风，其气已温"之谓。若冬令气候反常，应寒反温，亦可感受风热病邪，发为本病。因其发于冬季，故又名冬温。

本病初起以肺卫为病变中心，而出现发热、恶风、咳嗽、微渴等肺卫证候。若肺卫之邪不解，或误治，其发展大致有两种情况：一是顺传于胃，此时多呈阳明热盛证象，若不及时清解，则易深入下焦，劫烁肝肾之阴，而致邪少虚多之候。二是逆传心包，则见神昏谵语等证候。所以叶天士云："温邪上受，首先犯肺，逆传心包。"这不仅说明了风温初起的病变所在，而且还指出了风温的演变规律。此外，风温在传变过程中亦易于外发红疹，以及痉厥动风、痰热喘急等证。

本病的治疗，初起邪在肺卫，宜辛凉宣解，驱邪外出；若邪传气分，则应辛寒清气或苦寒攻下；内陷心包，又必须清心开窍；病减余热，则应甘寒养阴。但温邪为阳热之邪，易于化燥伤阴，耗伤津液。故治疗中，当以清热保津为首要原则，用药既不可辛温燥烈，也不可过于寒凉，更忌大汗大下。若过于寒凉，则凉遏热伏，热为寒闭，造成坏病；辛温燥烈，大汗大下，则耗伤阴液，使阴竭阳脱。

本病案先后两次误治，错投表散，迭进辛温，病随药变，以致大汗亡阳，阴衰阳脱，所幸李氏慧眼识真，救误及时，药中病机，才转危为安。

【体会】

风热感冒亦系风热病邪引起，病因似风温，但症状有别。风热感冒初起，邪也在上焦肺卫，但其病情多较轻浅，见症以肺卫失宣、清窍不利为主，全身症状不重。一般仅见头痛、鼻塞、咳嗽、咽痛、发热不甚、微感风寒。病程也短，很少传变。

令人担心的是本属风温，人多以风热感冒，用发散之中成药。其中辛温之品不在少数，药后病必增重，若不细析其中失误，必然转治转重。

病案二 温病，错投桂枝、柴胡

【病案】

赵某，患温病。医者投以桂枝汤，觉热渴气促。又与柴胡汤，热尤甚，且增喘嗽，频吐痰涎，不得卧者六七日，医者谓病甚重，不能为矣。举家闻之，惶恐无措。伊[1]弟延予诊治。既至，见病人喘促肩息，头汗自出，表里皆热，舌苔深灰，舌缩不能言。急诊其脉，浮数有力，重按空虚。因思此证阳明热极，阴分将竭，实为误服桂枝、柴胡之坏证。急投以白虎加人参以山药代粳米汤，更以玄参代知母。连服两剂，渴愈喘止，脉不浮数，仍然有力，舌伸能一言，而痰嗽不甚见轻。继投以从龙汤[2]，去苏子，加人参 12 克，天冬 24 克，服七剂全愈。

（张锡纯《医学衷中参西录》）

【注释】（1）伊：①用于词语的前面，加强语气或感情色彩，如伊始、伊于胡底、伊谁之力。②姓。③五四运动前后有的文学作品中用"伊"专指女性，后来改用"她"。（2）从龙汤：出自《医学衷中参西录·上册》，具有敛正气、化痰饮、平喘咳、除宿根之功效。

【辨析】

温病投以辛温之桂枝汤，其热愈甚，故热渴气促，病情加重，再予柴胡汤，更促其热，温热伤阴，热甚喘嗽，频吐痰涎不得卧，病由失误而症状加重。张氏从喘促肩息、头汗出、舌苔深灰、舌卷不能言等症，断为表里皆热；又从脉浮数有力，重按空虚，知其阳明热极，阴分将竭。急投白虎加人参汤，山药代粳米，玄参代知母获效，再用从龙汤而痊愈。

风温初起，以肺卫风热为主要特征，治宜辛凉宣解，宣泄肺卫邪热，使营卫畅通，其汗得出，邪解正复。但不能用辛温发汗，若误用辛温，表邪未必能解，反会伤阴，使邪热益甚。

本例即是温病误温，伤阴喘嗽案。本为温病，医投桂枝，热渴气促，此为一误；更与柴胡，热甚喘嗽，此为二误，一误再误，变为坏证。

何廉臣曰："风温误投桂枝汤，在上者轻则失音，重则咳血，在下者轻则泄泻，重则痉厥。"的确如此。本案幸遇张锡纯氏，慧眼识真，急投甘寒清热养阴之品，两剂而效，继以从龙汤加减，诸症悉平。

【体会】

张氏用药向来大刀阔斧，但在本案用白虎加人参汤，却细致入微，足见匠心。以山药代粳米者，是嫌粳米甘温，与温病不合；山药滋肾水、生津，恰合病机。以玄参代知母者，亦用其滋阴生津液之能，唯如此，方能丝丝入扣，取效如神。

病案三　风温误表，津伤液竭

【病案】

李某，女，年甫十二岁，夏历正初[1]间，得风温证，先是进服表散温燥等方，大热、大渴、大汗。延余诊时，见其热甚异常，脉浮大而芤，身无汗，舌无苔，鲜红多芒刺，心烦不寐，米饮不入，证殊险恶。此证因误表而大热大渴大汗。现身无汗，则是阳明津液被灼告竭，不能濡润皮肤，脉芤心烦，舌无苔，而鲜红多芒刺，则病邪已由卫累及营矣，即书白虎汤去粳米加西洋参、玉竹、沙参、天花粉、生地黄、麦冬。六剂，一日夜尽三剂，又守原方服二日，各症始愈七八。嗣后，减轻分量，再进甘寒养阴药，不犯一毫温燥，计三十余剂，恙始悉捐[2]，如云之鬓发，手一抹而盈握，浅者亦纷纷堕。皮肤飞削如蛇蜕然，驯[3]至手足爪甲，亦次第脱尽，久而复生。

（熊寥笙《伤寒名案选新注·肖琢如案》）

【注释】（1）夏历正初：夏历即农历，以农历一月为正月，夏历正初即农历正月初。（2）恙始悉捐：病后头发全部脱落。（3）驯：读音 xún，意为逐渐。

【辨析】

喻嘉言《医门法律》云："其人素伤于风，因复于热，风热相搏，则发风温……治在少阴厥阴，不可发汗……治之复发其汗，如此死者，医杀之也。"

本案初病风温，前医误辨为外感寒邪，妄投表散温燥之剂，误汗伤津耗液，以致病变险恶。夫伤寒与风温，两者感邪截然不同，见症亦寒热迥异。伤寒缘由感受寒邪引起，初起则见恶寒发热，无汗头痛，身疼，治宜辛温发汗；温病则由感受温热病毒所致，症见发热而渴，不恶寒反恶热，治则忌辛温发散。由于寒易伤阳，故治伤寒以护阳为主；温易伤阴，故治温病以保津为要。

本案病既治误，当以甘寒救阴为急务，方用白虎汤去粳米加味，粳米为甘温之性，此证阳明津竭，去之亦对证。盖白虎汤清热生津；加西洋参养胃生津；玉竹滋阴润肺；沙参、麦冬润肺生津养胃；天花粉生津润燥；生地黄滋阴清热。连进二日，症减十之七八，均为救阴液之功。

【体会】

此案用大剂滋阴保津之白虎汤加味，一日夜进三剂，再以原方服二日，如此服完五剂后，才"各症始愈七八"。嗣后，减轻分量，再进甘寒养阴药，不犯一毫温燥，计三十余剂。滋阴养津不可谓不够多，但头发尽脱，皮肤飞屑如蛇蜕，而且手足指甲逐渐脱落，久而复生。

患者得养阴救津之剂，病退不过数日，然全身之恢复历时一个月之久，足见前哲"阳易回而阴难复"并非臆说。温病误汗伤阴,危害之严重,挽治之不易,在此亦得到了进一步证实。

病案四 温病误为"伤寒"

【病案】

患者,男,年50余,系唐山一纺织厂工人家属。时值冬月,病人因少汗、口渴、鼻干、头晕而痛、骨节酸痛,某医认为"伤寒",遂以大剂辛温投之。药后大汗,神志昏迷,耳鼻出血,息促如熟睡之鼾声,烦躁欲狂。按其脉紧、数而大,舌质深红,苔黄而燥,颜面热赤,头痛欲裂。询其得病及曾否治疗,其家人曰:"在三日前即发热恶寒,少汗、口渴、鼻干、头晕痛、骨节酸痛,延某医谓伤寒,与药一剂,药后诸症未减,反成此象。"我说:"此非伤寒,乃温病也。"投以金银花、连翘、茅根、大小蓟、滑石、芦根等解毒火清血热之剂,以清源流,两剂血止,痛减,依前方稍与加减,四剂后,即神清脉静而愈。

(岳美中《温病误辨为伤寒一例》)

【辨析】

客寒包火,是中医对一种外感病机的形象解释。这种情况大多发生在身体本来有热,如阳盛体质,脏腑热象偏盛,原有外感热病未愈等,复又感受寒邪,症状呈现寒热并见,既有恶寒、体痛、咳嗽、鼻塞等表寒现象,又有口干渴、尿黄、大便干燥等里热现象,寒在表而热在里,被称为"客寒包火"。治疗须解表清里同时进行,如用防风通圣丸(散)。但要区别具体情况,有所侧重,还要注意保护脾胃,用药不可过剂。

冬月发病、少汗、口渴、鼻干、头晕而痛、骨节酸痛,属冬温无疑。前医不识,断为伤寒,错投大剂辛温,以致药后大汗,耳鼻出血,头痛欲裂,烦躁欲狂,神志昏迷,脉紧、数而大;此乃大汗亡阳、阴衰阳脱之候。所幸岳老大夫救误及时,投以解毒火、清血热之剂,临危取效。

冬月发病恶寒头痛等症,为何用伤寒法治之而失误?因为虽在冬月发病、表证较重,而脉象紧数,就不能视为伤寒。何廉臣有云:"前哲皆谓冬月多正伤寒证,以予历验,亦不尽然,最多冬温兼寒,即客寒包火。"以寒水之季,侵入肌表者多寒。寒盛,而温邪之大热反被其掩。此时若治之得法,数剂即可收功。若以大剂辛温发汗之,岂非抱薪救火!大汗之后,津液愈伤,风火相煽,炽热愈烈,火热窜扰神明,故头痛如裂,神志不清。灼于肺则喘促不止,迫血妄行,故耳鼻出血。

此病之初，表寒虽盛，亦可查知其为温病，舌质深红，苔黄而燥，乃温邪化火之明征；且口渴鼻干为温病所独有，非伤寒初起之候。前医审证，未识此候，所以治之不但无效，反增重其病。

【体会】

辨证不明，动手便错。为医者治病必先审其受病之因，患病之体，时令季节，辨其寒、热、虚、实，然后据证下药，庶不致误，此乃临证之第一要着。若寒热不分，虚实不辨，热病投温药，寒证以凉药，必致变误丛生，临证务必细察。

病案五　风温误汗，逆传心包

【病案】

张某，男，30岁，1937年5月3日。

据述2个月前身热不甚，但咳，痰吐不多，口微渴而苔薄白，病已2天，本属风热侵袭于卫，肺失宣降，应服桑菊饮治之，但误服桂枝汤1剂，并饮生姜红糖水取汗，今晨身热颇壮，体温39.7℃，咽红肿痛，且有白腐，咳嗽痰中带血，胸中刺痛，头痛口干，渴饮思凉，两脉弦滑而数，舌绛干裂，心烦，昨夜不能入睡，今晨神志不清，大有神昏谵语之势，本为风热犯卫，肺失清肃，前医错以为风寒犯表，以辛温之剂，发汗解表，孰不知汗为心液，误汗伤阴，况本为热邪而又用辛热之品，势必促其温热内陷，神昏谵语，急以宣气热兼以疏卫，凉营以开神明之法，此风温化热，逆传心包，防其增重。

蝉蜕3克，僵蚕、片姜黄各6克，连翘、金银花各12克，杏仁、竹茹、石菖蒲各9克，鲜茅根、芦根各30克，生石膏20克。1剂。

二诊：1937年5月4日。药后身热渐退，体温39.1℃，神志较清，咽红肿痛皆减，干咳痰中血渍未见，昨夜已得安睡，昨进疏卫凉营之剂，今日神苏热减，病势好转，再以前方加减为治。

前胡3克，僵蚕、片姜黄、知母各6克，蝉蜕3克，连翘9克，金银花12克，生石膏15克，焦三仙各9克，鲜茅根、鲜芦根各30克。2剂。

三诊：1937年5月7日。身热退净，体温37.2℃，咽红肿痛已止，咳嗽已微，夜寐较安，大便通而小溲短少，舌白苔厚腻质略红，两脉弦滑皆细，数象已无，温邪误汗以后，阴分已伤，前服清热凉营之剂，病势大减，再以清气热，肃降化痰之法。

生紫菀、前胡各8克，杏仁、川贝母、黄芩各6克，鲜茅根、芦根各30克，焦三仙各9克。

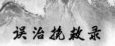

四诊：1937年5月12日。病已基本痊愈，仍有一二声咳嗽，再休息1周，忌荤腥甜黏之味而愈。

（赵绍琴《温病纵横》）

【辨析】

温病忌汗，尤其忌辛温发汗，这方面吴鞠通论述颇详，确为后世医家的戒律。他说："温病忌汗，汗之不惟不解，反生他患……且汗为心液，心阳受伤，必有神明内乱，谵语癫狂，内闭外脱之变……温病最善伤阴，用药复伤阴，岂非为贼立帜乎。"

本例即是误治后的变证，出现卫气之热不解，内迫于营的现象。改用升降散去大黄加味治之，1剂则神志得清，再剂则热退咳减而渐愈，如若见神昏，不用升降散透气分之热，反用安宫牛黄清热，势必把温邪冰伏于内，加重病情发展。这是必须彻悟的道理，也是必须遵循的原则，丝毫不得大意。

【体会】

1979年12月19日死亡病例分析记录：张某，男，25岁，初恶寒发热，寒轻热重，误为伤寒，服辛温发散药无效，患者汗出不解，四肢如冰，神昏发痉，牙关紧闭，不省人事。因神志不清，急用安宫牛黄丸清热，药后，昏迷程度加深，痉厥不止。转某医院，抢救无效死亡。此例极似本案，设当时用升降散加减，宣气热疏卫，凉营开窍，或许可挽救其危亡于万一。特记于此，以诫后学。

病案六　风温误治入营

【病案】

王某，男50岁，1974年1月入院。

患者发热五六日，由外地转入我院，入院后以发热待查治疗四日，用过的中药有生石膏（三两）、知母、瓜蒌、连翘、生地黄、玄参、花粉、茅根、芦根、生牡蛎、犀角、羚羊粉、安宫牛黄丸、紫雪丹等。先后共进数剂而效不显著，用过的西药有青霉素、链霉素、卡那霉素、四环素等，效果亦不明显，遂请会诊。

患者神志不清，热势不退，两目不睁，唇焦色深，前板齿燥，舌质绛，龟裂无液，张口费力，脉象弦滑数，此属温邪深入营分，气机为寒凉所遏，三焦不通，升降无路，津液不至，势将内闭外脱，治当调升降以利三焦，宜气机求转气。

蝉蜕一钱，杏仁三钱，前胡一钱，佩兰三钱，蒲黄三钱，芦苇根一两，片姜黄二钱，白蔻仁一钱，半夏三钱，通草五分。

两剂热退身凉，脉静神清，遍身汗出而愈。

（赵绍琴《温病纵横》）

【辨析】

发热待查，曾用白虎汤及清热寒凉之品多剂无效，又用犀角、羚羊角，以及安宫牛黄丸、紫雪丹等清热开窍之品，使热邪冰伏于里，故不仅高热不退，反而神志不清，热势不退，两目不睁，唇焦齿燥，舌绛，舌面龟裂无津，脉弦滑数。显为温邪已入营分，气机为寒凉所冰伏，升降失司，内闭外脱将至。赵老用升降散两剂即热退身凉，汗出而愈。

【体会】

治疗温病，必须分清卫气营血，依法论治，决不可见热投凉，以清为务，殊不知寒则凝涩，反致冰伏，气机闭塞，邪无出路，反入内通营，形成昏厥之变，本案即为热郁于内，气机为寒凉所遏。用升降散加减，升气机以透热转气，调升降而利三焦，气机畅，三焦通，热郁解。

病案七　阳明温病误投真武汤

【病案】

徐某，男，23岁，初病时，前医以为少阴伤寒，连服真武汤加味数剂，症状增剧，下利，四肢微厥，烦渴喜饮，神昏谵语，肌热如焚，经另一医师诊断，也认为是少阴证，又连投白通、通阳四逆和云苓四逆汤加减，五六剂，病情更趋严重，请我会诊。

患者脉滑数有力，舌浊中黄，下利稀水，臭秽难闻，我认为这是阳明温病，阳极似阴，而非少阴真寒，因邪热在里，逆传心包，所以心烦谵语，遂是拟清营白虎汤加芦根、川贝母、薏苡仁、紫雪丹一方，嘱连服两剂。

服后，症状减半，继用竹叶石膏汤、甘露白虎汤、增液白虎汤等方续服而愈。

（福建省中医研究所《福建中医医案医话选编·邢锡波医案》）

【辨析】

风温之邪由上焦肺卫向下顺传中焦，则进入阳明气分，这就是热入阳明，或称阳明温病。此时此际，本当用白虎汤清气保津，透热外达，然前医不识，反把肠腑传导功能因热邪蒸迫亢进出现的肠热下利，当作少阴寒化证。用真武汤治疗，以热治热，如火加油。以致热深厥深，热入心营，神昏谵语，肌热如焚。再换一位医师，仍诊为少阴病，续用四逆辈五六剂，病情更加严重。邢老深知其中奥秘，急用清营白虎汤加味两剂而愈。

【体会】

本案之关键在脉象，前医一再误治，而脉仍滑数有力，说明里热仍盛，正气尚未尽衰。前医所以将阳明证误认为少阴证，是真假寒热不明，忘记"少阴之为病，脉微细"之明训，若注意脉象，则不致一误再误。下利肢厥，乃热深厥深，阳极似阴之象；舌浊中黄，下利臭秽，烦渴喜饮，肌热如焚，均为里热炽盛之明证；神昏谵语为阳明热扰心神所致。故以清营白虎汤加味，两剂显效，继以清热生津而愈。

病案八　产后温病误用热药发汗

【病案】

赵妇，年二十余，产后八九日，忽得温病，因误用热药发汗，致热渴喘促，舌苔干黑，循衣摸床，呼索冰水，病家不敢予。脉弦数有力，一息七至。急投以白虎加人参以淮山代粳米汤，为系产后，更以玄参代知母。方中生石膏重用至四两。又加生地黄、白芍各数钱。煎汤一大碗分四次温饮下，尽剂而愈。当时有医知者在座，疑而问曰："产后忌用寒凉，何以如此放胆，重用生石膏？且知母、玄参皆系寒凉之品，何以必用玄参易知母？"答曰："此理俱在《衷中参西录》中"，遂于行箧中出书示知，医者细观移时，始喟然叹服。

（张锡纯《医学衷中参西录》）

【辨析】

此为产后温病，误汗致变案。盖产后本阴亏，又患温病，更加伤津耗液，这是主要病机。然前医未识，以热药发汗，更使阴耗液竭，岂能不生变证？

前贤虽云"胎前宜凉，产后宜温"，然医者为人司命，总以悉查原委，辨明证候为第一要务，切忌草率从事。设阴阳俱脱，血水淋漓，畏寒肢冷，脉象沉迟，桂附投之，药当对症；若血干火燥，身热气塞、烦躁不寐，纯见热证，恣用热药，岂不火上加油，顷刻而殂。所幸张氏慧眼识真，急投以白虎加人参以淮山代粳米汤，为系产后，更以玄参代知母。方中生石膏，重用至四两。又加生地黄、白芍各数钱。煎汤一大碗分四次温饮下，尽剂而愈。

【体会】

何廉臣云："凡胎前伏温，产后陡发，对症用药，虽犀角、石膏，亦不必忌。"本案产后温病误汗，救误之法投以大剂甘寒清热养阴之品，尽剂而愈，效如桴鼓，即是明证，学者可引以为则。

第3章 冬温（附病案3例）

冬温多因感受非时之温邪所致，因其发于冬季，故亦称冬温。初起邪在肺卫时，其临床症候与风温相似，多见头痛身热，微恶风寒，咳嗽咽痛等症，其传变规律与风温大致相同，治以辛凉疏表、泄热透邪、顾护阴液为大法，反之则误。

摘录3例病案，并分析如下。

病案一　冬温肺热，误投辛温

【病案】

荣孟坚内戚之妻，癸丑十一月秋寒热，咳嗽气逆，口渴，某君见其脉细、舌白，以为伤寒，与麻、桂之剂，转至气逆痰多，渴饮愈甚，遂至城延诊。脉确细濡，苔白而干，然近痰罐一视，则平厚韧白，倒之不出，是冬温为强汗所助，肺热愈炽，其痰愈多，然痰热互蒸，恐其昏糊，因用豆豉、山栀、冬瓜子、杏仁、宋半夏、瓜蒌、枳实、竹茹、马兜铃、象贝母、芦根、枇杷叶，另郁金、月石、川贝母，研末竹沥冲服，寒热渐轻，咳痰渐润，不数剂，气平退热，设泥脉细舌白之症而续以温散，则热炽痰多神糊，变本加厉矣。

（周小农《周小农医案》）

【辨析】

患者寒热咳逆口渴，冬温可知，然脉细舌白，却似伤寒，舍症从脉，误投麻、桂温升之品，使表半解而热更甚。周氏诊之："脉确细濡，苔白而平，然近痰罐一视，则平厚韧白，倒之不出。"参合症状。断然舍脉舌而从症，投宣肺泄热，化痰清润之品而安。

【体会】

咳喘之病，以痰之性状而断寒热虚实，证之临床，实为宝贵经验，因为痰较之舌脉，更能反映肺部病变的实质，本案从正反两方面，给后人以明确的提示，实属不可多得。

病案二　冬温误汗，神昏痉厥

【病案】

张某，男，25岁，初恶寒发热，寒轻热重前医误以伤寒论治，服麻、桂辛温药无效，患者汗出不解，四肢如冰，神昏发痉，牙关紧闭不省人事。此痉系由外受风寒，触发虽解，但内热转炽热而变厥，《内经》所谓"热深厥亦深"即此意，拟用芳香开窍，甘寒生津，清热化痰大剂，以救重危。方用：川斛、麦冬、芦根、蔗浆、藕汁、川菖蒲、京贝、远志，调安宫牛黄丸研冲送下连服两剂后，夜半手足轻温，痉厥稍减，继用石膏、洋参（磨汁），冲服，次早神志稍清，午后全身发热，脉搏浮数，舌苔微黄，遂于原方中再加鲜茅根一两，并佐以化痰安神之药，经过治疗十天，渐渐痊愈。

（福建省中医研究所《福建中医医案医话选编》）

【辨析】

恶寒发热，寒轻热重，当属风温。此外，尚应有口渴、舌边红、脉浮数等症状。然前医反误以伤寒论治，服辛温发散之剂，寒热不解，反助内热转炽，由热而变厥，热深厥亦深。故用芳香开窍、甘寒生津、清热化痰大剂以救误，仅两剂即效。继以石膏、西洋参清热、生津而收功。

【体会】

吴鞠通说："太阴温病，不可发汗……汗出过多，心神昏谵语"，本案即是明证。温病本自内热，复用辛温发汗，乃火上浇油，热极则变厥生风，实为误治所由，只有服用甘寒清热生津之剂，才可使津液恢复而神清。再以清热生津续治，佐以化痰安神而渐愈。

病案三　冬温误治，真阳外越

【病案】

祁左，冬温伏邪，身热17天，有汗不解，咳嗽肋痛，甚则痰内带红，渴喜热饮，大便溏泄，前投疏表消滞，荆防败毒，小柴胡及葛根芩连汤，均无一效。今忽汗多神糊，谵语郑声，汗愈多则神志愈糊，甚则如见鬼状。苔干腻、脉濡细，是伏邪不得从阳分而解，而反陷于少阴，真阳外越，神不守舍，阴阳脱离，不能相抱。脉证参合，危在旦夕间矣。急拟回阴敛阳，安定神志，冀望一幸。

吉林参须3克，熟附片3克，煅牡蛎12克，花龙骨9克，朱茯神9克，炙远志6克，仙半夏6克，生白芍4.5克，浮小麦12克，焦楂炭6克，干荷叶1角，炒薏苡仁9克，谷芽、麦芽各9克。

两剂后即汗敛神清，去参、附、龙、牡，加炒淮山药9克，川贝母6克，又服两剂，泻止，去楂炭加炒扁豆衣9克，藕节3枚，即渐渐而痊。

（《现代名中医类案选·丁甘仁医案》）

【辨析】

冬温伏邪，至春而发，身虽发热，但得汗不解，此乃风温之特征。冬温咳嗽，其肋疼，痰带血均为风温肺热之象。本应清肺宣气，反以荆、防、柴胡之剂，温散和解发汗，以温治温，如火添油。以致汗出神志模糊，谵语郑声，甚则如见鬼状。苔干腻，脉濡细，是温邪不能外解，陷于少阴，逼真阳外越，阴阳脱离之危象。正如吴鞠通所说："汗为心液，心阴受伤，必有神明内乱、谵语癫狂、内闭外脱之象。"本案即是。

丁氏细察，明知为温病，断然收敛浮阳，急以少量参附汤加味，回阳敛阴，安定神志，仅两剂即汗敛神清。转即去参、附、龙、牡，据证调理而转危为安。若非胸有成竹、胆识过人，仍拘泥于温热病，而不顾真阳外越，不取回阳敛阴，稍用寒凉则阳脱亡而休矣。

【体会】

温病的过程也是发展变化的。治疗应随证而变，不能墨守成规。即使危笃之际，也应当紧紧地掌握住中医理念，用整体观指导辨证论治。也就是在分析上要辨病与辨证相结合，在立法用药上，不能被表象或"经验"所迷惑，才能立于不败之地。

第4章 春温（附病案9例）

春温是感受温热病毒，而发于春季或冬春之交的急性热病，初起即现高热、烦渴，甚则痉厥等里热症状为主要特征。

春温有内、外两因。

内因：阴精损伤，素有内热。《黄帝内经》说："藏于精者，春不病温。"反过来说"冬不藏精，春必病温"。凡喜怒不节，烦劳多欲，汗出过多，皆可动摇其精，精气损伤，水不制火，内热由生。

外因：感受春令温热病毒，春天阳气升发，万物争荣，若气候过暖，则病毒易于滋生，遇人体正气不足，即感而发病。

春温发病有两种类型：一是新感引发，即春令温邪引动伏热发病，其特点是病初可见短暂的表证；二是伏邪内发，即由内热乘春阳发泄而外达，病初即为里热证。

伏邪内发因受邪深浅的不同又有区别：发自气分的特点是，初起即见里证为多，表里皆热。发至营分、血分的，初起即可出现烦躁谵语甚或神昏、发斑等危重症候。故本病最易化燥伤阴。

春温的治疗需时时保护津液，"存得一分津液，即有一分生机"。初期和中期以祛邪为主，兼顾津液。后期则着重养阴，兼清余热。

由于本病发病急，病情重，传变快，变化多，病程长，误诊误治的概率增多，救治难度增大，研究辨析前人救误医案，证之临床，有着非常重要的意义。

1. 春温伏热，又为风寒所束，热邪不得发越，表实无汗，得汗殊难。治宜清里热，散外寒，而且要重用清里热之品，才能使伏热得减。病案一春温晚发，误汗伤津耗气，变证蜂起。李氏以"请先留命，慢言治病"为救误之旨，首以育阴救本存津为务，仿集灵膏法，滋苗灌根，辅以梨汁、蔗浆生津降火，人乳以充营络，日夜频进，命得救而病见转机；病案二伏热内发，寒邪外束。清胃府热为当务之急。故重用石膏、知母清胃府之热；而少用连翘、蝉蜕善于散表者散外寒。

药少力专，投之辄效。

2. 春温夹湿身热，热邪不得发越，当用清热利湿透邪外出。病案三春温夹湿，误用辛温发汗，以热退热，故使肠胃运化失常，病情转剧。程老洞悉本源，针对春温兼见肠胃运化失常，治以疏解清理、和中理湿，表里同治，不使内外合邪，分而击之取得理想的效果。

3. 伤寒在表，汗之可也，然温病则首重津液，最忌辛温发汗。病案四春温重症，误服辛温发汗，一派邪热亢奋之势。陈氏用增液承气汤救误，仅一剂，热渴俱减。续以复脉汤、益胃汤调理而愈。

4. 温病忌汗，吴鞠通论述颇为精详。"汗为心液，心阳受伤，必有神明内乱，谵语癫狂，内闭外脱之变。"病案五春温误汗，热陷心包，周小农改用清宫汤救误，清心凉营、豁痰开窍，一剂神清。

5. 临床上凡高热昏迷、便秘者在清热开窍之中，一定要佐以通便之品，这是因为阳明燥结，常壅神明。病案六中的春温误汗，阳明腑实，赵绍琴老先生仿吴鞠通的牛黄承气汤，用生大黄末三钱，送服安宫牛黄丸一粒，效若桴鼓。

6. 春温热邪留恋气分不解，可出现三种情况：一是热盛伤阴，势必燎原，当急以清热生津，沃焦救焚；二是热恋少阳，邪居胸膈，治以和解清热法，以转枢机；三是热结液干，半虚半实，应急下增液通下法，救阳泻热，釜底抽薪。案例七的春温腑实，只用辛凉，杯水车薪，故而无效。叶氏用凉膈散化裁，清上泄下；其后继以养阴清热法，以解余邪，终获痊愈。

7. 热入营血，则耗血动血，也可见三种情况：一是热陷心包，营血热盛，热扰神明，可见神昏谵语、烦躁不宁，当急予清营透热，清心开窍，以防其内闭外脱。二是热盛动血，出现各种出血证，宜清热解毒，凉血散血。三是热分血结，蓄血少腹，出现少腹坚满、神志如狂，治宜攻下泻热，活血逐瘀。病案八的痰火发狂误为热陷心包。余氏明辨，投豁痰承气汤救误，豁痰开窍；终以凉血增液，清理余邪，兼以扶正之品收功。

8. 外邪初解，胃气正虚，本当忌口，清淡饮食，若恣食荤腥，可致消化失常。病案九中春温初愈，恣食荤腥，再加复用温燥之药，助阳耗阴，食积燥化，以致胃经所统属之地，皆结实不通。故用大承气汤通泄大肠而逐热，药仅一剂，得燥屎十数枚，诸症即减。

病案一　春温晚发，误汗伤津耗气

【病案】

张某，年三十七岁，浙江人。

病名：春温晚发，误治坏证。

原因：冬伤于寒，潜伏营分，偶触新感而发。据述初起寒热，无汗头痛，医以麻黄、杏仁等及开泄之品，服后逾时即汗，头晕舌干，服梨一枚，稍定，更医，用桂枝温胆诸汤，毫无效果。

证候：汗不能收，热不肯退，起坐憎寒，卧又汗泄，神疲气乏，颧赤懒言，舌干绛，苔薄焦，齿板目合，寐则呓语郑声，循衣摸床，略触即醒，醒后仍能了了，咳嗽痰红，日倾三盏，左胁疼痛，一派阴液将亡、正气将残之象。

诊断：左脉细数，右细滑无力，查问此病之初，正当谷雨，乃少阴君火司令，阳气火升之时，虽当时有寒热头痛无汗之新邪，法宜清解，微透其汗为先。前医麻黄分量尚轻，而开泄之品过多，脱营之体[1]，力不能胜，以致变证蜂起，坏象丛生。及夫起坐憎寒，卧又汗泄，亦当仿白芍甘草汤法。更医又误以桂枝温胆等汤，肌不解而痰反多，且营络更沸[2]，痰红胁痛频增。脉证如斯，危机显露，请先留命，慢言治病。

疗法：先贤有云"存得一分阴，退得一分热。"此时门户洞开，藩篱尽撤，首当育阴救本，仿集灵膏[3]法，作滋苗灌根之策。本方加入二至，斡旋阴阳，牡蛎存阴止汗，阿胶补坎填离，鲜石斛得水石之精，清滋胃肾而益脾阴，梨汁、蔗浆，纯含天然真液，生津降火，功冠草木，人乳汁血液所存，借充营络而有殊功，日夜频进勿辍。

处方：别直参8克，生地黄、熟地黄各12克，天冬连心8克，麦冬9克，女贞子6克，旱莲草6克，鲜石斛9克，左牡蛎12克，阿胶9克。河水煎，甘蔗浆1杯，雪梨汁1杯，鲜人乳1杯，三味另冲。

二诊：夜分稍静，呓语、郑声均减，而汗仍未收，津液未复，苔黑略退，舌绛依然，红痰减半，胁痛犹存，是方不全无效，不过救阴较补阳本难，水到渠成，稳持勿变，仍于原方之中，加生鳖甲9克、生龟板9克、五味子1.5克，以灵介潜滋肝肾，较草木事半而功倍，更借五味之力，滋肝肾而敛肺止汗，又精不足者补之以味，此品独有之矣。

三诊：力挽颓波，诸恙均减，险象悉平，谅无枝节横生之患。惟是质虚，骤难复元，余烬[4]仍嫌未熄。乃于方去二至、鳖甲，专以养正涤邪，渐次转危为安。

效果：三候热已退净，汗亦全收，而精神委顿，起坐，殊难，动则心悬欲脱，则别直参加至9克，牡蛎、龟板用至30克。幸能饮食，嘱早晚以冰糖炖熟藕熟梨作点心食之。匝月[(5)]始离床褥，讵料[(6)]久卧之人，足力顿减，立则需人，嘱以靠椅铺褥坐之，以足践地，如移步状。依法行之，日渐有力，而复原状矣。

原按：伏气春温，偶感新寒而晚发，折衷张长沙《伤寒论》者，每以麻杏甘膏汤为正治药。然就余实验，苟[(7)]非其时、非其经、非其人之质足以当之，鲜不为害，未可拘执古方而轻试也。历见温热病误服麻黄，或汗出不止而死，或咳血不止而死，或目焦唇黑，裸体不顾而死，或两颐暴肿溃烂而死，骤变坏证不治者多多矣。此案用集灵膏加味解救，幸得而生，然亦侥幸成功，不可尽信其一概得效也。

（何廉臣《重印全国名医验案类编·李竹溪医案》）

【注释】（1）脱营之体：指由于情志内伤，耗营伤精所致的症状。《素问·疏五过论》说："尝贵后贱，虽不中病，病从内生，名曰脱营。"症见形体消瘦、精神憔悴、饮食无味、畏寒善惊、健忘、四肢痿废等。（2）营络更沸：营指营分，络亦血络，温热药进一步增加营分脉络之热，温热入营，营络更热。（3）集灵膏：是一种用于治疗久嗽气血俱虚，不能送痰而出者的药物。《内经拾遗方论·卷一》。（4）余烬：灰烬，指被火烧剩的灰烬，被消灭物体的残余。也有比喻残余兵卒，残存者。在化学实验中，"余烬"是燃烧熄灭，但仍有火星。（5）匝月：音 zā yuè，解释为满一个月，出自清代　曹寅《西轩》。（6）讵料：谁知，不意，没想到之谓。（7）苟：是一个汉语汉字，读音为 gǒu。有如果、假使、马虎、随便之意。常用词有一丝不苟、苟安一隅、苟存、苟合等。

【辨析】

何谓春温？发于春季，初起即见里热阴伤或表里同病的温病，称为春温。由于本病初起即以里热见症为特征，故与一般温病有所不同，所以前人把它归于伏邪温病范围。其发病之因，一般认为是冬令精气失于固藏，感受寒邪伏藏于里，郁久化热，迨至春日阳气开泄，伏热外溢，或因再感新邪引动伏热而发。

临床常以伏热自发和新感引发分类。伏热自发型则在发病之前，多先有肢体倦怠，夜寐不适，口干咽燥，小便短赤而热或腰脊酸痛等前驱见症。发病后则出现发热头痛，心烦不安，口渴溲赤，舌亦少苔或苔黄，脉象数疾等；新感引发者，则在上述里热见症的同时，伴有恶寒、无汗或少汗、脉浮数或咳嗽等表卫见症。

由于本病伏热为患，比一般新感温病为重，故初起治疗当以清泄为主，注意保护津液，即使是新感引发型而兼有表证者，亦不应墨守"先表后里"的成规，而应予以表里双解之法以解表清里并进。若热传阳明，则根据病证类型选用清、下两法；热伏营血，则投以清营凉血或开窍之法；下焦肝肾阴伤，则又当滋补肾阴，平熄虚风。总之，本病治疗，初、中期总以祛邪为主，顾护津液；后期着重养阴，兼清余热。

本案伏气春温，新感寒邪而晚发，属于新感引发类。盖新感引发，虽兼表证，亦当清解为主，稍佐以透汗为法，然前医墨守成规，一见寒热无汗，动手便与麻黄、杏仁，误汗开泄，伤津耗气，以致变证蜂起。更医又与桂枝温胆汤，火上加油，须知"桂枝下咽，阳盛则毙"，是以不但肌不能解，反致肌腠蕴热，助热灼津。此时此证，门户洞开，藩篱尽撤，汗泄不止，舌绛苔焦，咳嗽痰红，危机显露，若不及时救误，命则倾危。

【体会】

李氏"请先留命，慢言治病"为救误之旨，首以育阴救本存津为务，仿集灵膏法，滋苗灌根；加二至丸补肝益肾，牡蛎止汗存阴；阿胶滋阴补血；石斛益胃滋脾；更以梨汁、蔗浆生津降火，人乳以充营络，日夜频进，命得救而病见转机。然虽苔黑稍退，红痰减半，但余症仍在，此"阳易复而津难回"之谓。故二诊又增龟板、鳖甲，潜滋肝肾，五味子补肝敛肺止汗，而险象渐平。养正以祛邪，终得复原。此案虽救治得生，然病历险而又险，足令后学揣摩。

病案二　伏热内发，寒邪外束

【病案】

病者：于君，年四十余，住北墩子。

病名：热病兼寒。

病因：伏热初起，为风寒所束，不得汗，医者治以苏子降气汤，兼散风清火之品，数剂病益进，致延予诊。

证候：壮热无汗，胸中烦热，又兼喘促，口渴喜饮；头犹觉痛，身犹有拘束之意。

诊断：脉洪滑而浮，舌苔白滑微黄，此外寒兼内热也。

疗法：投以拙拟寒解汤，处方毕，咸谓此汤为发表之剂，而重用石膏、知母，微用连翘；蝉蜕，何以能得汗？答曰：用此方者，特恐其脉诊不真，审症不确耳。果能真确，则服之覆杯可汗，勿庸虑此方之不效也。

处方：生石膏（捣细）一两，肥知母八钱，青连翘钱半，蝉蜕（去足、土）钱半。

效果：连服两剂后，须臾[1]上半身即出汗，又须臾觉药力下行，其下焦及腿亦皆出汗，其病若失。

廉按：伏气热病，为时邪引动而发者，当看其兼挟之邪轻重如何，轻者可以兼治，重者即当在初起时着意先撤新邪，俟新邪既解，再治伏邪，方可得手，此须权其轻重缓急，以定其治法，不可予设成见也。此案热病兼寒，方中重用石膏、知母以清胃府之热，而复少用连翘、蝉蜕之善达表者，清胃中化而欲散之热，仍还太阳作汗而解。斯乃调剂阴阳，听其自汗，非强发其汗也，虽非强发其汗，而覆杯之顷，须臾汗出而愈。审是则寒解汤，不但宜于热病，即春温现此脉症者，投之亦效也。

（何廉臣《重印全国名医验案类编·裴九经医案》）

【注释】（1）须臾：是衡量时间的词语，表示一段很短的时间，片刻之间。

【辨析】

伏热外达，又为风寒所束，热邪不得发越，表实无汗，得汗殊难。治宜清里热，散外寒，而且要重用清里热之品，才能使伏热得减。前医不识，反用苏子降气汤及散风清火之剂，欲清其热而散其寒。孰料其中苏子、半夏、厚朴、当归、皆辛温之品，桂心更是辛甘大热之剂，用治春温，病焉能不增？

【体会】

春温之为病，胃府热重，清胃府热为当务之急。故重用石膏、知母清胃腑之热；而少用连翘、蝉蜕善于散表者散外寒。案中寒解汤，药少力专，配伍严谨，若非心有准者，鲜难如此精当。后学宜细揣其中之理，仿而用之，推而广之。

病案三 春温夹湿，误用辛温发汗

【病案】

姚某，男，成年。初诊日期：1955年2月16日。

病起五日，身热高亢，医用辛温发汗之剂，得汗不解。刻下：头痛，胸闷泛恶，肠鸣泄泻，苔腻口苦，脉浮濡滑数，春温之邪夹湿滞互阻，肠胃运化失常，症势鸱张，毋忽。

清水豆卷12克，黑栀6克，银柴胡3克，薄荷叶（后下）3克，辰赤苓9克，块滑石12克，福泽泻6克，银花炭12克，煨葛根4.5克，制半夏4.5克，姜川连0.9克，酒炒黄芩4.5克，甘露消毒丹（包煎）15克。1剂。

二诊：热势较低，泄泻已瘥，腹痛未尽，胸闷泛恶见减，夜不安寐，苔腻口苦，脉濡滑数，春温湿滞互阻，肠胃三焦不和，再投葛根芩连加味，原方出入为继。

煨葛根 4.5 克，水炒川雅连 1.2 克，酒炒黄芩 4.5 克，清水豆卷 12 克，黑栀 6 克，银柴胡 3 克，辰赤苓 9 克，块滑石 12 克，福泽泻 6 克，银花炭 12 克，焦六曲 9 克，甘露消毒丹（包煎）15 克。1 剂。

三诊：泄泻止，身热退，胸闷、泛恶亦轻，夜寐较安，苔薄，脉濡小数，再以原方出入，以尽余波。

清水豆卷 12 克，黑山栀 4.5 克，银柴胡 3 克，霜桑叶 9 克，辰赤苓 9 克，块滑石 12 克，福泽泻 6 克，炒银花 12 克，象贝母 9 克，薄橘红 4.5 克，生苡仁 12 克，梗通草 3 克，甘露消毒丹（包煎）12 克。3 剂。

四诊从略。

五诊：用三仁汤合桑菊饮，此时大邪已去，汗、泻之后，自然疲乏，对余邪只须用轻扬之品，化里湿仅投以芳香轻宣，以尽余波。无须再用重药，以免耗伤体力。

（胡建华等《程门雪院长学术渊源与成就》）

【辨析】

冬末春初起病，高热持续，得汗不解，伴胸闷泛恶、肠鸣泄泻，苔腻口苦，脉浮濡滑数，属春温夹湿之象。

春温夹湿身热，热邪不得发越，本当用清热利湿透邪外出，前医却误用辛温发汗，以热退热，故使肠胃运化失常，病情转剧。况患者胸闷泛恶、苔腻口苦是春温夹湿之征，辛温发汗，更添枝蔓，致使病势鸱张。程老洞悉本源，针对春温兼见肠胃运化失常，治以疏解清理、和中理湿，表里同治，不使内外合邪，分而击之取得理想的效果。

【体会】

春温之邪夹湿滞互阻，肠胃运化失常，其病机核心在表里同病，方选葛根芩连汤加味，外解肌表之邪，内清阳明之热，升发脾胃清阳而止泻升津，使表解里和。恰中病机，故投药则效。

病案四　春温重证，误服辛温发表

【病案】

病者杨某，年四十八岁，南昌人，患春温误治求医。缘无子而新娶一妾，甚宠爱，未免房事过劳，时届春令，无以应生发之气，致发春温重证。误服辛温发表等剂，病日加重，延误旬日。

证候：壮热不退，汗多口渴，大便旬余不通，舌苔黑生芒刺，病势危险已极。

诊断：脉左右俱洪数鼓指，合参病势现象，察其前服各方，知系春温误药所致。症已至此，非大剂滋润兼涤肠，不及挽救。

疗法：议以增液承气法，重用玄参、生地黄、麦冬为君，以滋水养阴，合大承气汤，以急下存津，此亦破釜沉舟之意也。

处方：润玄参18克，鲜生地黄18克，杭麦冬（去心）15克，生川大黄9克，川厚朴6克，炒枳实6克，玄明粉（冲）6克。

次诊：一剂，大便即通，热渴俱减，险象已除，逐改以复脉汤去姜、桂续进。

细生地黄18克，杭麦冬15克，杭白芍9克，阿胶珠9克，生甘草6克，火麻仁（去壳，捣）9克。

效果：服两剂，热渴均愈，唯胃阴不足，正气尚亏，又进益胃汤加减，以为善后调理。

北沙参12克，润玉竹9克，细生地黄12克，杭麦冬9克，抱木茯神9克，粉甘草6克，鲜青果（剖破，若无青果时不用亦可）4枚。

煎成后去渣，加上冰糖（烊化）15克，频频服之，服四剂而痊愈。

原按：春温误治，至舌黑而生芒刺，症势已险，方用增液承气汤法救误，确有巨功。唯续进减味复脉汤，稍嫌太骤。当先进益胃汤为合法，俟胃阴复而胃气健，然后用复脉法滋填收功，较为合适。

（何廉臣《重印全国名医验案类编·陈作仁医案》）

【辨析】

本案春温之因缘于房事，房劳过甚，阴精亏乏，《黄帝内经》说："藏于精者，春不病温"，阴精既亏，再加春令温热病毒，感而发病。温病忌辛温发汗，却以辛温发表之剂投之，故病益加剧。症见壮热不退，汗多口渴，大便不通，舌苔黑、生芒刺，脉洪数鼓指，一派邪热亢奋之势。故用增液承气汤，仅一剂，热渴俱减。续以复脉汤、益胃汤调理而愈。

【体会】

伤寒在表，汗之可也，然温病则首重津液。此案为春温重证，误以辛温发表，不仅重伤津液，且助热更速。盖温邪不从外解，又未逆传，必致里热。柳宝诒云："邪热入胃，不复他传，故温热病之热结胃腑，得攻下而解者，十居六七。"故陈氏以大剂滋阴涤肠，用增液承气汤救误而收巨功。由此可见，通下法用于温病热结肠腑，有祛邪救阴之功。

病案五　春温误汗，热陷心包

【病案】

某姓，昇昌虹口整容。戊戌四月患温病，寒热有汗，不解。伤寒科用豉、蒡、前、桔等四品，未应。热甚神昏谵语，起卧寐下。脉数，滑苔白腻罩黄、唇朱。用连翘、知母、菖蒲、郁金、竹茹、黑山栀、淡芩、老竹黄、益元散、冬瓜子、白木通、芦根、鲜竹叶等。热势不挫，苔转灰黑，龈瓣如浆，咳唾红粉，依然昏语。用清宫汤、苇茎汤、知母、枯黄芩、花粉、竹茹、竹黄等。一剂神清，面红亦敛，目赤亦退。舌上本自觉有物，至此灰黑退而润。然汗疹并透，痰白如丝，甚韧，带血丝，视灯犹炬，肺胃之火尤炽。用泻白散、苇茎汤，加鲜生地黄、麦冬、青蛤、玉泉散、竹叶、枇杷叶等出入加减。数剂，热退痰稀而愈。

（周小农《周小农医案》）

【辨析】

春四月温病，寒热有汗不得解者，想是治不如法。又误以伤风感冒，用豆豉、牛蒡、白前、桔梗解表发汗，过汗伤阴，反致神明内乱，出现神昏谵语、脉数、滑苔白腻罩黄，此乃痰热蒙蔽心包之象。医又误用化湿清热、芳香开窍的菖蒲郁金汤治疗而无效。周小农改为清宫汤，清心凉营、豁痰开窍，一剂神清。

【体会】

温病忌汗，吴鞠通论述颇为精详。"汗为心液，心阳受伤，必有神明内乱，谵语癫狂，内闭外脱之变。因不是温热酿痰，蒙蔽心包，故菖蒲郁金汤治疗无效。吴氏说："太阴温病不可发汗……汗出过多者，必神昏谵语……清宫汤主之。"本案用清宫汤，果然效如桴鼓。

病案六　春温误汗，阳明腑实

【病案】

陈某，男，80岁，1949年2月5日。

发热时重时轻，曾服发汗治感冒之剂，半个月来未能好转，因其年老体衰，缠绵已16日。昨日高热昏迷，体温38.9℃，大便4～5日未行，顷诊两脉按之弦滑而数，关尺有力，舌苔老黄根厚，一派温热内陷、阳明腑实之象。邪热腑实内聚，日久津液已伤，必须通腑泄热，开郁展气，佐以生津之法，仿牛黄承气汤。

僵蚕9克，蝉蜕6克，姜黄6克，前胡3克，杏仁9克，玄参24克，竹叶3克，生大黄粉 1.5 克，分 2 次服用，安宫丸一丸分化，2 剂以大便得通，即停药。

二诊：1949 年 2 月 8 日。连服 2 剂之后，昨日大便通畅一次，今晨小汗，身热已退至 37.1℃，神志已清，小便黄，夜寐甚安，两脉已起，中取弦滑，数象已退，舌苔黄而不老，质红较前有液，老年温病，阳明腑实，气机不畅，连服牛黄承气，大便通而神志开，再以甘寒增液，益气通幽之法。

细生地黄 15 克，玄参 15 克，沙参 15 克，麦冬 9 克，前胡 3 克，杏仁 9 克，瓜蒌 24 克，枳壳 9 克，2 剂。

三诊：1949 年 2 月 11 日。甘露育阴增液之后，神志清爽，大便今日又通一次，连日夜寐甚安，脉象渐渐有神，舌苔已化，胃纳渐佳，体温正常，再以调理中焦为法。

北沙参 15 克，麦门冬 9 克，五味子 9 克，杭白芍 24 克，陈皮 6 克，鸡内金 9 克，生薏苡仁 24 克，焦麦芽 9 克，3 剂。

1949 年 2 月 16 日，患者家属告称，患者已完全恢复健康，并以致谢。

（赵绍琴《温病纵横》）

【辨析】

老年发热不退，误用发汗及治感冒药，发热不退病反加重，缠绵半个月有余，乃春温误汗，阳明腑实之象。温热内陷，兼有腑实，邪热腑实内聚，日久津液必伤，故必须通腑泄热。吴鞠通的牛黄承气汤，是用生大黄末三钱，送服安宫牛黄丸一粒。本例则是仿其意而用之，效若桴鼓。

【体会】

临床上凡高热昏迷、便秘者在清热开窍之中，一定要佐以通便之品，这是因为阳明燥结，常壅神明。如《重订通俗伤寒论·白虎承气汤·何秀山按》说：胃之支脉，上络心脑，一有邪火壅闭，即堵其神明出入之窍，故昏不识人。若胃中燥屎一去，邪热一清，神志自然得开。所以通便治疗昏迷而兼腑实者，是很重要的一法。

病案七　春温腑实，只用辛凉

【病案】

蒋某，男，18 岁。

春温壮热，一候未解。烦躁不安，渴喜多饮，面赤口臭，舌唇焦燥，时有谵语，不思纳谷，大便 8 日未解，曾服辛凉之剂未效。脉象滑数，舌苔黄糙而燥。

辨证：春温腑实。

治法：清上泄下，宜凉膈散化裁。

方药：青连翘 9 克，黑栀 9 克，淡子芩 6 克，知母 12 克，生锦纹 6 克，玄明粉（冲）4.5 克，全瓜蒌 9 克，炒枳壳 4.5 克，天花粉 6 克，生甘草 2.4 克，原干扁斛（劈、先煎）9 克。

二诊：前方服后，今晨便下燥屎甚多，壮热略减，已能安寐，唇舌之燥不若前甚。脉数苔黄，阳明腑实虽清，而经热未解，久热阴液初劫，再拟养阴清热泄之。

生石膏（杵、先煎）30 克，知母 9 克，西洋参（先煎）6 克，原干扁斛（劈、先煎）9 克，花粉 9 克，鲜生地黄 24 克，青连翘 9 克，淡芩 4.5 克，生甘草 2.4 克，川贝 9 克，全瓜蒌 12 克。

三诊：服人参白虎汤加减，身热顿减，渐思纳谷，舌苔薄黄，脉见小数，伏邪已得外达，再拟清养胃阴，以撤余邪。

太子参（先煎）6 克，原干扁斛（劈、先煎）9 克，知母 12 克，生石膏（杵、先煎）24 克，鲜生地黄 24 克，淡芩 4.5 克，青连翘 9 克，生甘草 1.5 克，冬瓜仁 12 克，川贝 4.5 克，云苓 9 克。

前方进 2 剂，身热退尽，后以原方去淡芩、石膏，加麦芽，续服 2～3 剂，渐次而愈。

（浙江省卫生厅名中医医案整理小组《叶熙春医案》）

【辨析】

春温热邪留恋气分不解，可出现三种情况：一是热盛伤阴，势必燎原，当急以清热生津，沃焦救焚；二是热恋少阳，邪居胸膈，治以和解清热法，以转枢机；三是热结液干，半虚半实，应急下增液通下法，救阳泻热，釜底抽薪。

本例春温高热，口渴喜饮、烦躁不安、口臭面赤、唇舌燥焦、大便八日未解，显然已是春温热邪郁于胸膈、肠胃热结；前医误解只以辛凉之剂投之，杯水车薪，故而无效。叶氏用凉膈散化裁，清上泄下；其后继以养阴清热法，以解余邪，终获痊愈。

【体会】

本案反映了叶熙春老前辈治春温善于掌握时机，适当用药的高超医技。从而提示对于热结便干、半虚半实，热邪留恋不解之证，必须急下，泻热存阴才能获得成功。

病案八　痰火发狂误为热陷心包

【病案】

胡某，温不解，邪热入于营血，身有斑疹，色紫黑，肌肤炙手，内热如焚，唇焦齿垢，舌苔燥黄，初则谵语神糊，延至旬日，医用清营透热、清心开窍之剂投之，不惟无效，反渐见发狂，四处奔走，如见鬼神，作叩拜顶礼之状，甚或殴人詈骂，诊其脉沉数有力，大便6日未解，小便短赤，此春温痰火发狂，大实大热之证。因为之处方，以豁痰承气汤治之。

锦纹军15克，玄明粉15克，炒枳实12克，生石膏90克，全瓜蒌18克，粉葛根12克，川连4.5克，净连翘12克，胆南星12克，石菖蒲9克，鲜芦根1支。

二诊：服药后，大便连下2次，如胶如漆，肤有微汗，神志较静，肌热，狂态大减，斑疹渐转红润，察其舌，苔已退去大半。以上方各药减量少许，加鲜生地黄、鲜石斛以凉血，增液。大便续解3次，其狂若失，神志清明。后再投以清理余邪兼扶正之品，而病遂瘥。

（余瀛鳌《射水余无言医案》）

【辨析】

热入营血，则耗血动血，也可见三种情况：一是热陷心包，营血热盛，热扰神明，可见神昏谵语，烦躁不宁，当急予清营透热，清心开窍，以防其内闭外脱；二是热盛动血，出现各种出血证，宜清热解毒，凉血散血；三是热分血结，蓄血少腹，出现少腹坚满，神志如狂，治宜攻下泻热，活血逐瘀。

本例神志如狂，肌肤炙手，内热如焚，唇焦齿垢，舌苔燥黄，脉沉数有力，大便六日不解，小便短赤，此为春温痰火发狂，大实大热之证。非急下泄热不可为。前医误为热陷心包，用清营透热、清心开窍。尽管同治热入营血，但法不对症，痰火内结阳明不得泄，故不效症反加重。

余氏明辨，投豁痰承气汤，此方即承气汤去厚朴（嫌其温燥），易瓜蒌（陷胸膈之痰），加生石膏、葛根清阳明，黄连、连翘清心凉膈，胆南星、石菖蒲豁痰开窍；终以凉血增液、清理余邪，兼以扶正之品收功。从全案分析，余氏善于融会前贤治法，虽自出机杼而有法度可循。

【体会】

温病用下法，一直以来，有"下不嫌早"之说。温为阳邪，阳盛必伤阴，便秘则里热炽盛，若待腑气燥结而始下，则已热灼津伤。故说温病下不嫌早，早下所以泻其热也。然而也不可蛮下，当以得畅便为度，若再便秘则可再下，或可改用润下，总以祛邪安正为首务，不能只着眼于通下，过下亦伤正气。

病案九　春温初愈，恣食荤腥

【病案】

张修臣子，年十二岁，住广德北乡。

初因伤风发热，头痛自汗，不寒而渴，余投以麻杏甘石汤，加薄荷、银花，一剂即愈。后因误食鲫鱼半碗，其症复作，他医进以辛燥，病转剧。

目肿如桃，头痛如劈，烦躁谵语，大渴引饮，潮热自汗，小便短数，大便不通，胃胀拒按，脉象滑实，舌绛苔燥，合病因脉症参之，此胃实证也。

夫外邪初解，胃气必虚，正宜清淡滋养，以生津液，乃不戒于口，恣食荤腥，留滞于胃，复进辛燥，助阳耗阴，食积入阳明燥化，致胃经所统属之地，皆结实不通。目肿头痛者，阳明燥火上冲也。烦躁谵语者，胃热上蒸神明也。大渴引饮者，胃津竭而求救于水也。潮热者，阳明旺于申酉，实则得旺而剧也。自汗者，津液外泄也。小便短数者，津液下逼也。大便不通者，肠有燥屎也。病既内外皆实，自宜急下，以泻悍热之气，而救将绝之阴也。

以大承气汤原方，先煎枳、朴，继纳大黄，次入芒硝，善取生者，气锐而先行，熟者气钝而和缓之义，欲使芒硝先化燥屎，大黄继通地道，而枳、朴除其积滞，皆所以通泄大肠而逐热也。

厚朴五钱，枳实四钱，大黄四钱，芒硝三钱。以水三碗，先煮枳、朴取二碗，去滓，纳大黄，煮取一碗，去滓，纳芒硝溶化，顿服。

服一剂，下燥屎数十枚，诸恙霍然，即嘱勿药，今以米饮调之，一周而愈。

廉按：案语多所发明，选方极为确切，非精研伤寒论，胆识兼全者不能。

（何廉臣《重印全国名医验案类编·裴九经医案》）

【辨析】

外邪初解，胃气正虚，本当忌口，清淡饮食；反误食鲫鱼，恣食荤腥，以致消化失常。再加复用温燥之药，助阳耗阴，食积燥化，以致胃经所统属之地，皆结实不通。由此而出现的目肿头痛、烦躁谵语、大渴引饮、潮热自汗、小便短赤、大便秘结不通等内外皆实之象。不急下以泻悍热之气，则阴将绝。

故用大承气汤通泄大肠而逐热，药仅一剂，得燥屎十数枚，诸症即减。这是阳明腑实，急下存阴之典型救误案例。

【体会】

本案提示：春温之治，不仅要会用泄热通下、养阴保津；还要注意忌口，即使病情好转，也不要忘清淡饮食。本案辨证分析明彻井然，用药剂量大而力猛，其煎药之法、调理之术，甚为精当，极宜效仿。

第5章 湿温（附病案6例）

　　湿温是感受湿热病邪所引起的一种外感热病。多发生于夏秋雨湿季节，其主要特点是以脾胃病变为中心，弥漫全身，发病缓慢，病程长而缠绵难愈。

　　临床以持续发热，头重身痛，胸脘痞闷，不渴（或微渴），苔腻，脉濡为主要症状，一般较多留恋于气分。

　　因湿邪与热邪相合为患，湿为阴邪，重浊黏腻，阻滞气机，易伤阳气；热为阳邪，易伤阴津。当此，燥之恐其助热，寒之又嫌碍湿，且两者一阴一阳，相互裹结，如油入面，难分难解，治疗颇为棘手。

　　治疗应祛湿、清热同步进行。采用芳化、健脾、淡渗相结合的方法，以使湿热分消走泄。且宜根据湿与热孰多孰少，而分别选用不同的方剂。若湿重于热，则用三仁汤以化湿为主；湿热并重，则予杏仁滑石汤或黄芩滑石汤清热利湿并重；若热重于湿，则用白虎加苍术汤。

　　因湿邪与热邪是一对相互矛盾而又相互依附的病邪，故治疗中要准确地权衡二者偏颇，恰当用药，才能取得良好疗效。但初起当利湿为先，盖湿去而热亦易清。由于高热久羁气分，往往出现神志昏蒙之危重症。且常有动风、下血、白㾦、红疹等症，治须分清主次，标本兼顾。

　　鉴于本病特点，误诊误治常有发生。多数误于用药，药误之后，症状病机扑朔迷离，湿与热难分难解，缠绵难愈。古今医案中时见挽救成功病例，辨析于后。

　　1.长夏气候湿热，痰湿之体，感之易发湿温。治当燥湿祛痰，兼以清热。若不明此理，误用发散、通下则变。病案一湿温挟痰误表化燥，误下气虚，而变为湿盛气虚多痰之症。孙氏用姜桂平陈汤救误，燥湿化痰；接方用六君子汤加味，益气除痰，渐次而愈。

　　2.湿温初起，最宜清宣芳化，不可单单从表论治，因汗剂多耗液伤阴，而湿邪不为汗解，热变最速。更不可恣进滋腻，因滋腻之品不仅碍脾助邪，还有助热化燥伤阴之虑。病案二湿温误进滋腻，以致湿邪胶锢，五月不解。过氏救误，用猪苓汤、藿朴夏苓汤、六一散，数方合一，加减进退而愈。

3.湿温邪留气分，舌绛、神昏谵语，为热已入营；胸闷咳嗽，暴注下迫，高热苔腻，为气分湿热稽留。治当疏透，展布气机，透邪外达。病案三湿热滞留，热入心营，前医用苦辛淡渗、清热解肌，不合病机，直至神昏谵语，邪入心营。邢氏用清热解肌合芳香化浊救误，高热始退，再以养胃化痰兼清余邪而安。

4.湿温病在化燥之前，重在化湿清热。邪在表卫者，宜芳香宣化，通利上焦肺气。不可误用辛温峻剂发汗，否则不唯湿邪不去，反伤阳气、津液；亦不可早投寒凉，以免阳气被遏，湿邪内陷。病案四湿热交并误用清热解表，舌腻苔黄，渐将化燥。余氏用大黄黄连泻心汤合三仁汤救误，泻热除湿，调畅气机。待湿热去十之六七，即予清解余邪，并扶其本，终获佳效。

5.湿热郁阻气分，热得湿而热愈张，湿得热而湿愈蔽之际，如何治疗促其走出困境？只有化湿清热，芳香宣化，通利上焦肺气，俾气化而湿化，才是唯一的出路。病案五湿热郁遏肺胃，误用解表散热之品，以致变为壮热汗出，耳聋唇焦，咳嗽呕恶，呼吸粗促，谵语神昏的湿温重症。李氏先用宣湿化热汤救误，"上下分消"，畅利少阳三焦，待证转为寒热如疟时，去栀子，加少量柴胡"运转机枢"，机枢一转，湿化热自清、病自愈。

6.外感热病误用温补，以温治热，如火添油，致使昏迷痉厥之症频作。病案六湿温误用温补而成昏迷痉厥，周氏细研病史，从表邪未解、惊伤心络入手，治以清热降痰。救误恰当，用药对症，然脉象虽缓和，却自言自语不休，再用木通通心气，病渐愈。

病案一　湿温夹痰误表化燥，误下气虚

【病案】

病者：苏某，年三十岁，开设茶庄，住南京南门大街。

病名：湿温坏证。

病因：素有茶癖，面白体瘦，早起咯痰极多，长夏之月患湿温，既已误表化燥，又因凉膈散误下，转为气虚湿甚。

症候：午后发热恶寒，头痛多汗，药入即吐，索水不欲饮，饮亦不多，舌苔粗厚，胸闷发躁，彻夜不寐，十余日不大便。

诊断：脉濡小而滑，断为湿重热轻，气虚多痰，症见恶寒，即经所谓阳虚生外寒也，口干舌燥者，乃阴不升阳不降也。

疗法：用桂枝辛温通阳，厚朴散满平胃为君，更用燥湿健脾之苍术，降逆化痰之半夏为臣，生姜散寒止呕，甘草调中和药为佐，陈皮利气行痰，茯苓淡渗化湿为使。

处方：川桂枝4.5克，川厚朴4.5克，泔炙苍术6克，姜半夏6克，鲜生姜3克，炙甘草1.2克，陈皮6克，云茯苓9克。

效果：服药后，胸中豁然通畅，汗出达于四末，夜半后外热亦退，咯痰极多，自鸡鸣安睡至日出始醒。复诊改用六君子汤加佩兰服之，大便亦通，依法调理，渐次就愈。

原按：湿温一证，首当辨其湿胜热胜。湿胜于热者，藿朴胃苓汤加减；热胜于湿者，苍术白虎汤增损，其大要也。此案虽为误治坏证，然亦湿胜痰多，方用姜桂平陈汤，燥湿化痰，极有力量，接方用六君子汤加味，益气除痰，亦合病情。

（何廉臣《重印全国名医验案类编·孙少培医案》）

【辨析】

患者素有茶癖，面白体瘦，晨起咯痰多，显为痰湿之体。长夏气候湿热，痰湿之体感之易发湿温。本当燥湿祛痰，兼以清热。医见恶寒，误用表散而化燥；见大便不下，又用凉膈误下，转为气虚湿盛。以致发热恶寒不解，头痛多汗，药入即吐，更兼胸闷烦躁。此乃湿遏卫阳，阳气不得敷布，故恶寒发热，身热不扬；在里之湿邪被客邪引动，阻滞气机，而使清阳不升，浊阴不降。故头痛、胸闷、烦躁；湿滞中焦，渴不欲饮，药入即吐；湿阻气机，大便不行。脉濡小而滑，舌苔粗厚，皆为湿盛气虚多痰之象。

【体会】

本案湿胜于热，经前医误治，已成坏证，表现为湿重热轻、气虚多痰、气虚湿甚之证。故其恶寒不同于发病之初之恶寒，乃误下后阳虚所致。故孙氏用桂枝辛温通阳，厚朴散满平胃为君，再用燥湿健脾之苍术，降逆化痰之半夏，生姜散寒止呕，甘草调中和药，陈皮利气行痰，茯苓渗淡化湿，诸药合用，燥湿化痰，气机得畅，升降得复，诸症即减。再以六君子汤加佩兰，健脾益气，除湿祛痰，恰中病机，大便得通。终以调理善后，渐次而安。纵观其治，层次井然，用药周到，可圈可点。

病案二　湿温误进滋腻

【病案】

徐夫人，年37岁，住宜兴袄溪村，病湿温。缘由湿浊内蕴，又感温邪，前医误认为孕，迭进滋腻，邪湿胶锢，迄今5个月不解。症见寒热似疟，腹胀经停，胸痞泛恶，渴不多饮，便溏溲赤，苔白腻，脉弦滞，乃湿热郁遏之候。

处方：猪苓、茯苓各9克，大腹皮4.5克，白蒺藜（炒，去刺）9克，瓜蒌皮6克，旋覆花（包煎）4.5克，白通草3克，炙紫菀4.5克，江枳壳4.5克，制半夏4.5克，秦艽4.5克，六一散（荷叶包）9克。3剂。

次方：前方去大腹皮、枳壳、六一散，加桂枝1.5克、枇杷叶（刷去毛）5大片，赤芍4.5克。

三方：次方去桂枝、通草、赤芍，加象贝9克，淡竹茹4.5克，蔻仁（后下）1.5克。

前后共服10剂，寒热止，诸症退；唯经尚未行，与调经理气药3剂，经行而愈。

（何廉臣《重印全国名医验案·过允文医案》）

【辨析】

本已湿浊内蕴，又感温邪，湿温病发。本当清宣芳化，前医误为有孕，迭进滋腻保胎，以致湿邪胶锢，五月不解。症见寒热似疟，腹胀经停，胸痞泛恶，渴不多饮，便溏溲赤，苔白腻，脉弦滞。病入气分，湿遏热伏，湿重热轻。温热困扰，脾失运化，故腹胀、便溏、尿赤；苔白腻，脉弦滞，乃湿热郁遏之候。故医用猪苓汤、藿朴夏苓汤、六一散，数方合一，加减进退而愈。

湿温初起，最宜清宣芳化，不可单单从表论治，因汗剂多耗液伤阴，而湿邪不为汗解，热变最速。更不可恣进滋腻，因滋腻之品不仅碍脾助邪，还有助热化燥伤阴之虑。湿之为患，其兼挟变化，层出不穷。由于湿性重浊凝滞，祛之不易，即令治疗得法，也不会一鼓荡涤而尽。

【体会】

本案乃湿重热轻之湿温证，迭进滋腻，以致湿热胶锢，湿郁热遏，缠绵不解，病5个月而不愈。针对滋腻之误，用辛苦开泄之品清热除湿的同时，配以大腹皮、枳壳利气导滞，可谓抓住要害，气滞得畅，热清湿除，因滋腻引发的壅遏自失，故加减服用十剂而安。

病案三　湿热滞留，热入心营

【病案】

吴某，男，16岁，5月8日初诊。

湿温九朝，壮热（体温39.8℃），见汗不解，咳嗽痰稠，暴注下迫，便下血秽，胸闷不宽，势恐化痉，脉滑数，舌尖绛，中腻厚，医先用苦辛淡渗治之，仍壮热不退，又予清热解肌，仍未见效，并见神昏谵语，白㾦显露，改予清热解肌佐芳香化浊之品。

以至宝丹（先化吞）一粒，带心连翘三钱，芫荽子二钱，半川贝二钱，鲜石斛三钱，橘红二钱，飞滑石三钱，鲜菖蒲二钱，白茯神三钱，竹叶卷心三个，鲜芦根（去节）二尺灯心一束。二剂。

二诊：服后热度退至38℃，神志转清，胸闷较宽，渴饮亦减，唯痰伏尚多，肺难肃降，咳嗽阵作，脉小数，舌薄绛，再以清肺豁痰。

青连翘三钱，冬瓜仁四钱，炒香枇杷叶（去毛包）四钱，薏苡仁四钱，川贝一钱半，橘红二钱，川石斛三钱，黄芩一钱半，炙前胡二钱，泡射干一钱二分，干芦根六钱，竹叶二钱。二剂。

三诊：热退咳减，胸闷已宽，渐思纳食，脉象转静，舌薄绛，再以养胃佐清余邪。

川贝母一钱半，川斛三钱，橘红一钱半，谷芽三钱，原杏仁三钱，麦冬二钱，忍冬藤三钱，薏苡仁三钱，白茯神三钱，竹叶一钱半，干芦根五钱。四剂。

（萧龙友《现代医案选·邢锡波医案》）

【辨析】

湿温壮热，见汗不解，咳嗽痰稠，暴注下迫，胸闷等，均为湿温之邪仍在气分之候。但便下血污已现热入营分之象。当此之时，宜清泄疏透为主，使湿温之邪外达。前医只用苦辛淡渗治之，何能有效？再用清热解肌，亦不合病机，故而无效。直至神昏谵语，邪入心营，才给清热解肌合芳香化浊之品，高热始退，再以养胃化痰兼清余邪而安。

【体会】

湿温邪留气分，舌绛、神昏谵语，为热已入营；胸闷咳嗽，暴注下迫，高热苔腻，为气分湿热稽留。医用苦辛渗淡，如隔靴搔痒，焉能得效？治当疏透，展布气机，透邪外达。用清热解肌合芳香化浊之品，使深蕴之营热，透传气分而解；胶结之湿邪，随气机展布而化。

读者注意，于一诊、二诊方中，邢氏并未用清营热、养营阴之品，始终坚持疏透。至三诊，白㾦显露，邪已外达，始加紫雪丹、至宝丹，然仍以疏透为重，终获痊愈。

热入心营，缘于湿热蕴遏气分，逼热入营，治疗始终应着眼于气分。若重用清营养阴之品，则气机郁遏，湿更不化，热亦无由透达，致神昏益甚。细品此案，可知治湿温病之要妙。

病案四　湿热交并误用清热解表

【病案】

刘某，男。夏令酷热，患湿温，医误用清热解表久治不愈，渐至谵语、神糊，延余诊之。余见其高热，自汗不已，胸闷心烦，口渴而不欲多饮，小便赤黄，大便转燥，三四日未解，湿热交并，渐将化燥之象。红疹、白㾦隐于胸背及皮下，苔腻而灰黄，扪之粘指，六脉迟缓。治以大黄黄连泻心汤合三仁汤加减。

绵生军6克，川黄连3克，生黄芩9克，飞滑石9克，杏仁泥9克，生薏苡仁15克，白蔻仁6克，制半夏9克，粉葛根9克，鲜竹叶9克。1剂。

二诊：大便得解，黏腻而酱黄，小便增多。翌日白㾦透出，扪之硌手，疹色较鲜艳，胸闷、心烦有减。上方加减，绵生军减为3克，加炒僵蚕7.5克，内服1剂。

三诊：大便已解1次，尿色转为淡黄，心烦已除，胸闷未清，遂以前方去绵军，减川连为2克，令再服2剂。

四诊：诸症大减，胸闷已解，险象已除，恐其余邪未清，改以竹叶石膏汤加减，连服2剂，热即退清，表里均和。再处以调胃理本之剂，以扶其病后之虚赢焉。

鲜竹叶9克，生石膏60克，制半夏9克，炙甘草4.5克，生薏苡仁9克，炒粳米1酒杯。

（《现代名中医类案选·余无言医案》）

【辨析】

湿温病在化燥之前，重在化湿清热。邪在表卫者，宜芳香宣化，通利上焦肺气。不可误用辛温峻剂发汗，否则不唯湿邪不去，反伤阳气、津液；亦不可早投寒凉，以免阳气被遏，湿邪内陷。

本病例夏令酷热，湿热交并，医反解表清热，以致渐将化燥，大便三四日未解，谵语、神糊，红疹、白㾦隐于胸背。苔腻灰黄，扪之粘指……叶天士云："脘在腹上……按之痛或自痛或痞胀，当用苦泄……必验之于舌，或黄或浊，可与小陷胸汤或泻心汤。"

【体会】

本案误治后，舌腻而灰黄，六脉迟缓，乃湿热交阻，气机郁闭之象。故予大黄黄连泻心汤合三仁汤以泻热除湿，调畅气机。药后果得大便而腑气通利，白㾦与疹色泽转佳，诸症减轻。待湿热去十之六七，即予清解余邪，并扶其本，终获佳效。由此可见湿温治疗之要妙，全在"泻热除湿"并进，缺一不可。

病案五　湿热郁遏肺胃，误用解表散热之品

【病案】

虞某，男，20岁。起病证似感冒，恶寒发热，头身俱痛，医用解热散表之品，治疗旬余而病进。患者壮热汗出，耳聋唇焦，咳嗽呕恶，呼吸粗促，谵语神昏。诊视脉弦滑，苔黄腻。此因湿阻肺胃，郁而化热，无从宣泄。胃为阳明之腑，肺主太阴之气，湿热阻遏肺胃，热得湿而热愈张，湿得热而湿愈蔽。法当畅利少阳三焦之枢，使湿热分化。

方用自定宣湿化热汤：香青蒿10克，淡黄芩7克，苦杏仁10克，大豆卷10克，鲜芦根12克，鲜竹茹10克，瓜蒌仁10克，赤茯苓10克，广郁金7克，佩兰梗7克，炒山栀7克，炒六曲7克，益元散（鲜荷叶包，刺孔）10克。

复诊：细察胸膺部出现水晶状白㾦，热减神清，大便溏秽，但口渴甚，湿已化热。原方去六曲，加瓜蒌根10克，解热生津。

三诊：服药后，证转寒热如疟，邪从枢解。原方再去炒栀之苦寒化燥，加柴胡5克运转枢机（注意：湿温病后期，复有寒战发热症状，方可酌用柴胡转枢；如果湿热正盛，误用柴胡，必致耳聋更甚），寒热诸症均解。湿温之热由湿而生，湿化则热自清。

（李聪甫《李聪甫医案》）

【辨析】

本案恶寒发热，头身俱痛，乃湿温病发。前医不识，误用解表散热之品，以致变为壮热汗出，耳聋唇焦，咳嗽呕恶，呼吸粗促，谵语神昏的湿温重证。脉现弦滑，舌苔黄腻即是明证。当此湿热郁阻气分，热得湿而热愈张，湿得热而湿愈蔽之际，如何治疗促其走出困境？只有化湿清热，芳香宣化，通利上焦肺气，俾气化而湿化，才是唯一的出路。

叶天士云："分消上下之势……因其仍在气分，犹可望其战汗之门户，转疟之机括。"这句话的意思就是：热邪羁留气分，既可外传少阳，亦可内传厥阴。外传少阳为轻，内传厥阴则重。故当畅利少阳三焦。少阳为气机升降出入之枢，三焦畅达，正气得伸，出与邪争，则较易驱邪外出。此即湿热在脾胃二经之表者多兼少阳之理，也是湿温在气分治疗的理论依据。

因此，李氏先用宣湿化热汤救误，"上下分消"，畅利少阳三焦，待证转为寒

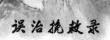

热如疟时，去栀子，加少量柴胡"运转机枢"，机枢一转，湿化热自清、病自愈。读者若能悟通此理，则对湿温病的治疗方法也就领会了。

【体会】

柴胡入胆，胆为清净之府。寒热往来，适在少阳所主之地，偏阴则多寒，偏阳则多热。寒热乃邪在表里之象，汗吐下当禁，唯宜和解。湿温病后期，复有寒战发热症状，方可酌用柴胡转枢；如果湿热正盛，误用柴胡，必致耳聋更甚。实为经验之谈。以此推之，若病在太阳用之，犹引贼入室；病在阴经用之，则重伤其表。必得邪至少阳方可用之。

病案六　湿温误用温补而成昏迷痉厥

【病案】

张某，男，壮年。系商业会计。患外感遇猝惊，经医以温补药：人参、白术、炙甘草、黄芪、云苓、石斛等品，乃至昏痉厥，势极可虑，举家惶恐，方寸已乱，请余往诊。

细询病因，外感已30多日，脉细无伦，两手拘挛，角弓反张，痰升自汗，渴饮，苔黄，面赤，昼夜不能合眼。按表邪未解，惊伤心络。治法拟清热降痰。

处以：犀角15克，羚羊角2.5克，贝母10克，玄参15克，连翘15克，知母10克，胆南星10克，天竺黄15克，竹叶15克，大黄15克，鲜菖蒲15克。3剂，水煎服。

再诊：服药后脉转缓和，但自言自语日夜不休，照前方去犀角。

三诊：服药后聒絮不减，复于方中加青黛7.5克，龙骨、牡蛎各15克。服2剂，仍喋喋不已。

四诊：余苦思良久，经于前方加木通15克，以前小溲通畅不甚而觉热，服后患者曰："似有一团热从心头直趋于下，由尿而泄。"从此神安。粥食渐加，两腿转动，大便亦畅，精神渐复矣。夫温病者均由感冒日久，邪未得解，势必犯肺传心，诸症蜂起，一用温补，如虎添翼。

余思：用木通一味，以为心经蕴热，如用犀角、黄连等药，必兼木通，其效乃捷也，木通能引心经之热从小肠而泄出也。

（周学文《医林芳草拾遗二》）

【辨析】

外感热病误用温补，以温治热，如火添油，致使昏迷痉厥之症频作，病势危急。患者正当壮年，外感又加猝然遇惊，不论其余，必为实证、热证。前医辨证不究其因，遣方不悉其理，选药不精通其性，实热证用温补，触犯医家大忌，故而失误。

反复昏厥，病势不可不谓之急。如何救误？大有讲究！周氏细研病史，从表邪未解，惊伤心络入手，治以清热豁痰。救误恰当，用药对症，药后脉象虽缓和，但自言自语不休，为什么？这是邪热余留心中，心气逆乱未复，神明受扰，而不归舍也。周氏在四诊加用木通一味，尤妙。

《本草纲目》云："木通，上能通心清肺，治头痛，利九窍；下能泻湿热，利小便，通大便。"《本草汇言》云："木通，为心与小肠要剂。所以治惊之剂，多用木通，惊由心气郁故也。"故投木通后，自觉"似有一团热，从心头直趋于下，由尿而泄"。这是因为心郁既通，余热得泄，心气得复，气机得行，热去神清，神归于舍，故"喋喋不已"自然消失。

【体会】

本案湿温，再以温补，误治而成昏迷、痉厥。痉厥的基本病机是筋脉拘急。吴鞠通曾明确指出："知痉为筋病，思过半矣。"而痰湿瘀阻经脉是引起痉厥的重要原因。故用清热降痰之剂，能获佳效。

三诊后，邪热余留心中，自言自语，喋喋不休，治以木通，临床常用，但效果不稳定。依本案看，用量可能偏少，尤其是近年受"关木通"损害肾脏说的影响，多只用数克，看来实有进一步探讨的必要。

第6章 暑温(附病案6例)

暑温是夏季感受暑热病邪而引起的一种外感急性热病。以发病急、传变快、易伤津耗气、闭窍动风,初起即可见壮热、烦渴等气分热盛证候为其特点。暑为炎热之邪,故其治疗以清暑泻热为总则。

暑温兼证中,常见暑温兼湿、暑温兼寒两大类。

暑温兼湿是热邪与湿邪相结合而致病的。应和湿温相鉴别:暑温兼湿以暑热为主,兼感湿邪为次,发于暑热当令季节(夏至到立秋);湿温病初起以湿为主,湿重于热,特点是热处湿中,湿中蕴热,多发于长夏秋初(大暑至白露)。

暑温兼寒是夏日乘凉饮冷,以致暑为寒湿阻遏,出现发热、身形拘急、头痛无汗、胸闷脘痞、心烦口渴溲赤、苔腻等症状。

暑温常因辨证失察、错用药食而误诊误治,以致变证蜂起,险象环生。幸得诸大家鼎力救误。留下弥足珍贵的医案,供后人学习、借鉴。

1. 暑温邪热留恋气分,烦躁懊憹,苔黑齿燥,将有入营之势。"入营,犹可透热转气",应截其入营之路,故宜用辛凉宣解法。引邪从气分还出于卫分而解。这是治疗暑温必须记住的常识。病案一暑温误表误下,病势危急。幸而邪仍留恋气分,未入营血,故宗叶氏之法,李聪甫老先生以银翘白虎加减救误,辛凉宣解,佐以甘寒清化,引邪由气分至卫分而解。

2. 盛暑大汗如雨,面赤身热,口燥心烦,必为暑温。暑病本多汗,若妄投温药,致暑热内伏,汗出如雨。病案二暑温误服术、附,救误之急,当以清解内伏郁热为要,滑氏从天令而投白虎,三剂而汗止大半,更以既济汤服之,七日而愈。

3. 暑热病而烦躁不安,虽神志不清,多属阳属实。病案三热郁伤暑,误为虚寒。前医投附子理中温热之剂,以热治热,药后"益僵不能动、仅存余息而已"。王埴选人参白虎汤、大承气汤、六一散合方救误,服药即效。

4. 盛夏腹痛,首当考虑伤暑。月事后期,固然有因于虚寒者,然不可因此误用温补。病案四伤暑腹痛误作经治,投以温补,邪入心营,扰乱神明,则心烦躁动、神昏甚则肢厥。何氏用清热通气汤二剂即瘥。

5.暑温误用表散，必致使伏火上逆，当以热药下之。病案五暑温热病误用表散，鼻血长流，复用清热之剂，邪陷三阴，变证蜂起。尽管舌生芒刺、谵语不休、但服承气汤大便不通。何氏用大黄附子汤下之，通利之后，再用人参白虎汤清热生津，透热转气，暑温得愈。

6.暑温乃炎热之邪，治疗以清暑泻热为总则。若误用燥药，热邪蕴结中焦则呃逆。病案六暑温误治并发呃逆，选用《济生方》橘皮竹茹汤化裁，妙在加沙参、石膏和竹叶，着重甘寒清泻肺胃而生津，如此火降津生则胃和而呃逆止。

病案一 暑温误表误下

【病案】

周某，女，7岁。起病状似感冒，先用羌防解表，大便秘结；继用硝黄攻下，越用攻下之剂，越感烦躁不宁。迁延半月，壮热不退，大渴谵语，息促唇裂，入夜懊憹尤甚。

诊视脉来疾数，齿燥而垢，苔黑而焦。此暑温证，热郁肺络。病在上，首宜辛凉轻清之剂透汗，反投辛温发汗，肺热内炽，弥漫不散，应从清化立治，更投硝黄泻实，反抑热不散，湿热氤氲⁽¹⁾，无从宣化，则陷结于膜原。仍当清轻宣解，不使邪入营血，仿银翘意。

处方：金银花10克，连翘心7克，冬桑叶7克，浙贝母7克，肥知母7克，炒山栀6克，生石膏10克，蝉蜕6克，广郁金6克，牛蒡子（炒）3克，全瓜蒌7克，淮木通3克，淡竹叶3克。

复诊：唇齿舌苔黑垢全退，身热减低，入夜能睡，口仍干渴，臀膝酸痛，湿热余邪阻注。原方去蝉蜕、郁金，加左秦艽5克、天花粉6克。

三诊：热清渴止，烦热已退，大便燥结，上方增纹大黄6克，缓下而安。

（李聪甫《李聪甫医案》）

【注释】（1）湿热氤氲：氤氲（yīn yūn）也作"烟煴""细缊"，指湿热飘荡的云气，烟云弥漫的样子。也有"充满"的意思。

【辨析】

暑温邪热留恋气分，烦躁懊憹，苔黑齿燥，将有入营之势。"入营，犹可透热转气"，如邪在气分，应截其入营之路，故仍用辛凉宣解法。虽然口燥唇裂，只宜在辛凉宣解中佐以寒药如石膏、知母、炒栀子、连翘消化肺胃的郁热，引邪从气分还出于卫分而解。这是治疗暑温必须记住的常识。

本案既称暑温，状似感冒，必有壮热、烦渴之征，故法应辛凉、宣透，使邪随透汗而解。前医误以辛温之羌、防、抱薪救火。以致汗大泄而津更伤，肺热内炽，下移大肠，便闭不解。此刻若以清化立法，邪则不至于内陷；然医反再投芒硝、大黄攻下，抑热不散，与湿蕴蒸，内耗阴津，扰及神明。因此壮热不退，大渴唇裂，齿燥苔焦，脉来数疾，烦躁不宁，懊憹谵语，病势危急。幸而邪仍留恋气分，未入营血，故宗叶氏之法，以银翘白虎加减，辛凉宣解，佐以甘寒清化，引邪由气分至卫分而解。李氏于本案中预识病机，先期用药，不使病邪有内传之机，实为临证确有见地处，宜细加揣摩。

【体会】

暑温乃炎热之邪，治疗以清暑泄热为总则。透热转气，引邪外出，若误用辛温发汗，引大便闭而不解，与热入阳明，腑热结聚大便不通，最难辨别。本案前医用硝、黄攻下，不仅暑热不退，大便不通，反而扰及神明，就是最好的反证。

其中的道理是：误治后，汗大泄而津液伤，腑热津亏而便结，其病机核心是阴伤津亏；其与热入阳明、燥结便不通病因明显不同。能明乎此，也就能理解其所以然了。

病案二　暑温误服术、附

【病案】

临安沈君彰，自汗如雨不止，面赤身热，口燥心烦，居楼中，当盛暑，唯幕周密，自云："至虚亡阳，服术、附药已数剂"。伯仁诊其脉，虚而洪数，视其舌上苔黄，曰，"前药误矣，轻病重视，医者死之！《素问》曰：'必先岁气，毋伐天和'，术附之热，岂可轻用以犯时令耶？又曰：'脉虚身热，得之伤暑。暑家本多汗，加以刚剂，脉洪数则病益甚，"悉令撤幔开窗。初亦难之，少顷渐觉清爽。为制黄连、人参白虎等汤，三剂而汗止大半。诸症稍解，又兼以既济汤。渴，用冰水调天水散[1]。服七日而病悉去。后遍发病疹，更服防风通圣散，乃已。

（明·滑伯仁《十四经发挥·滑氏传后叙》）

【注释】（1）天水散：天水散一名益元散，又名六一散，是一种中成药，主要功用为清热解渴。用于身热烦闷，口渴引饮。

【辨析】

暑病乃暑月触犯时令、暑天亢热之气而发病。本为热病，法当清凉。其治疗原则乃依据《黄帝内经》"暑当与汗皆出勿止"及"气虚身热，得之伤暑"的原则，予以辛凉透汗，消暑养阴，此谓常法。若夏秋之交，时令燥热，玄府疏松，卫气趋于开放，元气本易亏耗，而致暑病者，则应既清暑热又当兼顾元气，此谓之变法。

本案盛暑大汗如雨，面赤身热，口燥心烦，必为暑温。暑病本多汗，患者不辨，妄投温药，加以刚剂，以致暑热内伏，汗出如雨。救误之急，当以清解内伏郁热为要。故滑氏从天令而投白虎，三剂而汗止大半，更以既济汤（竹叶石膏汤加附子）等，七日而愈。

病后疡疹者，此叶氏"炉烟虽熄，灰中有火"，将有复燃之象也，岂可孟浪为之？故滑氏不拘病后正虚，乃用表里双解之防风通圣散，除未尽之邪，而反掌收功。

【体会】

防风通圣散乃表里气血三焦通治之方，用方要点是：憎寒壮热、口苦咽干、二便秘结、苔黄、脉数。用于本案，恰合病机。唯其着眼点却是：病悉去后，"遍发疡疹"。这不仅是因"灰中有火"，须进一步清除余热，对于"疡疹"类皮肤病亦有很好的治疗作用。临床常用于面部蝶形斑、老年瘙痒有奇效。

病案三 热郁伤暑，误为虚寒

【病案】

丙辰春，余入秦，西安守沈小梅，得热病，烦躁不安，精神昏瞀，病甚危。外似实证，内实虚寒，昨进桂附理中汤，服药后，益僵不能动，仅存余息而已。余告同人恐不至此，小梅病当是药误，急登舆而视之。至署，则阖家环泣，幕僚咸啧啧耳语。余急止之曰："病才数日，未必不可治，请一视之。"其子似竹，急揖余曰："老伯既解此，宜施承救，前实不知。"随入视之，小梅横卧，呼之不知，面汗出如油腻，气息粗急，浑身如赤，按之鼓甚，且鼻有血涕，两目白珠全红，口吻肿破，舌强不可卷伸。问饮食否？曰："不食三日矣，惟水而嫌热。"问二便否？曰："点滴全无。"诊其脉则丝毫不见，而血络梭起带紫色。乃告其家人，此实热内郁，外伤于暑。医误认为虚寒，投以桂附，若再服，则九窍出血，遍体紫黑而毙矣。幸气息尚盛，虽危尚可治，勿忧也。为立一方，以大承气汤、白虎汤、六一散分之。其幕孙某曰："南人畏大黄、石膏如鸩毒，今用至数两之多，恐虎狼之性戕人命也！"余曰："病势至重，轻剂断不能达。"孙曰："南人脾胃虚弱，不比北人强壮，宜少减之。"余不得已请之曰："古人留石膏、大黄专为北人耶？抑为天下后逸耶？"其家人急煎服之。而其子留余不使出署。越二刻许，小梅呻吟求凉水，目开而语出。家人禁其饮凉，余曰："尽饮之无伤也！"乃饮凉水两碗。刻许，而呼小便，下如血。余曰："何如？"至晚，则胸腹雷鸣，下黑粪数十粒，精神渐爽。家人共喜，急告以故，次早肩舆，握余手曰："蒙君再生，感激无既，前药尚可服乎？"余曰："一服如通，倘病未清，连服三四乃可，君何怯焉。"凡五服，而病全除。数日后，小梅问余曰："大黄素实不敢沾口，今借此得愈，深为南人喜。"余曰："前辈固南人，而京居十数年，脾胃亦与北人等。况医之为道，认病为先，不必存南北之见。"小梅又欲服参补虚。余曰："本不虚，何容补？如参茸能壮人，则神农、后稷，何不教人食参茸而食五谷乎？"小梅拍案曰："痛快之论，得未曾有闻者。"咸首肯焉。

（清·王堉《醉花窗医案》）

【辨析】

热病而烦躁不安，虽神志不清，多属阳属实。前医误为"外似实证，内实虚寒"，投附子理中温热之剂，以热治热，药后"益僵不能动、仅存余息而已"。症见面汗出如油腻、气息粗急、浑身如赤、鼻有血涕、两目白珠全红、口唇肿破、舌僵强不可卷伸，三日不食，二便全无。此乃实热内郁，外伤于暑，复以温热，如火添油，暑燔阳明。脉息全无者，乃暑温行将发生厥逆的征兆；血络梭起而带紫色者，热伤营络之象。纵观之，若不及时清泄阳明邪热，热势必不可逆转；清泄又恐伤津液，故选人参白虎汤、大承气汤、六一散合方化裁，服药得效。

【体会】

夫热郁暑邪，均为阳邪。阳者，热也，火也。此案实热内郁，外伤于暑，本已热极。再错用附桂，遂致变证蜂起，猝然可危。热病误投热药，无异火上添油，以致津干液涸，变生险情。幸王氏辨证准确，选方恰当，故投之辄效。又迭进寒泻，直攻腑结，五剂而安，案中对石膏、大黄用药之说理，颇为中肯。"医之为道，认病为先，不必存南北之见"，在对待服参用补时观点更加明析："本不虚，何容补？如参茸能壮人，则神农、后稷，何不教人食参茸而食五谷乎？"论说尤为恳切，值得铭记。

病案四　伤暑腹痛误作经治

【病案】

病者：曾仰山之妻，年二十六岁，体素弱，澄海人，住汕头。

病名：伤暑腹痛。

原因：时当盛暑，登楼浇花，至晚头眩，天明无恙，越数日腹痛，适月事后期，医作经治，不知其有暑邪也。

证候：满床乱滚，时时发昏，四肢发厥，冷汗常流，家人惶骇，惊为不治。

诊断：诊得六脉细涩、沉候数而鼓指有力，询家人曰："畏热乎？大便秘乎？小便数而无多乎？"其夫从旁对曰："然。"余曰："病系感暑不发伏于肠胃，阻碍气机，因而作痛。脉症合观，其为暑温，因误补而腹痛，可无疑矣。"其夫曰："最先延吴医诊治，谓系停污，服胶艾四物加香附不应。次加桃仁、红花，不应，继加三棱、莪术，又不应。乃转请秦姓老医，谓是中气大虚，肝风内动，服黄芪建中汤，加入平肝祛风之药服三剂而痛转甚。遂日夜呼号，饮食俱废，发昏作厥，病遂日深。更医多人，毫无寸效。不得已恳求于洋医，咸谓周身灰白，乃系血流入腹，非剖视不可。举家商酌，绝对不从。今先生曰伤暑，药必用凉，但内子虚甚，其能胜乎？"余曰："语云，急则治其标。"西昌喻氏曰："议病勿议药，议药必误病。"诚哉其言乎，且夫人机体正虚，不能托邪外出，是以真面目不露，率尔操觚[1]者，乃致误耳。经曰："暑伤气。"又曰肺主气，今肺被暑伤则气虚，气虚不能统血流行，是以脉见细涩，而外形肺虚之本色，周身灰白，西医所谓血流入腹也，如果见信，克日呈功。

疗法：主用清热，则暑邪自除，通气，则腹痛可止，清热通气汤极效。午后三时，水煎取服，望日再服。

处方：清热通气汤。羚羊角（先煎）一钱，金银花二钱，钩藤钱半，滑石粉（包煎）三钱，小青皮一钱，金青蒿钱半，陈枳壳一钱，甘菊花钱半，川厚朴一钱，淡竹叶钱半，黄芩二钱，杭白芍三钱。

效果：一剂能眠，二剂思食，适月事通，病已。

廉按：伤暑腹痛，何至满床乱滚，实因诸医不明病因，漫用成方，误补致剧。此案诊断时，全在一番问答，始得查明其原因，对症发药，药既对证，自能应如桴鼓。故诊断精详，为医家第一之要务。

（何廉臣《重印全国名医验案类编·何由夫案》）

【注释】（1）率尔操觚：原形容文思敏捷；后指写作态度不严肃，没有慎重考虑，就轻率地写，随意着笔。这里指前医没有细察，草率诊治。

【辨析】

盛夏腹痛，首当考虑伤暑。月事后期，固然有因于虚寒者，然不可因此误用温补。盛暑温补，如火添油，患者烦躁乱滚，神昏肢厥，大便秘结，小便短赤，六脉细涩，沉取数而鼓指有力。暑与心火同气，心主血属营，邪入心营，扰乱神明，则心烦躁动、神昏甚则肢厥。热燔阳明为暑温本证，汗出津伤，便结尿赤。脉沉数而有力是其明证。用清热通气汤二剂即瘥。

【体会】

本例问诊最详，畏热、大便秘结、小便数而短少，脉沉数而鼓指有力，抓住了疾病的根本，得出暑温致病的明确诊断。再追问前数医诊治用药经过，得知误用温补腹痛加重的原因，真相大白。由此立法用药恰到好处，故取效甚捷，这种诊法，较之只凭脉而不问病因者，科学百倍。

病案五　暑温热病误用表散

【病案】

病者：张某，年二十四岁，古董铺，住会府东街。

病名：热病。

原因：夏月病热，医者不知辛凉解肌之法妄用表散，使伏火上迫，鼻血长流不止，复用犀角、羚羊角、黄连等药以清热，将阳邪引入少阴心经，变证尤恶，举家忙乱，又更医，投承气汤也无效。

症候：舌生芒刺，谵语不休，发热燥渴，白昼稍轻，晚间加剧。服承气数剂，大便亦不通，迁延十余日，仅存一息于床褥矣。

诊断：察其脉两寸俱无，两关之脉，时而紧痉，时而迟细，有不可捉摸之状，此热邪陷入三阴者也。当下之，则可转危为安。

疗法：病家曰："芒硝、大黄，已食之多矣。"余曰："阳邪传入阳分，则芒硝、大黄可以破其坚垒，阳邪陷入阴分，则芒硝不能为力。盖芒硝咸寒凝血，反使阴经之瘀热，不能转出阳分而下泄也，当下之，佐热药。凡病在阳分，以寒药下之，在阴分，以热药下之。"以阳药为引导，直入阴分，非用阳药以去病也，通利之后，急于养阴退阳，扶脾助胃，不惟热药不可用，即稍带辛燥之药，亦不可用也。

处方：生大黄五钱，小枳实三钱，鲜生地黄六钱，生甘草八分，黑附片五分，同煎极熟。

效果：一剂而即通利，随以人参白虎汤出入加减，即能起床，迨舌苔退尽，始改用清补之剂，四剂获愈。

廉按：热结阳明，用石膏、大黄以消降之，热陷少阴，以犀、羚、地以清透之，此热病分经用药之大要也。若大黄与附子并用，仲景方亦曾载之，不读古书者茫然耳，骤见之反诋为方药杂粹甚矣，此事之难知也。此案颇有发明，学者宜注意之。

（何廉臣《重印全国名医验案类编·过允文医案》）

【辨析】

暑温误用表散，致使伏火上逆，鼻血长流，复用清热之剂，将阳邪引入心经，邪陷三阴，变证蜂起。尽管舌生芒刺、谵语不休、发热燥渴，看似热极，但服承气汤大便不通。这是什么原因？案中已解释得很清楚："阳邪陷入阴分，则芒硝不能为力。"大黄、芒硝都属寒，"芒硝咸寒凝血，反使阴经之瘀热，不能转出阳分而下泄"。

根据病"在阴分以热药下之，以阳药为引导，直入阴分"之旨，采用大黄附子汤下之。考大黄附子汤"方中大黄用量不宜超过附子"，而本案中生大黄用五钱，黑附片仅用五分，这种组合比例，违犯了上述原则，反而恰合本案病机。少用附子为导，直入阴分，故一剂即大便通利，邪热得泄。彻底扭转了邪陷三阴、无法泄下的局面，转危为安。

【体会】

本案用大黄附子汤意，反其意而行之，却能一剂而便通。原因何在？盖因病在阴分（邪陷三阴），当以热药下之。以阳药为引导（少量附子），才能直入阴分，不是用阳药（附子）以去病，而用阳药引路。通利之后，再用人参白虎汤清热生津。透热转气，暑温得愈。全案辨证详明，用药独到，颇能启迪后学研讨，实为不可多得之案！

病案六 暑温误治并发呃逆

【病案】

郑某，男，三十多岁。六月间患暑温病，症见恶寒发热，头痛如劈，热势盛则人事不知，发病已十天，曾延中西医诊治，有谓系疟疾，有谓系恶性疟疾，或用凉药，或用温药，不但无效，而并发呃逆，日夜不止，汤药不能下咽，病者烦扰不宁，脸色红赤，唇齿干燥，大便秘结，舌苔黄腻而间带灰浊，脉象滑数，右关中取鼓指。

本病是暑温误用燥药，热邪蕴结中焦所致，遂以橘皮竹茹汤加石膏、竹叶与服，服后，热稍退，呃逆次数显著减少。后照原方合增液汤加减，连服五剂痊愈。

橘皮竹茹汤是治足阳明兼手太阴主药，能治胃火上冲，肺金失降。方中陈皮、半夏能降逆和胃，竹茹、枇杷叶、麦冬、沙参甘寒清肺，重用石膏泻火生津，所以一剂见效，后用增液汤加减，取其养阴润燥，因此仅数剂而痊愈。

处方一：橘皮一钱，竹茹八钱，沙参四钱，麦冬五钱，半夏一钱半，枇杷叶三钱，石膏三两，鲜竹叶一百片。

处方二：麦冬五钱，玄参五钱，生地黄八钱，芦根一两，竹茹八钱，石膏二两，枇杷叶三钱，沙参四钱，粳米八钱。

（福建省中医研究所《福建中医医案医话选编·黄斌藩医案》）

【辨析】

暑温误用温药，并发呃逆，日夜不止，汤药不能下咽。烦扰不宁、脸色红赤、唇齿干燥，大便秘结。此乃热邪蕴结中焦，上逆胸咽而引起呃逆，用橘皮竹茹汤恰合病机。

橘皮竹茹汤有《金匮要略》方、《济生方》、《温病条辨》方三种，均能理气和胃、清热止呃。但《金匮》方用于胃热呃逆而胃气虚弱者；《济生方》用于胃热呕逆而气阴俱虚者；《温病条辨》新制橘皮竹茹汤治胃热呕逆而胃气不虚者。三方同中有异，用药各有侧重。

【体会】

本案选用《济生方》橘皮竹茹汤化裁，妙在加沙参、石膏和竹叶，着重甘寒清泻肺胃而生津，如此火降津生，则胃和而呃逆止。案中辨证分明透彻，选方用药对证，故治疗效果颇佳。

第7章　痢疾（附病案9例）

痢疾是以腹痛、里急后重、利下赤白脓血为特征的夏秋季常见病之一。临床可分为湿热痢、热毒痢、寒湿痢、噤口痢、兼夹痢、虚痢等六种。中医药对各类型痢疾均有良好疗效，尤其是久痢，在辨证基础上，往往能收到显著效果，故积累了丰富的临床经验。

因为湿是形成痢疾的主要病因，素体阳虚者，湿从寒化，寒湿内蕴，遂为寒湿之痢；素体阳盛者，湿热内蕴，饮食不洁，从热而化，乃成湿热之痢。临床上以湿热痢多见，实证为主。但对湿热的认识、诊断、用药的偏差是引起本病误治的主要原因，也是临证救误的主要内容。

1.暑湿作痢，治宜清解。若误以表散、通下、滋腻等法，误表则伤阳，误下则伤阴，复投滋腻，其邪益锢。病案一暑湿作痢，误用表散、通下，正虚邪实，危在旦夕，孟英用白头翁汤加味救误，大剂频灌。缘方证合拍，故数剂即效。

2.痢疾日久不止，脾胃必弱，阴血必虚。其治只宜扶正祛邪，方为两全。病案二虚痢误下，再夺其阴，故药后痢益甚而身反热。李氏救误，仿医圣之意，行固涩之法，复以清热凉血除余邪、寒温并用，标本兼顾，故一剂而痢减，数剂而病愈。

3.虚宜补、实可攻，尽人皆知，而虚中夹实、实中兼虚大有细究之必要。病案三湿热兼阴虚痢，医治屡屡失误，竟成噤口之痢。阴伤于下，谷绝于上，其势甚危。冉氏用苦寒清里，兼以苦辛芳化，醒脾达邪救误，复用和血理气，因患者病久正虚，故小量轻取，虽似效不效，但终获热清邪达之功。

4.夏秋之际，暑热夹湿，湿热积滞，蕴结肠中，气血阻滞，传导失司而成毒痢。其热毒蕴结，燔灼气血，邪入营血，才是病机核心。病案四暑热入营误以清热解毒、行血调气，药后无效。董建华老前辈根据"入营犹可透热转气"之旨，使用清营解毒、益气生津之品，药仅数剂，即获临床治愈。

5.痢下红白，有虚实两种。虚证乃劳痢，症见痢下赤白，日久不愈，脉细弱无力或虚大。实证有湿热痢，症见腹痛、里急后重、胸脘痞闷、舌苔黄腻、脉滑数。病案五湿热红白痢，误为虚寒，投桂附参芪温补，以致成瘘。陈氏救误，先用调胃承气合白头翁汤得效，次以通络清营汤除湿热，痢止腹痛消；最后用当归补血汤合生脉散作汤剂，送服虎潜丸收功。

6.湿热痢以腹痛、里急后重、下痢赤白相杂、肛门灼热、小便短少为特点；虚寒痢以下痢稀薄、带有白冻，腹痛而喜温喜按，伴神疲乏力、四肢不温、苔薄、脉沉细为依据。病案六虚寒痢误为湿热痢，药后不效，梁氏全面考虑，脉症合参，诊为脾虚湿盛，阴火乘袭，采用"升阳除湿防风汤"，除湿为主，转运升降，平肝益阴，阳升阴降，再辅以涩肠止血之剂，痢疾自然而愈。

7.治虚必缓，急则生变，只宜甘温平淡，大忌温燥滋腻。病案七虚寒痢误用清法，痢不止，反增腹痛。胡氏予异功散加减救误而病减。后因食鸡肉而腹痛肛坠，秽下又不止，属食复。泄痢不止，穷必及肾，属气阴两虚者居多。故医以参苓白术散甘温润养，调补脾胃，复用加减八味丸固养下元而愈。

8.痢疾须分虚实，初痢多实，久痢多虚，细辨虚实，乃成败之所由，生命之所系。病案八脾肾两虚痢疾误投苦寒，大便如流，势甚危急。陆氏用大料人参附子理中汤加肉桂、肉豆蔻救误，一剂而腹痛少减，数剂而足温泄少止，后用人参两斤始起，须发尽落。

9.假热血痢，水极似火之证，多由里寒格阳，或阳虚不敛而来。病案九假热血痢、水极似火误以苦寒，腹痛剧增。孙氏用芍药甘草合干姜甘草汤加肉桂救误，一剂知，二剂已。

病案一　暑湿作痢，误用表散、通下

【病案】

朱某患痢月余，表散、荡涤、滋腻等药备尝之矣。势濒于危，始返杭乞孟英诊之。神气昏沉耳聋，脘闷口干身热，环脐硬痛异常，昼夜下五色者数十行，小溲涩痛，四肢抽搐，时时晕厥，曰："此暑湿之邪失于清解，表散荡涤，正气伤残而邪乃传入厥阴，再从滋腻之品补而锢之，遂成牢不可拔之势，正虚邪实，危险极矣。"与白头翁汤加枳实、苁蓉、芩、连、栀、芍、银花、石斛、桑叶、桔叶、羚羊角、牡蛎、海蛇、鳖甲、鸡内金等药，大剂频灌，一剂而抽厥减半，四剂而抽厥始息，旬日后便色始正，溲渐清长，粥食渐进，半月后脐间之硬始得尽消，改用养阴，调理逾月而康。

（清·王士雄《潜斋医学丛书十四种·王氏医案》）

【辨析】

暑湿作痢，治宜清解。医反用表散、通下、滋腻等法。误表则伤阳，误下则伤阴，复投滋腻，其邪益锢。暑湿乘虚而入，直陷厥阴，故成痢疾。《温病条辨》汪氏按云："热湿……误用辛温，其害立见……投柔腻补药，其祸尤酷"，医犯"发表攻里之戒，区区小疾，终成牢不可拔""正虚邪实"之危证。

孟英从白头翁汤加芩、栀、银花清解内蕴之湿热为主，用桑叶、桔叶、枳实以宣通内郁，羚羊角、牡蛎、海蛇、鳖甲等滋阴息风，参入石斛、肉苁蓉者，盖为"吐下之余"而用，石斛滋而不腻，肉苁蓉补而兼通，于痢病误下者尤宜。因病在误治之后，正虚邪实，危在旦夕，故须大剂频灌。缘方证合拍，故数剂即效。

【体会】

本案所列脉证，乃暑湿蕴结胃肠，郁蒸于三焦，引动肝风所致，治疗既要清解内蕴之湿热，又要宣通内郁滋阴息风，不同于一般之湿热痢治法。白头翁汤用于热毒较甚之痢，每易伤阴劫液，加大队滋阴息风之品，互为制约，故而得效。

病案二　虚痢误下

【病案】

王某，农民。夏间患热痢，迁延月余。先服鲜草药无效，后请某医诊治，用大黄四两，朴硝一两，石膏八两，知母一两，芩、连、栀、柏各三钱，服后下痢更甚，加以身热口渴，某医竟以"内热外达"为欲愈之兆，嘱按原方再服二剂。病家犹豫不决，转商于我。

我以热痢迁延月余，元气已虚，更用大量硝黄，攻伐过度，脾胃大伤。今身热口渴者，中气大虚之故；下利反甚者，脾胃不能收摄所致。遂仿桃花汤加固涩之品，投以山药、罂粟壳、秦皮、干姜、地榆、白头翁、石榴皮等药。初服一剂，症减大半，再服数剂，即告痊愈。

（福建省中医研究所《福建中医医案医话选编·李建颐医案》）

【辨析】

痢起月余不止。脾胃必弱，阴血必虚。其治只宜扶正祛邪，方为两全。前医以芩、连、山栀、石膏等苦寒以伤胃，复以硝黄峻下再夺其阴，故药后痢益甚而身反热。实属误治。李氏补前医之过，仿医圣之意，行固涩之法，以干姜、山药甘温补中，石榴皮、罂粟壳以涩肠止痢，复以白头翁、秦皮、地榆清热凉血以除余邪，寒温并用，标本兼顾，切中病机，故一剂而痢减，数剂而病愈。

【体会】

下痢月余，热势已大衰，正虚邪盛是基本病机，经前医误治，脾胃虚寒，虚阳外浮，故身反热，属中气大虚；痢下益甚者，脾胃不能收摄之故。治用甘温补中，涩肠止痢，恰中病机。然方既仿桃花汤，而不用赤石脂为何？

赤石脂一药颇有争议：吴昆言其性寒，汪昂谓其性温，吴仪洛用其"服时必加……留涩以固肠胃也"。本案用罂粟壳、石榴皮足以涩肠止痢，出于病情权衡，故而未用。

病案三　湿热兼阴虚痢误用清热、发散、固涩

【病案】

魏某，患暑温，继转赤痢，住院两个月凡清热、发散、固涩无所不试，久治不愈。点滴坠痛，日五六十行，中气败坏，食不得下，频频干呕，舌绛津涸，入暮仍感潮热，精神颇觉恍惚，奄奄一息。……脉沉细而数，既坚搏，又弱涩……因伏之邪热甚炽，外之余邪未净，固当权衡轻重，里急治里，寓清外于清里之中，勿使合邪内并，而以除热者救阴，坚阴者扶正。

拟方：白头翁9克，青蒿梗4.5克，薄荷梗1.5克，黄连、苦参各4.5克，厚朴6克，广木香3克，炒地榆9克，白芍8克，甘草3克。

服药一周平平，似效不效，惟皮肤微似汗，暮热不作，原方去青蒿、薄荷，白头翁加为12克，并加马齿苋12克，继服一周，坠痛锐减，痢减三分之一。前方加知母、瓜蒌根各9克，再服一周，痢减三分之二，脓血赤冻渐少，食思渐佳，前方去苦参，白芍改为12克，加归身12克，生苡仁18克，又服一周，痢止，病已向愈，唯倦怠乏力，不能久坐步履，前方去马齿苋，减芩、连用量之半，守服十剂，精神食欲迭加，病渐愈。

（余瀛鳌等《现代名中医类案选·冉雪峰医案》）

【辨析】

本案先患暑温，气阴两耗，经医用清热、发散、固涩等治，屡屡失误，竟成噤口之痢，阴伤于下，谷绝于上，其势益危。此时虽见舌绛津涸，不可骤行滋补，因其人脉虽细弱但坚搏而数，虽精神恍惚而暮见潮热，痢虽日行五六十次，但点滴坠痛，显系虚中夹实之证，若骤行滋补，必致邪痼难拔。

故冉氏主用苦寒清里，兼以苦辛芳化，醒脾达邪，复用白芍、地榆、木香、川朴等和血理气。因患者病久正虚，故小量轻取，虽似效不效，但终获热清邪达

之功。及至痢减邪衰，方用瓜蒌根、知母之属，兼以清滋既伤之阴津。嗣后，继用前方加减，调理而愈。

【体会】

虚宜补、实可攻，尽人皆知，而虚中夹实、实中兼虚大有细究之必要。本案暑温起病，温热灼阴，加之痢下两个月，阴津涸竭，阴虚之本可知；阴虚复加邪热，胃阴虚衰，失于通降，而成噤口之痢。张景岳曾说："盖噤口痢者，虽亦有热证，唯脾胃虚寒者居多"，故本证属虚实夹杂。因胃阴已亏，已转向阴虚痢，病情较重。因此治疗只能选用"小量轻取"，分多次徐徐咽下。延至数日，正气渐复，呕吐渐减，再予服药，方可获效。

病案四　暑热入营误以清热解毒、行血调气（中毒性菌痢）

【病案】

柳某，男，19 岁。

患者突然发热，阵发性腹痛，大便带脓血，色暗量少，次数不多。于 1960 年 8 月 20 日住 ×× 医院。查体：体温 39℃，大便常规有脓球。血常规检查：白细胞 9500 个 / 毫升。血压 60/50 毫米汞柱。初步诊断：中毒性痢疾？曾用合霉素、输液等及中药芍药汤加重黄芩、黄连、金银花清热燥湿解毒，疗效不显，近日症状加重，于 8 月 25 日应邀会诊。

诊见：高热，体温 39℃，神昏谵语，烦躁不安，大便脓血，赤多白少，腹痛拒按，面赤目红，尿短赤，舌光绛无津，脉数。

辨证：热毒蕴结，邪入营血。

立法：清营解毒，益气生津。

方药：犀角地黄汤加味。

犀角（研冲）八分，生地黄一两，丹皮三钱，石斛一两，银花炭三钱，赤白芍各二钱，西洋参一钱半，荷叶三钱，青蒿三钱，连翘三钱，芦根一两。

复诊：8 月 30 日二诊。服上方三剂并配合输液、抗休克等措施，身热已退至37.3℃。

神志亦清，唯仍烦渴喜凉饮，大便呈咖啡色血样便，舌质由绛转红，津液已生，血压 130/70 毫米汞柱，病势已入坦途，效不更法，在养阴清热生津的同时，加强凉血止血。

生地黄炭五钱，银花炭三钱，丹皮炭三钱，当归炭三钱，茜草炭三钱，竹叶三钱，生石膏五钱，生白芍三钱，石斛四钱，天花粉三钱，白头翁一两。另用西洋参二钱，煎汤代水，时时饮之。

上方服三剂，热清渴解，血痢亦止，脉舌转平，经中西结合治疗，临床治愈出院。

（董建华《董建华医案》）

【辨析】

夏秋之际，暑热夹湿，湿热积滞，蕴结肠中，气血阻滞，传导失司而成毒痢。医用抗菌、输液，另加中药芍药汤加重黄芩、黄连、金银花等，清热解毒、行血调气，似属对症。然药后无效，何故？细察之，药证不符。

本案属于疫毒痢。热毒蕴结，燔灼气血，邪入营血，才是病机核心。其中舌光绛无苔即是明证。而正是从此入手，结合发病季节、病史、临床表现才做出暑热入营的正确诊断。并根据"入营犹可透热转气"之旨，使用清营解毒、益气生津之品，药仅数剂，即获临床治愈。

【体会】

本案舌光绛无津是津伤血热之证。似此暑入营血之痢，其治自与一般湿热痢不同，故前用芍药汤加味治湿热痢则可，用于本病则无效。

方以犀角地黄汤为主，加西洋参、石斛，兼益气阴；加甘寒之银花炭、连翘、芦根而摒弃苦寒之黄芩、黄连不用，是取甘令津还，以防苦能化燥之弊；且上述诸药配以青蒿、荷叶，轻宣芳化，可领邪外出，诚为"入营犹可透热转气"之妙用。此非见痢治痢，动辄大剂苦寒清解者所能比。

二诊热减神清，舌绛转红，复感烦渴喜凉饮，是病入坦途，血热转气之证，故上方去犀角之咸寒，加竹叶、石膏辛凉甘寒，两清气血。证变药变，又三剂而痢止热退，诸症痊愈而出院。由上可见董老善治温病之一斑。

病案五 湿热红白痢误用虚寒

【病案】

病孩年十五岁，患湿热痢兼痿。缘初夏偶感湿热，作红白痢。因医治错误，缠绵不愈，至仲冬两足痿废而成痿。现形瘦骨立，肚腹坚膨，其热如烙，舌绛红，满口臭气，令人难闻，所下腐秽极黏，日数十行，腹痛甚，粒饮不入，卧床叫苦。

诊断：六脉皆沉细而数，时有弦象（湿热伤阴，肝胆气郁）。据症参脉，初系湿热伏于大小肠而病作，久之逆传于肺，耗液伤津，脾胃受困而病痿，此湿热痢兼痿也。然病何至斯极，想因谬作虚寒，而服参、芪、桂、附之属，以致五脏六腑受其燥烈之气，而营分尤甚焉。所幸童体无亏，下泉之水，足供挹注⁽¹⁾，不然，早已焦头烂额矣，安得一线之生存乎？

疗法：连日与调胃承气汤合白头翁汤二剂，后剂加郁李净仁，以下肝胆之气，水煎午前十时服。

处方：净朴硝6克，酒大黄6克，川黄连4.5克，生黄柏4.5克，白头翁6克，北秦皮4.5克，粉甘草3克。

次诊：连服三剂，陆续下去垢污甚多，腹膨即消，热亦大减，两寸稍浮，弦象去，六脉仍细数。改用专清营分之热，予通络清营汤三剂，逐日水煎，午前十时服。

处以通络消营汤（自制验方）：金银花6克，淡竹叶4.5克，大玄参6克，地骨皮6克，钩藤4.5克，杭白芍6克，川郁金4.5克，肥知母6克，羚角片（先煎）4.5克，苏麦冬9克，牡丹皮4.5克，白茅根9克。

三诊：内热全解，便行仅三次，带黏黄粪，腹痛除，脉转浮急，两关俱弦，此湿热外走，触动肝阳也。其父乍喜乍惊曰："数月之痢，先生以数剂药全之，何其神也。但小儿起立不能，恐仍成废人耳。"余曰："无忧也。《内经》曰：肺热叶焦，发为痿躄。又曰：阳明主润宗筋，束骨而利关节，故治痿独取阳明也。吾意湿热之人，脾先受之。太阴受祸，阳明乏资，故无以束骨而利机关，宗筋因之纵弛而不任地也。法当清热利湿，抑木和中，甘露饮加减之。2剂，日各1剂。"

处以甘露饮加减：生地黄、熟地各9克，金钗斛9克，广青皮8克，宣木瓜8克，天冬、麦冬各9克，薏苡仁9克，金银花6克，绵茵陈4.5克，白芍9克，尖槟榔4.5克，粉甘草2.4克，生枇杷肉4.5克。

四诊：便行仍3次，纯黑色者，湿热化也。两足来往走痛者，血气初通，药力到也。脉来和缓，重按稍空，此由血气久亏，端资调养，现宜汤丸并进，方易奏功。拟用当归补血汤，合生脉散加枸杞、茯神，早九时水煎服，午后三时用玉竹15克，煎汤送下虎潜丸18克，久服。

处方：当归补血汤合生脉散加枸杞、茯神。

全当归9克，苏麦冬9克，五味子14粒，北黄芪18克，高丽参9克，川茯神9克，枸杞子9克。

效果：饮食日增，肌肉渐充，3周大便即如常，月余能步履矣。

原按：痿痹一证，原因有六，气虚、血虚、阴虚、血瘀、痰湿、食积。设不细审致痿之因，未有不偾事者。此案因痢后成痿，宗《内经》治痿独取阳明者，以湿热伤及脾胃，脾不输精于肺，肺热叶焦而成痿，乃阴气两亏之痿证也。一二两方，专除痢以治标，三方侧重治痿，通补兼施，唯第四方汤丸并进，纯用气血双补，强壮筋骨以收全功，层次井然，非精研内伤杂证者不办。

（何廉臣《重印全国名医验案类编·陈憩南医案》）

【注释】（1）挹注：挹指舀，把液体盛出来。挹注比喻从有余的地方取出来，以补不足。

【辨析】

痢下红白，有虚实两种。虚证乃劳痢，症见痢下赤白，日久不愈。伴午后潮热，形体虚羸，纳食乏味，脉细弱无力或虚大。实证有湿热痢，证见腹痛，里急后重，胸脘痞闷，舌苔黄腻，脉滑数。

本例显属湿热痢，治当清化湿热，前医误为虚寒，投桂、附、参、芪温补，以致成痿。陈氏救误，先用调胃承气合白头翁汤得效，次以通络清营汤除湿热，痢止腹痛消；再以甘露饮加减，湿热化、血气通；最后用当归补血汤合生脉散作汤剂，送服虎潜丸收功。

【体会】

患儿缘于初夏偶感湿热而下痢，初起，作红白痢。虽然伤及气血，然湿热为病之本。故治当清热化湿解毒，辅以调气行血，白头翁汤加减之。前医谬作虚寒，投以温补，桂、附、参、芪下咽，伤及脾津胃液，营分尤甚。脾胃既伤，运化失司，不能散精上归于肺，肺热叶焦，不能输精于五脏六腑，气阴两亏，不能束骨而利关节，宗筋因之纵弛而不任地，痿症作矣。救误之理，案中及何廉臣氏论之颇详，故不赘述。

此案提示医者治病要"求本"，本案之本为湿热，由湿热误治成痿，故清热利湿，辅以调气行血才能获效。

病案六　虚寒痢误为湿热痢

【病案】

张某，男，44岁。

下痢赤白两旬，经用止痢、抗生素等药不效。

初诊：下痢赤白，日3～4行，完谷不化，小腹隐痛，里急后重，舌质红，苔淡黄腻，脉细缓。按湿热稽留肠腑，伤气及血，治以清热利湿，宽肠凉血止痢法，用香连丸合白头翁汤治之。

服2剂，痢更甚，头晕神疲倦怠。药之不效，虚象迭见，何过？

细辨其脉细缓，为脾弱；完谷不化系中阳虚；里急后重，腹痛隐隐，虚寒之气滞。综观此乃脾虚湿盛，阴火乘袭，师东垣"益元气与泻阴火"并进之法。选升阳汤化裁……

服3剂，泻痢显减，腹痛、里急后重症瘥，于原方增赤石脂、肉桂、炮姜炭，涩肠止血。续服药3剂，病情霍然。

（梁明达《误治救逆验案 3 则》）

【辨析】

湿热痢以腹痛、里急后重、下痢赤白相杂、肛门灼热、小便短少为特点；虚寒痢以下痢稀薄、带有白冻，腹痛而喜温喜按，伴神疲乏力、四肢不温、苔薄、脉沉细为依据。

本例患者初诊见下痢赤白，舌质红，苔黄腻，故易误诊为湿热羁留肠腑。然若根据患者下痢赤白、完谷不化、里急后重、小腹隐痛等症状，结合苔淡、脉细缓，再参以下痢赤白两旬，经用止痢、抗生素等药不效的病史，全面考虑，脉症合参，就可做出脾虚湿盛，阴火乘袭的正确诊断，从而避免误诊误治。

【体会】

案中所述升阳汤乃《脾胃论》升阳除湿防风汤（苍术四两、防风二钱，白术、白茯苓、白芍各一钱），除湿为主，转运升降，平肝益阴，阳升阴降，再辅以涩肠止血之剂，痢疾自然可愈。

病案七 虚寒痢误用清法

【病案】

甲辰闰九月间，天气寒热不时，痢者甚众。予四弟永穆，年二十七岁，忽患痢下红，腹痛后重，已三日矣。来取药，付以芍药汤一剂、香连丸二服不止，反增心口如刀割，当脐腹痛，肛门痛亦剧，声撼四邻，自分必死，告母诀别，因整囊往乡视之。昼夜不得卧，次数难定，日下红血一桶，痛不可忍，发热流汗不食，脉之，六部皆豁大，浮中沉无力，四至。予曰：虽痛虽发热，脉无力已虚，寒矣。古人云：脱血益气，此证正宜，遂用异功散加升麻三分、木香五分、炒干姜五分，一剂去后，觉疏，痛亦可忍，至五更，腹痛如前。予曰：此药力尽也。急煎一剂与之，比前愈疏，痛亦减七八，即酣睡至日中方醒，云不甚好过。予又曰：此药只能支持一觉，再煎与之，遂安寝至晚，痛止，后重亦可，还服前剂而愈。一二日后，因吃鸡肉，仍前腹痛肛肿，秽下不止，第三日，病势笃，复报予诊之，脉

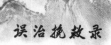

三至余，浮无，沉按之则大，脾命脉微，与其补中益气汤不应，此虚脱之甚，加御米壳一钱，亦不应，下如洞泄，流汗发躁，尺脉渐欲收敛，予亦慌急，令人二更后往城取参，至早归，补中益气加人参二钱服之，下咽常愦[1]，此正气欲复邪气欲退也。顷之，精神顿增，痢稍缓，恐再作，又一剂，下注、昏愦、发热、躁诸症渐缓，脉亦有神，短脉退。寻思久之，古人云：久泄久痢汤剂不如丸散，即合参苓白术散与服，觉疏下，至下午复燥热，予再脉之，左尺洪如火射状，此阴虚火动之象，与加减八味丸，至六十九，精神觉爽，顷之又下八九十九，治水涸之症，即令朝暮服此丸，复合参苓白术散，渐愈。觉小便痛，想动色事故耳，取以逍遥散、门冬五味子而平。

（明·胡慎柔《慎柔五书》）

【注释】（1）愦：糊涂、昏乱。

【辨析】

患者壮年，忽患下痢，腹痛后重，属热者居多。首诊医者未察舌脉，循常理予芍药汤合香连丸，苦寒清热以治之。然药后痢不止而病反增，按脉无力，始知此痢非热邪所作，乃虚寒之所为。

故遵"脱血益气"之旨，予异功散加减而病减。后因食鸡肉而见腹痛肛坠，秽下不止，属食复，因虚而兼滞所致。泄痢不止，穷必及肾，属气阴两虚者居多，故医以参苓白术散甘温润养，调补脾胃，复用加减八味丸固养下元，亦属正治。药用丸、散，以治虚必缓，急则生变故也。此时只宜甘温平淡，大忌温燥滋腻。

【体会】

四诊合参乃中医临证之必修课。中医临床资料的收集、判断主要依靠医生的直觉和感悟，而四诊即是医生直觉和觉悟的源头。尽管辨证方法错综复杂，缺乏直观和量化依据，通过四诊综合诊察，即可对疾病有个基本的判断。因此四诊的重要性，毋庸置疑。本例痢不止而"脉无力"，是辨证关键，前医却"未察舌脉"，焉能不误！特举出为省略舌脉诊查者诫。

病案八　脾肾两虚痢疾误投苦寒

【病案】

吴南邱老先生，八月间醉饱后有使内[1]之事，明日患痢，一日夜百余次，赤白相间，状如烂肉，腹中温温作痛，四肢厥冷，诊其脉，缓大无力，两尺尤弱。予曰："此症即宜补塞，处方先书人参、肉果[2]二味。"其诸公子见之，大骇曰：

"无积不成痢，岂有一二即用补塞者乎？乞老先生再详之。"予不得已，姑以调气养荣汤与之，不进不退。明日又诊视，予曰："还宜急为补塞"。诸郎又力争，仍以前汤加人参，而彼竟不加，亦无进退。予适为渠族中延去，诸郎又另延一医，投以芩、连、槟榔、木香等药，腹痛如绞，足厥如冰，冷汗时出，气乏不足以息，所食之物即从大便而出，色竟不变，半夜令人迎余，备述病剧景状，而不用人参与服别药意隐而不言，予曰："固知尊公之病未愈，第以前方加人参服之，何至势剧乃尔，此必不加人参或取别药之故。"方始承服。予曰："此真不可为矣！"欲辞，诸公子疏拜备至，而夫人亦出堂欲拜，不得已进而诊视，身体已不能转侧，大便如流，势甚危险，而脉与神气尚未绝，因用大料人参附子理中汤加肉桂、肉果投之，一帖而腹痛少减，数帖而足温泄少止，后用人参两斤始起，须发尽落。

（明·陆岳《陆氏三世医验》）

【注释】（1）使内：房事。（2）肉果：肉豆蔻，又名肉果、玉果，功能涩肠止泻，主要用于治疗虚寒冷痢，久泻不止。

【辨析】

痢疾须分虚实，初痢多实，久痢多虚。本案患者年老，以酒为浆，以妄为常，醉饱伤于中，使内竭于下，逆于生乐则病患赤白痢。此时辨虚实，乃成败之所由，生命之所系。其子以"无积不作痢"而不敢用补塞，粗工不辨虚实，迎合主人意，而妄投苦寒清利以致病情加重。

须知固积作痢，多腹胀而痛剧，下物腐臭，脉滑大而疾；本案患者之痢，虽日下过百，腹中隐痛，但肢厥脉缓，大而无力，两尺尤弱，其脾肾阳气俱伤，虚多实少之证明矣。此时清之，必中阳益虚，导之，必气更下泄。唯陆氏慧眼独具，投以参附理中加肉桂、肉豆蔻温补脾肾，塞其下流，才转危为安。

【体会】

不辨虚实，难明病机，临床医者尤需注意虚实之辨；更不可固执"无积不成痢"之成见，拒不用补。

病案九　假热血痢，水极似火，误以苦寒

【病案】

族侄良诠，患血痢，腹痛、里急后重。时医治以香连丸、黄芩芍药汤，不愈，腹反痛剧，面赤唇红，有似涂朱，叫喊之声，四舍惊骇。比有太学宁宇者，仁心为怀，怜其家贫莫依，拉予为诊。六脉洪大，伏于床间，两眼泪而不能言。太学

会其意，语予曰："证诚急，彼以后事无措，而难于言"。予曰："诺，吾能起之。"以生熟白芍药18克，生熟甘草6克，干姜、肉桂各3克，木香1.5克，枣2枚，水煎饮之。饮竟，嗒焉而卧[1]。太学心疑，归嘱家人曰："倘有急扣门，可急报我。"及明，见无动静，乃令人觇[2]病者何若。复曰："夜来痢减十之五，痛减十之七，早间已啜粥半盏矣。"太学喜而叩予曰："渠[3]面赤唇红，脉大，所下皆血，证皆属热，叔乃复投热剂，吾甚恐，一夜不能寐，乃今疾已减半，生有望焉。不卜[4]今日用何剂？"予曰："比昨剂差小耳。方仍昨也。"太学曰："吾惑矣，何视热为寒耶？"予曰："君知脉热，不知大而无力，乃虚寒也。面赤唇红，由中寒而火不能下，阴盛格阳之证，设是真热腹痛，其人体抑而舒，寒则引而伏，所下血色带晦，均是假热，寒证明矣。"前剂果再进而全瘳。

（明·孙一奎《新都医案·第一百一案》）

【注释】（1）嗒焉而卧：形容人行如槁木，心如死灰的境界。（2）觇：音chān，看，偷偷地察看。（3）渠：指他。（4）不卜：不知。

【辨析】

此乃假热血痢，水极似火之证，《中医各家学说》云："水极似火之证，多由里寒格阳，或阳虚不敛而来。"此案服芩、连，而腹痛益增，其非真热，一也。面赤唇红，有似涂朱，而无干渴喜冷诸症，其非真热，二也。脉大而无力，其非真热，三也。引伏而卧，与少阴之身倦而利同，其非真热，四也。

孙氏所用方，盖所以通其营、散其寒、敛其阳也，营通则血痢止，疼痛除，寒散则阴霾消，格阳降，此为澄本清源之法。故一剂知，二剂已。

观仲景治少阴病，有治"其人面色赤"者，以四逆汤加葱白，治少阴病"下利不止，便脓血者"，以桃花汤等方例示后人。孙氏于本案辨证遣方，垂危证中辨真假，大胆用药，挽起重疴，值得效仿。

【体会】

孙氏辨证，细而有征，辨寒热虚实只在微细之间：脉"大而无力，即是虚寒"；面赤唇红，"由中寒而火不能下"，乃阴盛格阳之证；设是真热腹痛，"其人体仰而舒，寒则引而伏"；"所下血色带晦，均是假热"。经过如此细致入微诊察辨证，"面赤唇红，脉大，所下皆血之热证"，得出"寒证明矣"的正确结论，焉能不令人拍案叫绝！

第8章 咳嗽（附病案8例）

咳嗽是肺气上逆的一种病证，常因六淫外邪侵袭肺系，或脏腑功能失调、内伤及肺、肺气不清，失于宣肃而成。临床以咳嗽、咳痰为主要表现。

外感咳嗽属于邪实，为外邪犯肺，肺气壅遏不畅，若不及时使邪外达，可进一步演变转化，风寒化热，风热化燥，或肺热蒸液成痰。

内伤咳嗽多属邪实与正虚并见，病理因素主要为"痰"与"火"。但痰有寒热之分，火有虚实之别；痰可郁而化火，火能炼液灼津为痰。此外，肝、脾、肾等脏的病变也会影响肺而致咳嗽。

外感咳嗽与内伤咳嗽还可以相互影响为病，病久则邪实可转为正虚；反过来正虚又易受外邪引发或加重咳嗽。

咳嗽虽为些许小疾，但屡被误诊误治，历来救误医案见仁见智，颇多启迪。

1. 咳嗽首辨外感、内伤。外感多为新病，表证明显；内伤多为宿疾，起病缓慢，并有其他脏腑病症，临证须详辨。病案一风寒闭肺咳嗽误为痰热壅肺，投以寒凉，致使风寒客肺不惟不解，反化火生痰。颜老详诊细察，治用清热宣肺、降气化痰、止咳利咽双管齐下，才转危为安。

2. 燥之伤人，常先及肺，若顺传阳明，其候最重。因为燥气是无形物质，其有形质者，即胃肠中渣滓，治当平燥通下。病案二燥咳误以清燥导滞，不唯燥咳不解，反而增剧。钱氏用三一承气汤苦温平燥，咸苦达下，直攻胃肠燥屎，故一击而中，下窍既通，上窍即自开；继以清燥救肺，咳嗽霍然而愈。

3. 脾肾阳虚是形成咳嗽的重要病机，盖肾阳不振不能蒸运脾土，水谷精微化为痰饮，痰饮窃踞肺络，气机受阻发为咳喘。治当益火生土，脾肾同调。病案三脾肾阳虚咳喘只治脾不温肾，前医只用理中汤温中祛寒，补气健脾，屡治少效，俞氏治以益火生土之法，脾肾同调，咳喘泄泻渐次消失，益以桂附八味丸，随访三个月未复发。

4. 咳嗽有虚实之分，内伤咳嗽常以虚中夹实见之。若失于细辨，虚实不分，或只见标实，不见本虚，一味祛邪则误。病案四阴虚咳嗽误用发表、苦寒之剂，一误再误，足三阴虚证悉见。薛氏在一日之内变换用药，朝投六君，夕用八味丸，补火生土，培补先天，气血自调，咳嗽则已；病案五中肺气不降咳嗽，反予大补气血以致呼吸急迫，肺气壅滞，输布失常，聚液成痰，郁而化热之证。李氏据证投以降气肃肺、泻肺祛痰之剂，恰合病机，故三剂而效。

5. 咳嗽痰多黄稠，口干，舌苔灰黑，脉象轻取弦数，虽似实热，亦宜细察，否则易误。病案六痰多黄稠、舌苔灰黑多津，误以清化，疗效平平。邹氏辨为水极火化，治当温脾肾之阳，稍用清上之品以反佐之，数剂即效。

6. 肝气升发，肺气肃降，升发与肃降互相制约，互相协调，则人体气机升降正常。若肝气郁结，失其升发疏泄之功，就会影响肺气的肃降而致咳嗽。病案七肝胃气滞，木火刑金，误为寒邪蕴肺，治以宣肺降气，敛阴止嗽，咳嗽不减，余症如初，并增口干口苦，大便燥结。后医转从疏解清降为治，才使得肝郁解、火热清、胃腑降、气机顺，不治肺而咳自止。

7. 在整体观念的指导下，中医诊断立足于功能的改变、关系的失调及相应的临床表现，有不容否认的优越性。病案八中气下陷、痰瘀阻络，误为瘀血阻络，经病理及开胸活检确诊为"肺泡蛋白沉积症"，属于少见且疑难病范围。曾用中药活血化瘀 6 剂，未见明显效果。祝老辨为"大气下陷为本，瘀血阻络痰浊不化为标"，用升陷汤加味，成功治愈。

病案一　风寒闭肺咳嗽误为痰热壅肺

【病案】

高某，女，36 岁，工人。

1992 年 1 月 30 日就诊。

患慢性咽炎八年。半个月前因偶感风寒而致恶寒不适，咳嗽无痰，无汗。前医投羚羊清肺丸等不效，病情日趋加重。刻诊喉痒，胸闷憋气，咳嗽频作，痰少而黏，口鼻干而饮水不多，无汗，乏力，纳一般，大便干，2～3 日一行，尿微黄。月经正常，前日刚完。观其咽部充血，舌红，苔黄腻。切其脉浮滑。听其两肺呼吸粗糙。证属风寒袭肺，化火生痰。治以清热宣肺，降气化痰，止咳利咽。

药用：荆芥穗 10 克，金银花 10 克，青连翘 10 克，桔梗 5 克，生甘草 5 克，化橘红 6 克，紫菀 10 克，苦杏仁（打碎）10 克，白前 10 克，全瓜蒌 30 克，大贝母 10 克，竹茹 10 克。4 剂，每日 1 剂，水煎 3 次，每日得药液 250 毫升，合兑，分3～4次温服。忌食生冷辛辣及油腻。

2月3日复诊，药后咽痒渐消，咳嗽憋气减轻，纳食转佳。唯鼻干加重，涕黄黏带血，余症如前。证仍属痰热，而以热为重。治守前方并加重清肺之力。

药用：黄芩10克，全瓜蒌30克，竹茹10克，金银花10克，连翘10克，大贝母10克，桔梗5克，化橘红10克，紫菀10克。再进6剂，药尽诸症悉除。

（常章富《颜正华临证验案精选》）

【辨析】

咳嗽首辨外感、内伤，外感多为新病，表证明显；内伤多为宿疾，起病缓慢，并有其他脏腑病症。本例先为风寒闭肺，出现恶寒不适、咳嗽无痰等表证，前医以既往有"慢性咽炎"为由，炎、热不分，不辨外感、内伤，忽略患者恶寒、无汗的表证之象，误诊为痰热壅肺。投以羚羊清肺丸等寒凉之品，致使风寒客肺不惟不解，反化火生痰。痰火互结，引发宿疾，故见口鼻干，喉痒，咳嗽痰黏，胸闷憋气。咽部充血，舌红，苔黄腻。颜老详诊细察，治用清热宣肺、降气化痰、止咳利咽双管齐下，才转危为安。

【体会】

时下，这种不辨外感、内伤，不顾中西医诊断之差异，以西医诊断之"炎"症，视为中医之"热"证。见咳嗽就滥用清热止咳成药的现象非常普遍，致使咳嗽久不见好，甚至变生他症的现象也时有所见，然而，这些深刻的教训仍然不能引起人们的注意，实在令人不安。

病案二　燥咳误以清燥导痰

【病案】

陈某，男，年近四旬，身体强盛，患燥咳。现因时值秋燥司令，先房事，后宴会，酒罢当风而卧，醒则发咳。现症为干咳无痰，胸膺极闷，胃脘拒按，口干喜冷，日晡发热，夜不安寐。诊断：六脉强直有力，舌苔黄燥，合病因脉象断之，乃肺燥胃实也。先以清燥豁痰药投之，不应。继以消导豁痰药治之，转剧。此由时值燥令，胃肠积热化燥，燥火横行，宜其无济也。

治疗：大承气汤和调胃法，君以苦寒荡积之大黄，佐以咸寒润燥之芒硝，以苦辛开泄之厚朴，少加甘草以缓硝、黄之峻为使。

处方：川锦纹（酒洗）30克，川卷柏9克，炒枳实9克，玄明粉9克，生甘草4.5克。

上药先煎，后纳玄明粉，候玄明粉溶化，去滓顿服。

效果：服一剂，下燥屎数十枚，其病霍然。改用清燥救肺汤两剂，以善其后。

（何廉臣《重印全国名医验案类编·钱存济医案》）

【辨析】

燥之伤人，常先及肺，若顺传阳明，其候最重。因为燥气是无形物质，其有形质者，即胃肠中渣滓。燥邪由肺内传，得渣滓以为依附，与肠中有形之质互结，从而引起阳明腑实，故曰顺传阳明，其候更重。反之，胃肠若感寒、感风、感湿、郁而化燥，燥火横行，上灼肺金，也可以引起燥咳，因为肺与大肠互为表里，肺胃又为子母，既可顺传，亦可逆传。

本案邪在胃肠，又值燥气司令，胃肠积热与燥邪合而化燥，燥火横行，只以清燥导滞治之，安能有效？因此不但燥咳不解，反而增剧。石寿棠《医原·百病提纲论》云："燥邪大肠，多有结粪，必咸以软之，润以通之。"三一承气汤苦温平燥，咸苦达下，直攻胃肠燥屎，故一击而中，下窍既通，上窍即自开；继以清燥救肺，用药先重后轻，恰中病机，故霍然而愈。

【体会】

何廉臣云："盖燥有凉燥、温燥、上燥、下燥之分。凉燥者，燥之胜气也，治以温润，杏苏散主之。温燥者，燥之复气也，治以清润，清燥救肺汤主之。上燥治气，吴氏桑杏汤主之，下燥治血，滋燥养营汤主之。"本案邪在肠胃，属于下燥，宜滋燥养营汤、润肠丸、五仁汤之类，滋之润之。然已见燥结，用三一承气速下，继以清燥救肺汤润之，见效快，效果更好。

病案三　脾肾阳虚咳喘只治脾不温肾

【病案】

夏某，女，35岁。初诊日期：1964年4月18日。

患咳喘已1年许，以理中汤加味，屡治未效。症见：咳嗽气喘，痰白，时吐清水。经常大便溏泄，进生冷油腻时，则每日须溏泄4～5次。恶寒畏冷，肢末欠温。月经周期正常，但量多色较淡。面部微浮。舌苔白滑，脉象沉小。

辨证：脾肾阳虚。

治法：温中蠲饮，摄肾纳气。

方药：茯苓、菟丝子各9克，附子、法半夏、苏子各6克，陈皮、五味子各4.5克，胡芦巴12克，炙甘草3克。

5月6日：前方连进3剂，咳嗽显著减轻，大便正常。嗣因多食青菜，致咳喘溏泄复发，脉象舌苔如前。仍宜益火生土，从本立法，桂附理中汤加味主之。

潞党参、炒白术、附子、胡芦巴各9克，干姜、炙甘草、补骨脂各6克，五味子4.5克，肉桂（另研冲）1.2克。

上药连服4剂，咳嗽泄泻基本消失，继以桂附八味丸收功。至8月中旬追访，据称将近3个月来，咳喘、泄泻均未再发，身体壮实，近来虽进水果、蔬菜、生冷，均安如常人。

（俞长荣《益火生土法则的认识与实践》）

【辨析】

患者咳而兼喘，症见时吐清水，大便溏泄，恶寒畏冷，肢末欠温，证属脾肾阳虚。盖肾阳不振不能蒸运脾土，水谷精微化为痰饮，痰饮窃踞肺络，气机受阻发为咳喘；饮邪上溢则面浮而时吐清水；脾失健运，肾失封藏故便溏；阳气虚弱故时恶风而肢冷。前医却只用理中汤温中祛寒，补气健脾，屡治少效，俞氏治以益火生土之法，脾肾同调，咳喘泄泻渐次消失，益以桂附八味丸，随访3个月未复发。

【体会】

《黄帝内经》所谓"五脏六腑皆令人咳，非独肺也"，确有至理。本案咳喘，缘于脾肾阳虚，阳虚不运，水湿内停，水气上泛于肺是主要病机。故治以益火生土法，诸症消失。其实，内伤咳嗽，都是先伤脏，再由脏及肺引起的。以此论之，脏为病之本，肺为病之标。只有把脏气调好，内伤咳嗽才会好转。外感之咳却相反，其来至肺，并由肺及脏，此肺为本、脏为标，治疗重点在肺，否则不会生效。

病案四 阴虚咳嗽反用发表、苦寒之剂

【病案】

陈氏，素阴虚，患咳嗽。以自知医，用发表化痰之剂，不应，用清热化痰等药，其证愈甚。余曰："此脾肺虚也。"不信，用牛黄清心丸，更加胸腹作胀，饮食少思，足三阴虚证悉见。朝用六君、桔梗、升麻、麦冬，五味补脾土以生肺金，夕用八味丸，补命门火以生脾土，诸症渐愈。经云："不能治其虚，安问其余？"此脾土虚不能生肺金而金病，复用前药而反泻其火，吾不得而知也。

（明·薛己《内科摘要·上卷·脾肺亏损咳嗽痰喘等证》）

【辨析】

阴虚咳嗽，以肺中津液不足，干咳无痰或少痰。这是内伤亏损，肺肾不交，

气不生精，精不化气，所以干涩而咳。若误用发表，则阴愈伤，津愈枯竭，咳焉能止？此一误也；阴愈伤则见阴虚内热，又投苦寒，反戕脾胃，脾胃伤，土不生金，咳更难止，此再误也。一误再误，故足三阴虚证悉见。

薛氏在一日之内变换用药，朝投六君加桔梗、升麻、麦冬、五味子，补土生金，脾肺双治；夕用八味丸，补火生土，培补先天，气血自调，以滋化源，可谓匠心独运。

这样，使三阴得治，化源得滋，阳有所养则虚热自退；脾胃得健，纳化正常，则无以聚湿生痰；肺金得养，主气而司呼吸，肃降有权，则咳嗽自宁。

【体会】

内伤咳嗽以阴虚为主者，必治以滋阴。既不能用发表化痰，嫌辛燥助阳；也不能用苦寒清热，恐伐生气；方宜纯甘壮水之剂，补阴以配阳，肺肾同滋，补土生金以调之，则咳嗽自愈。肺阴与肾阴相互资生，相互依存；肺金与脾土为子母关系。薛氏以此为由，脾肺双补，肺肾同滋，故取得捷效。

病案五　肺气不降咳嗽，反予大补气血

【病案】

刘某，男，18岁，服驱血吸虫西药后，出现咳嗽、呼吸困难、四肢无力等反应。前医认为气血虚弱，给予大补气血，反致呼吸更加迫促，四肢更加无力，咳嗽气涌，痰多浓稠，脉象浮数，右脉更甚。此肺气不降，痰郁化热之证，治当降肺祛痰，用苏子降气汤、泻白散、葶苈大枣泻肺汤加减。

苏子9克，法半夏9克，化橘红9克，茯苓9克，桑白皮12克，大枣8枚，杏仁9克，地骨皮12克，枯黄芩9克，葶苈子6克，竹茹9克。

服上方3剂后。咳嗽即止，诸症缓解。

（成都中医学院《李斯炽医案·第一辑》）

【辨析】

肺为娇脏，喜润恶燥，易虚易实，易寒易热。外感六淫，内伤七情，均能使肺道不利，肺气上逆，引起咳嗽。而咳嗽常伴有其他症状，这时咳嗽气急是本，其他症状是标。临床须详辨主次，分清标本。

本案患者为18岁男性，气血本不亏虚，服驱血吸虫药后，出现四肢无力等症状，当是药物反应。其咳嗽、呼吸困难是因为肺气不降，上逆而起。其诊断要点是"咳嗽气涌，痰多浓稠，脉象浮数，右脉更甚"。然前医见四肢无力等症状，

即认为气血虚弱，用气血双补，以致呼吸急迫，肺气壅滞，输布失常，聚液成痰，郁而化热之证。李氏据证投以降气肃肺，泻肺祛痰之剂，恰合病机，故3剂而效。

【体会】

临床辨证要善于识别主次、标本，捕捉病机。本案呼吸困难形成的原因是肺气上逆、咳嗽气涌、痰多浓稠；显而易见，四肢无力与这些肺气上逆之证缺乏因果关系。因之不是病机核心。况且脉浮数也不是四肢无力所应有的脉证。虽有四肢无力，也不是因气血虚弱，而是血吸虫药带来的不良反应。故治病必审病因，明察标本虚实，若药不对证，反会加害于人。

病案六　痰多黄稠、舌苔灰黑多津，误以清化

【病案】

陆某，男，55岁。

患者1年来舌苔灰黑，口干不欲多饮，咳嗽痰多，有时为黄稠痰，少寐，大便多溏，脉象轻取弦数，重取沉细无力。观以前所服之方，多属清化痰火，疗效平平。此证肺热多痰是标，舌苔多津液，舌质不绛，口干而不欲多饮。脉象重取沉细无力，知非实热，脾肾阳虚，是病之本。其舌苔之灰黑色，应属水极火化，治当温脾肾之阳，稍用清上之品以反佐之。

肉桂粉（吞服）3克，制附片3克，炮姜3克，炒潞党6克，炒白术9克，炙黄芪12克，炙远志4.5克，炒熟地6克，炒山药12克，米炒南沙参9克，夏枯草9克，炒子芩1.5克，熟枣仁12克，煅龙齿15克，法半夏6克，炒秫米（煎汤代水煎药）30克。

服药5剂，灰黑之苔大减，再服10剂。灰黑之苔基本消失。其余诸症亦随之好转，后以温养脾肾，培土生金法善其后。

（邹云翔等《反佐疗法在临床上的运用》）

【辨析】

患者症见咳嗽痰多黄稠，口干，舌苔灰黑，脉象轻取弦数，极似痰热蕴肺之征，故前诸医均治以清化痰火，但疗效不佳，其理安在？

四诊细察，患者虽口干却不欲多饮，大便多溏，舌质不绛，舌苔多津液，苔灰黑亦主寒甚，脉象轻取虽见数象，重取却沉细无力，故知非实热。脾肾阳虚是病之本，虚阳上浮似热为病之标。故治以温脾肾之阳，稍佐清上之品而病得愈。

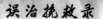

误治挽救录

【体会】

本例取效之要诀，即是明辨标本。标本明确，治有主次。能从源头找到病变的症结所在。若对痰多黄稠、口干、舌苔灰黑等，不细究其原因，就找不准病机，辨不清标本。故对症状复杂之证，应抓住病本，不可为标象所迷惑。

病案七　肝胃气滞，木火刑金，误为寒邪蕴肺

【病案】

王某，男，43 岁，干部。

患者咳嗽年余，自觉胸脘闷胀，每因感寒、劳累或心情不畅而加重，前经有关医院所摄胸部 X 线片而诊为"慢性支气管炎"，迭经治疗，病情依然时轻时重，近因受凉及郁怒又有所加剧，遂于 1987 年 3 月 12 日延余诊治。

刻下，胸闷咳嗽，痰白量少，心烦多梦，脘腹胀满，动则气急似喘，饮食尚可，小便正常，大便不爽，舌质红，苔薄白而干，脉细弦，证属寒邪蕴肺，化热灼阴；治拟宣肺降气，敛阴止嗽，寒热并用，攻补兼施。

处方：淡黄芩、炙麻黄、炙苏子、炙款冬花、甜杏仁、炙杷叶各 10 克，熟白果、五味子、生甘草各 6 克。每日 3 剂，水煎取汁，2 次分服。

3 月 16 日二诊：咳嗽不减，余症如初，并增口干口苦、大便燥结、脉弦细而数之表现，症脉合参，当属肝胃郁热，上干肺脏，以致清肃失司，咳嗽不除；治宜疏肝解郁，清降胃腑。

处方：醋柴胡、杭白芍各 12 克，炒枳实、清半夏、瓜蒌仁、赤茯苓、焦槟榔、肥知母、桑白皮各 10 克，生石膏（先煎）15 克，生大黄（后下）、淡吴萸各 3 克，川黄连、生甘草各 6 克。3 剂，煎服法同前。

3 月 20 日三诊：诸症悉减，续服原方 5 剂，后又从疏肝健脾、宣肺降气之法组方调理半个月余而获愈。

（张笑平《中医失误百例分析》）

【辨析】

肝气升发，肺气肃降，升发与肃降互相制约，互相协调，则人体气机升降正常。若肝气郁结，失其升发疏泄之能，就会影响肺气的肃降而致咳嗽。肝火上炎，灼伤肺阴，则可出现咽喉干燥、痰出不爽、咳吐血丝、胸胁胀满等症，这类病变，称之为"木火刑金"。

本案患者咳嗽之病已逾年余，每因情志不畅等因素所促发，且兼胸腹满闷、

心情烦躁、大便不爽、两脉弦细等表现，实由肝胃气滞，郁热上扰，木火刑金使然。初诊医者一见咳嗽，便认为病位在肺，治以宣肺降气，敛阴止嗽，属舍本逐末之举。故二诊复增口干口苦、大便燥结、脉数等表现，只有转从疏解清降为治，才使得肝郁解、火热清、胃腑降、气机顺，不治肺而咳自止。

【体会】

咳嗽虽以肺的病变最为常见，但"五脏六腑皆令人咳，非独肺也"。而医者往往将咳嗽病位局限在肺脏，而不考虑他脏功能失调亦可致咳，因而失误屡发，本案就是明显的例子。

病案八 中气下陷、痰瘀阻络，误为瘀血阻络（肺泡蛋白沉着症）

【病案】

张某，男，44岁。

1978年3月因咳嗽、咯痰、胸痛，进行性呼吸困难入院。患者于1977年3月突然发高热伴咳嗽、咯痰，经胸透诊为"肺部感染"。用多种抗生素治疗2个月，发热消退，但咳嗽、咯痰未见明显好转。咯痰略呈白色泡沫状，每日十余口，胸胁经常痛，胸闷，气短，气喘，食纳减少，体重减轻。入院后经检查，包括痰病理检查（有大量粉染蛋白样物，PAS染色强阳性）与开胸活检，证实为肺泡蛋白沉积症。5月6日开始采用肝素、糜蛋白酶溶于生理盐水超声雾化吸入，服活血化瘀中药6剂，未见明显好转。

现症：咳嗽，痰白黏不易咯出，两胁隐痛，胸中满闷，气短不足以息，上楼或活动稍多则气短、乏力纳差，颜面晦暗不华，唇甲青紫，二便正常，脉沉细弦滑，舌体胖，有齿痕，舌下静脉怒张。

辨证：本为胸中大气下陷，标为瘀血阻络，痰浊不化。

治法：升陷汤加味。

处方：生黄芪25克，知母10克，柴胡10克，升麻3克，桔梗10克，当归10克，川芎10克，丹参15克，旋覆花（布包）10克，海浮石（布包）10克，葶苈子10克，生薏仁25克。每日1剂，水煎服。

服中药期间仍继续应用超声雾化吸入。

服上方6剂，病情明显好转，饮食增加，气短减轻，痰量同前，乃于方中加杏仁12克，续服30剂后，饮食由每日9两增加至1.5斤，行路上楼亦不觉气短，

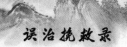

并从 7 月 14 日开始慢跑锻炼,证情平稳。1978 年 7 月 27 日带方出院。

处方:生黄芪 25 克,知母 10 克,党参 15 克,升麻 3 克,柴胡 10 克,桔梗 10 克,旋覆花(布包)10 克,黛蛤散(布包)15 克,冬瓜子 30 克,紫菀 10 克,杏仁 10 克,白前 10 克。

随诊 1 年,病情稳定,无明显变化。经中医中药治疗后,不但症状有改善,肺功能检查也有明显好转(肺功能检查:第一秒时间肺活量由治前 89.5%,恢复到 100%;氧分压由 69.4 毫米汞柱,升至 80.2 毫米汞柱;肺内分流由 12.4% 降至 7.32%;生理死腔由 44.2% 降至 26.77%)。

(祝谌予等《中西结合治疗肺泡蛋白沉着症 1 例》

【辨析】

本案经病理及开胸活检确诊为"肺泡蛋白沉积症",属于少见且疑难病范围。曾用中药活血化瘀 6 剂,未见明显效果。祝老辨为"大气下陷为本,瘀血阻络痰浊不化为标"。所谓大气,即《黄帝内经》所称之宗气,张锡纯《医学衷中参西录》中述之较详。张氏认为:"名为大气者,诚以其能撑持全身,为诸气之纲领,包举肺外呼吸之枢机……此气一虚,呼吸即觉不利,而且脚本酸懒,精神昏愦,脑力心思,为之顿减。"宗气一虚,津液失于敷布,血行瘀滞不畅,故又夹痰浊与血瘀之兼证。治若仅顾痰浊瘀血之标,而不顾宗气下陷之本,则属本末倒置,所以服药无效。

本案救误选用张氏升陷汤(黄芪、升麻、柴胡、桔梗、知母)为主方,加当归、川芎、丹参通利血脉;旋覆花、葶苈子降气肃肺;生薏苡仁、海浮石健脾化痰。标本兼顾治本为主,辨证明确,立法遣药精当,对于疑难病,不但能改善症状,而且对肺功能也有明显改善。

【体会】

本案例是从整体观念出发,以气短不足以息、颜面晦暗不华等表现,结合四诊所见,诊为中气下陷、兼痰瘀阻络。并依此施治,使如此疑难少见之病,成功治愈。

在整体观念的指导下,中医诊断立足于功能的改变、关系的失调及相应的临床表现,具有不容否认极其明显的优越性。如果以西医的形态学为基础,局部定位的思维方式来诊断本病,强调疾病过程的病变规律,就不可能获得如此疗效,值得学习效仿。

第9章 哮喘（附病案12例）

哮病是宿疾伏肺，遇诱因或感邪引触，以致痰阻气道，肺失肃降，气道挛急所致的发作性痰鸣气喘的疾患；喘证是以呼吸困难，甚则张口抬肩、鼻翼煽动、不能平卧等为主要表现一种病证。由于二者均以呼吸急促为特征，且往往同时并见，故统称哮喘。

哮喘的辨证施治，关键在于细审正气强弱，邪之有无。急性发作时，以祛邪为主，其治在肺；久病不已，以正虚为主，其治在脾肾。

哮喘诊治失误及救误的医案很多，大致可分为外邪闭肺，痰浊、水饮、瘀血阻肺，脏腑衰盛，正气欲脱四大类。现选有代表性的几则，供大家赏析。

1. 痰伏于内，遇新邪引动而发哮喘，是本病的基本病机。治当宣散外邪、平喘、涌吐内痰，表里同治。病案一哮喘用二陈汤燥湿化痰，或用清热凉肺，只治表，不顾里，故久治无效；后医改用三拗汤，表里同治，即痰消喘平；病案二风寒闭肺致喘，误用清热凉肺，外感虽解，而变为喘息，撷肚耸肩，病情加剧。刘老从其舌苔薄黄、脉滑数，仍辨为肺热作喘，诊断同前。仅在原方加麻黄4克，即一剂喘减，再剂病愈。

2. 哮喘属于邪实正虚，且每多虚实夹杂，临床须根据病机特点结合全身症状，以辨别虚实主次，标本缓急、寒热属性、邪正盛衰。病案三素有血证，阴血已虚；又因感冒，外寒内饮，痰喘不得卧。前医一误于治疗失序，二误于心存私念，调治无效。徐氏根据急则治标的原则，先以小青龙汤以治痰喘，后以养阴润肺以治阴血素虚，先攻后补而病愈。

3. 邪实在肺，痰壅喘逆；肾气亏虚，呼吸短促难续。虚实夹杂，上实下虚之证，尤难辨治。病案四素患痰嗽，先与小青龙汤，喘逆渐甚；再进肾气汤，势更濒危。王氏明辨，先以清热化痰、宣肺行气，少佐补肾纳气救误；待喘嗽减轻后，治疗重点由治肺逐步转向治肾，终以补益肾气而收功。

4. 久病肺气不足，由肺及肾，或肾之真元伤损，不能助肺纳气，出多入少，气逆上奔为喘，每易误诊误治。病案五属肾虚失纳，金为火烁，前医不识，喘嗽转剧；后医先以清降救误，次以清上中浮游之火；再以纳肾镇摄下焦散越之气，脉症渐平。

5. 药物煎服方法不合病机，也会带来失误。病案六用都气丸治肾不纳气，改饭后服药为饭前空腹服药，使之直达于肾，疗效明显提高，说明了《黄帝内经》"补上治上制以缓，补下治下制以急"理论的实践意义。

6. 虚喘可表现为阴虚、阳虚或阴阳两虚；喘脱者，可表现为亡阴或亡阳。虽然病情危急，医者当细心辨识。病案七哮喘危候，难分亡阴、亡阳，欲治无方，徐氏根据脉洪大、手足不冷等诊为亡阴，治用浮麦大枣一煎，汗止喘消。

7. 喘之病机主要是肺气上逆，此其常也，然宗气不足，脾气下陷，升降失司也会致喘，此其变也，若医者泥于常规，忽略此病机，凡喘皆作上逆，一味予以降气，就会误诊误治。病案八宗气下陷而喘，本当升陷，误以降气。张锡钝先生多有阐发，升陷汤诸方，开辟一治脱之新途径，且效果卓然。

8. 哮喘急性期，常用小青龙汤治疗，效果确实，但应以实证为宜。如属虚证或虚多实少用之，反会过汗伤阳，短气心悸，喘促头昏。病案九过汗伤阳，水凌心肺，误投小青龙汤，喘促危剧。后医予真武汤加味，振奋肾阳，温煦脾阳，其病得愈。

9. 阵咳而喘，标在脾肺，本在肝肾。病久，肺肾气虚，顽痰成窠，浅薄药液终难止喘，岳美中老先生用延年半夏汤止喘，河车大造丸固本，效果极好。（病案十、十一）

10. 中医不传之秘在用量上。同一处方，因药物用量不同，其作用也就不同。病案十二脾肾阳虚，痰饮内盛，重点在脾。初诊用苓桂术甘汤加重附子，意在温肾回阳，效果不显。次诊通过调整白术与附子的用量比例，其治疗重心由温肾转为健脾，则疗效明显提高。

病案一 风寒闭肺误以燥湿化痰

【病案】

秦商张某，感寒咳嗽，变成哮喘，口张不闭，语言不续，呀呷有声，屋外可闻。投以二陈、枳、桔，毫不稍减。延余救之，诊其右手，寸关俱见浮紧，重取带滑。断为新寒外束，旧痰内搏，闭结清道，鼓动肺金。当以三拗汤宣发外邪，涌吐痰涎为要；若畏首畏尾，漫投肤浅之药，则风寒闭固，顽痰何由解释？况经曰：辛甘发散为阳。麻黄者甘辛之物，禀天地轻清之气，轻可去实，清可利肺，肺道通而痰行，痰气行而哮喘愈矣。乃煎前方与服，果终剂而汗出津津，一日夜吐痰斗许，哮喘遂平。二年，因不忌口，复起前症而殁。

（董建华《中医内科急症医案辑要》）

【辨析】

痰伏于内，遇新邪引动而触发，壅于气道，使肺气宣发、肃降的功能失常，是哮喘的基本病机。

本案哮喘发作亦是因新寒外束，旧痰内搏，导致肺气郁闭，清肃失调而致。前医不明哮喘发作之因，不辨表里同病，只予二陈汤加味燥湿化痰，未予宣肺平喘，所以无效。后医根据脉象，断为新寒外束，抓住了宣肺这个关键，肺气得宣，则痰气行而喘愈。可见，弄清发病原因，对于疾病的诊断、治疗具有非常重要意义。

【体会】

由于痰浊是本病之宿根，故发作时治以宣肺豁痰为重点，并根据证候寒热之属性，或宣肺散寒，或宣肺清热。三拗汤宣肺止咳，降逆平喘，方由麻黄汤减去桂枝而成。麻黄汤中之麻黄要去节，杏仁去皮、尖，甘草炙用。本方则相反，麻黄不去节，杏仁不去皮、尖，甘草不炙。与麻黄汤中上述三药炮制之法相违拗，故名三拗汤。麻黄节有止汗之功，麻黄去节，配桂枝同用，故发汗之力较强。三拗汤中麻黄既不去节，且不配桂枝，故发汗之力较弱。而其宣肺平喘止咳，却颇为相宜。《张氏医通》用此方治喘咳经久不愈，余无他症，服药无效者，得三拗汤而恒愈。

病案二 风寒闭肺致喘，误用清热凉肺

【病案】

张某，男，18岁，学生。

患者患喘证颇剧，已有五六日之久，询其病因为与同学游北海公园失足落水，经救上岸则一身衣服尽湿，乃晒衣挂于树上，时值深秋，金风送冷，因而感寒。请医诊治，曾用发汗之药，外感虽解，而变为喘息，撷肚耸肩，病情为剧。其父请中医高手服生石膏、杏仁、鲜枇杷叶、甜葶苈子等清肺利气平喘之药不效。经人介绍，专请刘老诊治。切其脉滑数，舌苔薄黄。刘老曰：肺热作喘，用生石膏清热凉肺，本为正治之法，然不用麻黄之治喘以解肺系之急，则石膏弗所能止。乃于原方加麻黄4克，服一剂喘减，又服一剂而愈。

（陈明等《刘渡舟临证验案精选》）

【辨析】

肺开窍于鼻，风寒外袭，表卫闭塞，肺气失于宣发，气壅于肺，肃降不行，

因而奔迫为喘，治当解表与宣肺同步进行，治失偏颇，失误难免。

患者因外感风寒闭肺而致喘，其病机为邪蕴于肺，壅阻肺气，肺气不得宣降，因而上逆作喘。经发汗后，外感已解，唯喘急一症为肺气所专司。前医不明喘证之肺失宣降的病机，虽予清热凉肺，但却未予宣肺平喘，故治而不效。刘老从其舌苔薄黄、脉滑数，仍辨为肺热作喘，诊断同前。仅在原方加麻黄4克，即一剂喘减，再剂病愈。

【体会】

李时珍说："麻黄乃肺经专药，故治肺病多用之……皮毛者肺之合也，皮毛外闭，则邪热内攻，而肺气膹郁，故用麻黄、甘草同桂枝引出营分之邪达之肌表，佐以杏仁泄肺而利气。"肺热作喘，虽用石膏清热，而不用麻黄宣肺平喘，是舍本逐末，故而无效。本案提示，喘证因外邪犯肺致喘者，勿忘宣肺平喘。

病案三 外寒内饮、阴血虚弱

【病案】

松江王孝贤夫人，素有血证，时发时止、发则微嗽。又因感冒，变成痰喘，不能著[(1)]枕，日夜俯几而坐，竟不能支持矣。是时有常州名医法丹书，调治无效，延余至。余曰："此小青龙汤证也。"法曰："我固知之，但弱体而素有血证，麻、桂等药可用乎？"余曰："急剧治标，若更嗽数日，则立毙矣。且治其新病，愈后再治其本病可也。"法曰："诚然。然病家焉能知之，治本病而死，死而无怨；如用麻、桂而死，则不咎病本无治，可恨麻、桂杀之矣！我乃行道之人，不能任其咎。君不以医名，我不与闻，君独任之可也。"余曰："然。服之有害，我自当之，但求先生不阻之耳。"遂与服，饮毕而气平就枕，终夕得安。然后以消痰润肺养阴开胃之方，依次调之，体乃复旧。

法翁颇有学识，并非时俗之医，然能知而不能行者，盖欲涉世行道，万一不中，则谤者随之；余则不欲以此求名，故毅然用之也。凡举事一有利益关心，即不能大行我志，天下事尽然，讵[(2)]独医也哉。

（清·徐灵胎《徐灵胎医案》）

【注释】（1）著：附着，穿着。（2）讵：岂，怎。

【辨析】

哮喘属于邪实正虚，且每多虚实夹杂，临床须根据病机特点结合全身症状，以辨别虚实主次、标本缓急、寒热属性、邪正盛衰，否则，难收疗效。

本案患者素有血证，阴血已虚；又因感冒，外寒内饮，痰喘不得卧，是谓邪实。此时应权衡标本缓急，分别"扶正"或"祛邪"，或"正邪兼顾"。

　　前医一误于没有根据邪正盛衰来确定标本先后的治疗次序，二误于心存私念，畏行祛邪，故而调治无效。徐氏根据急则治标的原则，先以小青龙汤以治痰喘，后以养阴润肺以治阴血素虚，先攻后补而病愈。如果先滋养阴血，反而会碍痰助喘，加重病情。

【体会】

　　在错综复杂的证候中，要正确处理正与邪的辩证关系，才能取得较好疗效。同时告诫医者当以患者为要，不可以私利而误病。

病案四　上盛下虚误用温肺化饮

【病案】

　　壬子春，沈峻杨年五十七岁。素患痰嗽，年前顾某与小青龙汤一剂，喘逆渐甚；汪某进肾气汤一剂，势更濒危。医云："治实治虚，不能舍此二法，而皆不应，病真药假，不可为矣。"王月钮嘱迎孟英图之，脉来虚弦软滑，尺中小数，颧红微汗，吸气不能至腹，小便短数，大解甚艰，舌红，微有黄苔，而渴不多饮，胸中痞闷不舒。曰：根蒂虚于下，痰热阻于上，小青龙治风寒挟饮之实喘，肾气汤治下部水泛之虚喘，皆为仲景圣法。用之得当，如鼓应桴；用失其宜，亦同操刃，所以读书须具只眼，辨证尤要具只眼也。此证下虽虚而肺不清肃，温补反助其壅塞，上虽实而非寒饮，温散徒耗其气液。耗之于先，则虚气益奔；壅之于后，则热亦愈锢，其加病也，不亦宜乎。爰以杏仁、苇茎、紫菀、白前、蒌仁、竹沥，开气行痰，以治上实，而佐苁蓉、胡桃仁以摄纳下焦之虚阳。一剂知，再剂平，旋去紫菀、白前，加枸杞、麦冬、白石英。服三剂而便畅尿长，即能安谷。再去杏仁、竹沥、苇茎，加熟地黄、当归、薏苡仁、巴戟天，填补而瘳。

（清·王孟英《王氏医案》）

【辨析】

　　本案患者咳嗽吐痰，兼见小便短数、大便艰涩、舌红苔黄，知是肺家痰热；吸气不能至腹，脉来虚弦软滑、尺中小数，知是肾气已虚。

　　前医不辨寒热，用温肺化饮治实喘名方小青龙汤，故使痰热更炽；更医不辨邪正盛衰，只重下虚，不管上实，置肺家痰热于不顾，径用肾气汤温补肾元，使肺实更壅。

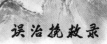

王氏明辨寒热虚实，掌握分寸，初诊先以清热化痰、宣肺行气以治肺家痰热为主，少佐以补肾纳气；待喘嗽减轻后，治疗重点由治肺逐步转向治肾，终以补益肾气而收功。

【体会】

邪实在肺，痰壅喘逆；肾气亏虚，呼吸短促难续。虚实夹杂，上实下虚之证，尤难辨治。医者当注意四诊合参，避免误诊。

病案五　肾虚失纳，金为火烁

【病案】

赵某，终年喘嗽痰红，舌焦咽燥，背寒，耳鸣颊赤，脉左弦疾，右浮洪而尺搏指。按脉症系冬阳不潜，金为火烁。背觉寒者，非真寒也。以父子悬壶，忽而桂、附，忽而知、柏，忽而葶苈逐水，忽而款冬泄肺，致嗽血益加，身动即喘，坐则张口抬肩，卧则体侧喘剧，因侧卧则肺系缓而痰益壅也。思桂、附既辛热助火，知、柏亦苦寒化燥，非水焉用葶苈，泄热何藉款冬。细察吸气颇促，治宜摄纳，但热蒸腻痰，气冲咽喉，急则治标，理先清降，用川百合、贝母、杏仁、麦冬、沙参、牡蛎、阿胶（水化）、燕窝汤煎。一啜嗽定而红止，去杏仁、牡蛎、阿胶，加生地黄、竹茹、牡丹皮、玄参、羚羊角。午服，以清上中浮游之火；用熟地黄、五味子、茯神、秋石、龟甲、牛膝、青铅，晚服，以镇纳下焦散越之气，脉症渐平。

（清·林佩琴《类证治裁》）

【辨析】

久病肺气不足，由肺及肾，或肾之真元伤损，不能助肺纳气，出多入少，气逆上奔为喘，每易误诊误治。本例属肾虚失纳，金为火烁，前医不识，喘嗽转剧；后医先以清降救误，次以清上中浮游之火；再以纳肾镇摄下焦散越之气，脉症渐平。

【体会】

肾虚失纳之证，本应补肾潜纳，甘凉润肺，子母同治。无奈父子悬壶，辨证不明，见其背寒，误为肾阳虚，投以桂、附，如火添油；见其舌焦咽燥、颊赤、脉弦疾洪，误为火热，妄用知、柏，苦寒化燥；见其喘嗽痰多，误为水饮停肺，投以葶苈逐水，肺肾更伤；见其痰红，误为肺热，投以款冬泄热。如此胸无定见，治无法度，故一误再误，以致嗽血更甚，痰喘愈剧，症势危急。

救误以急则治标，缓则治本之意，先用清降救误，恰合病情，故啜之则效，待喘定红止，再以图本，纳下焦之气，兼以清中上游火，诸症得平。

辨证当全面诊察，四诊合参，不可但见几症，便妄下诊断，失于片面，必致失误。

病案六　肾不纳气，服药时间辨误

【病案】

包式斋患尿血，两年未瘥，经余药治而愈。盖肾虚人也，偶因伤风，某医发散太过，转致喘不能卧者累日。乃急延余诊之，曰：咳出于肺，喘出于肾，肺肾为子母之脏，过散伤肺，母不能荫子，则子来就母，而咳亦为喘，肾虚人往往如此。今已肾气上冲，脉象上部大、下部小，而犹以为邪风未尽，更加发散，无怪乎喘不能卧也。予以都气全方加紫衣胡桃肉三钱，纳气归肾，一药而愈。数年后，又因伤寒服发散重剂，喘又发，仍令检服前方……喘如故，惟至夜间稍平耳。某曰：异哉，何药之效于当年，而不效于今日耶？细诊脉象，上部大、下部小，实属肾气不纳，毫无他疑。因问何时服药，曰：晚饭后。予曰：是矣。今可于晚饭前服药，当必有效。次日问之，则喘平而安卧如常矣。盖药本纳其肾气，饭后服药则为饭阻，不能直达至肾，故上半夜全然不效，下半夜药气渐到，故稍平也；今于饭前服，腹中空空，药力直达于肾，然后饭压之，肾气岂不纳者哉？嘱其加十倍为丸常服，并嘱外感时不可肆用发散，其症终不复发。

（秦伯未《清代名医医案精华》）

【辨析】

服药时间历来就备受关注，服药之法，宜热、宜温、宜凉、宜冷、宜缓、宜急、宜多、宜少、宜早、宜晚、宜饱、宜饥，更有宜汤不宜散、宜散不宜丸，餐前餐后，早服晚服，各有一定之理，深思其义，必然有得。服法不合，影响疗效。

本例肾虚失纳而喘，治当纳肾平喘。证本冲气上逆，最忌发散升提，故发散后喘而不能卧。治用肾气丸药证合拍，本当有效，但时效时不效者为何？细察之，乃服药时间有误。改饭后服药为饭前服药，则喘平而安卧如常。

【体会】

《素问·至真要大论》曰："补上治上制以缓，补下治下制以急。"意思是说，治病在上者，应使药力轻缓在上，恐其迅速下迫，药过病所；治病在下者，应使药力急达病所，恐其留滞不能下达。总之，用药以恰到病处为原则。

本例患者肾不纳气而喘，服药下达迟缓，所以疗效不著；改为饭前服药，腹中空空，药力直达于肾，则疗效大增。可见，同一药物因服法不同，疗效亦会不同，这种差异，不一定在每个患者身上都能明显表现出来，但是这一原则似应遵循。

病案七　喘脱亡阴误为亡阳

【病案】

苏州沈母，患寒热痰喘，其婿毛君延余诊视。先有一名医在座，执笔沉吟曰：大汗不止，阳将亡矣，奈何？非参、附、熟地、干姜不可。书方而去。余至，不与通姓名，俟其去，乃入诊，脉洪大，手足不冷，喘汗淋漓。余顾毛君曰：急买浮麦半合、大枣七枚，煎汤饮之可也。如法取而汗顿止。乃为立消痰降火之方，二剂而安。

盖亡阳亡阴相似，而实不同：一则脉微汗冷如膏，手足厥逆而舌润；一则脉洪汗热不黏，手足温和而舌干。但亡阴不止，阳从汗出，元气散脱，即为亡阳。然当亡阴之时，阳气方炽，不可即用阳药，宜收敛其阳气，不可不知也。亡阴之药宜凉，亡阳之药宜热，一或相反，无不立毙。标本先后之间，辨在毫发，乃举世更无知者，故动辄相反也。

（清·徐灵胎《徐灵胎医案》）

【辨析】

虚喘可表现为阴虚、阳虚或阴阳两虚；喘脱患者，可表现为亡阴或亡阳。虽然病情急危，医者当细心辨识，乡间有"急病慢医人"之谓。

本案患者喘脱，前医一见大汗淋漓，即误诊为亡阳；徐氏根据脉洪大、手足不冷等诊为亡阴，治以益心气、养心阴、止脱汗而获效。

【体会】

亡阴与亡阳，均可见大汗不止。但亡阴有四肢温和、身热、口渴等热象；亡阳则见四肢厥逆、身冷、口不渴、舌淡等寒象。

案中所论亡阴与亡阳的鉴别，至关重要。在此千钧一发之际，稍有差错，就会致阴阳离决，故临证必须详辨。

病案八　宗气下陷而喘，误以降气

【病案】

一人，年二十余。因力田劳苦过度，致胸中大气下陷。四肢懒动，饮食减少，自言胸中满闷，其实非满闷，乃短气也。病人不善述病情，往往如此。医者不能自审病因，投以开胸理气之剂，服后增重。又改用半补半破之剂，两剂后，病又见重。又延他医，投以桔梗、当归、木香各数钱，病大见愈，盖全赖桔梗，升提气分之力也。医者不知病愈之由，再服时，竟将桔梗易为苏梗，升降异性，病骤反复。自此不敢服药，迟延二十余日，病势垂危，喘不能卧，昼夜倚壁而坐，假寐片时，气息即停，心下突然胀起，急呼醒之，连连喘息数口，始觉气息稍续，倦极偶卧片时，觉腹中重千斤，不能转侧，且不敢仰卧。延愚诊视其脉乍有乍无，寸、关、尺三部，或一部独见，或两部同见，又皆一再动而止，此病之危，已至极点。因确知其为大气下陷，遂放胆投以生箭芪一两，柴胡、升麻、萸肉（去净核）各二钱，煎服片时，腹中大响一阵，有似昏愦，苏息须臾，恍然醒悟，自此呼吸复常，可以安卧，转侧轻松。其六脉皆见，仍有雀啄之象。自言百病皆除，唯觉胸中烦热。遂将方中升麻、柴胡皆改用钱半，又加知母、玄参各六钱，服后脉遂复常，惟左关参伍不调，知其气分之根蒂未实也。遂改用野台参一两，玄参、天冬、麦冬（带心）各三钱，两剂全安。

或问：喘者皆系气上逆，而不能下达。此证系胸中大气下陷，何以亦作喘乎？答曰：人之胸中大气，实司肺脏之呼吸，此证因大气下陷过甚，呼吸之机关将停，遂勉强鼓舞肺脏，努力呼吸以自救，其迫促之形，有似乎喘，而实与气逆之喘有天渊之分。观此证假寐片时，肺脏不能努力呼吸，气息即无，其病情可想也。设以治气逆作喘者治此证，以治此证之喘者治气逆作喘，皆凶危立见。临证者当细审之。

（清·张锡纯《医学衷中参西录》）

【辨析】

喘之病机主要是肺气上逆，此其常也，然宗气不足，脾气下陷，升降失司也会致喘，此其变也，若医者泥于常规，忽略此病机，凡喘皆作上逆，一味予以降气，就会误诊误治。

本案患者喘不能卧，但呼气困难，假寐片时，气息即停。偶卧片时，觉腹中重千斤，其脉乍有乍无，寸、关、尺三部，或一部独见，或两部同见，又皆一再动而止等，故诊为大气下陷，治以升陷汤加减而愈。

前医拘泥于常理，一味投以降气之剂，一升一降，南辕北辙，故病势转重。

【体会】

临证不仅要重视脉诊，问诊亦有非常重要的意义。但有些患者对临床症状描述不准确，医者当细心体会，认真判断其所述之症，不可以病家俗语而误病。

病案九 过汗伤阳，水凌心肺

【病案】

王某，男，56岁。素有哮喘之证，每逢感冒或过劳即发。今因劳动后汗出当

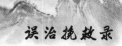

风，回家即觉恶寒发热，喘咳心悸，胸紧如石压，喉中如有物上涌之状，张口吸气。服小青龙汤后，发热而出大汗，头昏眩难以自主，气陷欲脱，面青肢冷，心悸短气，喘咳不得平卧，头昏眩，静则稍好，动则更甚，小便不利，舌质淡，六脉沉微欲绝。此误汗伤阳，水气上逆所致。拟方：炮附片一两，白术四钱，白芍四钱、茯苓五钱、桂枝三钱、补骨脂四钱、五味子二钱、生姜（另熬浓汁，一半入药，一半合黄糖另服）一两。服上药后，各症好转，生姜减为五钱，入药同煎，桂枝易肉桂，连服五剂而各症消失，乃以右归丸调理后而愈。

（董建华《中医内科急症医案辑要》）

【辨析】

小青龙汤是治疗外寒里饮的重要方剂，临证当以恶寒发热、无汗、咳喘痰多而稀、胸满、口不渴、苔薄白、脉浮等"实证"为用方依据。

本案患者素体正虚，久患哮喘，初虽外感，然病本为虚。前医不顾患者本虚之质，误以麻、桂等品大发其汗，过汗伤阳。其脾肾之阳受伐，则水失所主，上凌心肺，心阳不振，肺气上逆，故短气心悸、喘促头昏、动则更甚，参其舌脉，则阳虚可辨。后医予真武汤加味，振奋肾阳，温煦脾阳，此乃"治痰之本，使根本渐充，则痰将不治而自去矣"，故其病得愈。

本案提示：喘证发作，或虚，或实，或虚实夹杂，若不辨虚实，势必误诊误治。久病正气多虚，攻邪之中，必须顾其正气。

【体会】

刘渡舟老师认为：水气上冲"水心病"，以心阳虚为主，诱发水寒之邪从下而上冲，打击心胸阳气、血脉流通……肺居胸中，行使治节之令，水寒凌肺，金寒津凝，则可出现咳嗽、气喘、痰涎较多、面部虚浮等症。

肾阳虚不能上温脾阳，阳虚不运，水饮上犯于肺而咳喘是传统的提法；心脏属火，为阳中之阳，上居于胸，秉火阳之威，镇摄下焦水寒之邪不敢越雷池一步。心阳一虚，则坐镇水寒之威失势，因此下焦的水寒阴气便有可乘之机，乃有"水心病"发生。

再从治疗方药分析：水心病治用"苓桂术甘汤"，温化痰饮、健脾利湿，化痰饮从小便而去；"真武汤"温壮肾阳，健脾行水，亦是温阳利水，使阳复阴化水行的作用。由此可见两种治法有异曲同工之妙。如何使用全在临证权衡，相机而用了。

病案十　支气管痉挛用药辨误

【病案】

萧某，女，42岁，唐山市人。患者素有支气管喘息宿疾，诊视时复发甚剧，持续20余日，昼夜迭进内服药及注射剂，无效。已濒于危，其夫仓皇备后事。其症作突发性阵咳，咳则喘，咳喘作须10余分钟，咯黏液样的白沫痰，至痰咯出而气道无阻始渐平息。但隔半小时或一小时而咳喘又作，昼夜20余次，不能平卧，只以两手抵额，伏于枕上，其面目因头久垂而现浮肿象。诊其脉虚弱无力，唯左关浮细而弦，无热，舌苔白腻，精神困惫，不欲睁眼，见医生至稍抬头即伏枕上，作喘息声，自云痛苦万状，不欲求生。根据其脉象及现症舌苔，姑投以延年半夏汤，不意服药后夜间即能平卧，续进1剂，竟霍然而愈。

延年半夏汤方：清半夏9克，炙鳖甲12克，前胡6克，苦桔梗4.5克，东人参6克，炒枳实3克，吴茱萸9克，槟榔片4.5克，生姜片9克。水煎温服。

原按：延年半夏汤，系唐以前古方。日本野津猛男于此方以柴胡易前胡，治胃痉挛，有效。主要以神经痉挛为主，包括支气管痉挛。因肝脉浮细而弦，用人参、鳖甲、槟榔，咯黏液性白沫痰，用半夏桔梗吴茱萸，且吴萸一味，在临床上经验，其治咽头至胃部之黏液样白沫壅盛，有殊效。桔梗与枳实相配伍，具升降肺气之力，兼之柴胡能除胸胁苦满，生姜主治水毒，合力共济，故能用以治支气管喘息。

（中国中医研究院《岳美中医案集》）

【辨析】

阵咳而喘，标在脾肺，本在肝肾。病久，肺肾气虚，顽痰成窠。哮喘，病变重点在脾，治当健脾以燥湿，以绝生痰之源。延年半夏汤治疗支气管痉挛喘息，有奇效。但以面目虚浮，脉虚弱无力，浮细而弦，舌淡苔白腻等"脾虚"为要点。前医不识，以常规内服药及注射液，治疗20余日，浅薄药液，终难成效。

岳老以半夏、槟榔、桔梗、枳壳、前胡，且升且降，清肺化痰降气以止咳平喘；鳖甲色青而开厥阴且可软坚，同半夏则化痰散结；吴茱萸大辛大热而入肝肾，伍人参则固本培元而纳气。肝肾能纳之，则气不上逆而咳喘平，浊不上逆而呕吐止。如此则标本皆顾，何愁咳喘不平。

【体会】

突发性阵咳，咳则喘，并咯吐黏液样痰，是支气管痉挛所致，用延年半夏汤，经岳老推荐，风行医坛，只要运用得当，屡获奇效，真神方。

病案十一 河车大造丸培补治咳喘宿疾

【病案】

彭某，15 岁，女性。生后七月，因感冒而遗留咳喘宿疾，每当气候变化，即诱发咳喘，且缠绵难愈，发育不良。及学龄后，一遇劳累，亦每致病发。其父知医，常以小青龙汤、二陈汤等消息治之，10 余年屡发屡治，屡治屡发。1970 年夏，其父外出，嘱我随时照顾其疾。我在她感冒或劳累发作咳喘时，暂投以降气疏肺之剂，愈后即谆嘱她不间断地服河车大造丸[1]，半年后，体格见壮，到1971 年夏季，发育迅速，随之宿疾亦即蠲除。又观察 1 年，只在 1 次流感时偶发咳嗽，并未带喘。

（中国中医研究院《岳美中医案集》）

【注释】

（1）河车大造丸方：紫河车（即胎盘）1 具，川牛膝、淡苁蓉、天冬、川黄柏（盐水炒）、五味子、锁阳、全当归各 21 克，大熟地黄 60 克，大生地黄、枸杞子各45 克，杜仲30 克。共为细末，蜜丸9 克重，每服1 丸，每日2 次，白开水送下。

【辨析】

卫气根源于下焦，滋养于中焦，开发于上焦。患者发育不良，可知先天禀赋不足，卫阳当然不足。故机体抵抗力低，气候稍变即感新邪。感新邪肺气不降，加之肾虚不能纳气，故咳喘即发；不感新邪、劳累后即发者，劳伤肾，肾气不足（发育不良亦责之于肾气不充），故有喘息。

综上分析，此患者肾气不足为本。治病必求于本，必大补肾气。肾气一复，卫阳充沛，虽有气候变异，正气内存，邪不可干，不致稍有变异即感新邪。

某医以小青龙汤、二陈汤治之，此乃外感寒邪、内有伏饮之治法。没有治本，故虽屡发屡治，终不能根治。

【体会】

久病宿疾，正气日衰，每遇外邪侵袭，旧病屡发，若仅在发作时治之，则屡治屡发，不能根治。治宜求其本，坚持长期服药，使体力日渐康复，则宿疾才可望日渐消除，直至痊愈。这种病例甚多，医家痛家均感头痛。岳老前辈所论，妙语释迷，愿同道仔细揣摩效仿。

案例十二 痰饮内盛，脾肾阳虚

【病案】

王毅垣先生平日操劳，素有痰饮，稍饮食未节或风寒偶感，必气喘痰鸣。十余年来，临病投药，无非祛痰降气之品，迩⁽¹⁾来年益就衰，病亦渐进。值今秋尽，天气暴寒，饮邪大发，喘息不休，日进陈、半、香、砂之属，渐至气往上奔，咽中窒塞，喉如曳锯，密室中重裘拥炉，尚觉凛凛，痰如浮沫，二便艰涩。余见其面赤足胫冷，两人靠起扶坐，气逼咽嗌，不能发声，脉得左手沉涩、右手缓大。因思喘急沉涩，已属败症，且四肢虽未厥逆而足胫已冷，实未易治。继思胸中乃太空阳位，今被饮邪阴类僭踞，阴乘于阳，有地气加天之象，急以仲景苓桂术甘汤加附子一两，连进二剂，病全不减。

再诊，左涩之脉已转滑象，而右大之形，仍然如昨。乃知中土大虚，不能制水，饮即水也。嘉言喻氏曰：地气黄土为湿，然后上升为云，若中州土燥而不湿，地气于中隔绝矣。天气不常清乎。遂将原方重加白术，减附子，大剂再进，而阴浊始消，胸次稍展，溺长口渴。毅翁恐药过燥。余曰：非也，此症仲景所谓，短气有欲饮者，当从小便去之。况渴者饮邪去也，何惧其燥耶？仍将前药迭进，乃得阳光复照，阴浊下行。其善后之计，仍仿嘉言崇土填臼⁽²⁾之法。缘饮水窃踞，必有窠囊⁽³⁾故耳。

（谢映庐《谢映庐医案》）

【注释】（1）迩：近之意。如～来（近来）、遐～闻名（远近闻名）。（2）崇土填臼：崇为重视，臼为凹下，全文意指补中健脾，温阳化湿。（3）窠囊：指水聚集的部位。

【辨析】

中医不传之秘在用量上。

本例患者劳倦伤脾，脾虚不运，痰饮内生。饮为阴邪，损伤阳气，阳虚不能温煦周身，则畏寒肢冷；不能制水，则水泛为痰，发为哮喘。一派外寒内饮、脾肾阳虚之象。

初诊时用苓桂术甘汤加大附子量，意在温肾回阳，兼化痰饮，而疗效不著；二诊时见左脉已由涩转滑，说明肾气已充，右脉缓大如故，提示中土大虚，病变重点在脾，故加重白术量健脾燥湿，以治生痰之源；少用附子意在补火以生土，脾健则饮消喘止。

前后两方药味不变，由于其中术、附的用量比例发生了变化，治疗重点及效果也大不相同。

【体会】

一是痰饮之源虽与脾、肾均相关，但关键在脾；二是健脾燥湿首推白术，苓桂术甘汤为治痰饮首选方，其中白术一味最为主要。从本案可见药物用量比例的重要性，不可小觑。

第 10 章　咽痛（附病案 5 例）

　　咽痛是指咽部红肿痛，或微红咽痒不适等为主要症状的咽部急性或慢性疾病。咽痛有虚、实之分，以咽部红肿疼痛为特征的风热喉痹，呈急性发病，相当于急性咽炎，属实证；以咽干微红、咽痒微痛，或咽底颗粒增多如帘珠状，或咽部干燥、光亮、有污物附着为特征的虚火咽痛，多属虚证。

　　如不根据其咽部特征、病程长短以及病因等方面综合分析，区分急慢虚实，分别对待，失于细辨，每多致误。

　　1.急性咽痛多属热证，然也有风寒闭束，失于疏散而痹者。若均用苦寒，以寒治寒，少阴经络即会不通，虚火上浮，冲于咽喉而肿痛；或寒邪内闭，酿成喉喑重证。均可用麻黄附子细辛汤救误。病案一少阴受寒咽痛，误用苦寒清热，以致头痛如劈，咽痛，水浆不能下咽，咽部红肿，痰涎涌甚，病势危急。吴氏用麻黄附子细辛汤，阴寒得祛，表寒得散，少阴咽痛自然而失；病案二外感风寒误用苦寒，以致寒邪内闭，客于少阴，上逆会厌。路老以麻黄附子细辛汤温散肾经之虚寒，大黄反佐清泻少阴之标热，配半夏辛散开结，青果以利咽喉，甘草甘缓守中，药仅两剂，即见转机。

　　2.夫喉癣者，发于咽喉，其形似苔藓，多因肾水下竭，相火上乘，肺阴被灼而成。治宜滋阴润燥，切忌苦寒。病案三虚损喉癣误用寒凉退火清热，咽痛益加。张氏用理阴煎，滋肾健脾，大补元煎，救本培元，出入间用，终而获效。

　　3.阴虚多火，又患冬温，热灼真阴，发热咽痛，切忌辛温。病案四阴虚咽痛误用辛散燥热，肺津更伤。张氏用猪肤汤投之救误，终剂而安。

　　4.阴虚咳嗽，忌用风燥，恐燥劫其阴，变为阴虚喉痹。亦忌苦寒，宜壮水之主，以制阳光，舍此别无他法。病案五本属阴虚咳嗽，误用风燥之剂，虚火妄动，风火相扇，以致咽喉肿痛，痰涎上涌，危证具悉。治非壮水之主，以制阳光不效。故杨氏急以六味滋阴降火，五味子敛肺滋肾，壮水镇阳，一剂而症减，食纳增加，终以六味合生脉，归脾加味而收功。

病案一　少阴受寒咽痛，误用苦寒清热

【病案】

王某，女，成年。始因受寒起病，恶寒，咽痛不适，误服苦寒清热养阴之剂后转为危证。余诊视之，患者头痛如劈，恶寒发热，体痛，咽痛，水浆不能下咽，痰涎涌甚，咽部红肿起白疱而破烂。舌苔白滑，脉沉细而兼紧象。不渴饮，此系寒入少阴，误服苦寒清热，致使阴邪夹寒水上逼，虚火上浮而成是状。取扶阳祛寒、引火归舍之法，以加味麻黄细辛附子汤治之。

附片40克，干姜6克，北细辛6克，麻黄5克，上肉桂（研末，泡水兑入）6克，甘草6克。

服1剂后寒热始退，咽部肿痛减去其半，再剂则痛去七八。3剂尽，诸症霍然而愈。

（吴佩衡《吴佩衡医案》）

【辨析】

本例咽痛因受风寒起病，风寒闭束少阴经络不通，致虚火上浮，冲于咽喉而致喉痹。前医不察，以咽痛红肿，误为热证，投服苦寒清热养阴之剂。以致头痛如劈，咽痛、水浆不能下咽，咽部红肿，痰涎涌甚，病势危急。

殊不知恶寒发热，头痛如劈、体痛，为外感寒邪的普遍特征。应当着眼的是咽虽红肿且痛，但不渴饮，且起白疱而破烂，舌苔白滑，脉沉细而兼紧象。说明本案并非热证，而是寒入少阴，逼迫虚火上浮之象。少阴受寒再用苦寒清热养阴，无异于雪上加霜。

【体会】

喉痹有寒热虚实之分，感邪亦有寒热之异。临症必须细察，方不致误。《黄帝内经》云："足少阴之脉……循喉咙，挟舌本。"风寒闭束少阴经络不通，虚火上浮冲于咽喉而肿痛者，宜用麻黄附子细辛汤治之。方用麻黄治其外，附子治其内，佐细辛从阴中提出寒邪以从外解，加肉桂以引火归元，甘草调和并解毒，阴寒得驱，表寒得散，少阴咽痛自然而失。

病案二　外感风寒误用苦寒

【病案】

潘某，女，34岁，教师。1971年因感冒引起急性咽喉炎，未予根治即照旧上课，致每年辄发数次，发时咽喉疼痛，音哑1周左右，始逐渐恢复正常。近4个

月来咽喉一直疼痛，音哑，语言难出，先后经4家医院确诊为喉肌软化症，曾用抗生素、消炎类西药，以及清热解毒、清咽利喉、清燥救肺等多剂中药，效果不仅不显，反出现胸膈窒闷、纳呆脘痞、气短、背后怕冷，体重下降20多斤，尤以声音嘶哑不能讲话较甚，颇以为苦。于1975年9月23日来我院门诊求治。

患者面形瘦弱，色不泽，两目乏神，表情苦闷，不能口述病情，只能以笔代口。症如上述，舌体胖，有齿痕，质淡，苔腻水滑，脉象沉细。四诊合参，详为辨证，显系风寒外束，失于宣散，苦寒早投，阴柔过用，致寒邪内闭，客于少阴，上逆会厌，形成太少两感，本虚寒而标热之喉喑重症。急予温经散寒治其本，涤热利咽治其标。仿仲景麻黄附子细辛汤合大黄附子汤、甘草汤意化裁，制小其服，以观动静。

麻黄1.5克，淡附子（先煎）3克，细辛0.3克，生大黄（后下）1.5克，青果12克，半夏6克，甘草3克。2剂。

药后胸膈得舒。背寒已除，声哑好转，少能发音，但仍不能说话，为标热得去，阴柔之邪有蠲除之势，肾阳有来复之机，既见小效，守法不更。上方去大黄，加沙苑子以益肾气，又服14剂，声哑明显减轻，发音较前稍高，能简单对话。唯经常感冒，乃阳虚所致，予补中益气丸先后八袋，每次3克，每日2次。至11月6日，外感已解，气短易轻，说话声音较前清晰，但身倦乏力，腰膝软，下肢浮肿，白带多而清稀。舌体瘦而淡，苔薄白，脉来沉细尺弱。

药用党参、白术、附子、仙灵脾、菟丝子、沙苑子、茯苓、山药、玉蝴蝶、蝉蜕，5剂。为提高疗效，加速愈期，兼予针灸疗法。治则益肾利咽。循经取穴与局部取穴相结合，取左照海，针三分，用烧山火补法；右三阴交，刺八分；廉泉，针一寸（斜向舌根），以平补平泻手法，共三针，留针5分钟。

照海滋肾利咽，引虚热下行，三阴交补益肝脾肾三经之经气，经气充盛则声音可复；廉泉为治失语要穴，取之收效更捷。至1975年11月11日，声音清晰，说话正常，诸证向愈。嘱再进上方5剂，以资巩固。追访至1978年未复发。

（路志正《医话医论荟要》）

【辨析】

本例喉喑，因外感风寒起病，失于宣散，此以一误；更以苦寒早投，阴柔过用，此为再误。阴柔过用，以致寒邪内闭，客于少阴，上逆会厌，苦不堪言。属于本虚寒而标热的太少两感证。

救误之法，当寒热同治，标本兼顾。故路老投以麻黄附子细辛汤合大黄附子汤，温经散寒以治其本，涤热利咽以治其标，使症有转机。

盖用麻黄附子细辛汤治"暴哑声不出"，张石顽颇有体验地说："暴音声不出，咽痛异常，卒然而起……脉多弦紧或数疾无伦，此大寒犯肾也。麻黄附子细辛汤温之……慎不可轻用寒凉之剂，二证寒热天渊，不可不辨也。"盖足少阴肾之脉循喉咙，挟舌本，且肺为声音之门，肾为呼吸之根，故寒邪客肾，多成此疾。

【体会】

　　此例虽病时日久，与上述张石顽所论颇合，系由误治引起。故以麻黄疏解寒邪，附子、细辛温散肾经之虚寒，大黄反佐清泻少阴之标热，配半夏辛散开结，青果以利咽喉，甘草甘缓守中，药仅两帖，即见转机。方虽辛温，但配伍得宜，既散寒解凝，宣发肺气，又无伤阴耗液之弊。使阴寒得散，胸阳得振，证情见好之际，随以补中益气，健脾温肾，针药兼施，而获全功。足见路老经方起难症之高超医术，值得学习。

病案三　虚损喉癣误用退火清热

【病案】

　　一妇，年近三旬，因患虚损，更兼喉癣疼痛，多医罔效。余诊其脉，则数而无力，察其证，则大便溏泄，问其治，则皆退火清热之剂。然愈清火而喉愈痛。察之既确，知本非实火，而且多用寒凉，以致肚腹不实，总亦格阳之类也。遂专用理阴煎及大补元煎之类，出入间用，不半个月而喉痛减，不半年而病痊愈。

（张景岳《景岳全书·咽喉》）

【辨析】

　　夫喉癣者，发于咽喉，其形似苔藓，故名。此证多因肾水下竭，相火上乘，肺阴被灼而成。治宜滋阴润燥，切忌苦寒。

　　本案妇人已是虚损之体，知其真水已亏，水不济火，虚火上炎，肺阴被灼，津液被耗，咽喉失润，而致喉癣，法当滋阴润燥。前医失察，虚实不分，证非实火，妄投寒凉。苦寒下咽，则虚火愈炽，故见喉愈痛而脉数；寒伤脾胃，中气不实，故见大便溏泄而脉无力。

　　综合判断，本案当是虚损喉癣。是证者，水亏脾弱，故张介宾主以理阴煎（熟地黄、当归、炙甘草、干姜，或加肉桂），滋肾健脾；大补元煎（熟地黄、山茱萸、人参、山药、当归、杜仲、枸杞、炙甘草）救本培元，出入间用，终而获效。张氏善用熟地黄，理阴煎及大补元煎皆以熟地为君，治疗虚损喉癣，确是别有见地，时人誉其为"张熟地"，诚有独识之处。

【体会】

《喉科紫珠集》云："目今世之人，见有喉痛，不审虚实，即认为实火，便以三黄、荆防等剂投之，刀针刺之。实火之证，获效者有之；若逢虚火，误用寒凉克伐之剂，则中气愈虚，其疾愈甚。刺刀之所，气不足则不能收敛，所以愈裂而愈疼，以致不起者多矣，故重书以为戒。"确为金玉之谈，不可违拗。

病案四 阴虚咽痛误用辛散燥热

【病案】

徐氏，素禀阴虚多火，且有脾约便血证，十月间患冬温，发热咽痛，里医用麻黄、杏仁、半夏、枳、橘之属，遂喘逆，倚息不得卧，声飒[1]加哑，头面赤热，手足逆冷，右手寸关虚大微数，此热伤于手太阴气分也。予玉竹、甘草等药不应，为制猪肤汤[2]一瓯，令隔汤顿热不时挑服，三日声清，终剂而痛如失。

（清·俞震《古今医案按·张璐医案》）

【注释】（1）飒（sà）：飒爽，风声。（2）猪肤汤：猪皮熬汤（出自《伤寒论》）。

【辨析】

本为阴虚多火之体，又患冬温，热灼真阴，发热咽痛，再误以麻黄、半夏辛散燥热之剂，使手太阴肺津更伤，阴伤则声飒加哑；肺失肃降，则头面赤热；阳气不布达，则手足逆冷。虽初予玉竹、甘草等药，然而甘寒凉润终难速效，况且与血肉有情之品不可同日而语，故治疗不效。张氏用猪肤汤投之，终剂而安。

【体会】

猪肤汤出自《伤寒论》，主治少阴咽痛证。方中猪皮滋肺肾之阴，清少阴虚火，清热而不伤津，润燥而不滞腻，对阴虚火旺，咽部红肿不甚的咽痛甚为适宜。然今人多不识！或不屑一顾，实感惋惜。

猪肤汤除对咽痛疗效极佳外，对造血系统病变如血小板减少性紫癜、再生障碍性贫血、脾功能亢进等均有良好疗效。故莫嫌其普遍易得而小觑之。

病案五 阴虚喉痹误进苦寒

【病案】

房氏子，年近三十，病咳嗽，午后稍安，医作伤风，连进芎苏、十神等剂，咽喉肿，痰涎上涌，更医则以为喉痹也，猛用芩、连苦寒之剂，热益甚，喉盖闭，气喘如锯，不寐不食，危症悉具。脉之轻按满指，两尺更觉有力，面油红，其舌枯黑，其唇焦燥生皮，气至脐下冲上，此肾水不足，六味证也。乃不壮水之主，以制阳光，反用风燥以劫其真阴，扇其火，致痰涌咽闭，复用苦寒以伤之，使病剧而危，又何怪乎！遂以都气饮，一剂喘息定而熟睡，醒则肿痛痰涎已减，饮食增加，继以六味和生脉，归脾加白芍间服，月余咳嗽亦愈。

（魏之琇《续名医类案·杨乘六案》）

【辨析】

患者病起于阴虚咳嗽，医误为伤风，迭进风燥之剂，燥劫其阴，虚火妄动，风火相扇，则咽喉肿痛，痰涎上涌。更医虽断为"喉痹"，然未辨虚实，再误进苦寒，以其苦能燥，燥能伤阴，更损耗津液，以致燥热愈甚，咽喉肿痛闭塞，气喘如锯，不食不寐，危症悉具，实由误治所致。

此时，非壮水之主，以制阳光不效。故杨氏急以六味滋阴降火，五味子敛肺滋肾，壮水镇阳，一剂而症减，食纳增加，终以六味合生脉，归脾加味而收功。

【体会】

病经失误，阴液耗损，阴不敛阳，则气自下冲上，燥热益甚，咽喉肿痛，影响呼吸，烦热短气，睡眠、饮食受限，病情危重；脉来满指，两尺尤甚者，肾主尺也；肾纳气，气失摄纳，则气喘如锯；阴虚火旺，灼伤津液，则舌见枯黑，唇焦燥生皮。阴虚喉痹，切忌苦寒，误之则虚火愈旺，病益加重；亦忌风燥，可避阴伤液耗；只宜滋阴降火，壮水镇阳，舍此必不得效。

第 11 章　胃痛（附病案 8 例）

　　胃痛，又称胃脘痛，是以胃脘部疼痛为主要表现的病症，多由忧思郁怒，肝木横逆犯胃或饮食劳倦，损伤脾胃之气所致。

　　胃痛病位主要在胃，与肝、脾有密切关系，胆、肾也与之相关。但导致胃病的基本病机是胃气失和，气机不利，"不通则痛"；或胃失荣养，"不荣则痛"。

　　本节所选 8 例救误验案，立意高远，理法严谨，疗效极佳，可重复性极强，值得借鉴。

　　1. 中焦脾胃虚寒，肝逆犯胃乘脾而痛，治当温阳、补益中气，兼以抑肝散寒。病案一虚寒胃痛，医泥于"痛无补法"用疏肝泄热之剂，痛反加重，薛氏巧用五味异功散加味，痛立愈。

　　2. 胀满、舌黄，热者可见；胃气虚寒，化物不良，食积化热亦可见之，属胃寒似热证。若医者不察，反投甘寒、苦寒则误。病案二胃寒胀满、舌黄似热，医误用苦寒清热，致使胀满加剧、食饮大减，张氏更方用理中合吴茱萸汤加味救误，胀消食增。

　　3. 肝旺易郁，郁则气滞，滞则横逆犯胃乘脾，治当舒肝和胃健脾。舍此，诸法皆不能取效。病案三肝脾失和，误为虚寒，用温中止痛、消食祛湿无效；萧龙友从本治之，舒肝和胃，因其久病，加用乳香、没药活血止痛，其效如神。

　　4. 火郁则发之，木郁则达之，实则是给郁以出路。"发之"指运用清热泻火方药的同时加入少许辛温或辛凉之品，以发散、宣畅气机，使所郁之火发郁透达而出。若不解郁，百治不效。病案四木郁化火，横逆犯胃，遍试诸方而无效。江氏深知其中奥秘，投越鞠丸加味改汤剂，发越结聚，调理升降，一服而愈。

　　5. 胃痛日久，寒邪化热，气郁化火，或治用温燥之药，或肝阴虚，迫灼胃阴，致使胃脘灼痛。治当养阴益胃；病案五肝胃阴虚胃脘痛，误为肝气犯胃，频投香燥疏利之品，致阴愈伤而液愈亡；路老选一贯煎合养胃饮出入，诸症减而胃痛除，再续以健脾和胃，即收全功。

6. "暴痛在经，久痛入络"。胃痛日久不愈，当虑及瘀血。病案六脘腹剧痛，经久不愈，医不辨寒热、在气、在血，先后用附子理中、四逆散、保和丸诸法罔效。张氏洞悉病机，以理气活血、温中泄热击中要害，渐次而安。

7. 喻昌在《医门法律·申明内经法律》中曾特别强调："万事万变，皆本阴阳，而病机药性、脉息论治，则最切于此。"病案七胃脘胀痛，只辨其虚，不辨阴阳，先以胃阴不足，用麦门冬汤加减，药后胀痛增剧，大便溏薄增多；恍悟寒伤中阳，遂改投温中健脾、理气和胃之桂附理中汤，胀痛始减。

8. 临床立法用药当以辨证为基础，药既要对症，又必须适中，否则易误。病案八过投温燥，大伤胃阴，使糜粥不进，呃逆频作，高热不退，大肉尽脱，病势危急，连氏用养胃方加减救误，阴液渐复，虚火自消，热退痛失。

病案一　中焦虚寒肝邪乘脾，误用疏肝泻热

【病案】

徐道夫母，胃脘当心痛剧，右寸关俱无，左虽有微而似绝，手足厥冷，病势已笃[1]。前医谓痛无补法，投疏肝泻热之剂，痛亦加。转求予诊。察其色，眼睑上下青黯。此脾虚肝木所胜。用参、术、茯苓、陈皮、甘草补其中气，用木香和胃气以行肝气，用吴茱萸散脾胃之寒，止心腹之痛，急与一剂，俟[2]滚先服，煎熟再进，诸病悉愈。向使泥其痛无补法而反用攻伐之药，祸不旋踵[3]。

（薛己《薛立斋医案全集》）

【注释】（1）笃：其本义是马行走缓慢，后延伸至忠实专一、深厚、厚重、加厚等，这里指病势已重。（2）俟：基本意思为等待。（3）旋踵：①掉转脚跟，比喻时间极短；②转身，指畏避退缩。

【辨析】

本证胃脘当心痛剧，用五味异功散加味治疗得愈，全得力于望诊、切诊。盖右寸关无、左微而似绝，乃虚寒已甚，阳气无力运脉之象。眼胞属脾胃，青为肝之色，此处色青而黯，乃中气虚寒，土衰木旺，肝邪乘脾，气机不运所致。然前医却以"痛无补法"为由，施以疏肝泻热之剂，药后，胃脘痛加剧。虚寒再用清泄，雪上加霜，实乃误治。薛氏除以异功散加木香补脾和胃外，更加吴茱萸抑肝散寒、泄浊降逆，方证相应，病遂迅速而愈。

【体会】

"痛无补法"源自"通则不痛、痛则不通"，以通利攻逐为治痛之法，不可用

补。其说影响深远，由来已久。但同时也要明白，不是凡痛皆不能补。《叶选医衡》说："痛证有虚实，治法亦有补泻，辨实者可利，虚者亦可利乎？不当利而利之，为害不浅。"若执此说不顾虚实，漫施通利于诸病，焉能不误？

病案二　胃寒似热，误投苦寒

【病案】

张某，男，35岁。患者体质素健，胃中胀满，饮后尤甚，脘下微有热感，脉右部浮弦，至不数，舌苔黄而不干，医以甘寒、苦寒清热兼行气消胀，服药多剂热感愈甚，连及背亦热，胀满加重，食饮因之大减而舌苔亦愈黄，始知药误。此胃气虚寒证，医者不察，见舌黄，误以为热，不知舌苔黄燥为热，今黄薄多液，乃消化不良，胃有宿食故也。治宜理中汤合吴茱萸汤加味。

炮姜、肉桂、甘草各6克，白术、党参各9克，吴萸、细辛、厚朴各3克。

服药2剂，胃脘胀满稍缓，脉见缓象。

更方用：干姜、白术、党参各9克，肉桂、甘草、吴萸、砂仁各6克，细辛、厚朴各3克，丁香1.5克。

又服数剂，胃脘热感胀满渐消，食欲增加，苔黄渐退，制丸服之乃愈。丸方如下。

干姜60克，党参45克，甘草9克，肉桂、白术、附子各30克，吴萸、细辛各15克。共研细末，制丸如绿豆大，每服6克，每日2次。

（张友生《胃寒似热证治一得》）

【辨析】

胃中胀满，饭后尤甚，脘下微热，脉浮弦、不数，舌苔黄而不干，似有热象。然医用苦寒清热、行气消胀之剂，热感愈甚，胀满加重。且饮食减少，舌苔愈黄，显然是用药有误。改用理中合吴茱萸汤加味，药仅2剂即效，再以本方加桂、附，胀消热减，舌苔黄亦退。

【体会】

临床上真寒假热、真热假寒之证，诚属难辨，但无论患者的症状如何复杂多变，只要通过望、闻、问、切，详细体察，洞察秋毫之变，谨守病机，不被假象迷惑，则总可明症结而识真假。

胀满属寒属热皆可见之，此案胃胀在饭后为甚，舌苔虽黄，但黄而不干，脉浮弦而不数，可见并非热证。乃胃气虚寒，化物不良，食积化热使然，属胃寒似热证。然医者不察，反投甘寒、苦寒、行气消胀，焉能不误！

张氏抓住舌苔色黄，不燥而润；服甘寒、苦寒剂证反剧，断其为寒，服理中辈药而愈。可见辨证要精，尤不能为假象所感，于细微处着眼，才能恰中病机。

本例误治给我们的启发就在于辨证必细，药证必合。张氏能从每一个体征上找出病因缘由，又能从前医识证用药中找出不足之处，临证时对细微变化毫不放过，于初学医者多有启迪。

病案三　肝脾失和误为虚寒

【病案】

纪某，男，37岁，初诊日期：1952年6月25日。

患者患有胃病，肝气亦旺。往往胸膈偏右作痛，牵及胁肋及后背作痛。曾经医用温中止痛、消食祛湿等法施治，业经年余，时发时止，或重或轻，食物消化力薄，肝脾不和，为日太久，法当从本治。

米炒台党参9克，土炒冬术9克，麸炒枳壳9克，真郁金9克，制乳香、制没药各9克，佛手片12克，焦鸡金9克，大腹皮9克，沉香曲9克，生稻芽、熟稻芽各9克，生甘草6克，干藕节5枚，鲜芦根1尺。

6月27日（二诊）：服前方各病皆轻，胃痛虽未减，然气已不四窜，食物消化力仍薄，当依昨法加减再进。

台党参9克，炒枳壳6克，盐砂仁6克，黄郁金6克，生稻芽、熟稻芽各9克，焦鸡金9克，佛手片9克，大腹皮6克，沉香曲9克，广木香6克，生甘草9克，生荸荠（捣）5枚。

服此方3剂后，胃不痛，食渐能消化。原方去郁金、木香，加槟榔9克，泽泻9克，云茯苓12克。

（张绍重《萧龙友医案》）

【辨析】

胃脘病，肝气旺，胸膈偏右痛，牵及肋胁及后背，时发时止，消化不良，明指肝气横逆犯胃克土脾虚。医误为虚寒，用温中止痛、消食祛湿，法不对症，自然无效。萧氏用舒肝健脾和胃，从本治之。因其病程较长，又加活血止痛之乳、没，消瘀血之藕节，寓意深远，治有法度，故投药辄效。

【体会】

肝旺易郁，郁则气滞，滞则横逆犯胃乘脾，故胃脘胀满而攻痛；气病多走窜，

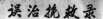

胁为肝之分野，故痛连胁肋；肝郁脾虚，纳食不馨。故舒肝、健脾、和胃是治本；止痛、消胀是治标。久患胃脘痛者，每当夹有瘀血，即所谓"久病入络"，即使患者没有舌色暗或瘀斑，也可以加入活血化瘀之品，往往可提高疗效。萧氏深谙此理，故在健脾、舒肝、和胃的同时，不忘活血消瘀取得捷效。

病案四　木郁化火，横逆犯胃，不解郁则不效

【病案】

江应宿治中年男子，患心脾痛，积十年，所时发，则连日呻吟，减食。遍试诸方，罔效。诊之，六脉弦数。予曰："此火郁耳。"投姜汁炒黄连、山栀泻火，为君，川芎、香附开郁，陈皮、枳壳顺气，为臣；反佐以炮姜从治，一服而愈。再与平胃散，加姜炒黄连、山栀、神曲糊丸。一料割其根，不复举矣。

（明·江瓘《名医类案》）

【辨析】

朱震亨说："气血冲和，万病不生，一有怫郁，诸病生焉。故人生诸病多生于郁。"郁以气郁为主，故治郁当以行气解郁为要，兼解其他诸郁，使气行则血行，气畅则诸郁可消。

本案心脾痛即指胃脘痛。病历十年，发则呻吟，可见其痛不轻。其遍试诸方无效者，以未得火郁证治之要领。火郁者多气郁，脉弦为木气郁，郁久则火郁，故脉数。当并现脘痛牵及胁肋，脘中嘈杂灼热，胸痞心烦，舌红苔腻，大便不畅等症，即"结聚而不得发越，当升者不得升，当降者不得降"之象。火郁则发之，木郁则达之，实则是给郁以出路。"发之"指运用清热泻火方药的同时加入少许辛温或辛凉之品，以发散、宣畅气机，使所郁之火发郁透达而出。

【体会】

本案除用连、栀引屈曲之火下行外，并用利气行血开郁之品，又用炮姜辛温以反佐之，就是宗越鞠丸之意给郁以出路而获效的。此证临床多见，仅用寻常理气活血方药少效，宗此案之法治之，屡屡得效，诚属良方。

病案五　肝胃阴虚误为肝气犯胃

【病案】

杨姓男子，患胃脘痛六七年，时发时止。近年来竟痛而不休，精神忧郁，甚

以为苦，并见脘部堵闷，纳食欠佳，干呕嗳气，大便不畅，消瘦明显。其脉沉弦而细，舌苔薄、舌尖边红而有齿痕。前医迭进舒肝和胃理气之剂，未能得效，乃延诊于余。

患者久病，又屡进香燥疏利之剂，是阴愈伤而液愈亡。观病者体瘦脉细、舌边尖红而有齿痕，大便不畅，俱属阴虚之象，不养阴则难复胃降之和。非柔肝则不能涵其横逆之气。是当益胃柔肝，稍佐理气止痛，以一贯煎参叶氏抑木安胃之法出入。

北沙参12克，石斛15克，麦冬9克，生地黄20克，玉竹9克，白芍20克，山楂24克，枳壳10克，木瓜10克，乌梅15克，生甘草6克，白蔻6克。

服6剂后，诸症减而胃痛除，精神得振，饮食有增，但腹仍时胀，脉已转缓，舌已不红，为肝逆已除，土衰未复，胃阴渐生而脾气未运之候。遂以香砂六君健脾和胃以善其后，原方去辛燥之半夏，稍佐护阴之品。

药用：党参10克，白术12克，云苓12克，陈皮10克，白芍12克，香附12克，枳壳10克，玉竹10克，砂仁6克，生甘草9克。3剂而其疾俱愈。

（路志正《医话医论荟要》）

【辨析】

胃脘痛，时发时止六七年，近来痛而不休，病情加重。症见脘部堵闷，饮食欠佳，干呕嗳气；胃府受伤，初则气机壅滞，脘部堵闷，继则上逆为患。干呕嗳气，脉沉弦细，似肝郁不得疏泄，横逆犯胃之象。可用舒肝和胃之剂却无效，可见药证不符。细审其症，体瘦、脉细、舌边尖红而有齿痕等候，属阴虚之象。用一贯煎合抑木安胃之法得效。

【体会】

胃脘痛之治，前人论述颇详，其中尤以木克土较为常见，故疏肝和胃则为治疗胃脘痛之常法，于是一般胃脘痛，多投疏利之剂，得效者诚不少，然由于辨证欠确，无效乃致误治者间或有之，此案即是。疏利之品，其性多香燥辛散，用于气滞郁积确有疗效，若对脾胃阴虚者用之，势必伤其阴津。

本案屡进香燥疏利之剂，使阴愈伤而液愈亡，是以体瘦脉细、舌尖边红、大便不畅等阴虚之症渐现。既已找到致误之因，救误则"不养阴则难复胃降之和，非柔肝则不能涵其横逆之气"，故路老主以益胃柔肝，稍佐理气止痛，倍用酸甘之白芍、乌梅、麦冬、沙参、石斛等品，投剂辄效，继以香砂六君子汤健脾和胃，两诊而愈。治法全面周到，故取效亦捷。

病案六　气滞瘀阻络脉，误为虚寒

【病案】

吴某，女，20岁

一诊：1975年11月24日。脘腹阵阵剧痛如同锥刺，时作时休，经久不愈，曾先后投附子理中汤、四逆散、保和丸等诸方药，屡治罔效。顷诊脘腹疼痛阵发，有压痛，喜暖熨，形寒肢冷，便艰，动辄头晕心悸，口干纳少，苔薄白腻，脉细。病已数月，久痛入络，寒热夹杂，拟理气活血，温中泻热。

制香附9克，炒柴胡6克，金铃子9克，玄胡索6克，当归15克，炒赤白芍9克，炙甘草3克，炒川芎6克，丹参15克，黑山栀9克，淡干姜3克，乌梅肉6克。10剂。

二诊：1975年12月4日，药后脘腹剧痛未再发作，仅有隐痛，纳食亦增，形寒肢冷已减，腑气二日一行，苔薄白，脉细。气滞转畅，络瘀渐化未彻，再守原意，活血畅中。

桂枝4.5克，炒柴胡6克，炒赤白芍各6克，炙甘草3克，炒黄芩6克，制半夏9克，丹参18克，当归15克，桃仁9克，川芎6克，地鳖虫6克。7剂。

（张伯臾《张伯臾医案》）

【辨析】

本例虽曾按虚寒、气滞、食阻等施治，均未中的。有曰："暴痛在经，久痛入络。"患者病延数月，且痛若锥刺，知为气滞而瘀阻络脉。然而症又见腹痛喜热熨，形寒肢冷，苔白腻及口干、便艰，寒热错杂也。故以柴胡疏肝饮合金铃子散理气活血，又以栀子干姜汤温中泻热。二诊时，痛虽减，瘀未彻，又予桂枝、地鳖虫温通而剔络瘀，腹痛遂平。

脘腹疼痛当分寒热、虚实、气滞血瘀，初病在气，久痛在血；在气者胃胀且痛，以胀为主，痛无定处，时痛时止，此乃无形之气痛；病属血分者，持续刺痛，痛有定处，舌质紫暗，此乃有形之血痛。

本证脘腹压痛明显，如锥刺而经久不愈，确属瘀血使然。其喜暖熨、形寒肢冷亦确因脾胃有寒。口干、便艰、苔白腻乃寒热夹杂之象。据此，张老用柴胡疏肝饮合金铃子散理气活血，又用栀子干姜汤温中泻热，药后，脘腹剧痛未再发作。再加桂枝、地鳖虫温通而剔络瘀，顽症遂平。先前所误在于寒热气血不辨，故而治无准的、屡治罔效。

【体会】

栀子干姜汤，《伤寒论》中用治伤寒误下后，身热未去而增微烦之症。张老医生认为本方寒热并用，凡辨证属腹中有寒，胸膈有热者，皆可投之，不必局限于《伤寒论》条文所述。

就临床所见，此证尚应有心中嘈杂，或有灼热感，以及脘中窒闷不舒等症。有此等症，方可用此等药，否则黑山栀、金铃子仍不可轻用。

病案七 只辨其虚，不辨阴阳

【病案】

苏某，女，47岁，农民。

患者素患胃痛已10年余，初则痛即泛酸，继则痛而无酸。其间曾经纤维胃镜并病理切片检查，确诊为"胃窦部慢性萎缩性胃炎"。近因胃脘胀痛，嗳气加重而于1984年12月11日延余诊治。

刻下，除上述见症之外，并感口燥咽干，渴不欲饮，心烦不眠，纳食欠馨，大便溏薄，小便正常，神疲乏力，舌质暗红，少苔，脉细数而无力，证属胃阴不足，虚火上炎。治以益胃生津，除火降逆，方选麦门冬汤加减。

处方：麦门冬30克，淡竹叶20克，细生地黄、北沙参各15克，紫苏子、紫苏梗、清半夏、粳米、大红枣各10克。5剂，每日1剂，水煎取汁，早晚分服。

12月28日二诊：自诉药后口干咽燥、心烦不眠均有所好转，又自进服10剂，嗳气呃逆似减，然脘胀痛反而增剧，大便稀薄，每日二三次，苔薄白，脉如前。复审其证，可能因方中所用北沙参、麦冬、生地黄多味养阴之品碍滞胃气，而大剂量淡竹叶寒凉又伤中阳，遂使其证转为中焦虚寒，脾胃失健。治宜温中健脾，理气和胃，方选桂附理中汤加减。

处方：潞党参、焦白术、云茯苓、川厚朴各15克，淡干姜、高良姜各10克。制香附、熟附片（先煎）、上官桂各12克，广木香、炙甘草各5克。7剂，如前煎服。

1985年1月4日三诊：大便正常，脘痛已除，脘胀嗳气减轻，舌苔如前，脉转细缓而有力，续宗原方先后迭进30余剂。诸症悉除。

（张笑平《中医失误百例分析》）

【辨析】

本例首诊除见有口干咽燥、舌红、少苔、脉细数等胃阴不足，津液耗伤之表现外，亦见大便溏薄，神疲乏力，脉无力等阳气虚损之象。然医者只注意到"胃阴虚"，而对阳虚没有重视，投之以相应方药之后，虚热诸象虽减，但脘痛却辄然加剧，且兼见泄泻等见症。此实因所用殊多甘寒之品，使阳虚进一步加重。误诊误治，病情加重。

【体会】

《医门法律·申明内经法律》中特别强调："万事万变，皆本阴阳，而病机药性、脉息论治，则最切于此，故凡治病者，在必求其本，或本于阴，或本于阳，知病所繇生而直取之，乃为善治；若不知求本，则茫如望洋，无可问津矣。"结合本案，倘若医者明辨阴阳寒热，能在纠正"胃阴虚"的同时，兼顾"阳虚"，辅以陈皮、砂仁、白豆蔻仁，或减少麦冬、生地黄之量，则不会加剧阳虚。待胃阴渐复，调以香砂六君、圣愈汤类温中健脾、理气和胃之剂，则失误可免，胃痛可除。

病案八　脾胃素虚，过投温燥

【病案】

王某，女，58岁，农民。患者素患胃疾，纳食少，脘胀作痛。经某医诊治，投以半夏、厚朴、木香、延胡索、乌药、吴萸、沉香曲、谷芽、麦芽等药，不见效，病愈重。收治入院，仍为前医所治，总以上方出入，木香增至9克，延胡索、厚朴增至15克，病益增，渐至卧床不起，糜粥不进，呃逆时作，至夜则发热甚高，常在39℃左右，经多方检查仍找不出发热原因。住院近1个月，大肉尽脱，家人要求出院。回家后又发热两夜，温度在39～40℃，清晨热退。其夫心甚急，遂邀余诊治。见患者面色无华，时时呃逆，呕吐，口渴引饮，不思食，大便溏薄，舌边白，舌中红降而干，脉略数。

患者由于误用温燥，胃阴大伤，故滋养胃阴实为当务之急。遂投以叶氏养胃方加减。

方用：金石斛9克，北沙参9克，麦冬9克，制玉竹12克，生地黄12克，茯苓12克，炒山药18克，莲肉12克，清炙草[1]4.5克。

另用西枫斗[2]3克，文火久煎，煎水代茶，不时饮之。服药后当夜发热大减，次夜已不发热。此阴液渐复，虚火自消，故不治热，而热自退。

三日后复诊：呕吐已止，大便正常，略能进食，呃逆口渴未尽除，舌边白，舌中红而少苔，脉细。再拟前方加入和胃降逆之品。

方用：金石斛9克，北沙参9克，麦冬9克，玉竹12克，生地黄12克，茯苓12克，炒山药18克，生扁豆12克，莲肉12克，广陈皮6克，清炙草4.5克，蜜炙枇杷叶6克。

此方服三剂后，纳谷见增，呃逆口渴均有好转，但仍卧床不起，舌少苔已润，脉来细弱。此气阴两伤而未遽复也，再用前法去枇杷叶，加党参12克、炙黄芪9克、大枣3枚，以养气阴，培后天生化之源以善后。服此方6剂。半个月后，余路遇其夫，谓其妻服药后即能起床，精神渐复，已能料理家务。

（连建伟《胃阴大伤治验》）

【注释】（1）清炙草：即炒用过的甘草。（2）西枫斗：兰科植物石斛之一种，养胃生津之功较佳，本品宜久煎，代茶饮之。

【辨析】

临床立法用药当以辨证为基础，药既要对证，又必须适中。此案本脾胃素虚，前医误投一派温燥之剂，由于辨证错误，自然无效，然医者不悟，反而不断加大药量，以致胃阴大伤，呃逆频作，糜粥不进，大肉尽脱，幸急以益胃汤加味救误，方起沉疴。故临证切记"温而勿燥"，免伤其津，此实为温法要诀。

【体会】

清代叶天士创养胃阴法，为后世开法门。其代表方剂为养胃方，出自《临证指南医案》，由沙参、麦冬、玉竹、生扁豆、桑叶、甘草组成。此方系叶氏从《金匮》麦门冬汤化裁而出，主治胃阴亏损而变生诸症。

此例病案，原先并非不可用辛温之剂，但前医执一方一法治病，药量不断加大，过用温燥，大伤胃阴。蒲辅周老师认为："药用适当，量不在乎大，量大往往药过病所，反伤胃气。"实为经验之谈。

第12章　腹痛（附病案10例）

腹痛是指胃脘以下、耻骨毛际以上的部位发生以疼痛为主要表现的病证。多由脏腑气机不利，经脉失养而成。实则脏腑气机不利，气血运行不畅，经脉阻滞；虚则气血不足，阳气虚弱，脏腑经脉失于温养。

本节所选10例验案，病因复杂，加之误诊后变证颇多，诊治棘手。诸家救误，明病理，识病证，辨证细微，均获成功，值得仔细吸取其中的教训和救误成功的经验。

1. 腹痛是患者的一种主观感觉，对其疼痛性质当四诊合参，全面分析，如只把握其中一个方面，仅凭患者诉说，不求其本，必将导致辨证错误。如病案一脾胃虚寒误为血瘀气滞，用活血祛瘀、行气止痛之剂反痛胀加剧，改用甘温健脾、缓急止痛治之，5剂病减；病案二上热下寒腹痛，误为脾肾虚寒，用附子理中合四神丸加味不效反增。细察病史，用黄连汤出入，平调寒热，腹痛渐失。

2. 腹胀痛拒按，呕吐便秘，极似热证。但畏寒肢冷，舌淡脉迟，与热证有别，当温通导滞，否则必误。如病案三寒积腑实误为实热，用大承气汤下之，毫无便意，腹胀痛反加重。改用外台走马汤，泄秽物甚多，腹胀痛顿失。

3. 抑郁恼怒，肝郁气滞，气机不利，腑气通降不顺而腹痛。但气机阻滞之程度不同，腑气闭与未闭，治不相同，如不识此，治必有误。如病案四肝郁气滞，腑气不通而腹痛，服香苏饮类理气通下之剂，始效后无效，渐至二便不通、胀闷、呕吐不食。冉老用厚朴三物汤合左金丸为剂，得大便畅行则诸症愈。

4. 素体阳虚，寒从内生，脾阳衰惫，不能温养脏腑，而致腹痛。但疼痛程度不同，治当有别，否则难以取效。如病案五手指冷至头即腹痛，医用四物加味不应，更医用四君加味亦无效。汪氏用独参汤加陈皮，10剂而愈。

5. 医者片面地把西医诊断作为辨证依据，不辨虚实寒热就会失误。如病案六腹痛属寒饮内停（急性胆囊炎、胆结石待排除），误为实热。用大柴胡汤不效，孙氏根据畏寒、呕吐清稀涎沫、便溏、舌淡苔白滑，脉弦滑细，用苓桂术甘汤加附片、乌药获效，再进4剂，诸症皆除。

6. 腹痛胀满、大便秘结，既可见于实热腹痛，也可见于寒实腹痛，区别两者最客观的依据，当属辨脉、辨舌。病案七热毒鸱张，津伤燥结腹痛，经用中西药疼痛不止。剖腹探查诊断为慢性胰腺炎，切除胰尾及脾脏，术后仍腹痛如故。张老从"痛则呕、口渴便艰、脉弦数、舌红中剥、苔薄黄而干"确诊为热毒燥结，用增液承气汤加味，守方40余剂，始腑行痛减，善后调理而愈。病案八三阴阳虚，阴寒凝结，医反用大承气汤苦寒泄热通便，致四肢厥冷，不大便反吐水数碗。裴氏用温中回阳的大剂附子理中汤救误，两剂而安。

7. 腹者脏腑之所居，气血不足以温养，亦可导致腹痛。医者若不辨气血，势必导致误诊误治。如病案九反复发作腹痛3年，曾剖腹探查无阳性发现，诊断为血卟啉病。张氏以气血两虚、脾络失养，用泰山磐石饮为主方，调理数月而安。病案十肝旺凌脾腹痛，未详病机即用理中、建中汤间服无效，细察病机，改以六君子汤加山楂、麦芽，腹痛即愈。

病案一 脾胃虚寒误为血瘀气滞

【病案】

李某，女，28岁。于1981年4月7日就诊。患者已婚6年未育，患腹痛5年，痛时得按则减，进食则舒，大便溏。伴有心悸，烦热，食少，咽干，形瘦。月经来潮血量少，色紫有块。舌边见有瘀点。延医10余人，服中西药无效。

诊见：面色㿠白，舌淡紫，苔薄黄，脉沉弦，右寸细弱，证属血瘀气滞。治宜活血祛瘀，行气止痛。药用桃仁9克，白术9克，木香9克，厚朴6克，甘草5克，大黄4克。2剂，水煎服。

药后病未减轻，反痛胀加重。改用甘温健脾，缓急止痛之法。方用黄芪建中汤治之，5剂，水煎，日进1剂。经服此方后病已缓，脉细弱。宗此药加味作丸药一料，巩固疗效。1982年10月生一男婴。

（彭元成《误治后遵仲景法补救案5例》）

【辨析】

腹痛，得按则减，进食则舒，大便溏，属脾胃虚寒；经来量少，色紫有块，舌边见有瘀点，加之症见苔薄黄，脉沉弦，又似气滞血瘀。但用活血行气止痛之剂，病反加重，可见药证不合。改用缓急止痛、甘温健脾法，用黄芪建中汤治之获效。

【体会】

腹痛日久，既可见于脾胃虚寒，也可见于血瘀气滞，甚至同时存在于同一病例中，只是侧重不同而已。临证当四诊合参，全面分析病情，如只把握其中一个方面，仅凭患者诉说，或只见其标，不见其本，必将导致辨证治疗失误。

本案医者仅据腹痛日久，月经色紫有块，初断为血瘀气滞，不顾痛时得按则减、进食则舒、大便溏、面色㿠白等脾胃虚寒之候。服活血行气止痛之品，不但未得其功，病反加重，可见辨证有误。从全案详细分析，则从临床表现及脉沉弦，右寸细弱等征，可知患者腹痛病机主要是脾胃虚寒，虽夹有瘀血，终非主要矛盾。误就误在主次不分，标本不辨，偏执一端，不全面分析病机。

病案二　上热下寒误为脾肾虚寒（胃下垂）

【病案】

陈某，男，65岁，1982年3月20日诊。经西医诊断为胃下垂，转中医科治疗。诊得大腹作痛，病无虚日，喜热喜按，痛甚则连及下脘，已迁延7个月余。胃纳不减，泛吐酸水。肠鸣辘辘，大便溏薄，日二三行，多在辰巳之分如厕。脉弦，舌正红，苔白、根部黄而腻。当时因患者常年入水劳作，遂从脾肾虚寒论治，予附子理中合四神丸加味，3剂。上药服1剂腹痛得减，大便二行，进2剂时腹中膜胀，进第3剂呕吐苦酸，因上逆呕哕之故而腹痛反增，未敢尽剂，于22日复诊。见原有白苔已转淡黄，根苔黄腻，主诉症状同初诊。此次服药后增加呕吐苦水，且口干欲饮。询得以往入水劳作前后，有饮烈性酒以御寒之习惯。于是从胃有湿热，肠有寒湿试治，予仲师黄连汤[1]出入以平调寒热……服1剂。23日三诊时，知服药后颇安，未再泛哕呕吐，腹痛减，大便仅一行，质尚溏，后即以此方为基础，先后加用过焦白术、煅葛根、炙荷蒂等，继续服药9剂而愈。

（易承德《2例腹痛误治剖析》）

【注释】（1）黄连汤：具有平调寒热、和胃降逆的功效，主要用来治疗伤寒，胸中有热，胃中有邪气，腹中痛，欲呕吐者。方药组成：黄连三两，半夏半升，炙甘草、干姜、桂枝各一两，人参二两，擘大枣十枚。

【辨析】

腹痛喜热喜按、肠鸣、便溏属寒湿之象，但更见呕吐苦酸，舌质红，舌根部黄腻等湿热之征，故本例当为上热下寒之证。然医者初诊却以患者常年入水劳作为由，辨为脾肾虚寒证。用附子理中合四神丸加味，服药1剂，腹痛得减，寒湿得遏故也；

服药 2 剂时，䐜胀，䐜为肿胀之意，指腹部饱胀；药进 3 剂，呕吐苦酸，腹痛反增；以热治热，因热而上逆，胃膈热甚则呕吐酸水。可见本病决非单纯的"虚寒"，而是上热下寒。改用黄连汤平调寒热，药仅 1 剂即诸症均减，继续原方调理而安。

【体会】

腹痛的原因，有寒、热、虚、实、气、血等几方面，各种病因之间常互相转化，或相兼为病，寒热错杂，虚实兼夹，既有无形之气滞，又有有形之血瘀。临床表现各有所异，故极易误诊。本例失误就误于问诊粗糙，遗漏病史，有饮烈性酒的习惯。加之辨证不细，仅见下寒，忽视上热，偏执一方，不能全面分析病情，造成误诊误治。

病案三　寒积腑实误为实热

【病案】

刘某，男，35 岁，渔民。患恶寒腹痛，服平胃散加疏解风寒之剂，夜半腹部胀痛甚剧并拒按，投洋朴硝一两，仍不大便，胀痛益甚。脉象沉滑，舌苔秽浊，腹壁坚硬如鼓，经灌肠注射并施针灸均未见效。翌日再进大承气二剂，亦无便意，腹胀痛更甚，疲惫不堪。

本症发于严冬之际，病者又系渔民，病前感受寒冷可知；腹部胀痛拒按，舌浊脉沉滑，其内有积聚甚明。此系寒邪犯胃，宿食停滞，为寒中之实。承气汤苦寒，药不对证，当攻，用温下法，方可获效，遂以外台走马汤主之。药用巴豆（小）十二粒，杏仁七枚，微炒杵粉，布裹，加水二匙，浸出药液后服。服下二时许，果腹中雷鸣，泄秽物甚多，奇臭不堪，渐觉腹部少宽，一昼夜泻下百余次，诸症顿失。

（福建省中医研究所《福建中医医案医话选编》）

【辨析】

腹痛伴有便秘不通者，可为实热证、实寒证、虚寒证，但医者常以便秘为实热证，概用苦寒通下，难免误诊误治。其实对腑实之候辨寒热，主要从舌苔上分析。舌红、苔黄燥或焦黑，属热实证，自可予承气汤下之。如舌不红，苔滑润或黏腻或秽浊，则非热实之候，宜温。采用外台走马汤，如法服用，药到病除，何其快哉！

【体会】

本例舌苔秽浊，腹胀痛甚而拒按，乃寒积所致，故初予洋朴硝及大承气 2 剂，毫无便意，改予走马汤却大便下奇臭秽浊物甚多，诸症消失。可见，温下与寒下均可祛病救人，不可执苦寒通下一法，遍用于便秘不通。唯在医者善辨巧用耳。

病案四　气滞腹痛，腑气不通失于因势利导

【病案】

武昌俞君，劳思过度，心绪不宁，患腹部气痛有年，或三五个月一发，或一个月数发不等。发时服香苏饮、越鞠丸、来苏散、七气汤等可愈。每发先感腹部不舒，似觉内部消息顿停，病进则自心膈以下少腹以上胀闷痞痛，呕吐不食。此次发而加剧，欲吐不吐，欲大便不大便，欲小便亦不小便，剧时口噤面青，指头和鼻尖冷，似厥气痛、交肠绞结之类。进前药，医者又参以龙胆泻肝汤等无效。诊脉弦劲中带滞涩象，曰：痛利为虚，痛闭为实，观大小便俱闭，干呕和指头鼻尖冷，内脏痹阻较甚，化机欲熄，病机已迫，非大剂推荡不为功。拟厚朴三物汤合左金丸为剂：厚朴八钱，枳实五钱，大黄四钱，黄连八分，吴萸一钱二分。服一剂腹中鸣转，痛减；二剂，得大便畅行一次，痛大减，续又畅行一次，痛止。后以澹寮六和[1]、叶氏养胃方缓调收功。嗣后再发，自服此方一二剂即愈。此方病亦发少、发轻、不大发矣。查厚朴三物药同小承气，不用小承气而用厚朴三物者，小承气以泻胃肠为主，厚朴仅用四钱，枳实仅用三枚，因气药只助泻药攻下；厚朴三物以通滞气为主，厚朴加用八钱，枳实加用五枚，故下药反助气药通利。药味相同，用量不一，则主治亦即不同。加左金者，借吴萸冲开肝郁。肝气升发太过，宜平宜抑；左金原方萸少于连，此方连少于萸。此病其来较暴，其去较速，苟非丝丝入扣，何能臻此？予本人亦患气疼，与俞病同，但较俞病为剧，因自治较久，体会亦较深。

（冉雪峰《冉雪峰医案》）

【注释】（1）澹寮六和：元代释继洪编《澹寮集验秘方·十五卷》。其中六和汤由砂仁、藿香、厚朴、杏仁、半夏、扁豆、木瓜、人参、白术、赤茯苓、甘草、加姜、枣组成，主治心脾不调、气不升降、霍乱转筋等症。

【辨析】

劳思过度，患阵发性腹部胀痛，辨为肝郁气滞当是无疑。发作时用越鞠丸、香苏饮、七气汤等理气止痛，虽然有效，但滞未根除，失于通下。渐至腹胀闷痞痛、呕吐不食。气机阻滞，腑气不畅，痹阻进一步加重。腑气不通，故欲吐不得吐、二便不得通；气血阻滞，指头鼻尖俱冷，生化之机将熄，病情危急。病机由气滞演变为内脏痹阻，腑气不通，非通下不为功。冉老选用厚朴三物汤合左金丸为剂，得大便畅行而腹胀痛渐止。

【体会】

本案腹满胀痛起于劳思过度，故辨为肝郁气滞。然进而兼大小便不利，脉弦

劲带滞涩，是肝郁气机闭阻，腑气不通之象。前医疏于详析病机转化，不辨腑之通滞，失于因势利导，故而导致误诊误治。冉老案中从用量分析厚朴三物汤和小承气主治异同，及左金丸黄连之用量配伍，俱有妙义。值得注意的是使用本方时，当先煮枳、朴，后纳大黄，其意在于取朴、枳之大力行气导滞，主治气滞腹痛，痛而便秘，此又不可不知。

病案五　阳虚腹痛误辨

【病案】

一妇，年近五十，病腹痛，初从右手指冷起，渐上至头，则头如冷水浇灌，而腹痛大作，痛则遍身大热，热退则痛也止，或过食或不食皆痛，每常或一岁一发，近来二三日一发，远不过六七日，医用四物汤加柴胡、香附，不应；更医用四君、木香、槟榔，亦不效。余诊脉皆微弱，似有似无，或一二至一止，或三五至一止，乃阳气大虚也。以独参五钱、陈皮七分，煎服十余剂而愈。

夫四肢者，诸阳之末，头者诸阳之会。《内经》曰："阳虚则恶寒"，又曰："一胜则一负"，阳虚阴往往乘之，则发寒；阴虚阳往往乘之，则发热。今指梢逆冷，上至于头，则阳负阴胜可知矣。阳负则不能健运而痛大作，痛作而复热者，物极则反矣。及其阴阳气衰，两不相争则热歇，而痛亦息矣。况脾胃多气多血经也，气能生血，气不足则血亦不足，故用独参汤服，而数年之痛遂愈矣。

（明·汪机《石山医案》）

【辨析】

本案腹痛从手指冷开始，至头如冷水浇灌时腹痛加重。脾主四肢，脾气弱则四末发凉，阳虚可知。头为诸阳之会，头冷甚则腹痛大作，是阳气不运，阴寒乘之，阴寒内盛而作痛，阳虚腹痛之诊断显而易见。以阳虚而用四物汤加味治疗，自然不会有效。汪氏主以独参汤稍佐陈皮，于大补元气之中寓以行气，气旺而血畅，故药虽二味，而数年沉疴霍然而愈。

【体会】

《伤寒论》云："脾胃气弱，不能消谷，脉微弱者，此无阳也。"此案辨证关键在于脉微弱、过食或不食均痛。夫过食而痛者，此胃虚不纳，气血失其化源也；不食亦痛者，此脾虚无谷以营运气血，"不荣则痛"也。脉微而弱者，是阳虚不运的典型脉征，明指阳气大亏。虽投四君子汤加木香、槟榔，补气行气，然病重药轻无力挽回。直至用大补元气之独参汤辅以少量陈皮行气，才使阳虚得以改善，续服10剂而安。

病案六 寒饮内停腹痛，误为实热（急性胆囊炎、胆结石待排除）

【病案】

董某，男，60岁。1981年12月5日就诊。患者于12月4日食用大量肉食凉菜及少量白酒后，右上腹疼痛，阵发性加剧，向右肩背部放射，伴恶心、呕吐，先吐食物残渣，后又吐清稀涎沫；畏寒，盖衣被后稍减；当晚发烧。第2天发现右侧肋缘下有一鸡蛋大包块，遂来就诊。检查：体温38℃，巩膜无明显黄染，右上腹可触及一梨形囊状物，能随呼吸上下运动，压痛明显。化验：白细胞1.2×10^9/升，中性粒细胞86%，淋巴细胞14%，黄疸指数14单位；凡登白试验：直接（＋），间接（－）。超声波检查：肝界正常，胆囊空腹肋缘下5厘米，脂肪餐后仍为5厘米。腹部X线检查：没有发现阳性结石影。西医诊断：①急性胆囊炎。②胆结石待排除。笔者初按实热气郁证治之，给大柴胡汤2剂。用药2天，包块增至鸭蛋大，疼痛曾一度缓解，后又加剧，畏寒加重，呕吐大量清稀涎沫，大便溏泻，腹部热敷后较舒服，舌淡苔白滑，脉弦滑细。根据以上症状，应辨证为寒饮内停，治宜温化寒饮，行气止痛，方用苓桂术甘汤加附片、乌药。服药2剂，体温下降，腹中觉暖，腹痛减轻，痰涎减少，包块缩小。守原方又进4剂，诸症皆除。

（孙建军《临证辨证失误的几种常见原因》）

【辨析】

患者病起于肉食凉菜白酒之后，右上腹痛，阵发性加剧，向右肩部放射伴恶心，呕吐清稀涎沫，畏寒，右侧肋沿下有鸭蛋大包块。医院明确诊断为"急性胆囊炎、胆结石待排除"。初按"实热气郁"用大柴胡汤治之有误，故先缓解后加重。畏寒、吐清稀涎沫，大便溏泄、热敷后舒服等症候，一派寒象。改用苓桂术甘汤加附片、乌药获效，守方再服而愈。

急性胆囊炎一证，实热者固然多见，但寒饮内停抑或有之。正确的方法，应该是凭脉辨证，对证治之。本例初诊时，对一派寒象未予留意，误在单凭西医诊断，即按实热治之，造成误诊。

【体会】

目前中西医结合蔚然成风，西医诊断中医用药已成惯例，对提高诊疗水平确有帮助。但只凭西医诊断不加辨证或不细加辨证，而靠习惯用药的现象屡见不鲜，因而误治。要知道不管西医诊断何病，都要详加辨证，不为经验、习惯所囿，按中医规律用药，才有可能避免误诊，获得成功。

病案七　热毒不解，腹痛不止（胰腺炎术后）

【病案】

丁某，男，37岁。1979年9月27日会诊。病史简介：素有胃痛史。1979年4月29日突感中上腹与左下腹剧痛，住南京×院，诊为"急性胃炎"，经用消炎镇痛解痉等西药及理气散结、活血止痛之中药，腹剧痛虽得减轻，但疼痛依旧存在，乃来沪入×院诊治。X线钡剂灌肠（-）；B型超声波提示：胰腺尾部增大，胰腺癌待排；消化道专科做胰胆管造影（-）。腹痛如绞，用上法治疗疼痛不止，于8月8日做剖腹探查。病理诊断：①慢性胰腺炎；②胰腺硬化。随即进行手术切除胰腺尾与脾脏，手术2周后，腹痛如故，于9月27日请张老中医治疗。

初诊：术后腹剧痛仍发，痛甚则吐，口渴便艰，三四日才解燥屎一次。脉弦小数，舌红中剥，苔薄黄而干。热毒鸱张，肠胃津液灼伤，水涸燥屎停留。急予增液承气汤加味。

处方：鲜生地黄30克，玄参15克，北沙参22克，大麦冬20克，生川军（后下）9克，芒硝（冲入）9克，枳实12克，桃仁泥12克，赤白芍各12克，红藤20克，败酱草30克，生甘草4.5克。

上药略为加减，守方服40余剂，始为腑行痛解。善后调治方：中上腹痛未发已四旬，食后腹部已无胀满感，停药后大便2日一解，下腹略觉不适，脉弦小，舌红润。除体虚大便易秘外，其他无不适。守前法减生川军、芒硝，加蜂蜜润肠调治。

处方：鲜首乌30克，北沙参20克，大麦冬12克，川石斛15克，大麻仁12克，枳实10克，生白芍15克，生甘草4.5克，蜂蜜（冲）30克。

后经门诊随访正常，恢复工作。

（张祥云《热毒不解，腹痛不止》）

【辨析】

本例患者突感中上腹与右下腹剧痛起病，诊为"急性胃炎"，经消炎镇痛解痉及中药理气散结、活血止痛治疗，剧痛缓，疼痛未止。

腹痛剧烈伴大便不通，多见于实证。用上述处理未能解除"不通则痛"的病机，故痛不能止。治当通利。然患者来沪后，医按胰腺癌待排，手术探查切除胰尾及脾脏，"实热"之病机仍未解除，手术反使阴液大伤，燥屎停留难下，故腹痛仍剧。痛甚则吐，口渴便艰，三四日才解燥屎一次。脉弦小数，舌红中剥，苔薄黄而干。一派热毒鸱张、热极伤阴、津液被灼之势。张氏用增液承气汤加味40余剂才腑行痛解。

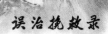

本例之误，一误于用消炎止痛、理气散结、活血之法，治实证腹痛；二误于无明确指征而"剖腹探查"，结果大伤津液，水涸燥屎停留，不得大便。两次治疗都失于通利，而只有通利才是解决本症的根本办法。

【体会】

整体观念是中医的主导思想，面对复杂多变的临床表现，删繁就简，以简驭繁，本病例用寒热虚实以括之，思路就明朗了。腹剧痛，痛甚则吐，口渴便艰，三四日才解燥屎一次。脉弦小数，属实属热，积热余毒未清，只有通利才能泄热，热泄才能止痛，尽管手术也无济于事。"剖腹探查"的结果只能大伤津液，水涸燥屎停留，加重病情。只有采取增水行舟之法，标本兼治，守方始终，才能克敌制胜，解除病根。

病案八　寒实腹痛误用苦寒泄热通便

【病案】

赵某，男，32岁。腹痛胀满，大便秘结，历经七日。前医处以大承气汤，服后吐水数碗，反见四肢厥冷。后延余诊治，

余察其舌黑而润，汗出不止，脉微细而迟，重按则失。此症系三阴寒厥腹痛，应用温中回阳，方能救治，处以大剂附子理中汤。

干姜八钱，附子一两，白术二两，甘草三钱，高丽参三钱。水煎，分三次服完。

服后吐出冷水数碗，再以药渣煎服，服三分之一后，其吐即止，症状逐渐好转，隔日再服一剂而愈。

（福建省中医研究所《福建中医医案医话选编·裴廷玉医案》）

【辨析】

本例虽有腹胀满而大便秘结，颇似阳明实证，但舌黑而润，四肢厥冷，脉微细而迟，则纯属阴证现象，系三阴寒结腹痛、便秘。故非大承气汤所能治，药后反吐水数碗，就是明证，实属误诊误治。改用附子理中汤，虽然药后仍吐冷水，但药渣续煎而服之，则吐止病减，渐而向愈。

【体会】

腹痛胀满、大便秘结，既可见于实热腹痛，也可见于寒实腹痛，区别两者最客观的依据当属辨脉、辨舌。实热腹痛脉沉实有力，舌苔焦黄起刺，或焦黑燥热；寒实腹痛则不然，脉弦紧，弦则主痛，紧则主寒，苔白，白为寒象。

此类证候最易误辨，而且生死如反掌覆手，故极宜谨慎。本例除应从脉、舌辨析外，尚可从腹虽胀满却时有所减轻，腹虽痛却喜温按，且痛及满腹（并非仅

绕脐痛甚）、四肢与胸腹均冷等症，确认其属虚寒之证。

病案九　反复发作腹痛误而剖腹探查（血卟啉病）

【病案】

凌某，男，25岁。初诊日期：1960年2月24日。

反复发作腹痛3年，伴有尿红。每月剧烈发作2～3次。曾剖腹探查无病变，小便化验发现血卟啉，诊断为血卟啉病[1]（间歇性急性型）。

症见：腹痛如绞，几不欲生，神疲头晕，夜寐不安，脉浮大无力，苔厚腻，质红。

辨证：血瘀于内，不通则痛。

治法：活血祛瘀为治。

方药：全当归12克，赤芍、白芍各9克，生地黄9克，川芎4.5克，丹参9克，山药12克。5剂。

2月29日（二诊）：腹者脏腑之所居也。气血不足以温养，亦可导致腹痛。观其面，㿠白无华，按其腹，柔而喜按，诊其脉，虚而无力，望其舌，苔净舌红，皆气血不足也。

方药：炙黄芪12克，潞党参12克，全当归9克，炒白芍9克，熟地黄12克，粉丹皮9克，川石斛（先煎）12克，天花粉12克，厚杜仲9克，肉苁蓉12克，生石决（先煎）18克。

上药服至4月13日，腹部疼痛已解，情况颇为安定。至4月19日，因较操劳，腹中又觉不舒，胃纳随之不馨。原方加炒白术9克、云茯苓9克。上药服至6月25日，症状全部消失，精神正常，恢复工作。

1967年又复发，用上法调治10余剂即安。

（张羹梅《临证偶拾》）

【注释】（1）血卟啉病：血卟啉病又称血紫质病，是由卟啉产生和排泄异常所引起的代谢性疾病，多有遗传因素。

【辨析】

反复发作腹痛3年，曾剖腹探查无阳性发现，从小便中发现血卟啉，诊断为血卟啉病。以发作时腹痛如绞，误诊为血瘀腹痛，用活血化瘀法不效。后从"面色㿠白无华，腹柔而喜按，脉虚而无力，舌红苔净"看，诊为气血不足。用泰山磐石饮为主方调理渐安。

【体会】

从病案看，一诊叙证极不全面，且有错误，处方亦药不对证。盖既云腹痛，首先应言明痛处，喜按与否，二便如何，仅凭"腹痛如绞"，没有瘀血的用药指征，就贸然处方，故治疗无效。

从二诊言"苔净"看，一诊亦非苔厚腻，因单用活血化瘀药是不可能解决苔腻之症的。不过，脉浮大无力确实反映了病情的真谛，是气血两虚的重要征象，故二诊从补益气血阴阳，特别是注意补肾而获效。肾为先天之本，补肾实为治本之法。但方中生石决一味对气血亏损而言，似乎不合，应当舍去。

病案十　肝旺凌脾腹痛未详病机

【病案】

乔殿史次子，自幼腹痛，诸医作火治、气治、积治，数年不效，后以理中、建中间而服，亦不效。六脉微弦，面色青黄。余曰：切脉望色，咸属木旺凌脾，故建中用以建中焦之气，俾脾胃治而肝木自和，诚为合法，宜多服为佳。服用数剂，益增胀痛。殿史再延商治，余细思无策，曰：令郎之痛，发必有时，或重于昼，或甚于夜，或饥饿而发，或饱逸而止皆治法不同。殿史曰：是病方饮食下咽，便作疼痛，若过饥亦痛，交阴分则贴然。余曰：得之矣，向者所用小建中，亦是从本而治，但芍药酸寒，甘饴发满，所以服之无效。但缘过饥而食，食必太饱，致伤脾胃，失其运用之职，故得肝旺凌脾，经所谓源同流异者也。以六君子汤加山楂、麦芽，助其健运之职而利机关，令无壅滞之患，则痛自愈也。服二剂而病果止。所以医贵精详，不可草草！

（秦之济《清代名医医话精华》）

【辨析】

患者自幼腹痛，医按火、气、积治之，诸法不效。以为肝旺脾虚，用建中汤治之，腹胀痛反增，改用六君子汤加山楂、麦芽服药2剂腹痛消失。

【体会】

腹痛一症当详询病痛特点，分析其病发机制，则用药必中。此案患者六脉微弦，面色青黄，辨为木旺凌脾，当属无误，但由于没有仔细分析疼痛特点与病机的关系，用药失于检点，而致腹痛益增。后经详审，小建中汤芍药酸寒、饴糖发满，有壅滞之嫌，改用六君子汤可助健运而利机关，无壅滞之患，所以得效。可见即使辨证明确，施治处方也要恰中病机，细审药理，不能马虎。

第13章　呕吐（附病案7例）

呕吐是指饮食或痰涎由胃中上逆，从口而出为主要临床症状的一种病症。病有新久，证分虚实。实指邪实内滞而引起的胃失和降。虚证可分阴虚、阳虚，阴虚者胃失和降，故多责之于胃；阳虚者中气不得斡旋，故多责之于脾。

其治疗大法，虚补实攻，寒温热清；"察其因而治其气，自无不愈。"但若辨证失当，或用药欠妥，则失误难免。

本节所选验案，审证翔实，用药贴切，理明法简，颇能启人思路。

1. 经云"诸逆冲上，皆属于火"，若呕吐兼见烦热躁扰，舌质红、脉洪数之征，宜清之。如病案一火热呕吐误为气虚阳微，入口即吐，无策可施。景岳先用冷水与服，不吐，即投太清饮，呕吐即止。

2. 湿热是呕吐的常见原因，但临证当以症状为依据，既不能见呕吐即断为湿热，也不能想当然否认湿热，更不能只辨湿热不辨病位。如病案二久饮红浓茶，致湿热脘痛呕吐，二便涩闭，医以茶寒为由，误为寒证，诸治不效。孟英以症状为依据，投以清热利湿、化痰蠲饮之剂，数剂而平。

3. 中阳素弱不运，聚湿生痰，胃气失降，上逆而呕，当吐则吐之为顺；如治失其法，痰郁化热，痰饮变胶痰，则宜滚痰丸，否则不效。如病案三胶痰内结呕吐，误用和解，不仅治而无效，反因延时加重病情。改用滚痰丸得愈。

4. 痰饮湿浊中阻，常呕吐痰涎清水、头晕心悸、苔腻脉滑，若主次不分，虚实辨误，也易犯虚虚实实错误。如病案四痰饮内阻误为脾胃虚寒，服香砂、理中、旋覆代赭诸方，病无改善。用小半夏加茯苓汤，气顺呕停，续以理中汤加味善后康复。

5. 脾胃虚弱，不能腐熟水谷；肾阳虚衰，不能温养脾土，也影响腐熟水谷之能。两者均可因化生气血不足，造成运化与和降失常，上逆而引起呕吐。临床当仔细区分，不可错辨误诊。如病案五肾阳虚衰呕吐，误诊为脾虚中寒，屡用附子理中、六君子、六味丸，皆罔效。从两关、尺脉弦细而沉，两寸涩大断为肾阳虚，予崔氏八味丸服之而愈。

6.呕吐的主要病位在胃，但与肝、脾，甚至气血瘀滞也有关联。若只辨脾胃，不辨其余，也容易带来误诊。如病案六气血瘀滞呕吐，误为中焦虚寒、胃虚气逆，予理中汤合吴茱萸汤不效，用旋覆代赭汤反呕吐加重。细察病史得知病与月经有关，用桃红四物汤加味有效，续以此方施治，诸证悉除。

7.奔豚气是指患者自觉有气从少腹上冲胸咽的一种病症。可引起呕吐，且常兼痰饮而成为痰气奔豚呕吐，治需兼顾，否则难以取效。如病案七幽门痉挛，气逆上冲，辨为痰气奔豚呕吐，用旋覆代赭、桂枝加桂汤均无效，改用茯苓饮合桂枝加桂汤2剂获效。

病案一　火热呕吐误为气虚阳微

【病案】

金宅少妇，宦门女也，素任性，每多胸胁痛及呕吐等证，随调随愈。后于秋尽时前证复作，而呕吐更甚，病及两日，甚至厥脱不省如垂绝者。再后延予至，见数医环视，金[1]云汤饮诸药皆不能受，入口即呕，无策可施，一医云唯用独参汤，庶几可望其生耳！余因诊之，见其脉乱数甚，而且烦热躁扰，莫堪名状，意非阳明之火，何以急剧若此？乃问其欲冷水否？彼即点首，遂与以半盅，唯此不吐，且犹不足之状，乃复与一盅，稍觉安静。余因以太清饮[2]投之，而犹有谓此非伤寒，又值秋尽，能堪此乎？余不与辨，及药下咽即酣睡半日，不复呕矣。然后以滋阴轻清等剂调理而愈。大都呕吐多属胃寒，而复有火证若此者，经曰诸逆冲上，皆属于火，即此是也。自后凡见呕吐，其有声势涌猛，脉见洪数，证多烦热者，皆以此法愈之，是又不可不知也。

（明·张介宾《景岳全书》）

【注释】（1）金：全、都之意。（2）太清饮：中医方剂名。出自《景岳全书·卷五十一》。具有清热泻火，生津止渴之功效。主治胃火烦热，发狂、发斑、呕吐者。药物组成：知母、石斛、木通、石膏。

【辨析】

本案患者素来任性，每多胸胁痛及呕吐，脉乱数甚，烦热躁扰实为气郁化火之证。然诸医因"厥突不省如垂绝者，汤药入口即吐"，虑其虚寒，束手无策，有医欲用独参汤救其虚，犹豫不决。

经言"诸逆冲上，皆属于火"，火性急迫，故凡属火之呕吐，来势急暴。王冰云：食入即吐，是有火也。景岳虽擅长温补，而此案之辨，能从问诊患者欲饮冷水，并亲与冷水试之，得其属火之结论。用太清饮清热泻火、生津止渴，投药辄效。可见其诊断之细，用药之精，堪为楷模。

【体会】

《景岳全书》有《探病法论》一节："探病之法，不可不知。如当局临证，或虚实有难明，寒热有难辨，病在疑似之间，补泻之意未定者，即当先用此法。"本病例即是探病法的具体应用，并由此得出属火的结论，依其用药取得捷效。可见其临床价值不可小觑。

病案二 湿热脘痛呕吐误为寒证

【病案】

沈某患脘痛呕吐，二便秘涩，诸治不效，孟英视之，脉弦耎[(1)]，苔黄腻。曰：此饮证也，岂沉湎于酒乎？沈云：素不饮酒，性嗜茶耳！恐茶寒致病，向以武夷红叶熬浓而饮，谅无害焉。孟英曰：茶虽凉而味清气降，性不停留，唯蒸遏为红，味变甘浊，全失肃清之气，逼[(2)]以酿痰之媒，较彼曲、葵，殆[(3)]一间耳！医者不察，仅知呕吐为寒，姜、萸、沉、附，不时与病相抵，抑且更煽风阳。饮藉[(4)]风腾，但升不降，是以上不能纳，下不得通，宛似关格，然非阴枯阳结之候。以连、楝、栀、芩、旋覆、竹茹、枇杷叶、橘、半、苓、泽、蛤壳、荷茎、生姜衣为方，送服震灵丹[(5)]。数剂而平，匝月而起。

（清·王孟英《回春录》）

【注释】（1）耎：同"软"。（2）逼：①强迫、威胁；②切近、接近。（3）殆：几乎；差不多。（4）藉：这里指"借"。（5）震灵丹：来源《道藏》引南岳魏夫人方（录自《太平惠民和剂局方·卷五》）。药前后共八味，并为细末，以糯米粉煮糊为丸，有补脾肾，固冲任，镇心神的功效。

【辨析】

脘痛呕吐，二便秘涩，诸治不效。脉弦软，苔黄腻，乃湿热之象，嗜酒者多如此。然患者却不嗜酒而嗜茶，人皆以茶性凉，无湿热之忧。焉知茶熬浓而饮与酒同类，久饮之也能致湿热。因不知此理，故患者只知呕吐为寒，遍用姜、萸、沉、附等辛热之辈，鼓动风阳，湿热借风势，但升不降，故呕吐不止。如此病机，非清热利湿、化痰蠲饮不为功，再加补脾胃、固冲任、镇心神之震灵丹数剂而平。

【体会】

《医彻·治病要随机应变》说："凡病可以意料也，而不可以意逆。料则任彼之情形，逆则执己之臆见"。意思是说，疾病可以预料其如何变化，用药则须随症状之变化而变化，不能用预料的症状（臆见）替代实际的变化，并以此而用药。这是意逆，意逆是违背疾病演变的规律的，必败无疑。多饮酒可能有湿热，久饮茶亦可湿热内蕴。事物是发展的、变化的，疾病也一样，临证得时时辨，步步辨，不可能一劳永逸。

病案三　胶痰内结呕吐，误用和解

【病案】

康华，深秋感寒，始即呕吐。继而干呕数声，出黏涎一口。自用发表清里药一帖，汗后不解，至七朝方延予治，予诊右脉小数而弱，左脉差强，寒热往来，胃口微胀，身热无汗，少渴，舌苔白。予小柴胡汤加枳、桔、蒌仁一帖，恶寒止，余症不减，前方加二苓、泽泻亦不效，去二苓、泽泻，加熟军、青皮、槟榔，服时暂快。药过如旧，亦下稀焦粪，因素无结粪故也，且又不合硝、黄。予意乃善饮之人，胃中素有胶痰，非汤药所能下。初系瓜蒂散症，此时已不可吐，以滚痰丸三四钱，下胶物四遍，遂脉出呕止，汗出而愈。按呕家有发表、利水、和解、攻下之不同，然攻下系汤剂，此症若泥古法，直待舌苔黄燥，方以硝、黄涤荡，反成九死。

（彭建中等《中医古今医案精粹选评》）

【辨析】

深秋感寒，呕吐、吐黏涎已显为痰饮之象，本用温化痰饮、和胃降逆，或"其高者因而越之"，用瓜蒂散吐之，却误用发表清里，故治而无效。医又囿于"寒热往来"，用小柴胡汤加味，和解消导、和解利湿，后用和解攻下，然药过而呕吐依旧。不思小柴胡汤证，虽见干呕、脉弦、寒热往来、胃口微胀等，却无口苦、咽干、舌红等症。而且医者忽略了呕吐物为黏涎这一重要依据。数易其方，症状不减，故必是辨证有误。

细询病史，方知其善饮，痰饮内停，胃气不降，故脘闷食不得下，反上逆而呕吐痰涎。如痰郁化热，则成胶着状。既为胶痰，汤药荡之不去，只能用礞石滚痰丸，则呕吐止而脉出，汗出而愈。

【体会】

本案从痰饮呕吐起病，一误再误。不仅治而无效，反加重病情。失误使病情发生了质变，痰饮演变为胶痰，医才从其素善饮推出胶痰内结这个核心病机，用滚痰丸获效。可见病史不可不详察，辨证不可偏执。此外，苔白似不宜下，然是胶痰所结，可以丸药下之，滚痰丸为下痰之首选药。如果等到舌苔黄燥，再用硝、黄涤荡，那就晚了。

病案四　痰饮内阻误为脾胃虚寒

【病案】

李某，女，59岁，城关镇居民。患者因呕吐日久，于1969年11月20日邀余往诊。自诉脘痛20余年。本次发病20余日。近5天来呕吐频频，所吐之物尽为清水痰涎，胸脘满塞，饮食不进，头目眩晕，卧床不起，恶寒厚衣，形体羸瘦，容惟息微。检视前医处方，首服香砂六君，次用理中，继拟旋覆代赭，病无进退。前医着眼于呕吐日久、纳呆、形羸，断为中焦虚寒，拟温健脾胃，降逆止呕，何以罔效？细察脉象，沉细而滑，舌苔白滑。此乃痰饮之证。饮停于胃，胃失和降，上逆而呕吐频作；呕而不饮不渴，乃水饮未尽之故；饮邪停积，心下满塞；气机不畅，清阳不升，故头目眩晕。此与《金匮·痰饮咳嗽病脉证并治》第十二谓"卒呕吐，心痞，膈间有水，眩悸者，小半夏加茯苓汤主之""呕家本渴，渴者为欲解也，今反不渴，心下有支饮故也，小半夏汤主之"两条病理相符。病在胃，其因在脾，饮邪为标，虚象为本。治宜先治饮邪，呕逆自平。方用小半夏加茯苓汤……服2剂。11月22日患者竟能徒步半里来院复诊。自诉服完2剂，已气顺呕停，少进米粥，精神稍振，恶寒已微，舌苔转白薄，脉细无力。饮邪既去，当复脾阳，筑中堤而防患于未然。拟理中汤加味善后康复。

（李俊贤《临证辨误4则》）

【辨析】

脾胃虚寒呕吐的特点是：饮食稍多即呕、时作时止、胃纳不振、四肢不温、便溏、舌淡、脉细弱。若为痰饮湿浊中阻呕吐，其特点则是：胸脘痞闷、呕吐痰涎清水、头晕心悸、苔腻脉滑。两者一虚一实，极易误辨。

本例前医对于饮证之概念认识不足，见呕吐纳呆、形羸，即断为中焦虚寒，拟温健脾胃、降逆止呕之剂，而不细察脉沉细而滑、舌苔白滑等痰饮之征；不深入分析呕吐之物为何尽为清水痰涎。困于常规，标本缓急不明，因此造成误诊误治。所幸后医能吸取教训，从脉沉细滑、舌苔白滑中悟出，用小半夏加茯苓汤加味2剂即效。可见熟识疾病之特点，乃医家基本功，不可小觑。

【体会】

小半夏茯苓汤，治膈间有水，水饮上逆，故卒呕吐；水停于胃，故心下痞；

清阳不升则眩，水气凌心则悸。方用半夏降逆止呕，化痰饮、降逆气为君药；生姜解半夏之毒，亦善于止呕，且可和胃散痞，与半夏搭配，则止呕之功更优；茯苓导水下行，加于小半夏方中，眩、悸皆定。用于本病例，可谓药证相得，温化膈间水饮，他证随之而蠲。诚如陈修园所云：仲圣之论，若方对证对，施之临床，其效如神。

病案五　肾阳虚衰呕吐，误为脾虚中寒

【病案】

汤伯乾子，年及三旬，患呕吐经年，每食后半日许吐出原物，全不秽腐，大便二三日一行，仍不燥结。渴不喜饮，小便时白时黄。屡用六君子、附子理中、六味丸，皆罔效，日渐于危，逮[(1)]后延余诊之。其两关、尺弦细而沉，两寸皆涩而大。此肾脏真阳大亏，不能温养脾土之故，遂以崔氏八味丸与之。伯曰：附子已经服过二枚，六味亦曾服过，恐八味亦未能克效也。余曰：不然。此证本属肾虚，反以桂、附、白术伐其肾水，转耗真阴；至于六味，虽曰补肾，而阴药性滞，无阳则阴无以生。必于水中补火，斯为合法。服之不终剂而愈。

（秦之济《清代名医医话精华》）

【注释】（1）逮：这里指"等到"。

【辨析】

食后半日，原物吐出，全无秽腐之味，据此可知证属阳虚不能腐熟水谷。若为中虚，则附子理中、六君子等治当有效。今不效，可见病位不在中焦。细析病机，其两关、尺弦细而沉，两寸皆涩而大，知为命门火衰，火不生土，肾阳虚馁也。前把肾阳虚误为脾胃中寒，属于病位辨证错误。故改用八味丸，阴中求阳法，此为补肾要剂，薛立斋之心法也。服后果然不终剂而愈。

【体会】

时下有人参伍了西医"对病"施药法。如八味丸，即先服六味丸，另用桂、附煎服。看起来也是八味，凑够了数，既有滋阴剂，也有不少壮阳药。可服药无效，错在哪里？因为欲暖脾胃之阳，必先温命门之火，而八味丸只用桂、附于滋阴剂中十分之一，其意不在补火，而在微微生火，即生肾气也。故不曰温肾，而名肾气，由此可知肾以气为主，肾得气而土自生。如果分开服，肾气因何自生，安能不错？

病案六 气血瘀滞呕吐，误为中焦虚寒、胃虚气逆

【病案】

宋某，女，19岁。呕吐年余，加重4个月。初起为饮后即吐，未引起注意，后日渐消瘦，腹胀，曾在外地治疗年余未见好转。来诊时症见：面色㿠白，腹胀，饭后呕吐，舌质淡，苔薄白，脉象缓中带弦。诊为呕吐证，属中焦虚寒。取温中散寒之理中汤合吴茱萸汤……上方服3剂，诸症依然，并有加重趋势。再辨为胃虚气逆，治拟益气降逆和胃，取旋覆代赭汤……服药3剂后，诸症同前，呕吐更甚。详细追问病史，患者呕吐迁延已年余，曾多方求医，查其病历，或以脾胃虚寒，或以胃阴不足，或以胃气上逆，或以肝胃不和论治，皆从中焦脾胃。何以不效？细辨其证，患者为食后即吐，腹胀以小腹为甚，其症状于月经期及月经前后加重，且月经量少，色暗。乃考虑到此证与血有关，系经行不畅，血气上逆于胃，致胃气不和而呕吐。故三诊辨证为气血瘀滞，夹胃气上逆治以养血活血祛瘀，佐以和胃降逆，取桃红四物汤加味……上方服3剂后，症轻，药以中的，效方不更，共服药15剂，诸症悉除，经调色正常。半年后随访，未见复发。

（涂华中《误辨医案2则》）

【辨析】

呕吐年余，面色㿠白，腹胀，舌质淡，苔薄白，脉缓弦，确似中焦虚寒，也应当想到气血失畅。然用理中加吴茱萸汤，竟然加重！再以胃虚气逆而呕，用益气降逆和胃之旋覆代赭汤，呕吐反而更甚。错在何处？错在未能从气血瘀阻辨之。

患者食后呕吐，腹胀以小腹为甚，症状在月经前后加重，经量少、色暗，可想到气血瘀阻、经行不畅，血气上逆，胃气不和而吐，治用桃红四物加味而渐安。

【体会】

本案误在医者问诊疏忽，不详细询问患者病史，不了解患者食后即吐，腹胀以小腹为甚，其症状于月经期及月经前后加重，且月经量少、色暗等症状，方知呕吐与月经不调有关。要知道腹胀，特别是小腹胀，不仅是脾胃病常见症，也是妇科气血阻滞之常见症。经量少，色暗更是瘀血阻滞的重要指标。

病案七 痰饮奔豚呕吐辨误（幽门痉挛）

【病案】

张某，女，39岁。初诊时期：1979年1月5日。

患者 10 日前开始出现奔豚气症状，多于夜间发作，自觉气自两侧腰间骤起，转动于少腹，再沿正中上冲左胸部，直至咽喉，引起呕吐，遍体痛楚。先用中药旋覆代赭汤不效，再用桂枝加桂汤，多次医治，针药不能止。三日来又频作呕吐，吐出物皆为涎沫，腹部饱胀，不思谷食，肠中鸣响，时感冲气上逆。舌苔薄白腻，脉细弦。

上消化道 X 线钡餐检查：空腹胃液潴留，蠕动较弱，幽门痉挛。

中医诊断：痰饮呕吐，奔豚气。拟茯苓饮合桂枝加桂汤。

处方：茯苓 15 克，白术 12 克，枳实 12 克，桂枝 15 克，白芍 9 克，陈皮 5 克，生姜 9 克，大枣 3 枚。2 剂。

药后呕恶得止，冲气症状亦去七八，脘腹渐舒，予原方稍事增删，尔后证情日见好转，恢复正常上班。1 个月后 X 线钡餐检查，幽门痉挛与胃潴留征象已消失。

（石友才《〈外台〉茯苓饮应用举例》）

【辨析】

奔豚气病，是气从少腹上冲咽喉，冲气上逆，状如奔豚，病在气分之证。因冲脉隶属阳明，故奔豚病发，多累及阳明。阳明为气血生化之源，津液所成之地，阳明失和则气不舒通，痰饮易成，痰气内阻，气逆上冲则频作呕吐；脘腹饱胀，水走肠间则沥沥肠鸣。故治必温阳化饮、降逆平冲。

本案状如奔豚气而呕吐，吐出物皆为涎沫，腹部饱胀，不思谷食，肠中鸣响，时感冲气上逆。属既有痰饮，又有奔豚气上冲。前医用旋覆代赭汤虽可降逆下气，却不适于奔豚气；桂枝加桂虽治奔豚，却不能用于痰饮，故治疗失败。后医以《外台》茯苓饮合桂枝加桂汤治之虽无清新之意，但用意周匝，用于痰饮兼奔豚气之呕吐，恰中病机。但若非谙熟仲景之法者，莫能为也。

【体会】

还有一种气从小腹上冲引起呕吐之现象，因无奔豚之势，诸治不效，从下面这则验案可以找到答案。

冲气上逆案

马元仪治袁某，患小腹厥气上冲即吐，得饮则吐愈甚，诸治不效。诊之，两脉虚涩，右尺独见弦急。曰：人身中清气本乎上，而反陷下，则为注为泄；浊气本乎下，而反逆，则为呕吐。今病正在下而不在上也。下焦之浊气上腾，则胸中之阳气不布，故饮入于胃，有上壅而不下达耳。经云：云雾不清则上应白露不下。非地道下通，浊气何由上而降，呕吐何由而止，以调胃承气汤，一剂下宿秽甚多，继培中气而愈。

（《续名医类案·卷六·呕吐》）

小腹厥气上冲即呕吐，是冲气上于阳明，冲脉隶属阳明，故以调胃承气承顺阳明腑气，浊气下降则冲气自复，呕吐因止。这是又一治冲气上逆之法。

　　这则医案辨证关键在脉。右尺独见弦急是下焦气壅，故通泄地道则诸气皆行；又见两脉虚涩，故继以培补中气，中气乃诸气之源，中气一充则脉气皆实。

第 14 章　呃逆（附病案 10 例）

呃逆，古称哕，古医案亦有称咳逆者。是以气逆上冲，喉间呃呃连声，令人不能自制为主的一种病证。

呃逆以辨虚实、寒热最为切要。在此基础上，还须进一步分清阴虚、阳虚，在脾、在肾。对出现在危重病症后期，或年老正虚患者，务须细心识别，注意病情变化。

1. 呃逆之治，当明辨病性，虚实、寒热了然胸中，然后再议方药，否则举手即误。如病案一实热内结呃逆，误为里虚寒证，欲用丁、附回阳，误矣。陈氏以胸腹痛不可按、身热面赤、舌燥黑判为实热，用解毒承气汤少加甘遂，下黑粪，热退呃止；病案二热结阳明呃逆，误为虚寒，用丁香柿蒂散加味治之，呃未止，病亦加。用调胃承气汤加味救误，仅一剂，便通呃止；病案三腑气不通致呃，误诊为脾胃虚弱，投香砂六君子汤，腹胀加，呃逆增。选大承气汤加味救之，一剂即愈。

2. 中气不足致呃者，治宜温运中阳，待中阳旋转，其气上通下达，呃逆则自止。此时若食滞，只可兼顾，不可舍本求末，否则易误。如病案四呃逆三载，多方久治不效，形体渐衰。周氏从乏力、眼睑下垂、头晕、纳差、脉沉细无力，辨为中气不足，脾气下陷。投补中益气汤，药后食纳增，睁眼有力，呃逆减。续以原方 3 剂而愈。

3. 呃逆病机为胃气上逆动膈，病位在中、上二焦。但是，呃逆病久，脾阳损伤，可进一步损及肾阳，导致脾肾同病。若不明此，则易失误。如病案五呃逆 20 载，遍服丁香柿蒂之辈，不效反增，后医用苏子降气汤加减，补肾纳气，和胃降逆、宣肺理气，上、中、下三焦统调，药仅 2 剂，20 载顽疾顿失。

4. 热病耗伤胃阴，或汗吐下太过，损伤胃津，胃阴亏虚，不得润降，胃失和降而引发呃逆，此情常致误治。如病案六胃阴不足肝气横逆而呃，误为脾虚不运，错投人参健脾丸，呃未止，反增两胁胀满、梦遗。刘老用滋胃柔肝汤，其病即愈。

5. 泥于常规，忽略因瘀血而致呃逆。气郁可以致瘀，久病必瘀，因瘀血而引起的呃逆不在少数，故不可忽略。如病案七血瘀呃逆误为气机郁滞，投大剂旋覆代赭，降胃止呃无效。改投血府逐瘀汤，1剂获愈。

6. 病势判断不精，所治不当。如病案八秋燥误汗致呃，误为湿温，先用发汗呃未止，继用大承气汤，不仅呃逆加剧，且不能坐、不能言语，命在垂危。后医用沙参麦冬汤加味救其津液，续以养胃汤加减而愈。

7. 呃逆实证攻邪即愈，虚证救治颇难，久病重病见呃逆，多死在旦夕，临证宜灵活变通，不可一味降逆止呃。如病案九久患心脏病，病危呃逆连声，医先用真武汤加味治之不应，改用橘皮竹茹汤、旋覆代赭汤、丁香柿蒂汤三方加减以救之，呃逆渐平，再予真武汤调理而出院；病案十高年多病，呃逆连连，医误用橘皮竹茹汤，反使呃逆不断，大小便不能控制，病势危急。后医用温阳益气，降逆固脱之方，3剂呃止，再以扶心阳、调脾肾，转危为安。

病案一　实热内结呃逆，误为里虚寒证

【病案】

陈三农治一人，患温热病十余日，身热面红，舌燥黑，呃逆日夜不止者三日，众医以脉迟无力，欲用丁、附回阳热剂，陈以手按其胸腹痛不可近，曰：脉微迟非元气虚，由邪热内实，壅滞其脉而然也。用解毒承气汤入甘遂末三分，下咽而燥热，片时去黑粪三四升，热退呃止而安。

（清·魏柳州《续名医类案》）

【辨析】

温热病十余日，余热未清，症见身热面红、舌燥黑、呃逆日夜不止，属热、属实。但脉迟无力，又似虚寒。究竟是热还是寒？极宜辨明。陈氏"手按其胸腹不可近"，不可近者拒按也，只有阳明腑实才会脘腹拒按。真相大白！即用解毒承气汤加三分甘遂末，得黑粪三四升，热退呃止而安。

【体会】

经云："善诊者，察色按脉，先别阴阳。"本案脉见微迟无力，阴脉也；然身热面赤、舌燥黑，胸脘腹痛不可近，其证为阳。阳证似阴，病本为实。倘若依众医之误，用丁附回阳热剂，则祸不旋踵。

《金匮要略》有云"病者腹满，按之不痛为虚，痛者为实，可下之，舌黄未下者，下之黄自去。"故舍脉从症，投解毒承气汤加味，热退呃止而安。众医之误在

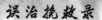

于不能明辨脉症真假。可见临证要全面辨析，不可偏执。

病案二　热结阳明呃逆，误为虚寒（败血症休克）

【病案】

李某，男，62岁。败血症休克住院。经用西药抢救，病虽脱险，但仍有微热，体温37℃，精疲力倦，呃逆频繁，心烦不安。医因其虚脱后呃逆不止，从虚家论治。用丁香柿蒂散加味。

丁香8克，柿蒂6克，西洋参（另煎和服）10克，陈皮6克，半夏6克，生姜3片。

服药2剂，呃逆未止，发热增高，体温39℃，口渴不饮，烦躁多汗，神志模糊不清，有时谵语，腹满拒按，大便三日未行，小便色黄而赤，脉滑数，舌质红绛，苔焦黄而燥。病乃热结阳明，胃热上冲所致。治当清热通腑，如得大便通畅，则发热呃逆自解，方拟调胃承气汤加味。

药用：大黄（后下）10克，芒硝（冲）12克，甘草4克，竹茹12克，石膏30克，黄连2克，知母10克，芦根40克。

服药1剂，大便通畅，呃逆止，体温38℃。阳明热结已解，余热未尽。当清热泻火，冀其热邪衰退。原方去大黄、芒硝，加麦冬20克，金银花15克、黄芩15克。再进2剂，发热迭降，仍舌红绛苔少，口干舌燥，邪热虽解，但阴液未复。予以加味增液汤，以清余热而复阴液。

药用：生地黄20克，玄参20克，麦冬20克，石斛14克，玉竹15克，竹叶10克。

调治，病愈出院。

（张谷才《从临床来谈误治与治误》）

【辨析】

败血症休克经抢救脱险，仍有微热，频繁呃逆，心烦不安。是属实抑或属虚？从病证分析，当属实。然医因其"虚脱"后呃逆不止，从虚家论治。这里须明辨休克与虚脱之概念：一为西医学概念（是人体对有效循环血量减少的反应），一为中医急性症候群（临床可见面色苍白或发绀、四肢发冷、少气乏力、神志淡漠、反应迟钝或昏迷，或烦躁不安，尿量减少，血压下降，脉微欲绝或芤大无力）。两者不是对等、可比的关系，因此不能说凡休克都是虚证。故医用丁香柿蒂散加味，降逆止呃，温中补虚，以温治热，如火添油。不仅呃逆未止，反使诸症蜂起。

本案病本属热证，抢救脱险，胃阴已伤，虚热未尽，而变生呃逆。理应甘寒生津养胃，佐清余热降逆，才能胃阴复，虚热退，呃逆止。然前医将虚热误为虚寒，再投温剂，热证得温，如火加油，以致病势急剧发展，由微热而转为热结阳明。出现高热呃逆，烦躁多汗，腹满便秘，口渴不饮，神志模糊，苔燥脉数，症势危急。故属于热结阳明呃逆误治。

【体会】

吴又可在《温疫论》云："胃气逆则为呃逆，吴中称为冷呃。以冷为名，遂指为胃寒。不知寒热皆令呃逆，且不以本证相参，专执俗语为寒，遂投丁、茱、姜、桂，误人不少。此比执辞害义者，尤为不典。"吴氏此处指出温病乱用温剂的失误，值得引以为戒。

夫丁香柿蒂散，是为久病虚寒呃逆而设，医不解其方义，任意投之，岂有不致变证丛生之误哉！证既变为阳明，津亏燥结，当以通腑泄热，方为正治。故张氏以调胃承气加味，投之则中，便通呃止；更以增液益胃调理救误，诸症若失，痊愈而归。

病案三　腑气不通致呃，误为脾胃虚弱

【病案】

蒋某，男，37岁。患者原有胃炎病史，1988年10月5日因腹胀、呃逆半个月前来就诊。症见：腹胀，呃逆，声响且频，心烦纳差，大便3日未解，口不渴，舌淡红，边有齿印，苔白，脉弦细。辨证先因有胃炎病史，且发病已半个月，见腹胀、纳差、呃逆、舌边现齿印、脉细等一些"虚象"，而投香砂六君子汤健脾和胃。殊不知，1剂后腹胀更甚，呃逆连绵不断，方知错矣！乃再审病因，大便多日未解，呃声响且频，俱为实证征象，为腑气不通，胃气上逆所成，当通腑降逆。选方大承气汤加味，1剂即愈。

（潘端《呃逆辨治正误案》）

【辨析】

腹胀，呃逆声响且频，心烦纳差，大便三日未解，属实。口不渴，舌淡红，边有齿印，苔白，脉弦细，又似虚象。且因胃炎病已半个月，故用香砂六君子汤健脾和胃。实证误补，雪上加霜。故服药后，腹胀更甚，呃逆连声不断，方知有误。细审病因，知大便多日未解，用大承气汤1剂即愈。

【体会】

本案腑气不通，胃气上逆是引起呃逆的主要病机。虽有胃炎病史，又见"虚象"，但非脾胃虚弱所致。而因其腑气不通，脾胃运化失司，气血运行受阻，乃大实有羸状，真实假虚之象。

大便多日未解，呃声响且频，标急也。急则治其标，腑通则呃逆自止。本例之误，误在忽视了腹胀、心烦、大便3日未解、呃声响且频等腑气不通之实，而投香砂六君子汤以补虚，犯实实之戒，诸证焉能不剧！

病案四　中气不足呃逆辨误

【病案】

方某，女，44岁。患者患呃逆3载，夜间常因呃逆致醒，始有胸腹满闷，头晕，热饮粗硬食物及快食诱发或加剧，为减少发作，每餐以半流或全流软食慢进。多次吞钡及胃镜检查，食管及胃无异常。经中西医多方医治，收效甚微。以致形体渐衰，疑其恶变，故半载未曾治疗。综观其方，大多出入丁香柿蒂、橘皮竹茹、旋覆代赭、沙参麦冬、理中、吴茱萸、六君子、血府逐瘀汤之类，虽一时获效，但终未收全功。1986年9月出现乏力，双睑下垂，睁眼无力，午后及劳倦更甚，以致影响视物。某院诊为"重症肌无力"。因疗效不满意，于1986年12月12日就诊于余。症见：双睑松弛，头晕，纳差，形体消瘦，少气懒言，苔薄白，脉沉细无力。证属中气不足，脾气下陷。遂以补中益气汤化裁……药后精神好转，食纳增，双睑已有开合之力，3载呃逆减其六七……三诊双睑闭合自如，呃逆亦止。为巩固疗效，守方再进3剂而愈。随访至今，二疾未再复发。

（周显菊《从治此愈彼谈临证失误》）

【辨析】

本例呃逆屡治不应，究其原因，是因为病起于忧思劳倦。思伤脾，劳耗气，脾伤则运化失司，胃失和降；气耗则升举无力，故枢机不利，升降失调，乃致清浊相混，更令中土壅滞。这种情况下，降逆之法耗气伤阴，更虚其虚，虚实不辨，标本不分，故必不中的。

患者胸腹满闷，纳少，头晕，似为痰阻气滞，理气化痰似合病机，但赭石、旋覆花、枳朴，更犯虚虚之戒，岂不殆哉！

为减少呃逆，患者采用忌热饮之法，胸腹不适，当虑中焦有寒，温中似恰合病机，然追溯忌热所由，乃为快食所迫。辛香燥烈之品，裨则宽胸开胃，弊则耗气伤津，药不中的，效从何来？

因疑其久病多瘀，遵《医林改错·血府逐瘀汤所治之症目》"一见呃逆，速用此方"，然推敲医理，并非对证，故亦无效果。

滋阴亦非病症所符，医者多法所试罔效，此乃无的放矢，反因滋腻之物有碍脾胃。加之久积久累则脾胃衰败，敷布无力，生化乏源，故肌肤失养，以致上胞下垂。改用补中益气汤化裁，诸症渐愈。

【体会】

呃逆有虚实之分，寒热之别。临证时当分清标本主次，虚者益气为先，实者降逆为主。若虚实不分，势必失误。综观全案，缘于虚实误辨。

益气补中助脾气升发，胃得脾升则降，升降有序，清浊各行其道，气机得畅，呃逆自止；水精四布，肌肤得以濡养，眼睑开合自然。一法愈二病，愈出自然，实乃异病同治之理。

病案五　三焦失调，呃逆廿载辨误

【病案】

范某，男，60岁，绍兴人。1982年4月9日初诊，述有呃逆史20余年。时发时止，近年发作趋频。五日前感风寒，呃逆又作。察呃逆频作，其声不扬，伴咳嗽，胃纳减，身倦乏力。苔白薄腻，脉沉细。在他处服中药十余剂，均为丁香柿蒂之辈，不效，反甚，不堪其苦。据证处方：炙苏子、前胡、益智仁、仙半夏各10克，肉桂2克，降真香6克，补骨脂12克。1剂减半，2剂呃逆止，未再复发。

（娄企《呃逆》）

【辨析】

张景岳说："致呃之由，总由气逆。"然气宣于肺，生于胃而纳于肾。故气逆有虚实、上下之别，因肺、因胃、因肾之分。本案患者气虚而逆，复被风寒，郁而不达，故呃逆又作，其声不扬，伴有咳嗽，与肺气不宣不无关系；频呃不已，胃失和降则纳少；年望八八，病哕二十余载，其肾必虚，肾气内虚故身倦乏力，脉沉细。

由此观之，本案病本于下，发于中，因于上，与三焦失调有关。然前医单辨中焦，从虚寒论治，故不仅无效而反甚。

【体会】

呃逆总病机为胃气上逆动膈，病位在中、上二焦。本例呃逆二十余载，脾阳损伤，再损及肾阳，导致脾肾同病。

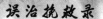

病既以肾虚为本，治以补虚为要，兼治肺胃。故以苏子降气汤加减，用肉桂、益智仁、补骨脂、沉香等温固下元以纳气，半夏和胃降逆以治中，炙苏子、前胡等宣理肺气以治上。主次分明，标本兼顾，方简法严，焉能不效。

病案六　胃阴不足，肝气横逆而呃，误为脾虚不运

【病案】

吴某，男，32岁。病为不能食，强食则胃脘胀满，呃逆连发不能控制，经常口咽发干，尤以睡醒之后为显，热象虽甚而大便反泄。医认为脾虚不运，投以人参健脾丸不应。两胁胀满，夜寐每有"梦遗"。视其舌红如锦，脉来弦细，辨为胃阴不足而肝气横逆之证，治当滋胃柔肝，刘老用自拟的"滋胃柔肝汤"。

沙参15克，麦冬15克，玉竹10克，生地黄10克，枇杷叶6克，荷蒂6克，川楝子6克，白芍6克，佛手9克，郁金9克。连服15剂，其病告愈。

（陈明《刘渡舟临证验案精选》）

【辨析】

患者不能食（即不思饮食），呃逆连发而不能控制，乃胃中津液不足，气机不得顺降所致。何以见之？呃逆短促而不连续，口干舌燥，烦渴不安，不思饮食即是明征；食后饱胀乃肝气横逆犯胃所致。病机如此，医诊为脾虚不运，用人参健脾丸，徒增辛温更耗津液，故服而不应，两胁胀，夜有"梦遗"。刘老用滋胃柔肝汤，服药渐愈。

【体会】

本案之不能食、胃脘胀满、呃逆连作，为胃阴不足，肝气横逆所致。其辨证要点：一是口咽发干，睡眠后尤甚；二是舌光红如锦而无苔。吴鞠通云："舌绛而光，当濡胃阴。"胃阴既虚，则肝不得柔，势必横逆乘侮而使阴受伤。肝火内迫肠胃，灼阴迫液，则大便作泄；若下劫肾阴，相火煽动，精关不固，则病"梦遗"。综观全部脉症，总为胃阴虚，肝气横逆，治当养胃柔肝，即叶天士所说的"通补阳明以制厥阴"之法。

病案七　血瘀呃逆误为气机郁滞

【病案】

某女，16岁，2年前因偶食冷饭遂呃逆不止，迭经中西医治疗罔效。刻诊呃

声高亢而频，面色晦暗，舌苔黄厚，舌尖有瘀点，脉弦紧。投大剂旋覆代赭石汤，以降胃止呃。然3剂无效，症状同前。再辨舌脉，忽有省悟，改投血府逐瘀汤，竟1剂获愈。

（刘鸿《临床误治教训2例》）

【辨析】

偶食冷饭出现呃逆不止，多见于饮食失宜，使脾胃阳气受损而发，用热汤温胃即可。或用和胃降逆、温补脾胃等按虚证处理多可有效。本例治疗罔效，显然不属虚证。症见呃声高亢而频，面色晦暗，舌尖有瘀点，明指瘀血；医反凭"舌苔黄厚、脉弦紧"诊为痰浊内阻，用旋覆代赭汤降胃止呃。因法不对症，故而无效。改用血府逐瘀汤，1剂即愈。

【体会】

胃虚气滞乃呃逆常见证型，旋覆代赭汤用之确有疗效。但临证还须四诊合参，辨证论治，否则病因未明，难免造成误诊误治。本案例一诊之误，误于忽略察辨舌脉，而囿守套法套方，致其不效。若抓住面色晦暗、舌尖有紫点等瘀血的表现，则呃逆的病机可明。治法自然而出，可见详细察体、精于辨证是治疗成功的前提。

病案八　秋燥误汗致呃，误为湿温

【病案】

李某，男，年40余，患秋燥呃逆之病，先经某医屡用汗药，呃逆未止。嗣又延某医诊治，断为湿温病，用大承气汤。云非下则呃不能止，病家信之。讵知承气汤后，不惟呃逆加甚，且不能坐、不能言矣。现症为呃逆不止，声振床帐。按其脉尚有胃气，视其舌质焦燥无津，此肺胃津液，因误下而大伤也。疗法：甘凉轻降，非专为治呃也，不过以其津枯气弱，命在垂危，姑以此药救其津液耳。

处方：沙参9克，麦冬9克，生玉竹9克，石斛9克，干地黄9克，川贝母4.5克，炙甘草3克，湘莲肉10粒。

次诊：此服药后，安睡两小时，呃声顿止，待醒后则呃又作。予因戒其家人，今日之药服后，宜任其熟睡，不可频频呼唤，扰其元神，俟其自醒，则自然不呃矣。

次方：北沙参9克，麦冬9克，生玉竹9克，石斛9克，淡竹茹6克，干地黄9克，川贝母4.5克，炙甘草3克，湘莲肉10粒，枇杷叶（炒香）15克。

效果：第三日复诊，果如予言，呃全止，且能进食矣。惟神气呆滞，状若痴愚，其家甚以为忧，且恐予药之误。予回：无恐也。再过半月即不痴呆。因与六君子汤、养胃汤加减出入，培养胃气，接服数日而起。

（何廉臣《重印全国名医验案类编》）

【辨析】

本案原为秋燥误汗而致呃逆。《素问·阴阳应象大论》云："燥胜则干。"燥邪干涩，易伤津液，且易伤肺，外感秋燥，迭进汗药，伤津耗液，燥上加燥，失于正治，呃逆自然不会好转。又延医断为湿温，用承气攻下，更加耗气伤津。以致肺胃大伤，气逆于上，呃声不止，津枯液竭，则舌质焦燥无津，命在垂危。此辨证、处方皆误。所幸后能细察舌脉病机，才得以逆流挽舟。

【体会】

此案舌质焦燥无津，实因误下而肺胃津液大伤。用生地黄、麦冬、沙参、玉竹之属急救其津液，处方一派甘润，呃暂止而复作。次方加竹茹、枇杷叶清降止呃，2剂后呃乃全止，由是观之，则横膈膜因燥而痉挛，必甘润与清降并用，才能获得全效。

据近代实验，有谓呃逆由于横膈膜之痉挛，麦冬地黄为补益制痉之圣药，故能止呃，但未见前人记述。然而，痰滞壅阻之人、实证之呃，则当先豁其痰，不可骤用此药。

病案九　中气大虚呃逆，误辨温肾（风湿性心脏病）

【病案】

王某，男，50余岁。素有"风湿性心脏病"，近则呃逆连声，面目足跗虚肿，腹胀、便溏，纳食衰少，气短欲脱，脉形沉细，已由×院内科病房发出病危通知，家属要求中医会诊。余初诊以真武汤加橘皮、竹茹、丁香治之。药后肿势与呃逆之症稍减，但仍饮食少进。昔贤谓：久病闻呃逆为胃绝。此人病已年久，肿胀便溏显系脾阳式微，今又呃逆连连，此乃脾胃俱败之候。

又处：生晒参9克，干姜3克，附片5克，公丁香3克，柿蒂7只，橘皮5克，竹茹10克，代赭石30克，旋覆花10克。

二服后呃逆渐平，能稍进饮食。再予真武汤，半月后肿胀明显减轻，呃逆未作。继续调理2个月余，平稳出院。

（危北海医案）

【辨析】

多年风心病，近添呃逆连声，面目足跗虚肿，气短欲脱，脉沉细，用真武汤温肾利水，似乎对症。然腹胀、便溏，纳食衰少等，不能单用肾阳虚解释。而是脾肾阳虚同时存在，且以中虚为主，中焦阳气受损，升降失常，虚气上逆而呃，呃声低微，气不接续；脾运失司，腹胀、口泛清水、纳少便溏，由此而生。故治而不效。

【体会】

宿有旧疾而近日又见面目、足跗虚肿，腹胀便溏，纳食衰少，气短欲脱，脉形沉细，是脾衰于中，肾虚于下，气浮于上所致。其病虽并累三焦，但以中虚为主。本案初用真武汤加减不愈，以真武汤为温肾制水之剂，于补益中州，则力嫌不足。《冯氏锦囊》云："元阳中气大虚，大宜培补中府。"今呃声连连，纳少便溏，中土欲败，故以参、姜大补中州，附片补火生土，余药降逆理气，治本为主，标本兼顾，药仅2剂即哕止食进。后予真武治肾崇土调理2个月而愈。

病案十　上越下脱医误用橘皮竹茹汤

【病案】

张某，男，79岁，初诊：1976年7月20日。患者年近八旬，因肺心病、房颤、心衰而住某医院。近十天来呃逆连连，医用橘皮竹茹汤治之，反而日夜不止，影响睡眠，且大小便不能控制，脉细而结，苔薄，舌质偏红。高年心、脾、肾三脏之气阳皆衰，上见呃逆，下见二便失固，诚属危象，急予温阳益气，降逆固脱。

熟附片（先煎）15克，生龙骨30克，炙甘草9克，丹参15克，丁香3克，柿蒂八枚，姜半夏9克，干姜3党，黄连3克，瓜蒌皮12克，党参12克，焦白术12克。

另：皮尾参[1] 30克，分3天另煎服。

上方服1剂后，呃逆明显减轻，3剂后呃逆完全停止。嗣后，着重扶心阳、调脾肾，病情转危为安，好转出院。

（上海市卫生局《上海老中医经验选编·徐仲才医案》）

【注释】（1）皮尾参：是生晒参中质次、等级最低的品种。通常是用走浆的小支头鲜人参，去掉芦头、支根和参须干燥而成。

【辨析】

高龄久病，呃逆连连，大都属于阳虚气衰，治宜益气回阳之品，医反用降逆、止呃、清热的橘皮竹茹汤，以致二便失禁，脉细而结，上越下脱，危险立至。徐氏明察，急用温阳益气、降逆固脱之剂，并重用皮尾参30克，仅1剂即见呃逆缓解，服药3剂，呃逆全止。

【体会】

呃逆一证，"大抵老人、虚人、久病人及妇人产后有此证者，非佳兆也"。此患者年近八旬，重病久羁，近添呃逆不止，乃阳气虚衰，上越下脱之象。上越者，脾胃阳气损耗，虚气上逆，呃声低微而短暂；下脱者，纳少便溏。当此宜温阳益气固脱，医反用橘皮竹茹汤，降逆止呃清热，背道而驰，致使呃逆加重，二便失禁，脉结而细。徐氏慧眼识真，用四逆合理中辅以龙骨，回阳益气，抑越固脱以治本，再以丁香、柿蒂、半夏、黄连，苦辛寒温并用，和胃降逆以治标。是方以温补为主，寒温并用，苦辛同投，标本兼顾，共奏回阳固脱，和胃降逆之功。方药恰当，恰中病机，挽救危证、变证于旦夕之间，值得学习借鉴。

第15章 反胃（附病案5例）

反胃是以脘腹痞胀、宿食不化、朝食暮吐、暮食朝吐为主要临床表现的一种病症。多由饮食不节、酒色过度，或长期忧思郁怒，使脾胃之气损伤，以致气滞、血瘀、痰凝而成。

本病的主要病机是脾胃损伤，不能腐熟水谷。

辨证要点：一是根据朝食暮吐、暮食朝吐的特点，详细询问病史，注意呕吐时间、呕吐次数、呕吐物性状及多少等。二是从呕吐物性质、内容辨别其"寒、热、痰、瘀"，结合脉象、舌象以助诊断。

其治疗大法，宜虚补实攻，寒温热清，但失误难免。本节从大量救误医案中选出数例，从正反两面揭示出治疗本病应当记取的教训与经验，弥足珍贵。

1. 肝气郁结，饮食生冷，寒湿伤脾。肝郁气滞，胃失和降，可以用疏肝解郁、和胃降逆而解，而寒湿伤脾，非芳香化浊、理气降逆不可。病案一木郁土虚，湿停气滞反胃，误以虚寒论治，症状丝毫不减反增。林氏用藿香正气散加舒肝理气救误，药仅3剂即愈。

2. 有形之瘀血，阻于胃关，影响胃气通降下行，故腹部胀满，朝食暮吐。瘀血不去，反胃不止。治当祛瘀活血，和胃降浊。病案二瘀血结闭而反胃，误用半夏厚朴汤行气散结，不效反添他症。叶氏用桃仁、蒲黄救误 大便通，反胃止。

3. 胃中无火，胃失腐熟通降之职，不能消化与排空，出现朝食暮吐、宿食不化之症状。治当温中健脾，和胃降逆。病案三脾肾虚寒为主反胃，前医失察，投药40余剂，毫无寸效。吴氏用桂附等补火生土，六君以补脾行滞而获良效。

4. 痰瘀交阻之证，不除其痰则胃口不开：不化其瘀则结滞难散。病案四痰火内结反胃，误用旋覆代赭汤无效，钱氏用礞石滚痰丸祛痰，用活络效灵丹化瘀，投药辄效。

5. 胃失和降，食物夹饮交阻中焦而反胃（幽门梗阻），其证属实，治宜通泄。病案五医用降逆止呕之剂不效，张老以清肝化饮通泄法，肝热解，痰饮下泄，梗阻得通。再以和胃化饮理气善后，治法全面，堪称师表。

病案一　肝气郁结，痰浊内停，误予黄芪建中（十二指肠溃疡合并幽门不完全梗阻）

【病案】

叶某，女，56 岁，社员。于 1979 年 5 月 30 日，以十二指肠溃疡合并幽门不完全梗阻收入本科治疗。

患者有胃痛史 12 年，以空腹时疼痛为多，进食后减轻，每年发作多次。3 日前因家事纠纷，肝郁气滞，复食生冷，旧病复发。初感胸胁苦满，脘腹胀痛，纳食减少，以后疼痛逐渐加剧，并伴有呕吐，每日数次，以晚上为多，呕吐物为积存的食物及大量的痰涎，有酸臭。医诊为虚寒，给予黄芪建中汤，丝毫未效。

刻下：面色萎黄，略带浮肿，大便尚正，小便短少，舌质淡红，苔薄白而润，脉弦细而滑。

诊断：反胃病。

辨证：肝郁气滞，胃失和降。

治法：疏肝解郁，和胃降逆。

方药：柴胡疏肝汤合大半夏汤加减。

2 剂以后，胸胁苦满消失，胀痛减轻，但续进原方无效。因改用理中、六君、清宫等方，结合西药补液、解痉、止呕，病情如故。

因想本病之因，除家事纠纷、肝气郁结之外，尚有饮食生冷，寒湿伤脾的因素，肝郁气滞，胃失和降，可以用疏肝解郁、和胃降逆而解，而寒湿伤脾，非芳香化浊、理气降逆不愈。

拟方正气散加减：藿香 6 克，大腹皮 6 克，苏叶 6 克，陈皮 6 克，白术 6 克，神曲 10 克，白芷 9 克，香附 9 克，砂仁（后下）6 克，耶藤根 12 克。水煎，少量频服。

1 剂后，呕吐减少，脘腹胀痛减轻。2 剂后，呕吐停止，脘腹疼痛轻微，思饮食，每餐吃半流饮食少许。3 剂后，呕痛均除，精神好转，每餐可吃干饭二两。于 6 月 20 日出院，追踪半年，未曾复发。

（林立仁《湿滞中脘辨误》）

【辨析】

胃痛 12 年，空腹痛、进食后减轻，属脾胃虚。土虚复因肝郁气滞，再食生冷，损及脾阳，以致脾胃虚寒，不能消化水谷，湿浊停滞胃脘，出现胸胁苦满，脘腹胀痛，反胃呕吐。如此病机，医反诊为虚寒，投黄芪建中汤，丝毫无效。再用理中、六君加味解痉止呕，病情不变，其辨治失误可知。细辨其证乃寒湿停滞，上逆而呕，选用藿香正气散加减数剂即愈。

【体会】

久病之躯，脾胃必伤，郁怒伤肝，其气必郁。土虚复伤生冷则不能腐谷，郁气生痰则气逆不降，塞而不通。脾湿肝郁，气机壅滞，故见脘腹胀痛，呕吐纳少，色萎面浮等证。医用建中汤药不对证，故无效。治此之法，当两和肝胃，故医以柴胡疏肝合大半夏汤获少效。虽然肝郁疏散，逆降胃和，但脾之寒湿则非刚燥芳化不去，故上方服之，初期有效，再服不应。医者审证求因，予藿香正气散加减才获全功。

病案二　瘀血结闭而反胃，误用行气散结

【病案】

钱某，同里人，五十六岁。酒热入血，瘀吐盈盆，越六七年，变成反胃，妨食，呕吐涎沫。医用半夏厚朴汤加减不效。问大便仍通，结闭在脘中，姑以通瘀开闭。（酒性本走血分，火酒更易煎熬，呕而被热气劫住，故瘀滞）。

薤白汁，桃仁，延胡索，京墨汁，生蒲黄，片子姜黄。

得诀在问大便仍通，故知结闭仍在脘中，通瘀开闭足愈斯病，不入治反胃门药矣。此为善审病者。

（清·叶天士《徐批叶天士晚年方案真本》）

【辨析】

病起于饮热酒，损伤胃络，以致"瘀吐盈盆"，过六七年，渐成朝食暮吐、暮食朝吐之反胃症，饮食有妨，且呕吐涎沫（吐涎沫既见于痰浊阻胃，亦可见于血瘀结积）。热酒乃辛烈之品，积热成毒，瘀结中脘。前医用半夏厚朴汤，只有行气散结，降逆化痰的作用，故治疗无效。叶氏从"大便仍通"，知结闭在脘中，通瘀开闭，不治反胃，反胃自止。

【体会】

《黄帝内经》云："水谷之寒热，感则害于六腑。"酒热入血，损伤胃络，故病起"瘀吐盈盆"，盘踞胃脘，日久终成反胃。因此，病者刻下虽见"呕吐涎沫，妨碍饮食"，但不可理气治痰。半夏厚朴汤乃行气散结之剂，对中州瘀血结闭何能有

效，故临证必审因而治。叶氏方以辛温之薤白汁散胃中恶血痰浊，合桃仁、生蒲黄等通瘀开闭。辨证之巧，立意清新，效虽未载，亦足使学者受益良多。

病案三　脾肾虚寒反胃，误用降逆止吐

【病案】

癸亥年又六月，因戚风水事，过黄村晤辉德妹丈，正坐谈，忽一女人来索诊，年已望六[(1)]，诊其脉沉而迟，左关细而弦，右关短涩。问饮食呕吐否？下半身冷，足无力行动否？答云正是。自某月起，至今数月不能饮食，每日只用粥碗余，仍要吐出，足冷如冰，不能行走，曾往见名医八九次，共服降逆止吐药四十余剂，毫不见效。已自知病成膈咽，不能活矣。今欲催人往外寻男人归，为料理后事。适闻高明在此，故来求诊，不知还可治否？余问名医药内曾用黄连否？答云不曾。余曰：若未用黄连，尚可救也。为奉方用肉桂为君，佐人参、白术、茯苓、半夏、陈皮、当归、牛膝、山萸、熟地，少加木香。

服一剂脚下便温，次日食粥便不吐，连服四剂，能食饭碗余。再服五六剂而饮食照常，诸证痊愈。

（清·吴楚《吴氏医验录十六之六》）

【注释】（1）望六：快六十岁了。

【辨析】

年近六十，反胃呕吐，下半身冷，行走无力，脉沉而迟，左关细而弦，右关短涩。乃脾肾虚寒，不能腐熟水谷，饮食停滞于胃内，宿食不化，而成反胃。前医用"降逆止呕"药40余剂，毫不见效者，是因为其"足冷如冰"，命火不足，火不生土，脾失温煦，脾肾两虚之证，前医只治其胃。且虚证实治，克伐脾胃，故而无效。后医以肉桂为君、补火温土，数剂而愈。

【体会】

经云：肾为胃之关。关门开合，全赖阳用。望六之年，脉沉而迟，足冷如冰，肾阳虚惫矣。火不生土，中虚必至，故病见饮食少进，入而复出，脉见右关短涩等；中虚不运，肝气必郁，饮食少进，阴血必虚，故脉见左关弦细。《慎斋医书》云："善补土者，莫先于补火。"故医以肉桂为君，守补命火以生土，然脾胃化物，必水火二气和平；少火生气，必以真水为济。故又以山萸、当归、牛膝以滋水濡肾，协调中州水火之气。方用六君为佐，意在调补脾胃。脾肾两调，肾气复则关门自开，脾胃和则饮食自进，故药进1剂即呕止足温，4剂而能食，10剂而病愈。

病案四　痰火内结反胃，误用旋覆代赭汤（十二指肠球部溃疡继发幽门不完全梗阻）

【病案】

肖某，女，23岁，未婚，湖北省汉阳人，1963年6月5日入院。

患者素健，于1958年起，屡因饮食不节，恣食生冷辛辣，渐感上腹部疼痛，嗣后不断发作，每月三四次不等。1962年8月起，病情加重，初感胸脘板闷不舒，继而食后恶心呕吐，朝轻暮重。经某医院钡剂透视，诊断为"十二指肠溃疡"。近来诸症增剧，平时上腹绵绵作痛，胸脘板闷，食后呕吐，下午更频，吐时上腹痛不可忍，汤水难进，曾经中医嘱服旋覆代赭汤加味，药后不惟无效，反而腹胀加重，大便燥结，三五日一行。经常头晕头痛，尤以两颞部为甚，有时心悸烦躁，间或失眠。今年3月，经前鼻衄一次，近数月来，经前腰腹胀痛，经来色黑有块。带下较多，色白质稠，且有腥气。

诊断为十二指肠球部有陈旧性溃疡面，继发幽门不完全梗阻。

治疗经过：视其形体丰满，面色润华，诊脉弦滑，舌质红，苔白厚腻，口苦咽干，但不欲食，时时作呕，掣动上腹痛而呻吟不止，按之更甚。所吐除食物残渣外，多系痰涎之物。四诊合参，患者乃因饮食失节，饥饱无常，以致脾胃受伤，水谷内停不化；加之肝失条达，木火移热于胃，迁延日久，煎熬成痰，壅塞中焦；幽门不通，必上走贲门，形成反胃之证。拟以攻荡痰涎，以开下行之路为急。处方：礞石滚痰丸四钱（缓缓用水送服静卧）。

服后呕逆即止，腹痛亦减，次早大便得行，但下午又见呕吐频频，因此丸药性峻烈，即改予汤药1剂。

处方：姜半夏三钱，代赭石一两，旋覆花（包）三钱，炒竹茹四钱，丹参四钱，赤芍四钱，乳香、没药各二钱，熟军三钱，川朴一钱，砂仁二钱，建曲二钱，延胡索三钱。

服后随即倾吐而出，未能获效。因见其朝轻暮重之规律，7日中午又给滚痰丸四钱，如法服用，下午腹痛减轻，呕逆亦止，再予原方汤药1剂，服后亦未再吐。

（钱生玉《反胃用下法验案》）

【辨析】

恣食生冷辛辣起病，脾阳受损，水谷内停不化，迁延日久，煎熬成痰，壅塞中焦。脾气不运，腑气不畅，上逆而成反胃呕吐。呕吐物除食物残渣外，多为痰涎，吐时上腹痛不可忍。症见形体丰满，口苦咽干，脉弦滑，舌苔厚腻，证属痰浊阻胃型反胃，属实。曾用旋覆代赭汤，虽有降逆化痰、益气和胃之效，但对胶结之痰浊实证，不唯无效，反因补而致腹胀加重。此乃有形痰浊，阻于中焦，升降失常，故胸腹胀满，上腹积块，疼痛拒按，大便干结不畅；痰阻则清阳不升，故头晕头痛；痰饮阻于心下，故心悸烦躁；后医用攻荡痰涎，以开下路为急。用礞石滚痰丸得大便行，腹痛止、呕吐反胃亦止。

【体会】

反胃一证，诸家立说多主虚寒。然反胃病因不同，腑气易滞。故证有寒热虚实之辨，治有攻补调养之异。诸证大凡形充脉实者多有余，形瘦而脉诸小者多不足。该患者年方二十三，形体丰满，面色润华，脉滑而弦，其证见时时作呕，口苦咽干，吐出痰涎，属形充证实者。此等脉证，乃系木火移胃，灼液为痰，痰气阻遏于胃所致。"病属于实，宜治以急"，故医以礞石滚痰丸攻逐内郁之痰涎，间以汤剂化痰降逆，行气消瘀小促其间，攻之以速，胜之以巧而得效。可见，反胃一证，辨治贵在审证求因，不可偏执，固守温补。

再者，宿食、痰浊停积胃肠，服药不易吸收，影响疗效。故反胃病人应在空腹时服药，或在宿食吐净后再服，疗效较好，此又不可不知。

病案五　胃失和降，食物夹饮交阻中焦而反胃辨误（幽门梗阻）

【病案】

谢某，女，55 岁。初诊日期：1976 年 9 月 31 日。

胃病史 10 余年，近 1 个月来未复发。中腹痛，拒按，3 日来食后 2 小时呕吐食物，痰涎、酸水，医用降逆止呕方药未效，刻下：大便艰秘，背恶寒，口干脉细，舌前红，苔根腻。

辨证：胃失和降，痰饮内停，肝热乘之，下关既阻，势必上涌。

治法：先拟清肝化饮通泄法。

方药：姜川连 2.4 克，炒吴萸 1.5 克，炒黄芩 4.5 克，枳实 12 克，制半夏 9 克，防己 12 克，椒目 6 克，生大黄 4.5 克，煅瓦楞（先煎）30 克。

10 月 4 日（二诊）：大便溏软，腹痛止，稍感不舒，呕吐得瘥，并思纳食，苔根腻渐化。肝热减而痰饮已得下泄，梗阻已有缓解之象，仍守前法选进。原方 3 剂。

10 月 7 日（三诊）：大便已正常，呕吐未复发，纳增，食后无不适，唯口多清涎，下腹时或胀气。脉细，舌红口不干。反胃之疾，已有向愈之势，再拟和胃化饮理气，以善后巩固。

　　黄连1.8克，炒吴萸0.9克，川石斛12克，茯苓12克，防己12克，椒目6克，制半夏9克，炒枳壳9克，大腹皮12克，佛手片4.5克。7剂。

（张伯臾《张伯臾医案》）

【辨析】

　　胃脘胀痛，拒按，食后2小时呕出所食食物，伴痰涎、酸水。亦属于痰浊阻胃型反胃证。然医用降逆止呕之药无效，原因安在？从脉症分析：患者大便秘结，背恶寒，脉细，苔根腻，属痰饮阻于中焦、腑气不畅之实证；口干、舌红结合吐酸水必因肝热而犯胃。降逆止呕之剂如旋覆代赭、橘皮竹茹、丁香柿蒂等方，都用于胃虚气逆诸症，对于心下痰饮停聚之实证无效。张氏用清肝化饮通泄法，清肝热，化痰饮，通腑气，使胃复通降呕吐止。

【体会】

　　反胃系指食物进入，不能消化，终至尽吐而出的病症。多因气郁、积滞、血瘀，生冷酒食或胃阴耗伤、脾肾阳衰，以致胃失通降，故而"食入反吐"。古人虽有"食入反出，是无火也"之说，但临床所见仍有虚实寒热之别。

　　本案西医诊断为幽门梗阻，临床表现与中医"反胃"相合。此例症见腹痛、食后两小时即吐，大便艰秘。证属胃失和降，食物夹饮交阻中焦，又见呕吐酸水、舌红等症。乃肝热犯胃之征。故用左金丸辛开苦降以清肝和胃，又用己、椒、苓、黄等辛苦通泄治法，使之胃复通降而愈。本案治法全面，堪称师表。

第16章 泄泻（附病案7例）

　　泄泻指大便次数增多，粪质溏薄或完谷不化，甚至泻出如水样而言。泄泻病因主要由于湿胜与脾胃功能失调，而致清浊不分，水谷混杂，并走大肠而成。

　　泄泻之治应以运脾化湿为原则。病急则多实，治宜祛邪为主，重用燥湿，或分利，或温散，或消导，或清化，或调气；病缓则虚实互见、寒热错杂，须谨审病机，细查寒热虚实，注意相互关联及转化，或健脾，或温肾，或升提，或固涩。

　　本病表现复杂多端，若循辨证以施治，每多获愈。若不分虚实主次、不辨寒热属性、不明湿热轻重、不辨脾肾，往往可造成误诊和治疗的偏差，造成新的更棘手的坏证，临床救误医案纷呈杂至，启人深思。

　　1.本病多为虚实夹杂。脾胃虚弱，水反为湿，谷反为滞，清浊不分，混杂而下，形成脾虚与湿盛同时存在，单纯脾虚十分少见，故临床要分清脾虚与湿盛的主次，主次不分，易成误诊。如病案一慢性结肠炎5年，虚实夹杂，五更必泻，误用温肾固涩之剂，致使湿热滞肠，腹泻腹痛不减。改用清热利湿、健脾行滞之品投之辄效，续以调理而安；病案二久病泄泻，屡误服温补固涩之剂，痛泻不减。赵老综合脉症，抓住暑湿蕴热，伤及肠胃、土壅木郁而泄之病机，方用葛根芩连汤、痛泻要方加减调理而愈。

　　2.实证误为虚证，大补成憾。如病案三泄泻脘痛10年，误为虚寒，广服培补，毫无寸效。孟英从"体丰、脉弦且滑"断为肝强痰盛，不宜再补；病家不信，遍访医疗，大剂温补，终于吐胶痰而亡。

　　3.寒热不辨，火热作泄，误以食滞、虚寒，治之多误。如病案四患者泄泻，药食入咽即觉辛辣，有如针刺，腹中有气，满腹绞痛，痛即泄泻，泄不能离厕，不能收摄。诸医治以食滞、暑湿、虚寒不效，坐以待毙。后医从脉洪大而数，断其为火热引起，用黄连、白芍、甘草水煎，1剂泄泻即止。

　　4.因病误治而泄泻，当随证施治，不可偏执。如病案五产后风温犯肺，不予清解，反投辛温之剂，肺热下移大肠，引起暴泄。产后本已伤津，泄利更促使津亡，故用甘寒之品救津液，热解、泄止、津回而愈；病案六纵饮无度，兼嗜瓜果，引起泄泻，用分利药、燥湿药反见加剧；李氏从脉浮知邪在表，用麻黄发汗利小便，佐升麻、葛根以升散，表解里和而泄止。

5.肠风飧泄是风从经脉而入里，侵入肠胃，或外淫风木之邪，内人于肠胃而引起完谷不化的泄泻，又称风干肠胃，医者不识，多有失误。如病案七病泄泻用参、术补剂，反完谷不化，再用参术桂附温补，飧泄更加剧。吴氏诊为"风干肠胃"，用痛泻要方加味，4剂而全愈。

病案一 脾肾阳虚夹湿泄泻，误用温肾固涩

【病案】

张某，男，48岁，干部。1983年10月5日初诊：患者罹慢性腹泻5年余，其间曾经医院乙状结肠镜检查而诊断为"慢性结肠炎"。长年累月五更必泻，昼夜大便达二三次，质稀不成形。凡进食油腻之品即加甚。便前腹隐痛，急迫欲行，泄后立减，两胫酸沉，性欲减退，舌体胖而质淡，苔白而微腻，脉濡细而缓，辨证为脾肾阳虚，关门不固，治拟温肾健脾，固肠止泻为法。仿附子理中汤合四神丸化裁。

处方：熟附片（先煎）、淡干姜、益智仁、补骨脂、全当归、北五味、罂粟壳、诃黎勒、煨肉蔻（后下）、广木香各10克，潞党参20克，炒白术12克。5剂，每日1剂，水煎取汁，早晚分服。

1987年8月17日二诊：药后诸症依然，又以真人养脏汤等方出入，先后计进百余剂，病情一直不稳定，时轻时重，终不见效，于是又辗转多处诊治。从所示病历记载来看，中医几乎皆以阳虚立言，方多不离人参、鹿茸、附子等峻补之品。西医则多以免疫功能降低，用药不越激素之类。然腹泻有增无减，反添脘痞胸闷、口干鼻燥或颜面虚浮、阳事不举等表现，痛苦不堪，遂再次来我处试治。

刻下，除首诊所诉自觉症状外，且兼口苦发黏，纳食呆钝，面色不华，体疲乏力，颜面虚浮，舌体胖而质红，苔微黄而厚腻，脉濡细。脉症合参，当属湿热滞肠，脾运失健；治拟清热利湿，健脾行滞为法。

处方：炒黄芩、川黄连各10克，吴茱萸5克，炒白芍18克，淮山药15克，生白术、广陈皮、川厚朴、干秦皮、石榴皮各12克，云茯苓、薏苡仁各20克，广木香8克，莱菔子、建神曲、车前子（包煎）各15克。3剂，如前煎服。

8月20日三诊：药后即觉口和食启，大便转为糊状，便前少腹隐痛及急迫欲

行之感均大减，余症依然，苔见化，脉如前。效不更方，继投原方5剂，药毕大便成形，每日1～2次，虚浮消，身有力，苔脉也基本正常；又以原方出入迭进20剂，诸症悉除；再予参苓白术散巩固之，追访至今无反复。

（张笑平《中医失误百例分析》）

【辨析】

腹泻5年，曾经结肠镜检查，诊为慢性结肠炎。症见五更必泻，每日二三次，质稀不成形，进油腻食物可加重，伴两胫酸沉、性欲减退，辨为脾肾阳虚似无大错。但用附子理中合四神丸化裁，诸症依然；再改用真人养脏汤，温补脾肾、涩肠固脱，服药百余剂，病情不减。细审病机，从急迫欲行、泄后立减，苔微黄而厚腻，脉濡细看，明指湿热之象、虚实夹杂之候。之前辨治失误，故而无效。当改弦易辙，用清热利湿，健脾行滞之品，数剂获效。

【体会】

本例泄泻不但病程长，而且五更必泄，并伴性欲减退、两胫酸沉，因此首诊辨为脾肾阳虚，关门不固。然病久也未必皆虚，且可见急迫欲行、泄后立减、两胫酸沉、舌体胖、苔微腻、脉濡等湿浊之象。正如《杂病源流犀烛·泄泻源流》所说："是泄虽有风、寒、热、虚之不同，但未有不源于湿者也。"故脾肾阳虚夹湿、虚实夹杂，才是本案之真实病机。如此虚实夹杂却纯辨为虚，迭投温补固涩之剂，势必滋湿酿热，阻滞气机，闭门留寇，而成湿热滞肠之证。二诊能及时抓住主要矛盾，侧重于从湿热辨治，才获显效。可见，审病必细，诊断必全，丝丝入扣，药证合拍，始能收桴鼓之效。

病案二 暑湿蕴热，伤及肠胃泄泻，误投补涩

【病案】

郭某，女，35岁，职工。1973年5月就诊，去年因出差某地，饮食不惯，水土不服，而患泄泻，腹胀不舒，痛则欲泄，体重骤减，曾服真人养脏汤、四神丸、参苓白术散等补涩之剂，病不见减。近日自觉倦怠乏力，腹中辘辘鸣响，每于天明泄泻必作，泻前腹中绞痛。夜寐梦多，时有心烦急躁，小溲短赤，阵阵汗出，多在颈以上。纳谷尚可，尤嗜凉食。诊其左脉弦滑，按之数而有力，右脉濡滑，按之也数。舌质红，苔白腻而干，根部尤厚。

综观脉证，病缘暑湿蕴热，损及肠胃功能，发为泄泻。久则土壅木郁，多服温补，又助肝热，热灼阴分，木火更旺，故久泄不愈。法当疏调肝脾，泄其有余，

调其不足，油滑黏腻之物皆忌。

处方：黄芩9克，马尾连9克，葛根9克，白术6克，白芍15克，陈皮6克，防风6克，灶心土30克，木瓜9克。

上方连服六剂，晨起泄泻已止，腹中绞痛亦轻，唯腹中仍偶作辘辘鸣响，脉象尚见弦细而滑。此木郁侮土，升降失调，故泻势虽减而腹痛肠鸣犹存，非脾胃虚寒也。仍用疏肝调脾，升其久泻而陷之清阳，降其木郁而化之邪火。仍宗前方去白术、木瓜、灶心土，加枳壳6克，木香3克，白芍改为9克，防风改为8克，又服10剂，药后大便已如常人，腹中痛势大减，仅偶作微痛，间或腹中辘辘微响。夜寐已安，六脉弦势大差，已渐濡软，唯沉取尚属细滑。仍拟疏调气机，分利湿热，少佐和阴，以善其后。

处方：茯苓6克，冬瓜皮30克，木瓜9克，防风6克，陈皮6克，灶心土25克，炒麦芽9克，炒白芍9克，炙甘草9克。

3剂后，病愈。

（赵绍琴《泄泻日久未必均用补法》）

【辨析】

饮食失节而泄泻，腹胀、痛则欲泄，意含"泻势急迫"之义，多属实证。真人养脏汤、参苓白术散，均为温补之剂，实证再补，故病不见减。

黎明即泄，泻前腹绞痛，心烦急躁，小便短赤，尤嗜凉食，左关弦滑、数而有力，右脉濡滑数，舌质红，苔白腻而干。显为湿热泄泻的特点。

泄泻日久，土虚木郁，加之温补、固涩之剂频投，既助肝热，又灼阴分，木火更旺，故久泄不愈。改用葛根芩连合痛泻要方，疏调肝脾，泄肝火、祛湿热，调气机，祛邪以扶正。药后，泄泻得止，但腹痛肠鸣仍在，再用疏肝调脾，升清阳，降郁火，大便恢复。仅偶有微痛、肠鸣，最后疏调气机，分利湿热而愈。

【体会】

泄泻一证，古人论述颇详，一般以初泻属实，久泻属虚，此概为泄泻常法。然泄泻日久，未必皆用补法。孰知病虽久而非虚，施以补药何能见效？如本病原属湿热，土壅木郁，而连投补涩之品，则留邪而戕正，故缠绵不愈乃至经年。综观本例症情及脉、舌，乃湿热内蕴，土壅木郁之证，又因过服温补而助肝热，致使病势胶着。治则必先泄木郁，降肝火，祛湿热，调气机。用药重在祛邪，邪去正自安矣。

赵老谓其"泄泻日久，似非皆属虚证，治疗亦未必均用补法"，确为经验之得。学者若能于常法中知变法，则受益不浅。

病案三　肝强痰盛泄泻误为虚寒

【病案】

方氏女，久患泄泻脘痛。间兼齿痛，汛事不调，极其畏热，治不能愈。上年初夏，延孟英诊之，体丰，脉不甚显，而隐隐然弦且滑焉。曰："此肝强痰盛耳。然病根深锢，不可再行妄补。"渠[1]母云："溏泻十余年，本以虚极，广服培补，尚无寸效，再攻其病，岂不可虞[2]？"孟英曰："非然也。今之医者，每以漫无着落之虚字，括尽天下一切之病。动手辄补，举国如狂，目击心伤，不胜浩叹。且所谓虚者，不外乎阴与阳也。今肌肉不瘦，冬不知寒，是阴虚乎？抑阳虚乎？只因久泻，遂不察其脉症，而皆疑虚寒之病矣！须知痰之为病，最顽且幻[3]，益以风阳，性尤善变。治必先去其病，而后补其虚，不为晚也，否则养痈为患，不但徒弗参药耳。"母不信之，遍访医疗，千方一律，无非补药。至今秋颈下起一痰核，黄某敷之始平，更以大剂温补，连投百日。忽吐出胶痰斗余而亡。

（清·王孟英《王氏医案》）

【注释】

（1）渠：指他（她）。（2）虞：这里指忧虑。（3）幻：没有现实根据的；不真实的；奇异地变化。这里指痰变幻无常。

【辨析】

久患泄泻腹痛，间兼齿痛，极其畏热，可见病非虚寒。若以久病多虚之虑，误以温补，自然治不能愈。孟英从"体丰、脉弦且滑"，断为肝强痰盛，本是正确诊断。但其母以"溏泻十余年，本已虚极"为由，主张"广服培补"。殊不知"肌肉不瘦、冬不知寒"，乃毫无虚象，倒是"痰之为病，最顽最幻，益以风阳（肝旺），性尤善变"。其母不听劝，遍访名医，千篇一律，大补不止。直至颈下起一痰核，本当省悟，然仍大补不止，直到吐胶痰而亡。

【体会】

本例为肝强痰盛之久泻，只因溏泻10余年，而误为虚寒，广服培补致死。但泻久也并非都是虚证，从患者"体丰、极其畏热，脉不甚显，而隐隐然弦且滑焉"来看，皆非虚寒之表现。然医者不参其脉症，不辨寒热虚实，漫以为虚，滥用补法，终于酿成悲剧，此不当补而补之之误也！设早从孟英之言，断不会遽死于今日。

病案四 火热泄泻，诸医治以食滞、暑湿、虚寒不效，坐以待毙

【病案】

一人患泄泻，凡食一切药粥蔬菜，入喉觉如针刺，下咽即辣，因而满腹绞痛，遂觉腹中有气。先从左升，次从右升，氤氲[(1)]满腹，即欲登厕。弹响大泄，粪门恍如火灼，一阵方毕，一阵继之，更番转厕，逾时方得离厕。谛[(2)]视所泄，俱清水盈器，白脂上浮，米粥及蔬菜俱不化而出，甚至梦中大泄，了不收摄。诸医或云停滞，或云受暑，或云中寒，百药虽投，竟如沃石[(3)]，月余大肉尽脱，束手待毙。诊其脉洪大而数，知其为火热所生。川黄连三钱，白芍药二钱，甘草八分，水煎，一服即止。

（丹波元简《杂病广要·泄泻》）

【注释】（1）氤氲（yīnyūn）：也作"烟煴""细缊"，指湿热飘荡的云气，烟云弥漫的样子。也有"充满"的意思。形容烟或云气浓郁。（2）谛：谛是仔细的意思，这里指仔细看。（3）沃石：是地府里的十座山的名字，而方位是每座山的姓，这十座山都十分丑陋，所以都叫一个名，只是姓不同，分别受十大殿王管理。这里指用药后，症状毫无改变。

【辨析】

泄泻以至待毙，皆因误治所为。脉洪大而数，粪门好似火灼，火热之象已经显然，为何还要诊为食滞、暑湿、虚寒？喉如刺、下咽辣感、腹中气升，皆火热上灼所致；气从左升右升者，皆因火热之气奔冲不宁之故；泄泻了不收摄，乃火邪下迫作泄；所下完谷，颇似寒证，是因为热不杀谷，亦可完谷不化。热者，色当青褐，味极秽恶，与寒泄清冷而腥者不同。黄连芍药相伍，酸苦涌泄为阴，泄其火热；芍药甘草相合，酸甘化阴，益阴和阳，调其营卫。药与证合，故1剂而泄止。泄止更当善后，以复本元。

【体会】

本例所泄之物，"俱清水盈器，白脂上浮，米粥及蔬菜俱不化而出"。极似虚寒，但"诊其脉洪大而数，"知为火热，投酸苦之剂，服药辄效。可见脉诊在临床的重要性，那种"把脉是摆架子"的说法，可以休矣！

病案五 产后风温、暴泄津伤

【病案】

华镜文室，年三十岁，产后弥月，新感风温，发热咳嗽。第三日经邻医徐某，

投桂枝汤，乃作暴泄，症势大剧。泄泻一昼夜十余次，津涸神昏，气促痰鸣，舌苔焦黄干燥，齿板面黔(1)，目闭多眵，身灼热，渴饮无度。脉弦而驭，症本风温犯肺，不与清解，反投辛温，肺热下移于大肠，乃作暴泄，《内经》所谓暴注下迫、皆属于热也。况产后营液先伤，利多又促亡阴，当此一身津液倾泻无余，非甘寒急救其津液，不足以挽此危局。若误认为脾病，与以温燥升补之药，必阴下竭而阳上厥矣。

欲存阴必先止下利，欲止泻必先清肺热。因以白虎汤为君专救肺热，佐以甘凉诸品以救津液，不得谓泄泻之症，忌进寒凉也。

处方：鲜霍斛二两，鲜沙参三钱，川贝母三钱，生甘草一钱，生石膏二两，鲜生地黄二两，鲜竹叶三钱，鲜芦根二两，肥知母三钱，麦冬肉三钱，竺黄片三钱。

又方：塘西青皮甘蔗榨清汁一大碗，频频服之。用大剂甘寒服竟日，而泻止津回，热解身凉，竟以大愈。后加西洋参、扁豆衣等，两日即瘥。

（何廉臣《全国名医验案类编》）

【注释】（1）黔：黑色。

【辨析】

"桂枝下咽，阳盛则毙"，产后本已阴伤，再感受温邪，复用辛温，致使其热更甚，误治促使病危。所幸泄泻，肺热得以下趋，未至夭亡。可是热已燔灼，阴津伤竭难免，非甘寒之品莫救。故用白虎汤清热生津，更加生地黄、鲜石斛等甘寒增液之品，清热生津，使热清津复而泄泻止。倘若囿于"甘寒之品润便"，担心加剧泄利而放弃使用，必然会阴竭阳越，后果惨重。对此，学者最宜留意。

【体会】

本案产后营液先伤，复感风温，再灼津液，更误用辛温，迫使肺热下移大肠，引起暴泄。当此一身津液倾泻无余之际，必当先止下利，欲止下利必先清肺热，故必用白虎汤，此乃大势所需。故虽石膏寒凉为泄泻所忌，但其清肺热所带来的津回利止，热解身凉，病情大愈是无法比拟的。可见临床当以大局着眼，不可囿于成俗。

病案六　风干胃肠(1)泄泻辨误

【病案】

闽中太学张仲辉纵饮无度，兼嗜瓜果，忽患泄泻，自中夜至黎明，洞下二十余次。先与分利不应，继与燥剂转见沉剧。余以其六脉俱浮，因思经云，春伤于风，夏生飧泄，非大汗之剂不能解也。麻黄、升麻、干葛、甘草、生姜煎服。原医者笑云：书生好奇，妄行险歧，麻黄为重剂，虽在伤寒且勿轻用，斯何证也，而以杀之耶。仲辉感之，已而困甚，叹曰：吾命将尽，服此剂以冀万一。遂服而取汗，泄泻顿止。

（李中梓《李中梓医案》）

【注释】（1）风干胃肠：外邪从经脉入侵肠胃，引起泄泻，称之。

【辨析】

患者纵饮无度，嗜食瓜果而患泄泻，按常理应当诊为寒湿困脾下利。然而用分利温燥之剂，泄泻反转沉剧，故知病非寒湿。

李氏从患者六脉俱浮，想到解表，用汗法治之，泄泻顿止，治法奇特效果彰彰，令人拍案叫绝。

【体会】

《伤寒论》协热下利，以葛根提出下陷入里之热邪；喻氏治利有逆流挽舟法，挽逆陷之邪自表而解；本案下利而用汗法，也是亦欲提出下陷之邪，自表而解。

那么，何以知病为"风干胃肠"？

脉浮为据。浮脉主表，表当有邪，且可见寒热身痛等症，表邪未解，传之于里，干于胃肠，升降失司，下利就产生了。

麻黄发汗利小便，宣肺气以利水道，佐升葛之升散，升发胃气，提邪达表，表解里和，泄泻顿止。当然，若下利而无表邪者，汗法未必相宜。学者亟当记取。

病案七　肠风飧泄（1）辨误

【病案】

休邑一女人，年四十余，患泄泻，谓是脾虚，用参术补剂，泻益甚，渐至完谷不化。谓是虚而且寒，用参、术、桂、附温补之药，飧泄更甚，服药月余，终不见效。壬戌秋月，余在休邑，邀为视之，两脉弦浮而有力，余曰：此风干肠胃，非虚寒也。风性最速，食物方入胃，即传而出，故完谷不化。用温补则风势益劲，传递更速矣。余用桂枝、防风，苍术、薏苡、泽泻、陈皮、柴胡、升麻、白芍、服四剂全愈。

（吴楚《吴氏医验录》）

【注释】（1）肠风飧泄：风从经脉而入里，侵入肠胃，或外淫风木之邪，内入于肠胃所致。在便时见血，随感随发，血清色鲜，四射如溅，与内痔症状差不多，判断容易出错，临床需要鉴别。"飧泄"是完谷不化之意。

【辨析】

泄泻脾虚固多，然脉弦浮有力，断非虚寒。惜医者不究病之原委，不察脉之盛衰，滥施温补，以致泄泻日甚。《素问·风论》云："久风入中，则为肠风飧泄"，风干胃肠，升降乖戾，传导失司，泄泻作矣。方以痛泻要方加味，抑肝扶脾，散风升清，升降有序，泄泻自愈。

【体会】

《医统》曰："完谷不化，其因有四，曰气虚，曰胃寒，曰胃火，曰胃风"。气虚者，升降无权，清阳在下则生飧泄。胃寒者，不能腐熟水谷。胃火者，因邪热不杀谷，火性急迫，传导甚速，未及腐熟已然下泻。胃风者，风干于胃，风善行而下利急速，亦完谷不化。除此而外，甘草泻心汤证，寒热错杂亦"完谷不化"；少阴证，命门火衰，亦"下利完谷不化"。

虽然完谷不化，非只四种，约言之，病机不外二端：一为传导甚速，未及腐化而已下；二为火衰不能腐熟。医者不可一见完谷，即云寒中，辄予温补，当予以分辨。类似这种"风干胃肠"之病例，临床绝非仅有，应当引起足够的重视。

第17章　便秘（附病案7例）

便秘是大便秘结，排便时间延长，或大便便质干结或艰涩不畅的一种病症。多因燥热内结、气滞不行、气虚传送无力、血虚肠道干涩，以及阴寒凝结所致。

本证虽属大肠传导功能失常，但与脾肾功能密切相关。其辨证以虚实为纲，邪滞胃肠、壅塞不通属实；阴阳气血不足，使肠失温润、推动无力属虚。

治疗便秘，热秘者宜清热润肠；气秘者宜顺气行滞；气血虚者益气血而润肠；冷秘者则宜温通开秘。然而，在临床绝非如此单纯，往往是虚实夹杂、寒热相兼不易分辨，须细审而斟酌处理。否则失误难免，历来救误医案或补泻兼施，或寒热通用、寓泻于补、治标治本，始克奏效。

1. 饮食生冷，或过用苦寒药物，或年老体弱、脾肾阳气虚弱，温煦无权，阴寒内积而形成的冷秘，常因认识不足而误诊。如病案一冷秘误为热秘，屡服苦寒之大黄攻下，雪上加霜，重伤脾阳。高师用理中汤加减，温运中州，补肾壮腰，便秘减，诸症悉除；病案二阴结便秘误为瘀热内滞，误用桃核承气汤下之，大便未通，反见发狂。此乃阴结误下，逼阳暴脱之证。幸吴氏用大剂回阳饮救误获效，再以四逆加人参而愈。

2. 阳虚受邪，阴气固结，阳气不运，肠道传送无力而排便困难。治当辨其寒热虚实，标本缓急。如病案三患者年近七旬，病发寒热，群医用滋阴清火之剂，病日甚，景岳用理阴煎加人参、柴胡后，热退，但大便不通，群医又以燥结为由，欲进清凉之剂，景岳再阻止，仍用原方加姜、附，倍用人参、当归，数剂便通。

3. 病后、产后及年老体弱之人，气血亏虚，或过用汗、利、燥热之剂，损伤津液；气虚则大肠传导无力，阴血、津液亏虚则肠道干涩，均可造成虚秘。然人多忽之致误。如病案四年高体虚便秘，误为热结，错投增液承气汤，便七日未通，症反加重，再察脉症，用补中益气汤加味治之，5剂后便通复康；病案五大病后津亏便秘，误为实热用大承气汤加大剂量投之，大便仍不通，诸症加重。改用增液承气汤始得大便通畅。

4. 热结旁流是阳明腑实、下利清水，乃燥屎坚结于里，胃肠欲排不能，逼迫津液从燥屎旁流下所致。若误从虚辨，祸不旋踵。如病案六热结旁流误从虚辨，遍投养心安神之剂，病益加。路老细审脉症，断为胃家燥热结实，用调胃承气汤少佐附子，得燥屎，惊悸止、神气清，旬日而安。

5. 气虚、血虚同属虚证，均可引起便秘，临床虽有兼夹，但症状侧重不同，治当有别。故须仔细分辨，不可混淆。如病案七气虚便秘误诊为血虚便秘，先后用麻子仁丸、诸承气汤加减，便秘不改而症反加重。详察脉证，诊为中气不足，气虚不运，改用补中益气汤加味，3 剂便调，月余而安。

病案一　冷秘误为热秘

【病案】

秦某，女，55 岁。自诉产后 6 年来常感腰酸背痛，胃脘部怕冷，喜热饮食。白带量多、质稀色白，月经周期提前，经量多。近 2 个月大便干燥、便秘，每 7～10 日 1 行，在某医院屡服大黄等苦寒攻利之品，药后则腹泻，停药则大便复结。腹胀不为泻解。察见患者形瘦，面色萎黄，舌淡红，苔薄白，脉细数。高师辨为脾阳虚损，寒凝气滞，兼肾阳不足。治宜温中健脾，理气行滞，佐以补肾壮腰。以理中汤加减……服 7 剂后，大便秘结好转，腹胀、腰背酸痛减轻。再守上方去厚朴、枳实等出入，连投 20 余剂，排便通畅，日行 1 次，诸症悉除，病情平稳。

（王发渭《高辉远挽治误用温、寒、下、补验案》）

【辨析】

热秘即古称之阳结，胃肠结热为主要病机。症见大便干结、小便短赤、口干口臭、面红心烦、舌红苔黄燥、脉滑数；冷秘即是阴结，其病机是肾阳虚，阴寒内生，阳气不运而便秘。故小便清长、喜热怕冷、舌淡苔白、脉沉迟。两者寒热分明，较易辨识。

本例患者病由产后，且胃脘部怕冷，喜热饮食，白带量多、质稀色白，舌淡红、苔薄白，脉细。脉症合参，当属冷秘。然前医只因见大便干结，不辨其余，便误为热结，屡投大黄等苦寒之剂下之，图一时之快，重伤脾胃之阳，故停药则大便复结，腹胀不为泻解。高师用理中汤加减，温中健脾，以复误伤之脾阳，兼补虚寒之肾阳。辨证精当，方药简洁，标本兼顾，一方到底而获良效。

【体会】

冷秘治法方药有多种：如济川煎、半硫丸、桂附八味丸……，但总以温润通便为其大法。冷秘即是阴结，其病机核心是肾阳虚弱，因此温补肾阳必不可少。本案在温中健脾，理气行滞的基础上，佐以补肾壮腰，取得奇效即是明证。

病案二　阴结便秘误为瘀热内滞

【病案】

昔诊一男，二十余岁，系一孀妇之独子，体质素弱。始因腹痛便秘而发热，医者诊为瘀热内滞，误以桃核承气汤下之，便未通而病情反重，出现发狂奔走，言语错乱。延余诊视，脉沉迟无力，舌红津枯但不渴，微喜热饮而不多，气息喘促而短，有欲脱之势。据此诊为阴证误下，逼阳暴脱之证。遂以大剂回阳饮（四逆汤加肉桂）与服。附片30克，干姜50克，上肉桂（研末，泡水兑服）13克，甘草1克。服后，当天夜晚则鼻孔流血，大便亦下黑血。次日复诊则见脉微神衰，嗜卧懒言，神志已转清。其所以鼻衄及下黑血者，非服温热药所致，实由桃核承气汤误下后，致血脱成瘀，今得上方温运气血，既已离败坏之血，不能再行为经，遂上行而下注。嘱照原方再服一剂。服后，衄血便血均未再出，口微燥，此系阳气已回，营阴尚虚，继以四逆汤加人参，连进四剂而愈。方中加人参者，取其益气生津，养阴以配阳也。

（吴佩衡《吴佩衡医案》）

【辨析】

体质素弱而出现腹痛、发热、便秘，不能除外冷秘，更不可贸然使用苦寒通下。然前医却疑为"瘀热内滞"，误投桃核承气汤，致使大便未通，反现发狂奔走、言语错乱之象。是真有瘀热内滞吗？回答是否定的。因为其脉沉迟无力，舌虽红，但津液少，且口不渴，微喜热饮量不多。更值得注意的是：气息喘促而短，有欲脱之势。吴氏据此诊为"阴证误下、逼阳暴脱之证"，用大剂回阳饮2剂即获效，继以四逆加人参汤四剂而愈。

【体会】

虚寒之体，再进寒凉，必致阴寒内结，逼阳外越，如发狂奔走、言语错乱等，外假热而内真寒之象。

《伤寒论》云："太阳病不解，热结膀胱，其人如狂，血自下，下者愈。其外不解者，尚未可攻，当先解其外，外解已，但少腹急结者，乃可攻之，宜桃核承气汤。"观仲景之言，桃核承气汤是太阳病蓄血轻证主治方，其功能是活血化瘀，通下瘀热。既云通瘀热，药必寒凉。

然而，前医见腹痛便秘发热，未予详辨，即误为"瘀热内滞"而投桃核承气汤下之。岂料大便未通，人已发狂。幸而吴氏能及时辨之，虽见舌红津枯但不渴，微喜热饮而不多，脉沉迟无力，故知为阴结寒下、逼阳暴脱之证，投以大剂回阳饮救之，力挽险证，才获成功。

病案三　阴结便秘辨误

【病案】

朱太夫人，年近七旬，于五月间，偶因一跌即致寒热，群医为之滋阴清火，用生地黄、芍药、丹皮，黄芩、知母之属，其势日甚。及余诊之，见其六脉无力，虽头面上身有热，而口则不渴，且足冷至股。余曰：此阳虚受邪，非跌之为病，实阴证也。遂以理阴煎[1]（熟地9～60克，炙甘草8～9克，当归6～9克或15～21克，干姜炒黄8～9克。或加肉桂8～6克。水二钟，煎七八分，热服（《景岳全书·新方八阵·热阵》）。加人参、柴胡。二剂而热退，日进粥食二三碗，而大便已半个月不通，腹且渐胀，咸以为虑，群议燥结为火，复欲用清凉等剂，余坚持不从，谓其如此之脉，如此之年，如此之足冷，若再一清火，其原必败，不可为矣。经曰："肾恶燥，急食辛以润之[2]"，正此谓也。乃以前药更加姜、附，倍用人参、当归，数剂而便通，胀即退，日渐复原矣。病起之后，众始服所见。

（明·张介宾《景岳全书》）

【注释】
（1）理阴煎：出自《景岳全书·卷五十一》。组成：熟地、当归、甘草、干姜。（2）肾恶燥，急食辛以润之：辛能入肺，能宣肺而使腠理开泄，津液通达，随肺气下降至肾达到"润之"。

【辨析】

患者年近七旬，病发寒热，其六脉无力，虽头面上身有热，而口则不渴，且足冷至股，其虚寒之象明矣。然群医用滋阴清火之剂，病势日甚。景岳用理阴煎加人参、柴胡后，寒热退，但大便不通。群医又以燥结为由，欲进清凉之剂，景岳再阻止，仍用原方加姜、附，倍用人参、当归，数剂便通。

本案患者年近七旬，真阴本亏，元气亦虚，以致津涸气衰，传送无力，而成阴凝便秘之证。本病分二步议治，先以理阴煎调其阳虚受邪，对于老人阴结便秘，张氏宗《黄帝内经》之旨，以温润之法，用理阴煎加姜、附，倍参、归，既育阴以滋干涸，又复温化以运中阳，消阴结，而得便通胀消，诸病得除。其寓意深远，思虑周全，处方得当，可师可法。

【体会】

便秘一证，前人统以阴结（冷秘）、阳结（热秘）以别之。其辨识要点是：阳结者，必然有燥热之象，如舌苔黄燥，腹部满痛，脉数有力等；阴结者，必具虚寒之象，如腹痛便秘，或腹中冷痛，得温痛减或闷而不痛，手足厥逆，苍白而滑，舌质淡，脉沉而紧等证。从现代医学来看，肠功能紊乱症，老年性习惯性便秘、慢性结肠炎、肠梗阻等病，凡出现"阴结"证候者，均可根据阴结的临床表现和特征，进行辨证治疗。

病案四　年高体虚便秘误为热结

【病案】

秦某，男，68岁，1989年6月15日初诊。患者素无他疾，近因腹部隐痛，大便干结，口干舌燥，舌红少苔，脉数有力，笔者处方以"增液承气汤"。1剂不应，后加量再服，3剂后泻下水样便，次日身感神疲乏力，心慌气短头晕，腹胀纳呆不寐，大便继而7日不下。再次来诊。观其神疲气怯，面黄肌瘦，舌淡苔白润，脉沉细无力。病起于寒凉攻下太过，以补中益气汤加味治之……5剂后便通正复。再服补中益气丸善后。

（孙伯琴，张继荣，古光林《误治举隅》）

【辨析】

患者年近七旬，腹部隐痛，大便干结，口舌干燥，舌红少苔，脉数有力，酷似热结肠道之象，然用增液承气汤不唯不效。反致身疲乏力，心慌气短头晕，大便七日不下。细察之，舌淡苔白润，脉沉细无力，较前判若两人。急用补中益气汤加味，5剂后大便通，诸症消失。

本病例为过用寒凉攻下误治，使本为虚弱之体雪上添霜。患者腹部隐痛，大便干结，口干舌燥，舌红少苔，脉数有力，貌似一派热结于肠之征象。然为何投增液承气汤不应，反而变证丛生呢？这是因为患者年近古稀，正气已衰，虽有热结于肠之标，其本已虚，再加寒凉攻下，雪上加霜，虚者更虚。故一改前征，出现神疲气怯、面黄肌瘦、舌淡苔白润、脉沉细无力之本相。补中益气汤恰合病机，故救之辄效。

【体会】

便秘有寒热之分、虚实之异，还要结合个体差异，病史体征。况且疾病是变化的，不是一成不变的。辨证施治应当是临床治疗的全过程，而不是刻板的、一成不变的，甚或是一劳永逸的。

病案五　津亏便秘误为实热

【病案】

王某，女，45岁，于1990年4月18日夜间，因生气后突然昏仆，不省人事，经他院以脑溢血抢救48小时后神清，我院以中风收住院。刻诊见：头痛甚，频频呕吐，语涩，口眼㖞斜，右侧上下肢痿废，双侧瞳孔不等大，查血压140/110毫米汞柱，血、尿常规正常。经给降颅压、降血压、止血。抗炎等支持疗法，3日后头痛减轻，呕吐止，血压降至114/97毫米汞柱，但发病来始终不解大便，患者又现烦躁，面部潮红，脘腹胀满，纳谷不香，舌红燥，苔黑，脉弦实有力，经甘油灌肠2次，每晚开塞露2支也未能奏效，唯恐再度脑溢血，故急服大承气以涤荡肠胃之热，大黄用至20克后下，芒硝6克冲服，仍未大便，惟有隐隐腹痛，烦躁面赤更甚，恶心，水米不思，提示药不中病，究其根本，此方实属尚未兼顾其大病后阴液亏乏之剂，改服增液承气汤加味，每日3次。当晚大便1次，如羊粪状，脘腹胀满大减，烦躁除，面色正常，欲食食物，效不更方，继服3剂后，大黄减至10克，去芒硝，加焦三仙以消食导滞，润肠通便，5剂后，患者大便通畅，每日1次，不干不湿，饮食正常。

（陈玉华《临证失误分析》）

【辨析】

患者生气后昏仆中风，经抢救诸症见减，唯始终未得大便。症见面潮红、烦躁、脘腹胀满、舌红燥、苔黑、脉弦实有力，经用甘油、开塞露灌肠无效，酷似阳明腑实证。急投大承气汤涤荡肠胃之热，然腹满痛、烦躁面赤更甚，足见药证不合。细察之，实属病重阴液亏乏之故。改用增液承气加味，润肠通便，数剂而大便畅通。

【体会】

临床常见虚实兼夹、相互转化之便秘，治疗时当分清主次，明辨虚实，标本兼顾，不能以偏概全。

本例为大病后津液亏乏，反而误用峻下，致使脘腹胀满、烦躁有加，甚至恶心，水米不进。患者脉症似具备阳明腑实之痞、满、燥、实之证，投大承气汤为何无效？细察其咎，实因医者辨证不参体质，忽略了大病后津液亏乏之病机。肠道津液枯竭，燥结之便焉能排出！舌红燥、苔黑不仅提示热、燥，也是机体缺失津液之征。而这也正是大承气汤无效的根本原因。

证属本虚标实，医者却标本不清，虚实不明，一意攻下，药不对证，焉能不误。幸得改弦易辙，投增液承气汤，恰中病机，药到病减。可谓一证有一证之法也，岂能混淆。

病案六 热结旁流误从虚辨

【病案】

某壮年男子，体素健，病热旬日不解，渐至神志昏蒙不清，口不能言，身不能动，目不欲睁，四肢厥冷，时发惊悸，惊则头身漐然汗出，周围稍有声响，则心中憺憺大动，难以自持，阖家惊慌，迎治不迭。一回延余至，见室外有人巡视，以禁喧哗，病室闭户塞牖，以求寂静，室中地上遍覆苫褥之类，以免行走有声。索观前服处方，皆从虚治，养心阴，益心阳，安神定志诸法，用之殆遍。比余诊之，见患者昏昏如恹，问之不答。然六脉皆沉伏有神，趺阳大而有力，撬口观舌，舌红少津，根有黄褐厚苔，切其腹则脐下有盘大一块，硬而灼手，用力切按，则患者以手护之，皱眉作禁。询问二便，家人答云：小便短赤，大便下利黑水纯清。窃思《素问·阳明脉解篇》所云："足阳明之脉病，恶人与火，闻木音则惕然而惊"正合此病机。病属阳极似阴，大实有羸状，乃由胃家燥热结实，内热蒸迫，上扰神明，伤及心阳所致。故拟用调胃承气汤少佐附子与之，遂得泻下燥屎数枚，惊悸止，神气清，调理旬日而安。

（路志正《医话医论荟要》）

【辨析】

患者壮年体健，发热十余天不解，灼伤阴津，神志昏蒙不清，四肢厥冷，闻声响则发惊悸，口不能言，目不欲睁，酷似虚损。然养心阴，益心阳，安神定志毫无疗效。细察之，脉沉伏而有神，趺阳脉大而有力，舌红少津，苔黄厚褐；尤其是脐下盘大一片，硬而灼手，小便短赤，大便下黑水纯青，明指阳明燥屎内结，热结旁流之症。用调胃承气少佐附子，得燥屎数枚，诸症顿失。

【体会】

热结旁流是阳明热盛，燥屎结于肠中不得出，下利之物为臭秽清水而非水样大便。同时可见脐周疼痛，腹中坚硬有块，口舌干燥，脉滑实等里热炽盛之象。

本病例因热传阳明，与有形燥屎相结，而致热结旁流。前医不识，反作虚治，妄投温补，以致邪热内闭，升降之机失职。阳盛于内，格阴于外，邪热蒸迫，上扰神明，故见神昏不言，惊悸汗出，四肢厥冷，脉伏不出等阳极似阴，大实有似羸状之候。然细析其证，实属典型的热结旁流之证。路老四诊合参，准确断案，去伪存真，紧扣邪热内结阳明之病机，急以泻热逐实，急下存阴，投药即效，诚为救误之典范。

病案七 气虚便秘误为血虚

【病案】

陈某，女，62岁，农民。诉半年来经常便秘或排便艰涩，十五六天才排便1次。每次排便前下腹疼痛，临厕努挣，痛苦难忍。他医注射山莨菪碱，亦不减，后改注射盐酸呱替啶注射液，使用开塞露，方能痛止排便。察其舌淡苔厚燥，脉弦细。拟为阴血亏损、阳明燥实，先后予麻子仁丸、增液承气汤，或大承气汤等方加减均罔效，患者病症尤加而拒药。再详查病情，患者诉临厕时，肛门坠胀，气短乏力，头汗出。始悟乃"中气不足，溲便为之变"，为气虚不运，大肠传导无力所致。改用补中益气汤加火麻仁、肉苁蓉，3剂后大便自调，续进本方11剂，改服补中益气丸月余，斯疾乃愈。

（庄振裕《思维定势对临床辨证的影响》）

【辨析】

老年女性，大便艰涩，十五六天才排便一次，便前腹痛，竟然需注射盐酸呱替啶注射液、使用"开塞露"才能排出。首诊"阴血亏虚，阳明燥实"，似乎有理。然用麻子仁丸、增液承气、甚至大承气汤无效。后从临厕时肛门坠胀、气短乏力、头汗出想到实属气虚不运，大肠传导无力，改用补中益气获愈。

【体会】

虚秘要注意区分气虚、血虚、阴虚三种。气虚便秘，病机在于肺脾气虚，运化失职，故虽有便意而努挣乏力，难于排出；阴虚血虚便秘，病机在于阴血不足，不能下润大肠，肠道干涩故大便干结难下。

本例为气虚便秘误诊为血虚便秘。初诊时医生仅凭便秘、腹痛、舌淡苔厚白燥，脉弦细等症状就做出了阴血亏损、阳明燥实的诊断，忽视了患者临厕时，肛门坠胀，气短乏力，头汗出等气虚见症，故而诊断错误。可见善于辨证，才能避免误诊，为医者不可草草。

第18章 水肿（附病案10例）

水肿是指体内水液潴留，泛滥肌肤，引起部分或全身浮肿为特征的一类疾病。多因感受风邪水湿，或内伤饮食劳倦，以致肺失通调，脾失传输、肾失开阖，膀胱气化不利所引起的水液内停。因此，水肿之发病，以肾为本，以肺为标，以脾为制水之脏。此外，三焦水道不利，常可使水肿顽固难愈。

1. 脏腑辨证决不能用"脏器辨证"取代。肾炎并非完全是"肾虚"，"对号入座"无疑是片面的。病案一"肾炎"以肾虚论治，以西医诊断代替中医辨证，用六味地黄丸加味，服药58剂，毫无寸效。张氏断为脾虚水肿，用参苓白术散加减，服药27剂，蛋白尿消失，浮肿消退而愈。

2. 水肿有在心、肝、脾、肺、肾之分。由于病位不同，虚实各异，治疗自然有别。病案二肝气郁滞水肿误为肾虚，久治无功，郭氏用疏肝解郁、畅达气机，药进3剂，浮肿减半，原方加减再进，半月而愈。

3. 面色萎黄，腰酸乏力，四肢倦怠不温，舌质淡，脉细缓无力很容易辨为肾阳虚，但湿浊困阻也可见上述症状，同时还见神志淡漠、嗜睡不食，甚则神志昏迷、恶心欲吐、头晕头痛、四肢逆冷、少尿无尿、舌苔腻等症，可见临证应当细辨。病案三湿浊浸渍水肿，误为肾阳衰微，湿浊不清，气化失职，则水肿不减。改用温胆汤合连理汤加大黄，升清降浊，服药6剂，症状才转危为安。

4. 脾肾虚损，不任克伐，标证虽急，应以治本为要。病案四脾肾两虚水肿，误用峻下逐水，不但肿不能消，反肿益甚。傅氏明察标本，以治本为主，健脾温肾，投以实脾饮加减，调理月余而安。

5. 水肿后期辨证，要分清病位在脾还是在肾，分辨脾阳虚与肾阳虚之不同。病案五肾阳衰微水肿，误为脾虚湿盛，浮肿不见减轻，三诊时方从"肢凉、头晕欲倒"悟出肾阳虚之病机。给予温补肾阳、化气行水之法得效。

6. 水肿辨证，一般多重视肺、脾、肾功能，而忽略心肝辨证，以此带来失误不可不慎。病案六肝郁气滞，经行水肿误为脾虚湿盛，病位判断失误。所幸医者吸取教训，认真询问病史，得知月经后水肿能消之现象，用天仙藤散治疗获效。

7.脾虚水肿当暖命门。病案七脾虚水肿，前医只以异功散合防己茯苓汤治之，疗效不佳，石友三在原方加温暖命门之剂，全身浮肿减轻，续以温补脾肾相间服用，顽症渐愈。

8.详查病因，纠正偏差，即是救误。病案八湿毒浸淫水肿，误为风水泛滥，错投防己黄芪汤，浮肿有增无减。沈氏用麻黄连翘赤小豆汤加味，诸症悉除。

9.中医强调"急则治标"，不是一句空洞的口号，而是在病情急需之关口，窥准病机，一举突破。病案九脾湿肿满，起初用大黄攻下无效；李氏用十枣汤乃逐水之峻剂，其泻下力量比大黄峻猛的多，能泻十二经之水邪，所以能取效。

10.肺为水之上源，主一身之表，外合皮毛，最易遭受外邪侵袭。一旦为风邪所伤，肺气失宣，不能通调水道，以致风遏水阻，流溢肌肤，即为水肿。病案十肺气失宣水肿，医误用八正、五皮之类利之无效；后医着眼于肺，以疏理肺气为主，水退之后，又以益气健脾之剂以治本，可谓恰中病机，因此取得良效。

本节所选10则救误验案，从正反两面示人以规矩，给后学留下弥足珍贵的经验。

病案一 "肾炎"以肾虚误治

【病案】

张某，男，6岁。1974年7月28日，因面黄浮肿6个月而就诊。

患儿6个月来逐渐面黄肌瘦，食少倦怠，眼睑及下肢轻度浮肿，大便量少次频，夜间出虚汗。曾在某医院诊为肾炎而以"肾虚"论治，服六味地黄丸加枸杞、菟丝子之类组方共58剂无效而求诊。查患儿体重17千克，毛发作穗状，面色㿠白，呈贫血貌，舌质淡，有齿印，苔薄白而润，脉象细缓无力。查小便蛋白（+++），颗粒管型（+），白细胞少许，非蛋白氮25毫克/分升，尿培养无细菌生长。

分析患儿病情，并无腰痛，小便频数之肾虚见证，而表现面黄肌瘦，食少懒动，浮肿等脾虚现象，其肾炎并不能与中医的"肾虚"等同看待，本着"有是症则用是药"，改用健脾助运之剂，从脾虚论治。

太子参9克，炒山药9克，莲肉9克，薏苡仁12克，谷芽9克，砂仁8克，益智仁3克，神曲9克，白术9克。

至9月30日先后5次就诊，以上方加减出入，调理脾胃，共服药27剂，蛋白尿消失，体重增至20千克，食欲大增，浮肿消退而治愈，至今4年未发。

（张奇文《从临床治疗无效的病例中看辨证论治立方遣药的重要性》）

【辨析】

本案面黄浮肿6个月，按西医检查诊为肾炎，即以"肾虚"论治。以西医诊断代替中医辨证，用六味地黄丸加枸杞、菟丝子之类，滋阴补肾，服药58剂，毫无寸效。后医从面黄肌瘦、苔薄白润、脉细缓无力断为脾虚水肿，用参苓白术散加减，服药27剂，蛋白尿消失，浮肿消退而愈。

【体会】

中医的脏象，与现代医学解剖学上的脏器，在概念上并不相同；中医脏腑的功能可能包括好几个现代医学的脏器的功能；一个西医的脏器功能，可能分散在好几个中医脏腑功能之中。因此脏腑辨证决不能用"脏器辨证"取代。肾炎并非完全是"肾虚"，肝炎也非全是肝热。"对号入座"，无疑是片面的。

因此，中医的辨证与西医的辨病，由于概念不同，决不能等而齐观，更不能取而代之。还应本着"有是症则用是药"的原则实施辨证论治。从整体观念出发，辨病与辨证有机结合，才是提高效果的关键。

病案二　肝气郁滞误为肾虚

【病案】

谢某，女，37岁，职工。1986年3月22日诊。患者全身浮肿达3载，时轻时重，多方求治，众医皆以肾炎论治，迭进中药百余剂，所用之药多属通利补肾之剂，久治无效特邀诊治。见诊：全身浮肿，午后肿甚，下肢凹陷，经前肿胀增重，伴疲乏嗜睡，心烦易怒。尿常规：上皮细胞（＋＋）。舌尖色暗，苔心微厚，脉沉细弦。此病由气机阻滞，水气不行所致之水肿病，法当疏肝解郁，畅达气机，以冀气行水行，浮肿自消……药进3剂，浮肿减半，切中病机，方法既对，原方加郁金10克，菖蒲10克，香附10克，击鼓再进。多年顽疾，服药半个月，诸恙顿失。

（郭维一等《救误验案二则》）

【辨析】

本例本属肝气郁滞水肿，误为肾虚，病位误辨；又以实证误为虚证，迭进补剂百余剂，一误再误，故久治无功，以致犯实实之误。

郭氏细察，从胫前水肿、疲乏嗜睡、心烦易怒、舌尖色暗、苔心微厚、脉沉细弦，断为"肝水"，肝失疏泄，气滞水停，脉沉细弦，乃肝郁气滞之征。故用疏肝解郁、畅达气机，药进3剂，浮肿减半，原方加减再进，半个月而愈。

【体会】

水肿有在心、肝、脾、肺、肾之分。心水多并见心悸怔忡；肝水多并见胸胁胀满；脾水多并见脘腹满闷而食少；肺水多见咳逆；肾水多并见腰膝酸软，或见肢冷，或见烦热。由于病位不同，虚实各异，治疗自然有别。临床要区分病位，更要注意虚实辨证，既要重视病史，更要详细四诊，方可避免失误。

病案三　湿浊浸渍水肿，误为肾阳衰微

【病案】

叶某，女，39 岁，1981 年 12 月 4 日初诊，病肾盂肾炎 2 年又 10 个月，多经中西药治疗，症状大部好转，但尿蛋白终不消退，血红细胞 200 万 / 毫升。刻诊见其面色萎黄，面目虚肿，伴腰背酸困乏力，四肢倦怠不温，白带绵绵不止，月经半年未潮，小便量少次多，舌质淡，脉细缓无力。诊为久病及肾，肾元亏损，遂用右归丸作汤剂，连服 10 剂，症状不增不减。以为病久药缓，再进 10 剂，患者渐觉胸脘痞满，干呕不食，乏力嗜睡，小溲量少闭塞，舌苔白腻而厚，查血尿素氮 60 毫克 / 分升。始感药不对证，以其痰浊上泛，改拟温胆汤合连理汤加大黄，升清降浊……服药 6 剂，始转危为安。后以实脾饮加山药、砂仁、猪苓、泽泻温中健脾，兼服薯蓣丸 5 料，调治 8 个月，多次复查血、尿正常，诸症消失而愈。

（邵桂珍《误补益疾案例分析》）

【辨析】

本例没有腰酸乏力、舌淡、脉细无力等肾阳虚见症。而是胸脘痞满，干呕不食，乏力嗜睡，少尿无尿，苔白腻而厚，故属湿浊内阻。浊阴内盛，浊邪上逆就会上扰神明，引起嗜睡；浊阴不降、清阳不升、胃气上逆，则胸脘痞满、干呕不食，苔腻；阴寒内盛，阳气不能外达，则四肢逆冷；湿浊不清，气化失职，则水肿不愈。基于以上认识，故改用温胆汤合连理汤加大黄，升清降浊，服药 6 剂，症状才转危为安。

【体会】

面色萎黄，腰酸乏力，四肢倦怠不温，舌质淡，脉细缓无力很容易辨为肾阳虚，但湿浊困阻也可见上述症状，同时还见神志淡漠、嗜睡不食，甚则神志昏迷，恶心欲吐，头晕头痛、四肢逆冷、少尿无尿、舌苔腻等症。可见临证应当细辨，尤其是补肾无效之后，更应及时总结教训，调整方案，才不致一误再误。

病案四 脾肾两虚水肿，误用峻下逐水

【病案】

魏某之母，40余岁，1938年秋诊治。缘产后二旬，面色苍白，全身浮肿，下肢尤甚，腹胀如鼓，身倦无力，不欲饮食，舌质淡，苔薄，脉沉细无力。前医用十枣汤峻剂逐水，其肿益甚。然产后多属脾肾虚损，不任克伐，此病标证虽急，应以治本为要。故以健脾温肾，方可本安标除。即用实脾饮加减：党参、白术、茯苓、山药、炙甘草、陈皮、木瓜、薏苡仁、附子、肉桂，服药3剂，诸症略减。然仍感乏力，宗原方加黄芪，继进3剂，肿消胀减。后用上方加当归、白芍、熟地等药调治月余，诸症消失，病告痊愈。

（傅世杰《治病求本临证一得》）

【辨析】

本案产后，面色苍白，全身浮肿，身倦无力，舌淡苔薄，脉沉细无力，明为脾肾双亏，气血不足。其病史、脉象是辨证的依据。奈前医失察，虚实不辨，一见肿甚，妄投峻猛攻逐，以致正气更伤，是以不但肿不能消，反而益甚。傅氏明察标本，以治本为主，健脾温肾，投以实脾饮加减，调理月余而安。

【体会】

辨水肿应分清虚实，明察标本。一般而言，青少年初病，或新感外邪，发为水肿，多属实证；年老及久病、产后，正气虚衰，水液潴留，发为水肿者，多以正虚为本，邪实为标。虚证决不可妄施峻下，若辨证不清，用药不当，差之毫厘，谬以千里。

病案五 肾阳衰微水肿，误为下焦湿热

【病案】

孙某，男，75岁，退休职工，1974年9月5日初诊。浮肿半年多。今年春天发现浮肿，初未介意，后来逐渐加重。浮肿以两腿和脚面明显，按之凹陷，上午轻，下午重，休息后好转。伴头晕头闷，下肢酸软，走路时有头轻脚重感，精神不振，全身乏力，下肢发凉，小便次数较频，而每次尿量不多，饮食良好，睡眠及大便正常。近2个月来曾服中药30余剂（均为五苓散、五皮饮加味），当时小便较多，停药后浮肿如故，且肢软沉困更重。无高血压及其他慢性病史。面色萎黄，精神萎靡，下肢及脚面明显浮肿，皮肤绷紧发亮，压之凹陷，舌质紫，舌苔

白滑，呼吸较促，声音低沉。血压 110/70 毫米汞柱，听诊心肺无异常。脉沉弦而滑尺脉弱。血色素 11.9 克/分升，白细胞 9200/毫升，中性粒细胞 75%，淋巴细胞 25%。小便常规：蛋白极微，红细胞（－），每高倍镜视野白细胞 1～2 个，上皮细胞 2～3 细胞，管型（－）。医者认为证属下焦湿热，予以清热利湿之法，方拟八正散加味。

二诊：服药后症状加剧，虽有尿意，但尿量并未增多，小腹胀痛，大便稀溏，下肢浮肿显著，穿袜子和鞋都感困难，阴囊肿大，头晕如故，走路不稳，似欲跌倒，下肢发凉，腿软无力，精神不振，脉象更沉。认为证属脾虚湿盛，以健脾利水之法，方投五苓散加味……

三诊：诸症如上，浮肿未见减轻。鉴于服八正散病清更重，服五苓散、五皮饮乏效，且患者肢凉、头晕欲倒，方悟出可能是肾阳衰微，命火不足所致，故改施温补肾阳、化气行水之法。

四诊：服药 2 剂，小便增多，浮肿减轻，精神转佳，舌质由紫变淡，舌苔变为薄白，脉沉弦。照上方改白术 15 克。

五诊：服药 4 剂，阴囊浮肿消失，下肢浮肿大为减轻，头晕亦明显好转，走路平稳，没有跌倒感，下肢不凉。舌质正常，舌苔薄白。再投原方 4 剂。

六诊：浮肿已基本消失，一般情况显著改善，面色红润，精神焕发，小便正常，脉沉弦有力，舌苔薄白，改以原方隔日服之。

（罗国钧《浮肿》）

【辨析】

本例患者年事已高，浮肿以下半身为甚，精神不振，乏力，下肢酸软发凉皆为肾阳衰微之象，但初诊时仅以化验结果为依据，诊为下焦湿热，而用八正散治疗；二诊又以脉沉弦滑，舌苔白为据，误诊为脾虚湿盛。治疗一误再误，浮肿不见减轻，三诊时方从"肢凉、头晕欲倒"悟出肾阳虚之病机。给予温补肾阳、化气行水之法得效。

【体会】

水肿后期辨证，要分清病位在脾还是在肾，分辨脾阳虚与肾阳虚之不同。属脾阳虚者，多伴脘闷腹胀，纳呆便溏，面色萎黄，神疲肢冷等症；属肾阳虚者，多伴腰部冷痛酸重、四肢不温、怯寒神疲、心悸气促、面色灰滞等。若把西医血尿结果和临证舌脉症状结合起来，就可避免失误而不走弯路。这样的教训值得记取。

病案六　肝郁气滞，经行水肿误为脾虚湿盛

【病案】

李某，女，39岁，1992年10月16日初诊。患者每逢经期眼睑及下肢浮肿已有3个月余。患者既往有月经不调史，月经常愆期而至，量不多，经前常感胸脘痞闷，心情烦躁。自患病以来多次检查尿常规、尿蛋白定量、肝肾功能、肾图、肾脏B超，均示无异常发现。末次月经10月15日，量少色暗，夹有少量血块，患者目前正值经期，双下肢凹陷性水肿，晨起眼睑浮肿，少腹坠胀，胃纳可，两便调，舌淡、苔薄腻，脉濡。辨证：脾虚失运，水湿泛滥。治则：健脾化湿，利水消肿。选方：五皮饮化裁。

5天后复诊：眼睑及双下肢浮肿依然如故，追问病史方知患者在月经后水肿可自行消退，故拟天仙藤散[1]治之，再服5剂，患者双下肢水肿消退，2个月后患者双下肢浮肿又起，继用天仙藤散治疗，再获痊愈。

（万毅刚《妇科误诊浅析》）

【注释】（1）天仙藤散：天仙藤散由天仙藤、香附、乌药、陈皮、甘草组成，主治子气。子气亦名胎肿。

【辨析】

本病例经行水肿，兼有肝郁气滞之象，然医生泥于常理，以脾为治，不虑及心肝因素。殊不知女子以肝为先天，肝主疏泄，气行则水行，气滞则水停。若能明确行经与水肿的关系，辨证自当得心应手。

【体会】

水肿的形成，多因肺、脾、肾三脏功能失调，导致水液代谢障得。故水肿辨证，一般多重视肺、脾、肾功能，而忽略心肝辨证。然而，水赖于气以运行，心气不足，心阳不振，不能化气行水；肝失疏泄条达，气机郁滞，经隧不通，都可致水气停结，成为水肿。

本例之误误在失于全面掌握病机，导致病位判断失误。所幸医者吸取教训，认真询问病史，得知月经后水肿能消之现象，用天仙藤散治疗获效。

病案七　脾虚不暖命门（慢性肾炎）

【病案】

张某，男，19岁，全身浮肿已5年，经某医院诊断为慢性肾炎，治疗乏效。

近来症状加剧，就诊时除全身浮肿外，兼见大便溏泄，一日数行，小溲短少，时时欲呕，或食后即吐。精神萎靡，面色苍白，唇淡不荣，舌苔薄白，脉沉细涩。足胫按之凹陷，尿化验：蛋白（＋＋＋＋），粒状管型（＋＋＋），脓球（＋＋＋），红细胞（＋＋）。

辨证：脾失健运，关门不利，升降失职，水邪弥漫。

治法：健脾利水。

方药：异功散合防己茯苓汤加鸡内金、海金沙等连服5剂。

进上药后，除食入欲吐得平外，余症仍然，大便竟至一日十数行，粪便稀薄。遂于运脾渗湿之中加以温暖命门之品。

土炒白术12克，党参、茯苓各15克，炒薏苡仁、赤小豆各30克，补骨脂9克，小桂尖、吴茱萸各4.5克，炙甘草8克。

连服3剂，全身浮肿显退，大便成形，小便次数增加。临床症状基本消失，但肾功能未改善。善后之计仍宜温阳补土为治，嘱以济生肾气汤与理中汤相间服用。另嘱每日以白薯一只约半斤许，置炭中煨焦，冲开水炖，随时服。每周间服理中合补血汤2剂。1个月后复检：蛋白（＋），脓球（＋），余均阴性，1年来未见复发。

（石友三《脾虚当暖命门》）

【辨析】

本病案除全身浮肿外，兼见大便溏泄，小便短少，时时欲呕，脉沉细涩，尿检异常，属脾气虚弱无疑。但用运脾渗湿之异功散合防己茯苓汤，疗效不佳，后医在原方加温暖命门之剂，全身浮肿减轻，续以温补脾肾相间服用，顽症渐愈。

【体会】

患者全身浮肿，大便溏泻一日数行，关门不利、升降失司，水邪弥漫，实属脾虚。但服异功散合防己茯苓汤加味不效，为何？究其原因，与命门火衰不能煦土有很大关系。脾肾之间关系紧密，若脾虚不能制水，水湿壅甚，必损其阳。命门火衰，土失温煦，不能腐熟水谷；精微不运，三焦决渎失司，即可使水肿更加严重。前方之误，误在不顾命门，一味运脾渗湿，故而收效不彰。

后方于运脾渗湿之中，益以温暖命门之品，益火之源，阴水自然得消。善后又配合食疗，用白薯煨焦冲开水服，既有益火补土之功，又有健脾渗湿之效，诚可一试。纵观全案，这则用中医理论指导下的救误案例，怎能不令人神往？

病案八 湿毒浸淫水肿，误为风水泛滥（急性肾炎）

【病案】

王某，女，18岁，农民，于1983年9月5日诊治。患者半个月前因全身浮肿，小便减少，面色萎黄，舌质淡苔薄腻，服防己黄芪汤10剂后，浮肿有增无减。细问病情：7月双抢淋雨数次，旋即全身不适。8月上旬全身热疮，双腿尤多，不治而愈；8月下旬，发现全身浮肿。

刻诊：面目浮肿，按之有凹陷状，入暮两足肿胀尤甚，小便黄赤浑浊而少，面色萎黄，舌质淡苔腻，脉略数，全身有热疮疤痕。尿常规：蛋白（++）、白细胞（++）、红细胞（+）、颗粒管型（+）、透明管型少许。此是疮毒内聚的水肿，西医诊断为急性肾炎。方用麻黄连翘赤小豆汤合清热利湿解毒之品。服5剂后，诸症减，此方加减连服7剂后，诸症均除，尿检正常。再用六味地黄丸调治2个月，至今未复发。

（沈敏庸《析误治病例5则》）

【辨析】

本案水肿发病前，8月上旬曾患全身热疮，经云：诸痛痒疮皆属心火。疮毒内攻，津液气化失常，变为肿满；发病后小便黄赤浑浊而少，面色萎黄，舌质淡苔腻，故当属湿毒浸淫、疮毒内聚水肿。前医失察，误诊为风水泛滥，错投防己黄芪汤，浮肿有增无减。后医用麻黄连翘赤小豆汤加味，诸症悉除。

【体会】

详查病因，纠正偏差，即是救误。详细的病史资料，能够为诊查开阔思路。辨证求因，审因论治，才能做出正确的诊断和治疗，否则就会遗漏掉重要临床资料，给诊断造成困难。

本例医生初诊时若细问病情，了解到患者病起于淋雨数次，旋即全身不适；继之全身热疮，双腿尤多，则疮毒内聚水肿即可确定，失误可免；后医高明之处就在于：见全身浮肿等症，注意病史调查，四诊合参，依法救误，读来令人心悦诚服，疑团顿失。

病案九 脾湿肿满误治

【病案】

彭某，男，63岁，患腹水症，遍体浮肿，肿处光亮，腹大如箕，便闭尿少，自服大黄，大便依然不通，而腹胀益甚，乃延余诊。诊其脉象沉弦，舌苔薄白而甚润，腹胀欲裂，痛苦不堪言状。此乃脾湿肿满，水溢皮肤。湿为阴邪，宜于通阳泄水，而反以苦寒之大黄攻其无过，无怪愈服而便愈不通。因肿势太甚，乃为先处十枣汤与之，并嘱其禁食咸盐。

处方：大戟4.5克，芫花4.5克，甘遂4.5克，红枣10枚。

服后一日夜大便连泻稀水8次，腹肿顿消，腿足仍肿，尿量不多。翌日复诊，因从腰以下水肿，当利小便，与五苓散合控涎丹⁽¹⁾，令其再进2剂。

处方：桂枝6克，带皮茯苓9克，猪苓6克，泽泻6克，白术6克，另控涎丹⁽¹⁾（用红枣10枚，炖水送服）8克。

服上方后，小溲增多，大便乃泻，肿乃全消，于是改仿实脾饮法，调理脾肾而愈。后竟不发。

（李若水《脾湿肿满治疗心得》）

【注释】（1）控涎丹：本方由十枣汤加减而成。甘遂去心、大戟去皮、白芥子各等分，为细末，糊丸如梧桐子大，每服5～7丸。为"治痰之本"的方剂，但素日溏泄及体虚之人不宜。

【辨析】

本例病人脾湿肿满，起初用大黄攻下何以无效，原作者认为，湿为阴邪，宜于通阳泄水，所以用苦寒之大黄攻下无效。殊不知十枣汤中大戟、芫花、甘遂，也皆苦寒之品，又何以取效呢？究其原因，十枣汤乃逐水之峻剂，其泻下力量比大黄峻猛得多，能泻十二经之水邪，所以能取效。然而待肿势稍退，危急之象稍减，仍以利水之剂缓缓图之为是。

【体会】

中医强调"急则治标"，不是一句空洞的口号，而是在病情急需之关口，窥准病机，一举突破。如对重症水肿患者，小便极少，病情危急，利之不效，又有攻下之征者，用攻逐之法大有可为。本案是对急则治标原则应用的具体实践，大有细心研究学习借鉴之必要。

病案十　肺气失宣辨误

【病案】

张隐庵在苕溪治一水肿者，腹大肤肿，久服八正散、五子、五皮之类，小便仍淋漓痛苦，曰：此虽虚证，然水不行，则肿不消，正气焉能平复。时夏月，欲用麻黄，恐阳脱而汗漏，止以苏叶、防风、杏仁三味各等分，令煎汤温服，覆取微汗。而水即利矣，次日至病者之室，若翻水数盘，床帏被褥无不滋透。告以服药后，不待取汗，小水如注，不及至圊，就床上坐溺，天明不意小水复来，不及下床；是以沾濡⁽¹⁾若此，今腹胀痛楚悉除矣，曰未也⁽²⁾，此急则治其标耳，病由火土伤败，以致水泛，乃久虚之证。必待脾元复原如故，乃保万全，与六君子去甘草、加苍、朴、姜、附，令每日温服。后以此方为丸，半载后来谢，已全愈矣。张曰：如此症，水虽行而正气不复⁽³⁾，后仍肿胀而死者多矣，至不知发汗行水之法，从事渗利久之正气日消，邪气日甚，而死者多矣，可不慎哉。

（清·魏之琇《续名医类案》）

【注释】（1）沾濡：润湿，沾濡汗出——微微出汗，皮肤稍稍发黏。这句话经常用来说明运动或服药后的"发汗"程度。（2）曰未也：意思是还没有。（3）水虽行而正气不复：水肿虽消，脾气没有恢复，停止治疗，肿胀复作而病情加重。

【辨析】

本例患者，全身水肿又见肚腹膨大，说明水邪已盛，体实病急，应"急则治标"，泻下逐水。前医用八正散，乃为湿热下注、蕴结膀胱所致的淋证而设，五皮饮虽适于水湿内停、气机阻滞、水肿腹胀之证，但利水之力单薄，故虽久服而无效。后医着眼于肺，以疏理肺气为主，使肺气通调，则汗出尿利。水退之后，又以益气健脾之剂以治本，可谓恰中病机，因此取的良效。

【体会】

肺为水之上源，主一身之表，外合皮毛，最易遭受外邪侵袭。一旦为风邪所伤，肺气失宣，不能通调水道，以致风遏水阻，流溢肌肤，即为水肿。紫苏、防风、杏仁三味，能祛风疏表，宣调肺气，其中紫苏别名水升麻，可知其治水有特殊功能。此案水肿治肺一法，颇能启人思路。更让人领悟的是："必待脾元复原如故，乃保万全"，水肿虽消退，脾虚仍未复，益气健脾才是万全之策。医者仁心，溢于字行之间，焉能忘记！

第19章　淋证（附病案9例）

淋证是因肾、膀胱气化失司，水道不利而致的以小便频急、淋沥不尽、尿道涩痛、小腹拘急、痛引腰腹为主要临床表现的一类疾病，临床虽分有多种，但多相混杂或交替出现，故应抓住主症认真辨析，否则极易失误。

本节所选9则救误医案，大都围绕"实者清利除邪，虚者补肾扶正"这一治疗淋证的基本原则，或清热除湿，或凉血止血，或理气化瘀。正虚不足者，当视其所损脏气而益之；虚实夹杂者，补虚泻实兼顾，攻补相间，都取得极佳的效果。其中察色审脉、辨虚辨实，尤为精当。

1. 尿频急痛、高热不退的淋证，气分热盛，伤津耗液以致阴伤。治宜清气养阴，若再用苦寒，必更加伤阴，病必难愈。病案一气分热盛，阴分受伤，误服苦寒，症状有增无减。张氏从脉细而数，知病为阴分不足，处以白虎汤加味，辨证调理，诸证自愈。

2. 中虚气陷之证。其发热面红，实乃元气不足，阴火上乘；小便灼热频数，为土虚而湿热下注；食不甘味，恶心欲吐，乃脾本不足，复以苦寒攻伐，脾胃更虚之故，若不细察则易误。病案二气虚淋证误为热淋，投以八正散清热利湿通淋，反而恶心呕吐，尿检脓细胞增多，体温增高，细询病情，始知病为中虚气陷，改用补中益气，药仅1剂，效果即见。

3. 石淋之治，实证以涤除砂石，通淋利尿为主；虚证以益肾消石，攻补兼施。若虚实夹杂，当滋阴补肾以排石。病案三淋证虚实夹杂误为实证，只清利不补虚，误诊误治。黄氏以滋阴补肾排石治之，诸症顿除。

4. 膏淋日久，肝肾亏虚，不可只用通涩，否则久治不效。病案四淋证病本肾虚，误服寒凉通利之剂，病益加剧。魏氏用八味丸加味温补救误，服之即安。

5. 肾阳衰弱，命火被蒙，阳气不能温束膀胱，制约无权，尿沥裤裆；阴极似火，而致前阴灼热，尿频尿急；治当温肾阳、壮命门。病案五肾阳虚惫，反用清热利湿之剂，重伤肾气，四月不愈。后医急投桂附八味救误，壮命门火以拨云驱

174

雾，阴霾得散；复用升、芪升举，以解子宫下垂之累。诸症若失。

6.郁怒伤肝，肝气失于疏泄，久则血流失畅，脉络瘀阻；或气郁化火，气火郁于下焦，或兼湿热侵袭膀胱，壅遏不能宣通，影响膀胱气化，而发为气淋，且为气淋实证。病案六气淋误为热淋，毫无寸效。舒氏用疏肝解郁，佐以清热利水救误，服药6剂，上述症状基本消失，嘱用逍遥丸善其后。

7.淋病日久，不仅可以伤肾，而且可以伤脾，且治疗时过用、误用通利攻伐之剂，极易伤脾。脾虚则气陷无以摄纳，故久治不愈。病案七中气不足淋症误为肾虚治之，不效病增；郭氏用甘草干姜汤救误，中阳得复，脾气健运，脾虚气陷不能摄纳之势得到纠正，虚淋自然消失。

8.使用排石汤必须详辨患者体质，不可一见结石，概用苦寒渗利，治疗石淋，亦不可泥于一方一法。病案八肾结石不辨证误用排石汤，以寒治寒，诸症丛生。路老以金匮肾气丸意，加入丹参，桃仁等以消瘀排石。先后五诊，腰痛止，腹胀平，症状消失。

9.大凡临证最忌因循守旧，套用固有经验，不加辨证，妄用成法，鲜有取效者。病案九泥于"淋不可补"误用通利，服八正、五皮饮无效。汪氏用大补汤加牛膝煎服，月余病减，仍服八味丸除附子加黄芪半个月余，遂获治愈。

病案一 气分热盛，阴分受伤，误服苦寒（泌尿系感染）

【病案】

蒋甘氏，女，72岁。因畏寒，发热伴尿频，尿急4天而就诊。患者曾服中药（内有大黄）治疗，大便稀水样，下腹坠胀，尿频，尿急，外阴烧灼感。血压150/80毫米汞柱，A2＞P2，肺（－）。白细胞总数15100/毫升。中性粒细胞81%，淋巴细胞19%，小便黄色，浑浊，蛋白（＋＋），红细胞3～5/HP，脓细胞（＋＋＋），当晚给庆大霉素静脉滴注，柴胡液肌注。次日晨体温上升至39.4℃，高热不退，诸症加重，舌红少苔，脉细数。中医辨证：淋证，气分热盛伤阴。

石膏30克，天花粉30克，黄柏12克，知母12克，陈皮12克，丹皮10克，生地黄15克，栀子10克，泡参20克，麦冬、五味子、杏仁各10克，大青叶、薏苡仁各15克。

因大便稀溏未加大黄。每日2剂，并加板蓝根注射液4毫升肌内注射，每日两次。药后，体温37.6℃，以后逐渐恢复正常。血象：白细胞9100/毫升，中性粒细胞73%，淋巴细胞25%，嗜酸细胞2%。小便黄、清，蛋白（－），红细胞0～2/HP，白细胞（＋），上皮细胞（＋）。诸症消失。

（张绍重《气分热盛淋证治误》）

【辨析】

患者畏寒、发热，尿频、尿急起病，误服苦寒泄下之中药，邪热内陷而伤阴，高热不退，证属气分热盛伤阴，症状有增无减。从脉细而数，知病为阴分不足，处以白虎汤加味，辨证调理，诸症自愈。

【体会】

热居膀胱，治以清利，然本案据脉证并非下焦湿热，乃气分热盛，阴分受伤之证。大黄为苦寒味厚通利之品，致使邪热内陷，阴分复伤，故病势有增无减。辨别要点，全在于审脉，下焦湿热，脉数而沉实有力；本例则脉细数，是阴分不足。因气分盛，伤津耗液而致尿频急痛，高热不退。治宜清气养阴。方中重用石膏、知母、栀子等药清气分热邪，以生地黄、天花粉、麦冬、五味子固护阴津，热退津复，诸症自愈。

病案二　气虚淋误诊为热淋（急性尿路感染）

【病案】

李某，男，62岁。退休工人。因小便频数热痛1周而就诊。自诉1周来小便频数、灼热、疼痛，伴发热面红，食纳尚可，大便如常，舌质淡红，脉数。查尿常规：白细胞0～2/HP，脓细胞（＋）。血常规：白细胞总数11000/毫升，中性粒细胞82%，淋巴细胞18%。根据证候及实验室检查，诊为热淋（急性尿路感染），投以八正散清热利湿通淋，同时服用西药呋喃坦啶。3剂尽，患者不仅上述症状无变化，反觉食不甘味，恶心欲吐。复查尿常规：黄浊，白细胞0～3/HP，脓细胞(++)；血常规：白细胞总数13600/毫升，中性粒细胞91%，淋巴细胞9%，体温38℃，示病情加重。细细询之，其小便虽或灼热，然咳则尿出，伴全身乏力，动则气短，始知此为中虚气陷之证。其发热面红，实乃元气不足，阴火上乘；小便灼热频数，为土虚而湿热下注；食不甘味，恶心欲吐，乃脾本不足，复以苦寒攻伐，脾胃更虚之故。遂停前用中西药物，投以补中益气汤加味。1剂尽，小便灼热、面红、身热大减。连进4剂，诸症悉除，复查血尿常规恢复正常而出院。

（杨维华《临床误诊4则》）

【辨析】

小便频数灼热，疼痛，伴发热面红，舌淡红，脉数，很容易被辨为热淋。加

176

之尿色黄浊，脓细胞（++），诊为热淋似乎可以成立。但投以八正散清热利湿通淋，再加西药消炎，反而食不甘味，恶心呕吐，尿检脓细胞增多，体温增高，病情加重。原因何在？

细询病情，小便虽灼热，然咳则尿出，全身乏力，动则气短，始知病为中虚气陷，改用补中益气，药仅1剂，效果即见，续服4剂，诸症悉除。

【体会】

《临证指南医案·淋浊》说："若夫便浊之恙，只在气虚与湿热推求，实者宣通水道，虚者调养中州。"本例医生诊查不详，不辨虚实，遗漏了患者小便虽或灼热，然咳则尿出，伴全身乏力，动则气短等中气不足的临床资料，虚证反用清热利湿，犯虚虚之戒。淋病见尿频尿急，膀胱湿热较常见。若墨守成规，四诊粗漏，一见尿频尿急，即断为湿热下注，则极易造成误诊误治。所幸本案医者失误后能细询病史，从患者"咳则尿出"的症状，想到气虚，参以他症，明确了本案淋病的病机是脾胃虚弱，中气下陷、湿热下注。治以补中益汤加味，药只4剂，诸症悉除，值得记取。

病案三 虚实夹杂误为实证（右肾结石）

【病案】

沈某，男，27岁，工人，1987年8月3日就诊。二旬前突然右侧腰部绞痛，伴有血尿，且有尿路刺激征。B超提示：右肾结石0.9厘米×0.6厘米。前医迭进清利，通淋排石剂而不效。察其舌红少苔，脉细数。盖肾为水脏，相火煎熬肾水，则聚为砂石。故予滋阴补肾排石治之。服至第5剂时，尿中排出少许泥沙样结石，连续3天排尽，诸症顿除。B超复查：右肾结石消失。

（黄云《误案3例浅析》）

【辨析】

本例经B超检查，确诊为右肾结石。症见右侧腰部绞痛，伴有血尿属实；舌红少苔、脉细数属虚，故证为虚实夹杂。当滋阴补肾排石。但前医临证失察，忽略了辨证求因，以常法论治石淋，迭进清利通淋排石剂，只清利不补虚，犯虚虚之戒。故而造成了误诊误治。若详细诊查，则患者舌红少苔，脉细数阴虚之本质明显可辨，不会引起失误。

【体会】

石淋一证，多为湿热下注，化火灼阴，煎熬尿液，结为砂石，淤积水道，而为石淋。结于下则膀胱气化失司，排尿不利，甚则欲尿不能，痛引少腹；滞留于上，则影响肾脏司小便之职，郁结不得下泄，气血滞涩，不通则痛。并由肾而波及腰部、膀胱、阴部，一般呈阵发性绞痛，结石伤络则出现尿血。石淋之治，实证以涤除砂石，通淋利尿为主；虚证以益肾消石，攻补兼施。

本病虽以湿热邪阻实证为多，但临证亦当仔细辨证，明辨虚实，不可见石攻石，引起误治。

病案四　膏淋两载，肝肾亏虚，误用通涩

【病案】

冯楚瞻治李参领，年将六旬，患淋两载，有时频利且速，有时点滴难通，急痛如割，肥液如脂如膏，或成条紫血，日夜不堪，时欲自尽。询所服有一医立通利止涩二方，便频则用止涩，秘塞则用通利，乃服通利则频数无度矣，服止涩则结滞难通矣。按其脉两寸甚洪，余皆无力，独肝肾更甚。曰肝主疏泄，肾主闭藏。今肝肾俱病，各废乃职，利则益虚其虚，涩则愈增其滞，惟调补肝肾自愈。用八味加麦冬二钱、升麻八分、红花四分、重用人参煎服。使清者升、浊者降、瘀者化，中气既足，肝肾既调，开阖自然得所矣。后以生脉饮送八味丸，服于空心，以归脾加减，服于午后，全安。

（清·魏柳州《续名医类案》）

【辨析】

膏淋一证，下焦湿热阻于络脉，脂液失其常道，流注膀胱，气化不利，不能分清泌浊，故尿液混浊如膏，小便不畅，初病多实。病久肾气受损，下元不固，不能制约脂液，故淋出如脂，伴形瘦乏力，腰膝虚软等虚象。

膏淋之治疗，实证宜清热除湿，分清别浊，清心通络；虚证宜补肾固涩。

本案膏淋两载，医用通利止涩二方，便频则用止涩，秘塞则用通利，使尿频、涩痛更加严重，脉两寸甚洪，两尺无力，肾气已伤。肾气乃元气之本，肾气一虚，元气衰惫，脾气转输不利，心脉循行不畅，膀胱失其约束而致诸证变生。病之本在于肾虚，故愈服寒凉通利则肾气愈虚，法宜温补。用八味丸加味，服之即安。

【体会】

盛启东曾云：服凉药而脉反洪大无力，法宜温补。本案脉见洪而无力，故选用八味以温补肾气，且重用人参以扶助元气，以升麻升其清，以红花促其血行，

正中病之要害，故药后病情迅速改善。由此可见，凡膏淋虚证久不愈者，若见脉洪大无力，从温补脾肾之法常可收到明显效果。

病案五 肾阳虚惫，反用清热利湿

【病案】

张某，女，50岁，建阳塑料厂工人。闽北腊月，寒气凛冽，张每日上班，路途远遥，倦劳伤正，邪气乘袭，初感下焦重坠，小便频数，但尿检无异。曾服西药消炎，未效，又服八正散、知柏地黄汤之类清热利湿药数十剂，但诸恙有增无减，以至余尿滴沥不止，难以自禁，每日换内裤数条，口干寐欠，尿频尿急，前阴灼热，痛苦不可名状，患病至今历时4个月整，而越治越坏。

余举指诊之，六脉不满本部，为气血不足之征，两尺沉弱乃肾虚及命门火衰之兆。舌体胖大，舌质淡红，苔中偏厚，形体肥胖，综观脉证，可知痰湿之躯，阴湿弥漫，肾阳衰弱，命火被蒙，阳气不能温束膀胱，制约无权，尿沥裤兜；阴极似火，而致前阴灼热，尿频尿急；命门火衰，不能蒸化水液以上承，出现口干。眼下当务之急，在于点燃水中之火，滋润火中之阴，拟投以济生肾气汤。

处方：熟地黄24克，淮山药、枣皮、丹皮、云苓、牛膝、泽泻、附片各10克，肉桂8克。2剂。

二诊：药后肾阳振奋，制约有权，尿频尿急减轻三成。阳气升张，阴霾驱散，垢苔渐退，初切病机，方法既对，击鼓再进。拟去车前、牛膝之利，增强温补之力。

处方：熟地黄24克，淮山药、丹皮、茯苓、泽泻、附片各10克，枣皮12克，肉桂4克。3剂。

三诊：药后尿频尿急及前阴灼热已消，小便已能自禁，精神转佳，口不干渴，反觉津液源源自溢。命门之火已经燃起，生机开始复原。唯素患子宫下垂之症，少腹仍有坠感。守前方加黄芪、升麻、柴胡增强升举之力。

处方：熟地黄24克，黄芪15克，枣皮12克，丹皮、淮山药、茯苓、泽泻、附片各10克，肉桂4克，柴胡4克，升麻5克。3剂。

四诊：诸恙若失，神佳寐安，小溲自如，尿频灼热全消，膀胱自约功能恢复。中气升举，少腹下坠感消除，继续以温补肾阳，佐以升举中气，调理半个月大安。

（沈宗国《肾阳虚惫误认下焦湿热案》）

【辨析】

经云："至虚有盛候，大实有羸状。"

本案病本劳倦伤正，肾气不足，命门火衰，感受外邪，阴寒内盛而引起的"阴极似阳"之候。然前医未识，只见假象，未究本质，误为下焦湿热之证，迭进清热利尿之剂，重伤肾气，以致越治越坏，4个月不愈，痛苦不可名状。

后医遵王冰"益火之源以消阴翳"之意，急投桂附八味，壮命门火以拨云驱雾，阴霾得散，淋证四月之苦得解。复用升、芪升举，以解子宫下垂之累。诸症若失。若再以湿热论治，苦寒清利下咽，势必更损真阳。

【体会】

临证往往真者易识，假者难辨，然只要详查病史，四诊合参，从症象分析病变本质，不被假象所惑，则能分辨出证候的真假寒热。否则，虚实混淆，真假不识，必蹈"虚虚实实"之辙。

病案六　气淋误为热淋

【病案】

王某，女，21岁，护士，1984年9月21日初诊。患者曾因尿道炎住院半月而愈，出院7天后又发。八正散和五苓散加减10余剂，亦无寸效。就诊时小便频数，每日白天10余次，夜间数次，量少，急迫感，色较黄，无尿血史，伴口干倦怠，心烦焦虑，时欲叹气为快等症，每逢心情不畅时上述症状加剧。视其苔薄黄而少津，切脉弦而有力。脉症合参，断为肝失疏泄，气机郁滞。故用清热利水通淋而不效，治当疏肝解郁，佐以清热利水……服药6剂，上述症状基本消失，嘱用逍遥丸善其后。

（舒鸿飞《误治案例分析》）

【辨析】

郁怒伤肝，肝气失于疏泄，久则血流失畅，脉络瘀阻；或气郁化火，气火郁于下焦，或兼湿热侵袭膀胱，壅遏不能宣通，影响膀胱气化，而发为气淋，且为气淋实证。

本例前医以尿道炎病史，不加详察，诊为热淋，投以八正散和五苓散加减，毫无寸效。显然有误。误在何处？误于问诊粗糙。细细询之：病史中不仅小便频数、量少、急迫感明显，而且有心烦焦虑、时欲叹气之气淋病常见的症状。还有每逢心情不好时上述症状加重的特点，苔薄黄而少津，脉弦而有力，乃气淋之特有的脉症。遗漏了这些重要临床资料，见淋止淋，故而造成了误诊误治。若详细问诊，则肝郁气滞之诊断即可确立。焉能误诊！

【体会】

《中藏经》云："气淋者，脐腹满闷，小便不通利而痛。"《千金方》曰："凡气淋之为病，溺难涩，常有余沥"。气淋实证必与开郁行气之品，疏达肝郁，行下焦之气，气机调畅淋痛才能消失。本案气淋用八正散、五苓散加减无效，改服疏肝解郁、佐清热利尿药立效，可见辨证何其重要。

病案七 中气不足，误为肾虚

【病案】

韩某，女，44岁，农民。1983年12月20日就诊。患者3天前突然发现尿频，日夜20余次，夜间较甚，时而尿急，自感尿道灼痛，口干不渴，别无不适。尿常规：尿蛋白微量，红细胞（++），上皮细胞（+），舌尖淡红，苔薄白，脉缓而弱。初辨证为肾阴不足，膀胱蕴热，气化不利所致，投知柏地黄汤加味，连进6剂后，病不减反增脘腹沉闷，纳食不馨，缘由中气不足，复予苦寒滋腻药品所致。后细审脉症，本案病机与"中气不足，溲便为之变"经旨相符，遂投甘草干姜汤加味……3剂药后，病除十之六七，经予3剂，溲如常人，尿检正常。

（郭维一《误诊挽治病案2例》）

【辨析】

本例首诊医生着重尿频尿急之表面现象，不深入分析脉象缓而弱、中气不足的本质表现，主观地以为其病机是肾阴不足，膀胱蕴热所致，故而造成了误诊误治。淋证病位主要在肾与膀胱，虚淋多因肾虚，膀胱气化不足，但不能执此一法，遍试所有虚淋，都从肾虚立论。

淋证日久，不仅可以伤肾，而且可以伤脾，且治疗时过用误用通利攻伐之剂，极易伤脾。脾虚则气陷无以摄纳，故久治不愈。郭氏从脘腹沉闷、纳食不馨得到启示，又抓住脉缓而弱，这种中气不足的脉象特征，舍症从脉，采用甘草干姜汤，辛甘合用，辛甘化阳，恢复中焦之阳。中阳得复，脾气健运，则化源充足，脾虚气陷不能摄纳之势即可得到纠正，虚淋自然消失。

【体会】

中气不足，理当温中。然要复中阳为什么选干姜而不选附子？这可能也是医者精心考虑过的。一者《伤寒今释》说：干姜与附子，俱为纯阳大热之药，俱能振起机能之衰减。惟附子之效，偏于全身；干姜之效，限于局部。干姜效在温运消化器官，故本例用甘草干姜汤，而不用甘草附子汤；二者，在温运的同时不能伤阴，附子与干姜相较，还是以干姜为妥，故选用干姜。

病案八　肾结石不辨证误用排石汤（肾结石）

【病案】

王某，男，45岁，据述半个月前突然腰部左上缘疼痛，汗出恶心阵作（约10分钟发作一次），因到某医院门诊，经用止痛针剂及针灸未能缓解，至下午腰痛加剧，伴有尿频、尿少、少腹坠胀、恶心，水米不入，而到某医院急诊，内科检查无异常，遂转外科，尿常规检查：白细胞16400/毫升，淀粉酶16单位；尿检红细胞10~15/HP，白细胞0~1/HP，尿蛋白极微量；触诊左侧肾脏未触及，有压病及叩击痛，经X线检查示，左侧肾盂有块状阴影，因而确诊为肾结石，给予排石汤。药后腹泻数次，腰痛未得缓解，反见胃脘痞满，恶心不欲饮食，头晕、肢倦乏力，而来我院门诊。患者除具有上述见症外，并伴有大便溏薄，形寒怕冷，眼睑有沉重感，舌质淡，苔白而滑，脉来弦滑，四诊合参，显系脾虚气陷、肾阳虚衰所致。治拟建中益气，温阳利水排石，仿仲景黄芪建中汤合真武汤意。药用黄芪、桂枝、白芍、炒白术、茴香、乌药、官桂、川续断、桑寄生、丹参、土茯苓、金钱草。诊毕，一进修同志曰："古人有淋证忌补之说，石淋系湿热蕴蒸而成，而今用建中益气、温阳利水排石法，与古人治验岂非背道而驰？"余告之曰："淋证忌补之谈，在医籍中确有之，但其所指系小肠有热，小便痛者，忌用补气之剂，亦即对实证而言。盖气得补而愈胀，血得补而愈涩，热得补而愈盛，因而忌之。推而广之，若肾阴不足，阴虚火旺者，同样忌用升阳益气之剂，否则，龙雷不潜，孤阳上越莫制矣。今患者尿虽少而不痛，尿虽浑而无灼热感，其非实也，热也，明矣。加之药后脘闷腹胀，少腹下坠，便溏肢倦，形寒怕冷等一派中气下陷、肾阳式微之候，用建中益气尚恐不及，故又以官桂、乌药、茴香、桑寄生等温肾通阳之品继之，以期斡旋中气，温阳救逆，逆流挽舟，补之、温之、何忌之有？"然辨证是否正确，选方遣药是否得当，要以患者药后证候的增减来评定，亦即通过实践来检验。阅3日，患者来复诊，言进药3剂，胃痛止，腹泻除，纳谷有加，但腰痛延及背部如故，脉沉滑，舌质淡苔白，为脾阳见复，而下元寒湿未蠲之征，予以温中回阳，益肾祛湿法，方用附子汤加减主之。第三诊，腰痛已缓而尿量仍少，下肢浮肿，少腹仍有下坠感，总系肾阳不足，不能化气行水，水湿壅遏之候，但迭进温阳利水，宜防伤阴，故师金匮肾气丸意，加入丹参、桃仁等以消瘀排石。至1978年10月14日，先后共五诊，腰痛止，腹胀平，体征消失。同月9日X线检查，未发现块状阴影，不知何时结石已排出。12日在某医院肾图报告：双侧肾功能正常，继予肾气丸增减，以资巩固。

（路志正《医话医论荟要》）

【辨析】

泌尿系结石，属中医的"砂淋""石淋""血淋"等范围，其病因病机颇为复杂，但主要是下焦湿热蕴结成石或兼有肾虚。近年来治疗本病多以清利湿热、淡渗之排石汤或八正散治之，以此施于湿热蕴结者，收效较好；若施治于年老体弱、脾肾阳虚者，不仅难以排石，反会变生诸症。

本案经X线片，确诊肾结石，其症状除腰痛外，尚有大便溏薄、形寒怕冷、舌淡苔白而滑、脉来弦滑，显系脾虚气陷、肾阳衰微之征。前医用排石汤，清热通利排石，以寒治寒，药后，即腹泻，胃痞，恶心头晕，肢倦乏力，诸症丛生。

盖因禀赋不足，脾肾阳虚，则湿易从寒化；水为阴，寒则凝，往往亦加重结石。其病因为寒，不以温通，反以清利，诚如雪上加霜，只会加重结石，焉能有效排石？

【体会】

孙一奎《赤水玄珠》云："今之治淋者，动手辄用五苓、八正之类，皆淡渗利窍之剂，于病未尝远也，而诸疾不改何也？……淡渗过剂，肾气夺矣。"说明肾主"五液"，渗利太过，不仅津液受伤，而肾之气亦遭损矣，正气大伤，排石亦无功也。因此，使用排石汤必须详辨患者体质，不可一见结石，概用苦寒渗利，治疗石淋，亦不可泥于一方一法。

病案九　泥于"淋不可补"误用通利

【病案】

形肥苍白，年五十余，病淋砂石涩痛，医用五苓或琥珀、八正散之类，病益加，邀予往诊，脉皆濡弱而缓，曰："此气血虚也"。经云：膀胱者津液之府，气化出焉。今病气虚不唯不能运化蒸煦，而亦气馁不能使之出也。经又云：血主濡之。血少则茎中枯涩，水道不利，安得不淋。医用通利血愈燥、气愈伤矣，遂用大补汤加牛膝煎服，月余病减，仍服八味丸除附子加黄芪半个月余，遂获安。

（清·汪机《石山医案》）

【辨析】

大凡临证最忌因循守旧，套用固有经验，不加辨证，妄用成法，鲜有取效者。古虽有淋者"最不可用补气之药"的说法，是针对淋之初起实证为多而言。反之，淋病日久，正气渐衰，气血亏虚，窍道因而涩滞不利。此时必须用补法通其涩滞，若单用通利之剂，气血愈虚，其道愈涩滞而病愈加重。

【体会】

治病当追本溯源，不可一概而论，丹溪曾说："诸淋所发……最不可用补气药。"气不虚者，自不可用，若气已虚，用之何疑？本案脉濡弱而缓，确属气血亏虚之候，故用大补汤双补气血而获愈。说明砂石淋病，虽以实证为多，但见虚证，亦当用补，不可拘泥于淋病不宜补之说。

第20章 癃闭（附病案12例）

癃闭是以排尿困难，少腹胀痛，甚则小便闭塞不通为主症的疾病。本病病位在膀胱，三焦气化失常为癃闭发生的主要原因，其中又以肾与膀胱为发病的关键。故助其气化为癃闭治疗的主要法则。

由于癃闭发生的病因较多，加之施治失误后，病情更加复杂。其中有实证，有虚证，亦有虚实夹杂者。属于实证者，多用清湿热、散瘀结、利气机而通水道救治成功；属虚证者多用补脾肾、助气化，达到小便自通的目的；虚实夹杂癃闭证型复杂，所选案例，或因肾虚邪壅，或因阴虚邪盛，或因气虚血瘀……，救误各案各随其因而治，一般都采用通补兼施之法，扶其正，攻其邪，以利三焦气化功能恢复，取得佳效。

本节所选12例验案，治法灵活，说理透彻，用药严谨精当，可操作性强，值得继承效仿。

1. 邪气壅闭，肺失通调，膀胱不利而小便不通。治当用"提壶揭盖"法，宣畅肺气，小便自利。病案一风寒犯肺，清肃失职，肺气升降失调而小便不通。乡医用通利之剂，小便未解而腹胀加剧。李氏根据病机，投三拗汤以温肺，桔梗、紫菀以开肺，苏子、前胡以降肺，服药后2小时小便即通。

2.《灵枢·本输》曰："实则闭癃……闭癃则泻之。"闭癃实证，治疗原则以通利为主。病案二湿热蕴阻下焦癃闭，但前医辨证未明，即用知柏地黄滋补，显然是误治。黄氏用清热散结、通利水湿救误，结合葱、盐外敷治疗，渐获佳效。

3. 无阴则阳无以化。由于肾之阴阳失调，气化失常，开合不利，水湿不泄，聚积体内而发癃闭。病案三热结下焦，无阴不化，前医不识，治以通利无效；东垣以滋肾通关丸投之辄效。

4. 温病后，温邪未净，肺津亏耗，肺气不利，肃降无权，气不化水，小便自然不通。当此，即应清肺热，助肺气肃降。病案四苏氏深知内中原理，仿李东垣消肺饮意立方，处以黄芩桑白皮汤，1剂效，续服2剂而瘥。

5."肺为水之上源"，化源足则小水自通。若痰火内结，久咳伤肺，燥热伤阴之候。金燥不能生水，膀胱无津可藏，故小便不通。法当补肺润燥生金。病案五肺燥源枯，误用渗淡通利，毫无效果。李氏救误，重用紫菀，以其辛可润肺，苦能下气，配合补肺生津之品，化源既足，服药一剂小便涌出如泉。

6.独阳无阴似有火，又非实火，乃阴虚阳盛之候。若用苦寒之剂，诸症必然加重。病案六阴虚火旺、孤阳不化真阴大虚，阳无以附。医反误用车前草、六一散、大黄，欲清热、渗利而通便，药后涓滴难求。谢氏用内服六味地黄合滋肾丸作汤与服，外敷葱、盐，二便顿解。

7.虚人感寒，小便闭塞，此为元气大伤、膀胱气化不利所致。病案七元气大虚，误用通利发表之剂，故病转重，小便依然不通。后医用六味回阳饮，峻补三焦元气，汗出小便亦畅。

8.阳气不旺。土虚木气失于冲和，致疏泄失常，气机不畅，水道不通而小水短涩。病因在于土虚木郁。病案八土虚木郁，尿闭腹痛，医误用通利，尿愈闭、腹愈痛，谢氏用六君子加防风、升麻、桑叶数剂而愈。

9.肝郁化火，疏泄失职，气机不利，膀胱壅闭不通 小便涓滴难下。病案九气滞癃闭，误以通利，小便涓滴难下，前医用通利之剂不效，夏氏从胸胁满闷，噫嗳不舒入手救误，用疏肝清泄，佐以宣通之剂，小便通利。

10.便有阴阳二结，溲闭亦然。溲便不通，脉涩、苔灰白，是阳气下陷，阴寒内结，阻闭水道而成的阴秘。病案十睡卧受寒，小腹闷痛，小便不利。显为阴结阳陷，先用桂附理中不效，再用五苓、八正等通利之剂，闷胀更甚。卞氏升阳气，温散阴结数剂而安。

11.病案十一寒凝下焦，小便不通，医用甘淡渗利之剂不效反加，张氏详察，知病因受寒而凝滞，故用自拟温通汤加味治之，1剂小便通，3剂诸症失。

12.病案十二少阴阳衰，肾关不开，西药治疗无效。岳老从"脉细肢凉"断为"阳气式微"，用真武汤加味，1剂而四肢温、小便通，续以健脾补气利尿之剂，病渐向安。

病案一　风寒犯肺，清肃失职

【病案】

芦某，男，45岁。咳喘宿疾五载，旬前秋行冬令，气候骤寒，以致旧恙又起，咳嗽痰白而稀，喉中喘吼有声，张口抬肩，入夜端坐依息。身无热而形寒，腹虽饥而厌食。自前夜起，突然小便不通，少腹膨胀，呻吟不已。乡医曾用通利之剂，反使腹胀加剧。急转来诊，刻下：脉浮滑，舌淡红，苔白。证属肺有伏寒，因感而发，清肃失职，不能通调水道，此癃闭之所由作也。此证咳喘在先，癃闭在后，肺气不利，气化不及州都，是癃之因。当温肺寒，宣肺气，方用三拗汤加味。

处方：炙麻黄9克，光杏仁（打碎）9克，粉甘草3克，黑苏子（杵）9克，玉桔梗9克，法半夏9克，紫菀茸9克，信前胡6克，薄橘红3克，香橼皮9克。1剂。

（李阳《癃闭临证救误心得》）

【辨析】

本例原病咳喘，继发癃闭，已有两夜一日。故其闭来自肺气不利。风寒犯肺，清肃失职，肺气升降失调而突然小便不通。乡医用通利之剂，法不对证，小便未解而腹胀加剧。李氏根据病机，投三拗汤以温肺，桔梗、紫菀以开肺，苏子、前胡以降肺。翌日复诊时病员欣然云，服药后2小时小便得通。

【体会】

邪气壅闭，肺失通调，膀胱不利而小便不通。治当用"提壶揭盖"法，宣畅肺气。本案因寒痰闭阻，肺气升降失职，法当温肺、宣肺。因为咳喘在先，癃闭在后，癃闭为标，肺寒为本，故治以温肺散寒，宣通肺气为主。方用三拗汤加桔梗。桔梗一药，其性升浮，是升提肺气之圣药。可使"清气既得上升，浊气自然下降"。肺气升降正常，气化功能恢复，小便自通。

病案二 湿热蕴阻下焦癃闭辨误

【病案】

陈某，男，58岁。小溲闭而不通，已逾半个月，曾经某医用知柏地黄丸改汤剂口服十余剂，几乎无效，不得已又至某医院治疗并做保留导尿，仍未见效。

症见舌苔黄腻，脉来濡软。湿热蕴阻下焦，膀胱气化失司，治宜清热散结，通利水湿为法。

升麻1.5克，川草薢15克，老苏梗9克，桔梗5克，猪苓9克，土茯苓15克，萹蓄15克，瞿麦12克，细木通8克，泽泻15克，车前子15克，蟋蟀7只，血珀末1.8克（早晚各服0.9克）。

另，外用方：食盐60克，青葱管60克，煎汤（用五磅水），热敷小腹。

用上药两天后，小便畅通，以致导尿管滑下，从此小便正常。

（黄一峰《黄一峰医案医话集》）

【辨析】

癃闭之辨，首当细审主症，详辨虚实，然后权衡轻重，针对病机，确立治则。本案小便闭而不通，已逾半个月，属实，膀胱湿热可能性较大，但前医辨证未明，即用知柏地黄滋补，显然是误治。黄氏用清热散结、通利水湿为法，结合葱、盐外敷治疗，渐获佳效。

【体会】

《灵枢·本输篇》曰："实则闭癃……闭癃则泻之。"闭癃实证，治疗原则以通利为主。本案舌苔脉象显属湿热壅滞膀胱，致小溲闭而不通，故用大队分利湿热、通利水道药物治之，且重用性擅通利、专治小便不通的蟋蟀加强通利作用。外敷葱、盐借其通阳行气之力，药后果使小溲畅通。据临床实践证实，本法对老年性癃闭，其中包括现代医学所谓的前列腺肥大屡治获效，但必须属湿热壅滞者才适用。

病案三　热结下焦，无阴不化

【病案】

昔长安有大贾王善夫病小便不通，渐成中满，腹大坚硬如石，壅塞之极，腿脚肿胀，破裂出黄水，双睛突出，昼夜不得眠，饮食不下，苦痛不可名状，求予治之。因问受病于始，知病不渴，近苦呕哕，众医皆用治中满利小便淡渗之药。急难措手，乃辞归，从夜至旦，耿耿不寐[1]，穷究其理。忽记《素问》有云：无阳则阴无以生，无阴则阳无以化[2]。又云：膀胱者，州都之官，津液藏焉，气化则能出矣。此病小便癃闭，是无阴而阳气不化者也。凡利小便之药，皆淡味渗泄为阳，止是气药，阳中之阴，非北方寒水阴中之阳所化者，此乃奉养太过，膏粱积热，损北方之阴，肾水不足，故膀胱、肾之室久而干涸，小便不化，火又逆上而为呕哕，非膈上所生也。独为关，非格病也。洁古老人曰：热在下焦，填塞不便。是治关格[3]之法。今病者内关外格之病悉具，死在旦夕，但治下焦可愈。随处以禀北方寒水所化，大苦寒气味俱阴者，黄柏、知母、桂为引用，丸如桐子大，沸汤下二百丸，服药少时，须臾，前阴如刀刺火烧之痛，尿出如瀑泉涌出，卧具皆湿，床下成流，顾盼之间，肿胀消散。予惊喜曰：大哉圣人之言！岂可不追览[4]而执一者也！真证小便闭塞而不渴，时见躁者是也。凡诸病居下焦，皆不渴也。二者之病，在气在血，最易分别。

（董建华《中医内科急症医案辑要》）

【注释】（1）耿耿不寝：耿耿为忧郁貌，意指思考问题而不能入睡。（2）无阳则阴无以生，无阴则阳无以化：意思是阴阳互为其根，互为其用。阴是阳的生化之源，阳是阴的生成之力，故"无阳则阴无以生，无阴则阳无以化"，体现了阴阳的互根互用关系。（3）关格：中医病名。是指以脾肾虚衰，气化不利，浊邪壅塞三焦，而致小便不通与呕吐并见为临床特征的危重病症。分而言之，小便之不通谓之关，呕吐时作谓之格。（4）追览：意为回顾。

【辨析】

本案为东垣验案之一，案中所处之方即东垣所制名方"滋肾丸"，此方治热在下焦、小便癃闭而口不渴者有奇效。下焦邪热，口不渴为其辨证关键。东垣云："凡病在下焦皆不渴，血中有湿，故不渴也。"热邪居下，灼伤肾阴，真阴不足，水不胜火，而相火独亢。肾为水火之脏，今水不足火独治，正合经云：无阴则阳无以化之理。由于肾之阴阳失调，气化失常，开阖不利，水湿不泄，聚积体内而发诸症。

东垣用黄柏、知母泻相火、坚肾阴以治本，清泻湿热以治标，少佐肉桂引火归元，以行化气之用。以泻为滋，以滋为通，故名滋肾通关丸。柯琴曾云："水为肾之体，火为肾之用。人知肾中有水，始能制火，不知肾中有火始能致水耳。盖天一生水，一者，阳气也，即火也，气为水母，阳为阴根，必火为所归，斯水有所主。故反佐以桂甘温，引知、柏入肾而奏其效。此相须之殷，亦相制之理也"。

【体会】

前医之误在于不细察病机，不辨阴阳生化之理，但见小便不通，腹大坚硬如石，腿脚肿胀，即投以通利，墨守成规，焉能不误。因此，学习古人制方之原理，求其所以然，才能在临床正确使用，不致失误。

病案四　热盛肺燥，肃降无权

【病案】

杨某，女，47岁，旬前冬温犯肺，刻下热已退，咳亦停。惟温邪未得尽透，以致肺津亏耗，肺气不利，肃降无权，气不化水，遂令水道不通。近3日来，小便初则滴沥而下，继则点滴俱无。医用八正散2剂与服，药后，少腹膨胀，呼吸短促，咽干口渴，但饮水量少。脉浮数，舌边尖红，苔薄。此溲闭为标，肺热为本，虽急则宜治标，然源堵流方塞，欲流之长，先清其源，仿李东垣消肺饮意立方。

处方：淡黄芩6克，桑白皮9克，大麦冬9克，生山栀9克，赤茯苓15克，玉桔梗9克，白前9克，地骨皮9克，淡竹叶30片。1剂。

次日复诊，小溲已得畅行，腹胀全消，他症已有转机。原方去山栀，加北沙参9克。续服2剂而瘥。

（苏杨《癃闭治疗一得》）

【辨析】

温病后，温邪未净，肺津亏耗，肺气不利，肃降无权，气不化水，小便自然不通。当此，即应清肺热，助肺气肃降。医误用八正散清利，以致肺津更加亏耗，肃降无权，小便点滴不通，而成癃闭。苏氏仿东垣消肺饮意，处以黄芩桑白皮汤，1剂效，续服2剂而瘥。

【体会】

清肺饮亦李东垣所制之方，主治渴而小便闭涩不利。邪热在上焦气分者，与滋肾丸遥相对应。一病在上治肺；一病在下治肾。皆为治癃闭的要法。肺为水源，肺受热邪，化源乏绝，源绝则流断，症见小便闭塞、口渴、脉浮数，皆肺热之象，故仿东垣清肺饮以泻肺热而利水道。以黄芩、地骨皮泄肺热而保津，以麦冬滋燥金而清水源，以桑白皮、白前泻肺气而降水；以栀子清三焦而利水道；以赤茯苓、淡竹叶清热邪而利水湿。用药严谨精当，故1剂获效，2剂痊愈。

病案五　肺燥源枯，误用渗淡通利

【病案】

李士材治郡守王镜如，痰火喘嗽正甚时，忽然小便不通，自服车前、木通、茯苓、泽泻等药，小腹胀闷，点滴不通。李曰：右寸数大，是金燥不能生水之故。惟用紫菀五钱、麦冬三钱、北五味十粒、人参二钱，一剂而小便涌出如泉。若淡渗之药愈多，反致燥急之苦，不可不察也。

（清·俞震《古今医案按》）

【辨析】

"肺为水之上源"，化源足则小水自通。今病者久患喘嗽，脉右寸数大，是痰火内结，久咳伤肺，燥热伤阴之候。金燥不能生水，膀胱无津可藏，故小便不通。法当补肺润燥生金。然患者不明此理，只知小便不通为膀胱热结，自服车前、木通等通利药。是病位病性判断错误。李氏深知内中原理，方中重用紫菀，以其辛可润肺，苦能下气，配合麦冬、五味子、人参等补肺生津之品，共奏润肺滋水之功。化源既足，小水自利，故服药 1 剂小便涌出如泉。

【体会】

本案治法与"提壶揭盖法"意相仿，用药虽异，其理则一。患者喘嗽正甚，突见小便不通。李氏以"右寸脉大"，断为肺金燥不能生水，治以润肺滋水，如此化源得充，小便自利。可见中医治病，惟晓其理，才能做到出神入化，灵活变通。

病案六　阴虚火旺，孤阳不化

【病案】

都昌舟子，大小便秘，腰屈不伸，少腹胀痛，倩人[1]扶持来寓求救，狼狈之状，势甚可骇。细审之，面色正赤，鼻准微黄，额汗如珠，舌苔中黄。诘[2]之曰："小便秘乎？"其倩人曰："二日一夜，并无半沥，大便亦闭。"余知鼻黄者多患淋秘，淋秘鼻黄者势必危。仲景云：无尿额汗者死。因谓之曰："事急矣！恐难治也。"病者闻言大哭。余为之恻然[3]，姑为诊之，尺寸沉小，幸动指有力。复慰之曰："此证虽危，吾可从法救之。"意仿无阴则阳不化之旨，欲举东垣滋肾之法。病者忽云："服车前草及六一散、大黄药一剂，愈加胀痛难忍，此又寒凉不服。"意者，冷结[4]关之乎。然脉象症候，固非无阳，且似有火，乃寒之而反重者，何耶？因思《内经》有云：诸寒之而热者取之阴[5]，所谓求其属也。遂订六味地黄合滋肾作汤，大剂以进，滋阴化气。外用捣葱合盐炒热布包熨脐，通中以软坚。自午至戌，内外按法不辍，俾得关通，二便顿解。此症生死反掌，读仲景书方知。

（清·谢映庐《谢映庐医案》）

【注释】（1）倩人：①请托别人。②雇请之人。（2）诘：音 jié，含义是责问，追问；查究，究办。（3）恻然：音 cè rán，哀怜的样子，悲伤的样子。（4）冷结：冷结即为阴结。下焦阳虚，则阳气不行，阴凝于下，出现的癃闭称为阴结。（5）诸寒之而热者取之阴：意思是用苦寒药治疗热证，而热不退，反见增重，这不是有余的热证，而是肾阴（真阴）不足的虚热，故治疗应滋阴补肾。

【辨析】

症见大小便皆秘，少腹胀痛，面赤鼻黄，额汗如珠，实属真阴大虚，阳无以附之危重证候。医反误用车前草、六一散、大黄，欲清热、渗利而通便，药后涓滴难求。谢氏用内服六味地黄合滋肾丸作汤与服，外敷葱盐，二便顿解。

经曰："无阴则阳无以化"，今阴分大伤，独阳又何以化，故二便不通。此时妄与分利之剂，譬如枯井求泉，必生异端。然独阳无阴似有火，又非实火，乃阴虚阳盛之候。故用苦寒之剂，诸症反而加重。

【体会】

在生死反掌之际，谢氏遵经旨："诸寒之而热者取之阴，所谓求其属也。""寒之不寒，是无水也"之意。与大剂六味地黄汤合滋肾汤，滋养真阴，坚阴化阳而反死为生。由此可见，熟读经旨，深明其意，临证之际，四诊合参，详审阴阳，方可立于不败之地！

病案七　元气大虚，误用通利发表

【病案】

王道和，病夹虚伤寒，小便闭塞，全无点滴，小腹微胀。前医用发表之药，兼四苓利水，病加沉重，精神愈困，小便仍然不通。余曰："此病正气大虚。"夫精神困倦，肺脾虚也，小便闭塞，肾气虚也。经云：膀胱者州都之官，气化则能出矣。发表之药乃克伐之性，中虚何能堪此[1]，是邪气未攻及而胃气愈遭其困矣。中气伤，则外邪愈进，肾气愈亏，而小水愈不能化矣。治此之法，只宜峻补，待正气已健，邪气不攻自溃[2]；肾阳已壮，水得气化而自通矣！即与大剂六味回阳饮，峻补三焦之元气，服至二日，精神颇畅，大汗出而外邪解矣，小水亦畅通。取至五日，小水大利，小腹豁然而精神举动尚未健。取至旬余，始气爽神强而大安。

（董建华《中医内科急症医案辑要》）

【注释】（1）堪：可以，能，足以；忍受，能支持。（2）溃：浸，沤；地面的积水。

【辨析】

患者伤寒大病后，元气大虚，小便闭塞点滴全无。医误用通利发表之剂，误犯虚虚之戒，故病转重，小便依然不通。后医用六味回阳饮，峻补三焦元气，汗出小便亦畅。

虚人感寒，小便闭塞，此为元气大伤、膀胱气化不利所致。前医不顾其本虚，妄用发表利水之剂，再克伐其已虚之体，从其药后病反加沉重，精神愈困，进一步说明了肺脾肾气虚是本例的主要矛盾。

【体会】

气者，人身之本。气不足则化难行，治应大补元气，元气充足，水始能化，则小便自利。故以大剂六味回阳饮，峻补元气。方中参、附、姜、草助阳益气，熟地、当归养血益阴。此方之用，正如张景岳所说："凡气虚而小便闭者……或壮水以分清，或益火以化气，随宜用之，自可渐杜其源。"可见细审病机，参考患者的体质进行辨证是治疗成功的关键。

病案八 土虚木郁，尿闭腹痛

【病案】

许福生，春月腹痛泄泻，小水短涩。余门人以五苓散利水止泄，尿愈闭，腹愈痛，痛泄不耐，呼吸将危，急请余诊。门人问曰："分利而尿愈闭者，曷[1]故？"答曰："所谓木敛病耳。"

《内经》有云：生郁于下，病名木敛。盖木者，肝也；敛者，束也。肝喜疏放，春月水气当升，今木气抑郁敛束，再被渗利沉降之药，至令生气愈不得舒，是有秋冬而无春夏，安望其能疏放乎！用六君子汤加防风、升麻、桑叶数剂遂其条达而愈。

（清·谢映庐《谢映庐医案》）

【注释】（1）曷：表示疑问。

【辨析】

春月木气当升，然阳气足者，肝之清阳上升。今病泄泻乃脾气不足，阳气不旺。土虚木气失于冲和，致疏泄失常，气机不畅，水道不通而小水短涩。病因在于土虚木郁。

前医不明四时五行生克之理，拘泥于尿闭责之膀胱与肺之常规，反用渗利沉降之剂伐其生气，土愈虚，木愈郁而病亦加。谢氏以升发之法治尿闭之症，培土疏木。方用六君子汤扶脾土，佐以防风、升麻升发阳气，少加桑叶以疏肝之郁，数剂而愈，颇得阴阳升降之理。本案虽然简单，但其强调四时阴阳的辨证意义，是值得借鉴的。

【体会】

情志抑郁，或多烦善怒，小便不通或通而不畅。乃因七情内伤，气机郁滞，肝气失于疏泄，水液排出受阻而癃闭；本例因脾虚，阳气不旺，肝失疏泄，气机不畅而癃闭。两者均因肝失疏泄，气机失畅，但前者病位在肝，故疏肝则尿液得泄；本例病位在脾，故健脾升阳则癃闭消失。病因有异，其理则一，属同病而异治。

病案九　气滞癃闭，误以通利

【病案】

苏某，女，23岁，未婚，小便涓滴难已5天。前医曾用"通利"之剂，未效。少腹膨胀，辗转不安，伴胸胁满闷，噫嗳不舒，时欲叹息。两脉俱弦，舌质红，苔薄腻。询知患者素性急躁，近因暴怒，情志不畅，肝气郁而化火，以致升降之机壅滞，水道不利。治以疏肝清泄，佐以宣通分利。

柴胡4.5克，制香附9克，炒山栀9克，台乌药9克，紫菀9克，桔梗9克，赤茯苓9克，木通6克，泽泻9克，车前子12克。

另用食盐半斤，炒热熨敷脐部。

服1剂后小便即可自解，但仍不畅行，连服2剂，小便通利，腹胀已除，胸闷诸症亦均消失。

（夏治平《癃闭治验》）

【辨析】

肝郁化火，疏泄失职，气机不利，膀胱壅闭不通，小便涓滴难下。本当疏肝利气，通利小便，前医误用通利之剂，不唯不效，反见胸胁满闷，噫嗳不舒，属于误治。后医用疏肝清泄，佐以宣通之剂，小便通利。

【体会】

癃闭一证为临床所常见，多由湿热蕴结，肺热气壅，脾气不升，肝郁气滞，下焦亏虚，尿路阻塞所致。治疗大法常以清湿热，利水道、补脾肾，助气化，散癃结等法治之。

此案乃肝郁化火。疏泄失职，气滞水阻，气机壅滞，州都气化不利所致。肝郁气滞，当疏肝清泄，宣通分利，去其壅滞，单纯投以"通利"何能见效？此皆辨证不明，俗套成方之误。夏氏断为气滞癃闭，以柴胡、香附、乌药疏肝理气；栀子清泄肝火，紫菀、桔梗宣肺通调水道。配以食盐外敷脐部，通结润下，故投剂则效，再剂而安。

病案十　阴结[1]阳陷，寒凝不化

【病案】

魏某，50岁。六月初八日，患者晚饭后，卧于廊前凉风，不觉熟睡，醒后感小腹闷痛，屡欲小便，自疑为受风感寒，郁滞作痛，即购桂附理中丸二枚冲热酒服，未见效。某医院断为膀胱蓄水，给予五苓散加车前子、滑石。初服一剂，似乎有些效果，再服二剂而腹痛更甚，小便点滴不通。再请复诊，给予八正散，闷胀更甚，坐卧不安。后改请西医注射服药，不见好转。

我往诊时，患者愁容满面，额角深陷，舌苔灰白，脉搏沉涩。我诊断为阳陷阴结，膀胱失去气化功能，三焦决渎障碍，气陷不升，浊阴不降所致。根据欲降必先升之理，拟用下方。

处方：黄芪一两，升麻五钱，怀牛膝八钱，九节菖蒲一钱五分，小茴香一钱，海金沙五钱。初服一剂，稍感到轻松，再进一剂，小便如涌。后依照原方减升麻、菖蒲、小茴，加赤小豆五钱、茯苓三钱，再进二服后痊愈。

本方取黄芪、升麻升其阳气，牛膝直达下焦，菖蒲通窍，小茴化气，海金沙利水，使阳升气化，浊道开通，所以小便自能通利。

（福建省中医研究所《福建中医医案医话选编·卞仁更医案》）

【注释】（1）阴结：凡下焦阳虚，则阳气不行，阳气不行，则不能传送而阴凝于下，此阳虚而阴结也；下焦阴虚则精血枯燥，精血枯燥则津液不到而肠脏干槁，此阴虚而阳结也。

【辨析】

患者睡于室外受寒，阳气不行，阴凝于下，小腹闷痛，小便不利。属于阴结阳陷，寒凝不化。自服桂附理中不效，再用五苓、八正等通利之剂，闷胀更甚。卞氏以升阳气、温散阴结救误，数剂而效。

【体会】

便有阴阳二结，溲闭亦然。今睡卧受凉，以致溲便不通，审其脉涩、苔灰白，是阳气下陷，阴寒内结，阻闭水道而成阴秘。阳气既陷，故取黄芪、升麻升其阳气，阳气升而阴自降，又用石菖蒲辛温散结通窍，小茴香暖脏散寒结，牛膝引药直达下所，阳升阴降，结散气行，理明法简，药少力专，故取效如神。

病案十一 寒凝下焦，小便不通

【病案】

辽宁，石某，年三十二岁，于仲冬得小便不通证，病因晚饭之后，食梨一颗，至夜站岗又受寒过甚，遂致小便不通。病初得时，先入西医院治疗。西医治以引尿管小便通出，有顷小便复存蓄若干，西医又纳以橡皮引尿管，使久在其中有尿即通出。乃初虽稍利，继则小便仍不出，其医先用五苓散、后用八正散通利之，点滴难出。遂求为诊治。

其脉弦细沉微，不足四至，自言下腹疼甚且凉甚，知其小便因受寒而凝滞也，甘淡渗利之剂焉能有效。斯当以温热之药通之。

处方：野党参五钱，椒目五钱炒捣，怀牛膝五钱，乌附子三钱，广肉桂三钱，当归三钱，干姜二钱，小茴香三钱，生没药二钱，威灵仙二钱，甘草二钱。共煎一大盅，温服。

方中之义，党参、威灵仙并用，可治气虚小便不通。椒目与桂、附、干姜并用，可治因寒小便不通。又佐以当归、牛膝、茴香、没药、甘草诸药，或润而滑之，或引而下之，或辛香以透窍，或温通以开瘀，或和中以止疼，众药相济为功，自当随手奏效也。

将药煎服一剂，小便通下，服至三剂，腹痛觉凉全愈，脉已复常。俾停服汤药，日用生硫黄钱许研细，分作两次服，以善其后。

诸家本草，皆谓硫黄之性能使大便润小便长，用于此证，其暖而能通之性适与此证相宜也。

（张锡纯《医学衷中参西录》）

【辨析】

寒凝下焦，小便不通，医用甘淡渗利之剂不效反加，张氏详察，知病因受寒而凝滞，故用自拟温通汤加味治之，一剂小便通，三剂诸症失。

【体会】

温通汤乃张锡钝为下焦受寒，小便不通而制之方。方中以椒目、茴香散寒凝通窍络，用威灵仙以化三焦之凝滞，三药共济温通之功。威灵仙功力非凡，气温善行，治大小肠秘有捷效。此案因下焦寒甚，伤及阳气。阳气不足，血脉凝滞，气化难复，前医欲用五苓、八正散通利，药不对症。张氏在温通汤基础上又加桂、附、姜以温阳散寒；加党参、当归、牛膝、没药扶助阳气、通行血脉有利于气化恢复，故一剂而小便即通，三剂诸症全失。

病案十二　少阴阳衰，肾关不开（急性肾功能衰竭）

【病案】

1958 年岳老曾治一女性病人，患胃穿孔合并腹膜炎做外科手术，术后血压一直很低，尿量极少，甚至无尿，持续半日，渐呈半昏迷状态。肌肉抽动，血液非蛋白氮 150 毫克 / 分升，西药无效。岳老会诊时，见患者神志欠佳，脉细肢凉，显然阳气式微，不能温养四肢。肾气从阳则开，从阴则阖[1]，肾关因阳微而不能开，遂成尿闭。病人时而躁动，手抽肉瞤，是阴阳俱虚，不能煦濡筋脉所致。病在少阴，故用真武汤去生姜，加西洋参、生薏苡仁，以鼓阳利尿，兼扶气阴。肾关得阳则开，尿毒之患可解，果然一剂之后，四肢渐温，自排小便，肉跳筋惕亦止。但仍疲乏无神，懒于言语，正气尚未恢复，二诊时采用健脾补气利尿之剂，病情逐日好转。

（梁赐明《少阴阳衰，肾关不开》）

【注释】（1）肾气从阳则开，从阴则阖：肾者，胃之关。从阳则开，从阴则阖；阳太胜则开而为消，阴太胜则阖而为水，明矣。语出《素问·水热穴论》篇："肾者，胃之关也，关门不利，故聚水而从其类也。"

【辨析】

患者手术后血压低，尿量极少，四肢凉，脉细，属少阴阳衰，肾关不开而癃闭，经西药治疗无效。岳老从"脉细肢凉"断为"阳气式微"，用真武汤加味，一剂而四肢温、小便通，续以健脾补气利尿之剂，病渐向安。

【体会】

肾气从阳则开，从阴则阖。术后元气已伤，复见神疲、肢凉、手抽肉瞤，尿闭不通，是少阴阳衰，水气为患，故用真武汤加减治之。方中以附子温脾肾之阳，白术益脾制水，茯苓、薏苡仁伐肾邪而利水，芍药酸敛固护阴液以制附子之雄烈。诸药合用，使水有所主，邪有所制。因病者已显阴液不足，故加西洋参以扶气阴。方简而法严，效速而稳妥，可见岳美中老先生用经方起大症之经验非同一般。

第21章　遗精（附病案8例）

遗精是指不因性生活而精液遗泄，频繁发作的病症，多因肾虚精关不固，或君相火旺、湿热下注等，扰动精室所致，有梦而遗，称为梦遗；无梦而遗，甚至清醒时精液流出，称滑精。

由于传统对精的重视和性常识的缺乏，遗精之人心理负担大多较重，进而讳疾忌医或夸大其词，故临床诊断时，不能拘泥于患者诉说，应详细问明遗精次数及伴随症状，否则易致失误。本节所选救误验案，剖析病机，阐明机制，多能投之辄效，令人耳目一新。

1. 遗精有虚实之分，临床以虚证为多。但医者和患者一见遗精，四诊不参，即责之肾亏，盲目进补，势必造成误诊误治。病案一湿热遗精误补，致使湿热更盛，相火妄动，精舍受扰，而滑精益甚。沙氏以知柏地黄合龙胆泻肝加减救误，清湿热敛阴精，数剂而愈。

2. 精属阴，主藏于肾，长期遗精可致肾阴亏虚，但肾阴亏虚乃遗精之果，并非遗精之因。若因果不分，治必失误。病案二湿热内蕴误诊为肾阴亏虚，投滋阴补肾固涩之品，不效反增腹胀。廖氏据"舌苔黄腻而厚，脉弦滑有力"，断为湿热下注，用萆薢分清饮，药仅3剂，遗精即止。

3. 凡病以虚而用补，但屡补罔效者，其证必实，至少为虚中挟实，决不是纯虚。病案三湿热内淫误为虚劳，实证反当虚治，虽药进百余剂，依然毫无效果。王氏细审，以消导之剂治之，恰中病机，4剂而愈。

4. 遗精一症，有梦遗与滑精之分，前人有"有梦为心病，无梦为肾病"之说。但还须结合发病的新久，以及脉证的表现等，才能正确地辨别病位。病案四心火内盛误为肾气不藏，妄施补肾壮阳之品，实证再补，以致使心火益炽而滑泄无度。王氏以导赤散加味救误，又以知柏地黄汤而收功。

5. 久遗多虚，或为肾虚不固，或为脾虚不摄，辨证时不能含糊不清，或专以肾虚立论。病案五脾虚不摄遗精，误为肾虚不固，服六味地黄、肾宝不效，王氏用补中益气汤数剂即效。

6. 遗精兼瘀血容易失误，气不运血，瘀阻精室，阴精失位而出现遗精，虽然临床极易出现，但常被忽略。病案六阳虚兼瘀，温阳不祛瘀。视瘀血内阻不顾，故收效不佳。改用温阳与化瘀并施，则寒凝去、瘀血化、精关固，遗精病消失。

7. 痰湿盛者，常出现遗精频作。故当注意痰、湿、热的辨误；病案七痰湿热盛误用补涩，诸症不减。改用温胆汤加减症状好转，原方加减再服，诸证悉除。

8. 脾胃湿热，湿热下注，扰动精室，则遗精频作。病案八脾胃湿热，误为肾阴亏虚，投滋阴泄火、补肾固精之剂，反添湿腻，出现口黏、纳呆、胸闷，而遗精反趋频繁。改用温胆汤化裁，3 剂见效，续以调治，病日渐愈。

病案一　湿热遗精误补

【病案】

汤某，男，52 岁。1981 年 10 月初诊。近 1 个月来，遗精频作，自服全鹿丸和固精丸，遗精 1 周三四次，尿时常有黏液流出，阴茎易举，口苦口干，小便黄赤，舌红苔黄腻，脉滑数。证属下焦湿热。

处方：知母、细生地黄、泽泻、车前子各 15 克，黄柏、粉丹皮、当归、黑山栀各 10 克，龙胆草、生甘草各 6 克，苦参、草薢各 12 克，牡蛎（先煎）30 克。服药 5 剂而愈。

　　　　　　　　　　　　　　　　　　　　　　（沙子仲《误补 2 则辨析》）

【辨析】

遗精有虚实之分，临床以虚证为多。但医者和患者一见遗精，四诊不参，即责之肾亏，盲目进补，势必造成误诊误治。本例患者见阴茎易举，口苦口干，小便黄赤，舌红苔黄腻，脉滑数，显为下焦湿热偏盛。患者不知，反而自取全鹿、固精二丸补肾助火，致使湿热更盛，相火妄动，精舍受扰，而滑精益甚。沙氏以知柏地黄合龙胆泻肝加减，清湿热敛阴精，数剂而愈。

【体会】

遗精因肾虚而致者，常以年长为多；病证属实者一般是少壮气实者多见。本案患者年逾半百，似乎当辨为肾虚，但不见肾虚的症象，反现下焦湿热偏盛的证候，可见临证不可偏执一端，应以辨证为要，不能以不变应万变。

病案二　湿热内蕴误为肾阴亏虚

【病案】

梁某，男，40岁。遗精10余年。夫妻两地分居，近月来遗精频繁，几至每晚均有遗精，甚至一晚遗精2~3次，伴头昏乏力，腰痛神疲。在当地医院服中药滋阴补肾固涩之品20余剂，罔效，又增腹胀。来诊时舌苔黄腻而厚，脉弦滑有力。

予萆薢分清饮加减：萆薢20克，黄柏10克，云苓15克，车前子（包）10克，莲心10克，丹参10克，菖蒲10克，白术10克，煅龙骨、煅牡蛎各20克。

服药3剂后，遗精已止，但有时于小便前或小便后流出少量白色浊液，舌苔变薄。于原方去黄柏、菖蒲，加枸杞15克、生淮山药15克。5剂。

1个月后患者因他病来诊时，诉自服上药后，遗精未再出现。头昏、乏力、腰痛亦明显好转。

（廖友星《临证随笔2则》）

【辨析】

饮食不节，醇酒厚味，损伤脾胃，酿湿生热，湿热痰火，流注于下，扰动精室，亦可发生精液自遗。本例首诊医者四诊不参，见患者遗精伴头昏乏力、腰痛神疲，即不辨其余谓其肾亏，投滋阴补肾固涩之品，不效反增腹胀。廖氏据"舌苔黄腻而厚，脉弦滑有力"，断为湿热下注，用萆薢分清饮，药仅3剂，遗精即止。

【体会】

精属阴，主藏于肾，长期遗精可致肾阴亏虚，但肾阴亏虚乃遗精之果，并非遗精之因。本案从其滋阴补肾20余剂罔效，反证其病机不属于肾虚。而舌苔黄腻而厚，脉弦滑有力，可知其遗精乃湿热内蕴，流注于下，扰动精室所致，故予萆薢分清饮清利湿热，湿热邪去，不涩精而遗精自止。

病案三　湿热内淫误为虚劳

【病案】

黄右，年五十许，曾患遗精病，医皆作虚劳，以人参、燕窝、三才封髓丹补之。药进百余日，毫无效果，且见胸膈满滞，大便不畅等症，诊其脉，缓而坚，右关尤甚，遂投震亨渗湿汤四剂消导之。一旬后以香砂六君养胃丸调理之，药后遗精止，饭量见增，精神渐佳，阳事亦壮。震亨渗湿汤即《丹溪心法》渗湿汤：

苍术、白术、茯苓、甘草、干姜、橘红、丁香。

（清·王堉《醉花窗医案》）

【辨析】

本案患者原系富贵之人，饮食厚味，湿热内淫，迫而精遗，本属实证，反当虚治。虚实不分，寒热不辨，虽药进百余剂，依然毫无效果。后细审之，其胸膈满滞，大便不畅，脉缓而坚，右关尤甚，显然属实，尤其屡补罔效是本案辨证的关键依据。以消导治之，恰中病机，四服而愈。又以调理脾胃而善后。

【体会】

遗精之辨证，若审证不清，治之不当，本热反凉，本凉反热，当泻反涩，当涩反泻等等，不但无效，反增患者痛苦。比如气虚与阳虚皆属于虚，但有轻重之分，气虚乃阳虚之渐，阳虚乃气虚之甚；又如温与热，皆属火，同样有微甚之别。故临证尤须详审，其间或虚或实，或寒或热，在脏在腑，形、气、脉、证，合而参之，则无错谬。

病案四 心火内盛误为肾气不藏

【病案】

徐某，男，未婚，24岁，1977年5月6日初诊。缘患遗精已3个月。心烦失眠，梦遗，一夜或间夜必发一次，偶有白昼滑精，因羞于就医，延月余赴某医院就诊。所用药物不外金锁固精、六味地黄、壮腰健肾之剂。调治月余，病反而加剧。近十余日，每于上午10时连续滑精2至3次，下午5时又发3至5次，滑精之前先有小腹微热感，夜间不遗，但心烦失眠，脉沉数，舌质红，边尖尤甚，无苔。诊为心火下移，热扰精室。处方：生地黄30克，木通15克，甘草6克，竹叶10克，灯心草1克，川黄连4克，四剂。5月11日复诊：诸症均减，每月滑精1至2次。继进前方4剂。5月22日三诊：前方尽剂后，未再滑精，唯觉腰膝酸软，头晕，又以知柏地黄汤以善其后。

（王辅民《导赤散治验四则》）

【辨析】

遗精一证，有梦遗与滑精之分，前人有"有梦为心病，无梦为肾病"之说。但还须结合发病的新久，以及脉证的表现等，才能正确地辨别病位。

本案患者为未婚青年，初发病为梦遗，一夜或间夜一次，白昼偶有滑精。伴心烦失眠，其证当属实。奈前医失察，误以肾虚不能蛰藏，妄施补肾壮阳之品，实证再补，以致使心火益炽而滑泄无度。盖心火愈炽，则阴精愈耗，阴精愈耗，则心肾之火愈甚。从其症见滑精之前先有小腹微热感，心烦失眠，脉沉数，舌质红，边尖尤甚，无苔等，可辨为心火内盛，扰动精室而遗泄。治当以直折心火，滋其肾阴。故王氏以导赤散加味而效，又以知柏地黄汤而收功。

【体会】

心有妄想，所欲不遂，心神不宁，君火偏亢，相火妄动，亦能促使精液自遗。正如《金匮翼·梦遗滑精》篇所说："动于心者，神摇于上，则精遗于下也。"本案有梦而遗，心火炽盛，自不可再行补益，妄补心火更炽，实乃误治。本案值得记取的是用导赤散直折心火，恰中病机，构思巧妙，治法新奇，可圈可赞！

病案五　脾虚不摄遗精，误为肾虚不固

【病案】

江某，男，30岁，1999年10月20日就诊。近3个月来，因劳累经常出现夜寐多梦，梦中遗精，每晚1～3次。伴头晕心悸，气短乏力，动则汗出，记忆力下降。服六味地黄丸、肾宝等药效果不佳。刻诊：神疲，语声低微，舌淡边有齿痕，苔薄白，脉沉细。此属气虚下陷，固摄无权，治以益气敛精。

方用补中益气汤加减：黄芪45克，党参30克，当归10克，柴胡10克，升麻6克，白术10克，陈皮10克，五味子10克，山茱萸15克，生龙骨、生牡蛎各30克，甘草6克。水煎服，每日1剂，分2次服。药进6剂后睡眠好转，梦遗次数明显减少，继进18剂而症除。

（王学祥《补中益气汤新用》）

【辨析】

本例患者因劳累伤气，常感头晕心悸，气短乏力，动则汗出，梦中遗精，属气虚固摄无权而遗精，临床表现以脾气虚为主，肾虚症状不明显，故而补肾效果不佳。

【体会】

久遗多虚，或为肾虚不固，或为脾虚不摄，辨证时不能含糊不清，或专以肾虚立论。两者均有神疲乏力、面色无华、遇劳则甚的特点，但前者病位在肾，多伴见阳痿早泄、腰膝酸软、形寒怯冷、尿频色清，或尿少而肿、面色㿠白、脉象沉细而弱等症；后者病位在脾，多伴四肢倦怠、纳少便溏、面色萎黄、脉象细弱等症。不分肾虚不固与脾虚不摄，则病变脏腑难明，虚损实质不清。可见

遗精虚证虽以肾虚多见，也不可专从肾虚立论，须四诊详察，分清主次，以免误诊。

病案六　阳虚兼瘀，温阳不祛瘀

【病案】

邹某，28 岁，农民，1984 年 1 月 7 日初诊。患者近年来从事水下作业，常受寒挨冻，自去年始发遗精，初则每周 2～3 次，渐致每周 4～6 次，冬天尤甚，几乎每日 1 次。累进散寒壮阳、益肾涩精之剂，收效不佳。现遗精清稀色白，腰膝酸软，夜尿频多，面色㿠白，四肢不温，舌质淡暗，舌下络脉青筋显露，苔薄白，脉沉细。辨证属寒凝阳虚，瘀血内阻，精关失固。仅散寒温阳而不消其瘀，难安全功，宜温阳化瘀并施。

处方：制附片 10 克，肉桂 5 克，小茴香 12 克，台乌药 12 克，熟地黄 24 克，丹参 18 克，泽兰 12 克，赤芍 12 克，莪术 12 克，骨碎补 12 克，杜仲 10 克，甘草 3 克。每日 1 剂，水煎服。服药 14 剂，遗精减为每周 2～3 次四肢转暖，腰酸诸症减轻。上方去莪术，加淮山药 12 克、枣皮 12 克，续服 14 剂，遗精止，诸症瘥。嘱服金匮肾气丸以善其后。随访 1 年余，此恙已除。

（邹桃生《遗精治瘀验案举隅》）

【辨析】

遗精兼瘀血容易失误，气不运血，瘀阻精室，阴精失位而出现遗精，虽然临床极易出现，但常被忽略。

本案患者长期从事水下作业，受寒挨冻而发遗精，症见精液清稀色白，腰膝酸软，四肢不温，舌质暗淡，舌下青筋暴露，脉沉细，证属阳虚兼瘀遗精，医只知散寒壮阳、益肾涩精，而视瘀血内阻不顾，故收效不佳。改用温阳与化瘀并施，使寒凝去、瘀血化、精关固，则遗精病消失。

【体会】

经云"寒气入经而稽迟，泣而不行""天寒日阴，则人血凝泣而卫气沉"。寒为阴邪，其性收引，寒邪入侵，阳气不运，气血凝滞，闭阻精室，精乏温煦约束，发为遗精。本例虽为寒凝阳虚，也用过散寒壮阳、益肾涩精之药，但忽略了其舌质淡暗，舌下络脉青筋显露，瘀血内阻之病机，辨证缺乏精当，故治不得效。可见辨证必须丝丝入扣，恰中病机，方证相应才能获得良效。

病案七　痰湿热盛误用补涩

【病案】

李某，男，32岁。1995年10月2日门诊。自诉遗精半年有余，多因梦而遗。小便热亦浑浊。尿痛时见。伴头昏腰酸，倦怠无力，口渴欲饮。曾服金锁固精丸、金匮肾气丸等补肾固涩之品而症不见减。诊见体态偏胖，舌苔黄根腻，脉滑。证属痰湿内生，流注下焦，蕴而生热，热扰精室。治宜清热利湿，化痰泄浊。

处方：枳实、竹茹、陈皮、半夏、黄柏、菖蒲各10克，茯苓、萆薢、猪苓各15克，服药10剂后，症状好转，梦遗仅见一次。守原方加减治疗月余，诸症悉除，遗精已止，随访半年未见其作。

（华乐柏《温胆汤临床应用举隅》）

【辨析】

痰湿盛者，常表现为遗精频作。故当注意痰、湿、热的辨误；湿热与脾虚互为因果，脾虚是本，湿热是标。治须健脾助运，才能化湿泄浊。若误用苦寒清利，则苦寒可损伤脾胃，脾胃一虚，湿浊更难清化。

本案遗精半年有余，多因梦而遗。小便热亦浑浊。尿痛时见。伴头昏腰酸，倦怠无力，口渴欲饮。症属痰湿热盛，热扰精室，曾误用金锁固精丸等补肾固涩之品，诸症不减。改用温胆汤加减症状好转，原方加减再服，诸症悉除。

【体会】

遗精一证，虽以肾虚滑脱、精关不固或相火亢盛者为多，但痰湿内生、热扰精室者并不少见。如明代龚信《古今医鉴·遗精》中说："夫梦遗精者，世人多作肾治……殊不知，此症多属脾胃，饮食厚味，痰火湿热之人多有之。"本案小便热亦浑浊，尿痛时见，口渴欲饮，体态偏胖，舌苔黄根腻，脉滑，其痰火湿内盛，热扰精室可辨。故补肾固涩，反助痰热，使症状日见加重，取温胆汤加味，与病机恰切，故收到立竿见影之效。

病案八　脾胃湿热，误为肾阴亏虚

【病案】

李某，男，28岁，工人。1981年3月6日初诊：患者罹梦交遗精5年余，迭经多方治疗而效果不著；近日来入眠即梦，所梦多为交媾遗精，五心烦热，头昏健忘，倦怠乏力，腰脊酸楚，然形体肥胖，纳食尚可，舌质红，苔薄腻欠津，脉沉细而数，两尺尤弱，证属肾阴亏虚，相火妄动；治拟滋阴泻火，补肾固精，方守知柏地黄加减。

处方：炒川柏、肥知母、粉丹皮各10克，大熟地、山萸肉、云茯苓、淮山药各15克，金樱子、女贞子、五味子、莲须、芡实各12克，粉龙骨、牡蛎各20克，生甘草6克。10剂，每日1剂，水煎取汁，早晚分服。

3月18日二诊：烦热已除，头昏腰酸减轻，但遗精反趋频繁，且添口黏、纳呆、胸闷等见症，苔转滑腻，脉呈沉弦，重审脉症，辨证并无差错，何以反呈加剧之势？正在百思不解之时，骤然闻得患者讲话时似有一股异样口臭之气，于是记起《丹溪心法·遗精》即有"精滑专注湿热，黄柏、知母除火，牡蛎粉、蛤粉燥湿"之说。结合患者体形肥胖、素嗜烟酒及其所见脉症，遂断其证为脾湿胃热，痰火内扰，故投温胆汤化裁以试治之。

处方：姜竹茹、淡竹叶、川黄柏、肥知母、广陈皮、姜半夏、云茯苓、炒猪苓、薏苡仁、建泽泻、远志肉各10克，炒枳实12克，生牡蛎30克，生甘草6克，3剂，如前煎服。

3月21日三诊：梦遗著减，余症皆轻，苔薄，脉缓，再予原方10剂，服药期间仅遗精1次。遂守方出入，水泛为丸。调治之，追访半年，病情无反复。

（张笑平《中医失误百例分析》）

【辨析】

患者罹梦交遗精5年，近日入眠即梦，有梦必遗，症见五心烦热，头昏健忘，倦怠乏力，腰脊酸楚，然形体肥胖，纳食尚可，舌质红，苔薄腻欠津，脉沉细而数，两尺尤弱，证属脾胃湿热，湿热下注，扰动精室，则遗精频作。然医却误为肾阴亏虚，误投滋阴泄火、补肾固精之剂，反添湿腻，出现口黏、纳呆、胸闷，而遗精反趋频繁。改用温胆汤化裁，3剂见效，续以调治，病日渐愈。

【体会】

久遗多虚，或为肾虚，或为脾虚，或兼湿热，或兼血瘀，或因遗精而专从肾虚立论，辨证时不可含糊不清。本例遗精病程延久，程度较重，故按通例而归咎于阴虚火动，肾精亏虚，然投之相应方药却不效，可知辨证有误。重审其脉症，则形体肥胖、口黏、纳呆、胸闷、舌苔转滑腻等一派脾胃湿热之表现。可见对于复杂的证候都应当去伪存真，摘其真谛。在本例辨证过程中，形体和舌苔是关键依据，而首诊治疗对于后来诊断也是有很大帮助的。

第22章　阳痿（附病案6例）

阳痿是指青壮年男子阴茎痿软不举，或临房举而不坚的一种病证。多由于命门火衰、心脾受损、恐惧伤肾、肝郁不舒、湿热下注等引起。

本病以命门火衰较为多见，偏湿热者少见。肝肾阴亏、心脾受损、恐惧伤肾、肝郁不舒等互有影响。临证常把阳痿误为早泄，不辨有火无火，甚至皆以阳痿为无火，导致误诊误治。更为普遍的失误是不辨脏腑虚实，盲目壮阳进补，以致虚火上炎，变生他证。

本节选用6则救误验案，针对失误变证，审证求因，或清或补，或补泻皆施，或先清后补，同中求异、异中求同，并结合现代医学检验，均获显效。

1. 肝肾俱虚之证，当肝肾同调，阴阳并补，不可以偏概全。病案一本属肝肾阴亏、命门火衰，阴阳俱虚之证，却误以纯阳之剂投治，以偏概全，屡治少效。张老肝肾同调，阴阳并补、丸剂缓图获效。

2. 遗精早泄，肝肾阴亏，久则肾阳不足，以致阳痿不举，肝脾衰弱，治当三脏同调，不可有偏。病案二肝、脾、肾三脏俱衰，医只知补肾壮阳，久治无功。蒋氏三脏并补，着重补肾阳，方证合拍，治法得宜，故收良效。

3. 阳痿日久，肾阳亏虚，不能生土，滋湿化热，湿热内蕴，本虚标实。病案三湿热内蕴误为肾阳虚衰，辄投温补肾阳，药后阳痿非但不举，反添心烦躁急、滑精频仍。从口苦、舌胖苔薄腻、脉转弦数想到证属湿热，改用龙胆泻肝汤加减，诸症渐减，复用金匮肾气丸调理而安。

4. 肝主筋，阴器为宗筋之汇，若情志不遂，忧思郁怒，肝失疏泄条达，肝气横逆，气血不能输于下，则宗筋所聚无能，故阳痿不起。当宣其抑郁，畅其志气。病案四肝郁犯脾阳痿，误为肾阳虚，屡投补肾壮阳药不效。冷氏从病史体征细察，肝郁犯脾之象已明，故用逍遥散加减，数剂而愈。

5. 阳痿临床虽以"阳虚者居多"，然湿热下注，阴虚阳亢者亦不少见，是故临证当认真分析，于"同中求异""异中求同"，才不致失误。病案五阴虚阳亢阳痿，误为阳虚而投壮阳药，药后头胀痛加剧，故惧不服药。姚氏审证求因，细辨脉症，断为阴虚阳亢，治以育阴潜阳，投药辄效，继用原方改丸剂续服而安。

6.《医门法律》说：医家临诊时，"问者不觉烦，病者不觉厌，庶可详求本末，而治无误也"。其实，还应该辅以实验室检查，进一步明确诊断，才较可靠。病案六湿热邪毒蕴结阳痿，误为肾精不足，投赞育丹加味不效。周氏细酌病史，并结合生化检查，诊为淋菌性尿道炎，参以小便淋沥点滴、腰膝酸软，改用清热通淋之剂，配合西药抗菌消炎才获效。

病案一　壮阳不顾滋阴

【病案】

陈某，男，29岁，患者结婚数年，初时尚能媾接，后则早泄，继则阳痿，医进壮阳之品，屡治少效，夫妻反目，蕴酿离婚，治以滋补肝肾，涩精补气，强阴益阳之法。

制何首乌、山药各120克，淫羊藿、蛇床子、阳起石（煅透）各90克，菟丝子、远志肉、益智仁、补骨脂、当归、茯苓、续断、石莲子（带壳炒）、芡实、金樱子、红参须、韭子，小茴香、枸杞子各60克。

共炒研末，炼蜜为丸，梧桐子大。空腹时每服50粒，盐开水送下，每日2次。

上方1料，大有好转。续服1料，其爱人已受妊。

（张梦侬《临证会要》）

【辨析】

患者结婚数年，阳痿由早泄开始，而引起早泄的原因是房劳、手淫，以及由此引起的肾精亏耗、肾阴不足，进而相火偏亢，故本病机属于肝肾阴亏，命门火衰，前医进壮阳之品，却不顾滋补肝肾之阴，故屡治少效。张老用肝肾同调，阴阳并补，丸剂缓图获效。

【体会】

阳痿多因精气虚损，命门火衰引起，故无论患者还是医生都很容易形成思维定势，不加辨证，妄投补肾壮阳之品，导致失误。本案例属肝肾阴亏，命门火衰，阴阳俱虚之证，然前医只用壮阳之剂，以偏概全，故而少效。张老治以滋补肝肾，涩精补气，强阴益阳，阴阳双补，所以药后其爱人受妊。因为肝肾阴亏是逐渐形成的，治疗也不能急于求成，故治用丸剂缓图，其效果甚为稳妥，值得仿效。

病案二　三脏俱衰，只补肾壮阳

【病案】

高某，男，42岁，已婚

前患遗精早泄，近半年来阳痿不举，房事无能，全无欲念。曾服"肾宝"、鹿茸丸等壮阳之品，时效时不效，久则无效。刻下，阴囊萎缩，腰间冷痛，下肢痿软，精神疲乏，不思饮食，脸色青白，时而恶寒，手足皆冷。诊脉两尺沉迟，关脉缓弱，舌苔薄白。

辨证：肾阳不足，命门火衰，肝脾衰弱。

治法：补肝脾，固肾气。

处方：大熟地黄15克，山药15克，巴戟肉15克，补骨脂6克，锁阳6克，肉苁蓉6克，西党参15克，茯苓9克，鹿角胶6克，全当归9克，山萸肉6克，西枸杞9克。

二诊：服上药10剂，精神气色转好，上方加菟丝子9克，以补髓填精，再进10剂。

三诊：阳事较前容易勃起，面色转红，因感寒泄泻，原方去肉苁蓉，鹿角胶换鹿角片，加肉豆蔻1.5克，神曲1.5克，谷芽9克，再进10剂。

末诊：服药30剂后，阳事容易勃起，诸症皆愈，原方加龟板15克以滋肾阴，后依原方加至10倍，蜜制成丸如梧子大，早夜各服20粒，以巩固疗效。

（梁赐明《蒋玉伯医案》）

【辨析】

病起于遗精早泄，肝肾阴亏，久则肾阳不足，以致阳痿不举。刻下，阴囊萎缩，腰间冷痛，下肢痿软，精神疲乏，不思饮食，脸色青白，时而恶寒，手足皆冷。诊脉两尺沉迟，关脉缓弱，舌苔薄白。此乃不仅肾阳亏虚，肝脾衰弱之象也很明显。然此前仅服"肾宝"、鹿茸丸等壮阳之品，不调肝脾，故时效时不效，久则无效。蒋氏三脏并补，着重补肾阳，方证合拍，治法得宜，故收良效。

【体会】

本属肾阳不足、肝脾衰弱，却执"补肾阳、兴阳事"一法，以偏求全，终不得效。后医辨证以求因，审因而治，肝、脾、肾三脏联补，其中又以温补肾阳为主，又适当顾护肾阴，此即张介宾所谓"善补阳者，必于阴中求阳"之意。方药对证，层次井然，非精研内伤杂证者所能为，学者宜细心体会。

病案三 湿热内蕴误为肾阳虚

【病案】

李某，男，32岁，工人。1985年9月10日初诊：患者阳痿已历3年余，几无房事欲望，时有滑精，腰酸膝软，失眠多梦，口微苦，神不振，舌体胖，质淡红，苔薄腻而微黄，脉沉细而缓，辨证为肾阳虚衰，精气亏乏。治拟温补肾阳，填精固摄为法。

处方：大熟地黄、菟丝子、全当归、熟附子（先煎）各15克，肉桂（后下）、巴戟天、肉苁蓉、淮山药、女贞子、枸杞子、鹿角胶（烊化，兑服）各12克，粉龙骨、牡蛎各15克。5剂，每日1剂，水煎取汁，早晚分服。

9月25日二诊：因药后精神振且无不适之感，故又先后守原方出入连进10剂。刻下非但无举阳之感，且见滑精频仍，心烦躁急，口苦纳呆，舌苔如前，脉转弦数。可见其证属湿热内蕴，下注肝肾，上扰心神，宗筋弛缓，精窍失固，治以清热利湿，泄肝宁心，方予龙胆泻肝汤加减。

处方：龙胆草24克，炒黄芩、薏苡仁、车前子（包煎）各15克，春柴胡、全当归、远志肉、抱茯神、火生地黄各10克，炒山栀、建泽泻、细木通各12克，生甘草6克。3剂，如前煎服。

9月28日三诊：阳事如前，口苦口黏，心烦躁急消失，睡眠好转，食欲大启，苔脉依旧，再宗原方出入10剂，湿热见症悉除，偶能举阳，舌体略胖，舌转薄白，脉呈沉缓，复以六一散冲泡取汁，送服金匮肾气丸10克，每日3次，连治5个月余而获愈。

（张笑平《中医失误百例分析》）

【辨析】

阳痿一证，除肾阳亏虚外，还有湿热下注等不同证候，临床应据病史和脉症特点仔细辨证，否则极易失误。本案湿热内蕴而阳痿，医误为肾阳虚衰，辄投温补肾阳、填精固摄之剂，药后阳痿非但不举，反添心烦躁急、滑精频仍。后从口苦、舌胖苔薄腻、脉转弦数想到证属湿热，改用龙胆泻肝汤加减，诸症渐减，复用金匮肾气丸调理而安。

【体会】

本例阳痿旷日持久，肾阳亏虚，不能生土，滋湿化热，动肝火，扰心神，寒热夹杂，本虚标实。然首诊却未能详审脉症，仅从常法而辄投大剂量温阳补肾之剂，并连用半个月之久，无疑徒增湿热交炽之势，以致脾胃湿热之象进一步显露，

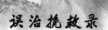

阳痿甚，滑精频。事实上，首诊时口微苦，舌体胖，苔薄腻而微黄等湿热之象已现，医者若能细辨，则误诊误治自可避免。所幸医者二诊、三诊能及时醒悟，转而重治其标，一旦湿热去除，既治本，又除根，循此再以金匮肾气丸配六一散巩固之，治本顾标两全，则病愈而无反复也。

病案四　肝郁犯脾误为肾阳虚

【病案】

江某，男，30岁，干部。初诊日期：1974年元月2日。患者婚后两年，未能有子，甚为苦闷，同房之时，阴器不用，胁肋胀痛，腰膝酸软，心悸不寐，形寒肢冷，纳谷不馨，便溏、溲黄，辗转求医，屡投补肾壮阳之剂，未见效验。诊其脉弦细，舌苔薄白，夫妻失和，忧郁伤肝，肝气郁滞，足厥阴之筋病，是以阴器不用，阳痿成矣。治当疏理肝气，以兴阳事。

方拟逍遥散加减：正柴胡10克，杭白芍12克，全当归10克，云茯苓12克，炒白术10克，苏薄荷5克，金铃子10克，小茴香8克，炙甘草6克。1978年11月随访，上方四帖，阳痿霍然而愈，药后一年得一男孩。

[冷方南《误诊挽治医案评析（续）》]

【辨析】

忧郁苦闷，肝气郁结，横逆则胁肋胀疼，克犯脾土则纳呆便溏；肝主筋，阴器为宗筋之会，若情志不遂，忧思郁怒，肝失疏泄条达，肝气横逆，气血不能输于下，则宗筋所聚无能，故阳痿不起。

《锦囊秘录》说："苟志意不遂，则阳气不舒，阳气者即真火也，譬诸极盛之火，置之密器之中，闭闷其气，使不得发越，则火立死而寒也矣，此非真火衰也，乃闷郁之故也。宜其抑郁，通其志意，则阳气立舒，而其痿自起矣。"

本例患者正值青壮年，虽有腰膝酸软，却又见情绪苦闷、胁肋胀痛、纳谷不馨、便溏、溲黄，此非真火之衰，实为郁闷之故，肝郁犯脾之证可辨。然前医不察，一概以阳虚辨之，屡投补肾壮阳之剂，不见效验。后用逍遥散加金铃、小茴香，舒郁结，调气血，通阳气，故能治疗忧郁伤肝之阳痿。

【体会】

肝郁极易化火，舒郁不可用温燥，多配用当归、白芍，柔养肝血之品。若肝郁已化热，舒肝解郁时，可酌加青橘叶、川楝子等；如肝郁气滞成瘀，又当兼以化瘀。当肝疏、郁解后，宜调养肾气，酌加兴阳之品，如枸杞子、紫梢花等。

病案五　阴虚阳亢误用壮阳

【病案】

潘某，男，35岁，工人。患阳痿多年，虽已婚3年仍无子，多方诊治无效，于1969年5月18日来我院求治。自诉患阳痿症数年，常感头晕，记忆力减退，头疼头胀以两太阳穴处最显，不能吃鸡蛋，自云食后当晚头痛失眠更甚，阳具不举，或稍举而不坚，终日觉倦怠，头胀难忍，昼夜均难入睡，长达数年，痛苦异常。前医多给附子、鹿茸等壮阳药，服后头胀愈剧，胀甚转疼，有时干脆不敢服药。检查：脉象弦劲搏指，左三部尤著。舌质红，舌苔黄而厚。血压145/100毫米汞柱。大便时有秘结，口苦而干，两眼结膜充血，面色潮红，断为阴虚阳亢型阳痿，以育阴潜阳为主。

方用：生石决明、生鳖甲、生龟甲、磁石（以上先煎）各30克，黄柏12克，茯神15克，远志6克，熟枣仁12克，灯心4扎，麦冬15克，知母9克，山药12克，桑寄生30克，川杜仲12克，牛膝12克，熟附1.5克，肉桂1.5克，砂仁8克，甘草4.5克。

5月19日二诊：服上药1剂后，睡眠显好，头胀疼痛减轻，诸症好转，脉舌如前，嘱续服5剂。

5月25日三诊：诸症若失，阳痿症状已见好转。上方去磁石，以上方三倍药量制蜜丸。每丸重6克，日服2至3次，每次2丸，以资巩固，翌年复随访，服丸药后日见好转，诸症告愈。1977年8月，患者路过此地来访云：已有3个女孩。嘱其进行计划生育。

（姚道昌《阳痿治验》）

【辨析】

患者阳痿数年，头晕头痛，失眠，记忆力减退，大便时有秘结，口苦而干，脉弦劲，舌红苔黄厚，证属阴虚阳亢阳痿。然医不细辨，误以阳虚而投壮阳药，药后头胀疼加剧，故惧不服药。后医审证求因，细辨脉症，断为阴虚阳亢，治以育阴潜阳，投药辄效，继用原方改丸剂续服而安。

【体会】

阳痿临床虽以"阳虚者居多"，然湿热下注，阴虚阳亢者亦不少见，是故临证当认真分析，于"同中求异""异中求同"，才不致失误。本案见有脉象弦劲，左三部尤著，舌质红，面色潮红，目赤等症，阴虚阳亢之证已明。前医误投壮阳药，反助虚火上炎，故病不减反剧。用育阴潜阳之法滋肾阴、镇摄虚亢之浮阳，稍佐

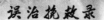

桂附引浮越之阳归命门之宅；黄柏苦以坚阴，辅助龟、鳖、磁石潜降；砂仁、甘草调中益脾。诸药同调，阴虚阳亢之证自然可瘥，阳痿得愈。

病案六　忽略病证结合，湿热邪毒蕴结阳痿误辨

【病案】

王某，男，33岁，已婚，商人。1995年3月24日初诊。主诉阳痿2年伴小便淋沥点滴反复发作3个月。曾服用中西药，症状时轻时重，疗效不著，转来我院邀诊。诊得患者结婚7年，已育1女。近3个月来排尿无力或淋沥不清，阳痿而不起。面色不华，精神疲怠，腰膝酸软，舌淡红苔薄白，脉来细弦。尿常规：蛋白（－），白细胞2～5/HP，红细胞0～3/HP，上皮细胞少许。证属恣情多欲，致肾气虚弱，阴精不足，拟补肾壮阳，投以赞育丹加味，迭进21剂。复诊时病症未减轻，细酌"药证亦符，但未奏效"。知其中必有蹊跷，再三询问，得知3年前在南方经商时有过不洁性行为，遂行前列腺分泌物检查：白细胞（＋）、红细胞3～6/HP，上皮细胞（＋），卵磷脂小体（＋＋），淋球菌（＋）。诊为淋菌性尿道炎、前列腺炎。证因感染湿热邪毒，遂改用清热通淋为治。

处方：蒲公英30克，败酱草30克，苦参15克，知母、黄柏各10克，虎杖15克，牛膝10克，草薢15克，车前子15克，土茯苓30克，六一散30克，生地黄15克，生薏苡仁30克，瞿麦15克，7剂。并配合以普鲁卡因青霉素480万单位，一次分两侧臀部肌内注射，四环素片0.5克，每日4次口服，共7天。再诊时尿频尿短淋沥消失，前列腺分泌物检查淋球菌（－）。为巩固疗效，再予原方7剂，并予四环素片同上剂量续服7天。四诊时拟知柏地黄汤合二仙汤、五子衍宗丸加减，滋肾起阳，阳物渐起如初而收功。

（周朝进等《误诊纠正验案举隅》）

【辨析】

患者阳痿2年，伴小便无力、淋沥点滴反复发作3个月，症见面色不华，精神倦怠，舌淡苔薄白，脉细弦，证似肾精不足，投赞育丹加味却无效。显然有误，然误在何处？细酌病史，又经前列腺分泌物化检，确诊为淋菌性尿道炎，结合小便淋沥点滴、腰膝酸软，诊为湿热邪毒蕴结，改用清热通淋之剂，配合西药抗菌消炎而获效。

【体会】

本例初诊时仅注意患者主诉阳事不起、小便淋沥无力等表面假象，以及面色

不华、神倦腰酸等症，病史询问不细，亦未进行有关检查，囿于常法，误辨为肾精不足，投益精壮阳之药，以致病情不减。后经反复细致询问和现代医学检验，辨证、辨病结合，中西药配合而获效。正如《医门法律》所说，医家临诊时，"问者不觉烦，病者不觉厌，庶可详求本末，而治无误也"。可见四诊合参，配合现代医学检查全面分析，十分必要。

第23章 耳鸣、耳聋（附病案5例）

耳鸣是指患者自觉耳内鸣响，如闻蝉声，或如闻潮声；耳聋是指不同程度的听觉减退，甚至消失。

耳病及其他全身疾病，皆可导致耳鸣、耳聋。两者常同时存在，故应细察病史，明辨耳病，抑或脏腑寒热虚实，病因不明，治必有误。

耳为肾窍，肾精亏虚，耳失荣养，耳内蝉鸣；脾主运化升清，脾气虚弱，清气不升，亦致耳鸣耳聋。故不辨肾亏、脾虚，是治疗本病的大忌。

此外实证不分风热、肝火、痰火；虚证不辨有无兼夹，湿浊、血瘀虽然少见，亦应注意鉴别。若虚实不辨、病位病性判断失误，也会误诊误治。

历代救误医案丰富多彩，择数例辨析如下。

1.脾胃阳虚，水湿内停，清气不升，耳部经脉空虚，可以导致耳鸣耳聋。治当温阳化湿。病案一水湿内停误为湿浊内阻，用三仁汤加苍术、藿香、石菖蒲之类，清热利湿，然药后无效。周氏用苓桂术甘汤救误，三剂而双耳听力复常。

2.寒湿之邪外袭、少阳经脉受病而耳鸣耳聋。治当散寒除湿，化痰通窍。病案二寒湿内阻少阳误为肾虚。投补肾填精之品反添壅塞。言老用散寒除湿，化痰通窍救误，又以柴胡为引，直指少阳，药证相符，两诊而愈。

3.《明医杂着·耳鸣》所称"耳鸣证，或鸣甚如蝉，或左或右，时时闭塞，世人多从肾虚论治，殊不知此痰火上升，郁于耳中而为鸣，郁甚则壅闭矣，若遇此证，但审其平昔饮酒厚味，上焦素有痰火，只用清痰降火治之"。病案三痰火郁结误为肝肾亏虚，久治无效，张老选温胆汤加减救误，渐次向愈。

4.治病当分主次，辨明标本，否则失误难免。病案四素患咳喘之疾，月前又因操劳过度而发耳鸣，医不辨主次，不顾耳鸣，以补肺润肺、止咳化痰之剂治之，耳鸣头昏反加重。蔡氏改用耳聋左慈丸加减救误，药仅3剂即获显效，再调理而安。

5.临床常见囿于传统认识，不能从疾病发生的实际情况分析判断，而是因循保守，形而上学，死抱住原有认识不变，造成误诊误治。病案五少阳闭阻误泻肝火，屡治无效，李氏从经络学说悟出，以小柴胡汤加减救误，三次加大柴胡用量，终获佳效。

病案一 水湿内停误为湿浊内阻

【病案】

周汉清治某患者，女，26岁。20天前下稻田劳动，气候炎热，汗出较多，乃饮山泉之水，回家后自觉头晕头重，耳鸣鼻塞，逐渐加重，至当晚二更许，双侧耳聋如塞，与家人议事亦靠打手势，次日到当地卫生院求治。经西医打针服药3日，乏效，乃改服中药三仁汤加苍术、藿香、石菖蒲之类，连服7剂，亦无好转。遂到县人民医院检查，诊断为"神经性耳聋"。

症见面色暗，四肢困倦，耳聋如塞，鼻流清涕，头晕恶心，口淡食少，尿少便溏，舌淡，苔白滑，脉沉稍有力。辨为脾胃阳虚，水饮内停之证，宜健脾利湿，温阳化水之法，予苓桂术甘汤加生姜。

处方：茯苓、白术、生姜各20克，桂枝、炙甘草各10克，每日1剂。

服至3剂，患者忽觉耳中作响，顿时双耳听力复常，余症渐平，经随访未再复发。

（周汉清《苓桂术甘汤治耳聋》）

【辨析】

本例耳聋突发于气候炎热，劳作汗出后，饮冷山泉水，伤及脾阳，除耳聋外，且有头晕、头重。医者误为湿浊内阻，用三仁汤加苍术、藿香、石菖蒲之类，清热利湿，然药后无效。失误原因何在？

水饮内停耳聋，是因寒邪郁制阳气，清阳不升而发。症见四肢困倦、头晕恶心、口淡食少、便溏、舌淡、苔白滑等脾胃阳虚的表现。而湿浊内阻是痰浊阻窍，重浊如塞，甚则气闭而聋。症见形体肥胖，耳中重浊不畅，舌苔腻。两者显然有别，故用三仁汤加味治疗无效。

周氏从四肢困倦、鼻流清涕、口淡食少、尿少便溏，舌淡、脉沉滑辨为脾胃阳虚，水湿内停之证。用苓桂术甘汤三剂，双耳听力复常。

【体会】

脾胃阳虚证临床虽见于多种疾病，但其病因、病机总不离脾胃虚弱。本案虽未明言脾胃虚，但汗多阳气散失，复饮寒凉，促使脾胃阳虚致聋，却是病机核心。

215

脾主生化气血，主升清，脾胃阳虚，水湿内停，清气不升，耳部经脉空虚，可以导致耳鸣耳聋。详细了解病史是正确诊治的前提。

病案二　寒湿内阻少阳误为肾虚

【病案】

言庚孚治某患者，男，33岁。外感风寒1周，恶寒发热，周身酸痛，服解表药后，症虽好转而表未尽，反见头晕目眩，耳鸣耳聋，咽中似有痰阻，咯之不爽，曾投补肾填精之品无效，舌质淡红，苔薄白而中间微黄。此外感余邪未净，寒与湿交阻手少阳经脉，清窍闭塞而致耳鸣耳聋。治当散寒除湿，化痰通窍。

软柴胡3克，香白芷3克，苏薄荷6克，川芎5克，苍耳子5克，北细辛3克，苏叶12克，石菖蒲5克，淡姜皮10克，粉甘草5克。

二诊：服上方4剂后，自觉精神清爽，耳鸣耳聋好转，脉舌同前，上方继续服用，共服30剂，诸症痊愈。

（言庚孚《言庚孚医疗经验集》）

【辨析】

本例耳鸣、耳聋发生于外感后，起病急，病程短，且有头晕目眩，咽中痰阻之象，苔薄白而中间微黄，并无肾虚征象，然前医拘于肾开窍于耳，不加辨证，投补肾填精之品治之，故而无效。

外感风寒后，风寒侵袭，传于经络，随其血脉上入于耳，正邪相搏，故耳鸣耳聋；咽中似有痰阻，乃寒湿之邪外袭、少阳经受病之征。故治用散寒除湿，化痰通窍，又以柴胡为引，直指少阳，才能药证相符。

【体会】

肾开窍于耳，耳鸣耳聋与肾关系最密切，但引起耳鸣耳聋的原因是多方面的，不能以肾虚为由，只用补肾填精治之。应当综合病史，全面分析症状，方能得出正确诊断，选对恰中病机的方药，避免失误。

病案三　痰火郁结误为肝肾亏虚

【病案】

姚某，男，42岁，医生。

患者耳鸣失聪3年余，曾经多方面检查而确诊为"神经性耳鸣"，迭经中西药物治疗罔效，终日两耳如蝉鸣，偶尔闭塞若聋，初寐脑中如雷轰鸣，精神困顿，思想苦恼，故趁此次来我院进修之际，而于1985年3月16日延余诊治。

刻下，症如前述，并觉头晕目眩，口干咽燥，心烦胸闷，腰脊酸楚，二便及血压均正常，体稍胖，神不振，舌质红，苔薄白欠津，脉弦细，辨证为肾阴亏虚，水不涵木，虚火上逆，内扰清窍；治拟滋水涵木，镇肝降火，方用耳聋左慈丸加味。

处方：磁石（先煎）15克，怀牛膝、白蒺藜、甘枸杞、生熟地、山萸肉、怀山药、云茯苓、福泽泻、醋柴胡、粉丹皮、炒山栀各10克。5剂。每日1剂，水煎取汁，早晚分服。

3月22日二诊：药进3剂，即觉口干咽燥、心烦腰酸减轻。但自第四天应邀参加一同学家宴之后，便感耳鸣脑响、头晕胸闷逐趋加剧，并见口苦口黏、纳呆欲呕等表现，小便微黄，大便干结，苔薄黄而腻，脉弦数兼滑，乃呈一派痰火内扰之兆，治用温胆汤加减。

处方：姜竹茹、姜半夏、广陈皮、云茯苓、瓜蒌皮、京菖蒲、炒枳实、杭菊花各10克，磁石（先煎）15克，陈胆星5克，生大黄（后下）3克。6剂，每日1.5剂，水煎取汁，每日3次分服，并嘱忌食辛热及滋腻之品。

3月25日三诊：1剂便通，呕除；二剂小溲清，胸宇开，纳食香，口苦口黏去；3剂头晕止；4剂耳鸣脑响减，苔转薄白，脉呈弦缓，故予原方去胆星、大黄，加广郁金每次10克，10剂，每日1剂，水煎取汁，早晚分服。

药尽耳鸣止，听力恢复正常，唯劳累时仍耳鸣，再予参芪二陈汤水泛为丸，每次10克，每日3次，计治3个月余而获痊愈。

（张笑平《中医失误百例分析》）

【辨析】

耳为肾窍，肝肾不足，精血衰少，不能上充清窍，以致耳鸣耳聋，这是常见的肝肾亏虚型之病机。本例耳鸣3年，终日如蝉鸣，伴口咽干燥、腰脊酸楚，首诊之见症又都可以肝肾阴亏、虚火上扰解释，因此投之以滋补肝肾之剂，似乎无可非议。但药后口咽干燥、腰酸心烦减轻，耳鸣不减。并在一次家宴后，耳鸣加剧，并伴口苦口黏、胸闷呕恶。说明诊断有误，并非肝肾亏损所致。细察病史，体胖、胸闷、口干苔燥等均提示内存痰火，按痰火内扰，壅于清窍，耳鸣如蝉，选温胆汤加减，渐次向愈。

【体会】

正确的诊断来源于详细的病史采集、全面的四诊核查。本案初诊即见体胖、胸闷、口舌干燥、偶尔闭塞若聋，可惜未引起初诊医者注意。正如《明医杂着·耳鸣》所称"耳鸣证，或鸣甚如蝉，或左或右，时时闭塞，世人多从肾虚论治，殊不知此痰火上升，郁于耳中而为鸣，郁甚则壅闭矣，若遇此证，但审其平昔饮酒厚味，上焦素有痰火，只用清痰降火治之"。本患者喜进膏粱厚味，不注意饮食禁忌，又是促发痰火，加重耳鸣的典型表现。据此，选用温胆汤加减而获痊愈，进一步说明诊法合参的重要性。

病案四　不辨标本先后

【病案】

李某，女，64岁，市民，1981年5月18日就诊。耳鸣、头昏月余。素患咳喘之疾，月前又因操劳过度而发耳鸣，其声若蝉，无休无止，夜间尤甚，头昏不清，咳嗽，吐黄黏痰，腰膝无力。曾在某院诊治，历服补肺润肺、止咳化痰类中药数十剂，诸症不减。近日耳鸣头昏益甚，心烦失眠，口干而渴，午后微觉身热，因其苦于耳鸣嘈杂，故来应诊。

检查：双侧耳膜正常，听力检查基本正常，舌红，少苔，脉细数。

诊断：耳鸣。

辨证：肾精亏虚，虚火上炎，扰乱清窍。

治则：滋肾益精，降火息鸣。

方药：耳聋左慈丸加减。

熟地黄20克，山药10克，山茱萸肉10克，泽泻12克，茯苓12克，牡丹皮10克，五味子10克，磁石20克，知母12克，黄柏10克，生龙骨、牡蛎各15克，枣仁15克，栀子10克。水煎服，每日1剂。

复诊：服药3剂，患者喜而告曰，服首剂药后约一时许，顿觉身轻神慧，头清鸣减，烦躁转安。药尽，病愈大半，唯咳嗽吐痰不减。

上方去栀子、生牡蛎，加桑白皮10克，杏仁10克，麦冬10克，贝母10克。

三诊：药服6剂，诸症皆瘥，咳喘休作。为善其后，嘱服六味地黄丸1个月，以杜病源。

（蔡福养《蔡福养临床经验辑要》）

【辨析】

本案患者因操劳过度而发耳鸣、头昏月余，其声如蝉，无休无止，夜间尤甚，伴头昏不清，心烦失眠，腰膝无力。显系肝肾亏虚，精血衰少，不能上充于清窍，以致耳鸣耳聋，是本病例主症。但医者囿于因素有咳喘之疾，近有咳嗽，吐黄黏痰。嘱服补肺润肺、止咳化痰之中药数十剂，药效不佳。耳鸣头昏反加重，并出现心烦失眠，口干而渴，午后身热。此乃肾阴亏虚，虚火上炎所致。改用耳聋左慈丸加减，药仅3剂即获显效，再调理而渐安。

【体会】

治病当分主次，辨明标本。本例年逾花甲，肾精已亏，又因操劳过度，耗伤肾阴，致使虚火妄动而促发耳鸣之疾。此时，耳鸣已影响患者睡眠，成为患者的主要痛苦，故应先从耳鸣辨治。除耳鸣头昏外，患者尚有心烦失眠，口干而渴，午后微觉身热，舌红，少苔，脉细数，故肾精亏虚，虚火上炎之证明矣。患者虽素有咳喘，因劳累而发耳鸣。然而，两者当有缓急之分，前医见咳治肺，对耳鸣症状不予治疗，由于缓急主次辨证错误，故疗效甚差。蔡氏抓住主要矛盾，先从耳鸣辨治，大获成功。

病案五　少阳闭阻误泻肝火

【病案】

张某，男，25岁。患者1951年修路炸石，放炮时，不慎震伤双耳，当即感到耳道如棉花堵塞，继则耳鸣嗡嗡声，忽大忽小，持续不止，渐至耳聋重听，在××医院诊断为"神经性耳聋"。经用龙胆泻肝丸加减成汤剂调服10余剂未愈。

诊察患者年青体壮，发育营养良好，脉弦劲有力，舌苔正常。此足少阳经闭阻之故，因足少阳经脉，由眼外眦向上至颞部，向下至耳后，沿颈至肩，今巨音震动，损伤足少阳经脉，是致耳道瘀阻，清窍不利。治宜和解少阳枢机，活血化瘀通络，以开清窍。方用小柴胡汤加减。

柴胡15克，法半夏9克，炒黄芩6克，石菖蒲9克，胡连6克，川芎9克，郁金9克，磁石（醋淬）15克，五味子9克，甘草6克，生姜3片。

二诊：上方连服3剂后，耳鸣减轻，知药中病所，宗前方加柴胡为18克，续服3剂。

三诊：耳鸣声音减低，时鸣时止，耳道阻塞感已消失，唯耳聋重听如前，宗前方减磁石、五味子，加广血竭9克，苏木9克，并加柴胡量至24克，以增其祛瘀通络之力，续服3剂。

四诊：耳鸣基本停止，耳聋重听亦减半，守前方减苏木，加桃仁（捣）9克，川红花6克，并将柴胡量加为30克，配合苏合香丸，每日早晚各服半丸。

五诊：上方连服 3 剂，共服苏合香丸 3 丸后，耳聋重听大为好转，对面讲话基本能听见，嘱停药，改用针刺翳风、听宫、听会等穴治疗，每日 1 次，2 个月而愈。

（李继昌《李继昌医案》）

【辨析】

临床常见囿于传统认识，不能从疾病发生的实际情况分析判断，而是因循保守，形而上学，死抱住原有认识不变，造成误诊误治。

本例炮声震动，双耳失聪，医者反复应用龙胆泻肝汤无效，仍不能吸取教训，故久治无效；李氏从经络学说悟出，以小柴胡汤加减，三次加大柴胡用量获效。治法看似平淡，然合理合法，效果极好。

【体会】

本案发病骤然，故称暴聋。西医诊为"神经性耳聋"，投服龙胆泻肝丸改汤剂加减似无大错，然却无效，说明药不对证。足少阳经由眼外眦向上至颞部，向下至耳后。巨声震动，损伤经脉，清窍不利，才是本例的真正病机。

李氏采用和解少阳枢机、活血化瘀通络之品以开清窍。方用小柴胡汤加减，重用活血化瘀，并配合苏合香丸开窍，病愈大半，又改用针刺法而愈。

本案提示：治病用常法无效时，宜细析其病因病史，从中寻找治疗无效的原因，本例治法独特而又有理法可循，颇能令人玩味，给后学以启发。

第24章 眩晕（附病案13例）

　　眩晕是指眩与晕而言，眩者眼花，晕者头晕，两者常可互见，故统称眩晕。轻者闭目即止；重者如坐舟车，天旋地转，以致不能站立；严重者，常伴恶心、呕吐，甚或欲仆之候。

　　眩晕误诊临床颇为常见，盖因病机比较复杂，又缺乏客观指征。但要之不过虚实两端，总的分为虚证、实证及虚中夹实三类。临床常因虚证误为实证清之、泻之；或实证误以虚证补之、温之、升之；虚实夹杂之证，症状纷杂，难辨其真，南辕北辙，致使病情加重，甚或危及生命。本节所选救误医案丰富多彩，给后学带来正反两方面的经验，弥足珍贵。

　　1. 病案1～3为眩晕虚证，总的治法当扶正为主，但常因分不清虚实、寒热而失误。如病案一血虚肝旺眩晕误为虚寒，投以辛温，致使眩晕加重，谢氏以养血柔肝、润燥息风救误获效。病案二为壮火烁阴、肝风上扰清阳之故，误用补中益气汤，后医用壮水滋阴加平肝息风救误而愈。病案三脾肾阳虚，湿停络阻，误用清火、祛痰、祛风病反增，王老用温阳益火为主，兼以敛阴通络救误成功。

　　2. 病案4～8为眩晕实证，多由痰浊阻遏，升降失常，或痰火气逆，上犯清窍而引发。总的治法当以祛邪为主。然有初诊即反其道而治之，或病性辨误，或寒热错判，造成误治。如病案四肝阳上亢误为痰浊上逆，病情加重，石氏用柴胡加龙骨、牡蛎汤救误得效。病案五肝风夹痰，上冒清窍，误以虚证用补，邹老分阶段用药，先治风痰，再平肝风，标本兼顾而成功。病案六瘀血眩晕，以天麻、钩藤以平之失误，周氏用活血化瘀法救误，续予益气养阴，安神定志之剂，半个月而安。病案七风火相煽误为虚证，得补热炽，喻氏用镇坠之剂，巧用猪胆汁辅助。连进十数剂而愈。病案八产后痰火眩晕，实证补虚失误，张氏用理痰清火之剂，切中病机，效如桴鼓。

　　3. 病案9～13为虚中夹实眩晕，其虚有脾虚、阴虚、阳虚、气虚等，其实有夹痰、夹饮、夹瘀血等，总的治法以补虚祛邪为主。病案九痰饮内阻，误为阴虚，高师用健脾、燥湿、化痰、升清降浊之法治之，疾病得愈。病案十肝旺夹痰上逆眩晕，误为土虚木郁，不当补而妄补。后医改用潜阳熄风、化痰通络法救误，则胸腹畅，饮食和，眩晕消失。病案十一中气虚衰、痰火上扰误用苦寒清火，眩晕加重，后以补中益气合二陈汤加芩连培补中州，理气化痰，佐以清热燥湿。中州健运则生化有源，痰浊无生，痰火得消则清阳得宁，而眩晕自止。病案十二痰饮内阻误为风痰上扰，李老用五苓散通阳化气行水为主，藿香芳香醒脾以止吐，厚朴降逆、甘草和中，再加补气和胃之品。药后完全康复。病案十三肝寒犯胃，浊阴上扰，误以半夏白术天麻汤不效。林氏洞悉病机，用吴茱萸汤，药进半剂呻吟即减，疗效可观。

病案一　血虚肝旺眩晕，误进辛温

【病案】

姜吉甫翁令正[(1)]……及大雪正值肾阴当权[(2)]，得咳嗽气促畏寒之恙，每临夜两颧赤如火烙，认为寒邪外束。予以疏散之药，数日未效。然亦不介意。偶于五鼓时，忽然眩晕，四肢如麻，倏时[(3)]冰冷，人事默默，胸紧气促，喉内痰鸣，逾时方醒，醒而复发。医者认为虚寒痰厥，进附、杞、陈、半之剂，未中。余见其形体清瘦，脉来弦数劲指，问知数日不寐，寐则口中乱语，且睡中每当惊怖，如坠于地，唇舌二便如常。固谓曰，尊阃之体[(4)]，肝火太旺，以致血燥，即今之病亦属肝风之症。夫人之一身，心高肾下，水火固不相射，然须相济。经曰，君火之下，阴精乘之[(5)]。今无阴浇薄，何供所乘，所以火愈炎、木愈燥、风愈张，风火相煽，心主撩乱，而人事眩晕矣。治法发散、攻下、温补诸方，皆不相宜。发散而火愈升，攻下而阴愈亡，温补而阳愈亢。即补水之剂，亦后来调养之法，施于此际，殊属于远。大约木喜条达，风宜静镇，火宜滋润遂其生发之性，不令抑郁枯槁，使守其常而不变。吉翁闻余议，颇不以为非，促令疏方，连进数剂而愈。

附方：当归、白芍、丹参、桑叶、川贝、柴胡、薄荷、枣仁、黑芝麻、西洋参、麦冬、天冬、甘草、金银花煎汤。

越旬日，人事清健，诸病顿除，更委善后之法。余诊毕论云，尊阃玉体清瘦，脉来尺涩关弦，夫涩者，血虚也，弦者肝燥也……大抵木有凋谢之后，又有生发之期，火有遏止之时，又有炎威之候，而火生乎木，木又畏火。前此之眩冒，肝风张也。吾不见驱风之药，但取养肝润燥之品，即已呈效。今嘱善后，所云补水之剂，可参用矣。诚能怡情善养，药饵平调，滋润苞根，不使枯槁作燃，即保无虞。管见酌方。后如叶梦⁽⁶⁾，即当赐音召诊。

　　附方：地黄、人参、麦冬、茯神、当归、生芍、枸杞、玉竹、阿胶。

（清·谢映庐《谢映庐医案》）

　　【注释】（1）令正：旧时以嫡妻为正室，因用为称对方嫡妻的敬词。（2）肾阴当权：冬季对肾的封藏有助长的作用，故称之。（3）倏时：极快地，忽然。（4）尊阃之体：阃，音 kǔn，门槛；意指内室。全句意思是：您夫人的体质。（5）君火之下，阴精乘之：君火指心火；阴精指肾水。正常情况下，心火向下使肾水不寒，肾水上济使心火不亢，叫心肾相交。（6）叶梦：比喻吉兆。这里指如果病情好转，当通知我再来诊治。

　　【辨析】

　　忽然眩晕，四肢如麻，倏时冰冷，酷似虚寒厥证，投以辛热之剂，治之不效；谢氏察其形体消瘦，脉弦数劲指，数日不寐，乃血虚肝火过旺，肾水不济心火之象。故治以养血柔肝，润燥息风为主，药用归、芍、二冬、枣仁、黑芝麻滋肾水而养阴血；桑叶、贝母清肃肺金以平肝木；洋参、甘草滋养气阴，扶土以培肝木；木郁达之，更以柴胡、薄荷疏肝解郁，散肝经之火；丹参、丹皮泻心火以交肾水。全方甘凉濡润，气血兼顾，畅达不滞，使肝脏刚劲之质，得为柔和之体，遂其条达畅茂之性，其风自熄。以补水之剂善后调理，亦合法度。

　　【体会】

　　叶天士云："肝为风木之脏……全赖肾水以滋之，血液以濡之，肺金清肃下降之令以平之，中宫敦阜之土气以培之，则刚劲之质得为柔和之体，遂其条达畅茂之性，何病之有？"

　　本案谢氏详审病机，从形体清瘦、脉来弦数劲指、数日不寐等症状，断为其病因是"血虚肝火太旺"，加之正值冬令肾阴当权，肾水不济心火，心肾失交，心火上炎。从而引起："火愈炎，木愈燥，风愈张，风火相煽，心主撩乱而人事眩晕矣"。

　　全案从发病到治则及后续治疗，一气呵成，说理透彻，据证投方，无不显大医之风范，学者当细研读，必有所悟。

病案二　壮火烁阴，肝风上扰，误服补中益气

　　【病案】

　　松陵贡士吴友良，年逾古稀，头目眩晕，服补中益气汤数剂，始用人参一钱，

加至三钱，遂痞满不食，坐不得卧，三昼夜喃喃不休。诊时见其面赤，进退不常，左颊聂聂⁽¹⁾跳动，诊其六脉皆促，或七八至一歇，或三四至一歇，询其平昔起居。云是知命之年⁽²⁾，便绝欲自保，饮啖且强⁽³⁾。此化火烁阴，而兼肝风上扰之兆。与生料六味⁽⁴⁾，除去萸肉，易入钩藤，大剂煎剂，是夜即得酣寝。其后或加鳖甲，或加龙齿，或加枣仁。有时妄动怒火，达旦不宁，通宵不已，则以秋石汤送灵砂丹，应如桴鼓。盛夏酷暑，则以大剂生脉散代茶，后与六味全料，调理至秋而安。

（清·魏玉璜《续名医类案》）

【注释】（1）聂聂：轻浮无力。（2）知命之年：五十岁为知命之年。（3）饮啖且强：饮食正常。（4）生料六味：六味地黄用生料。

【辨析】

患者虽然年逾古稀，却饮食且强，绝欲自保，其头目眩晕，乃壮火烁阴，肝风上扰清阳之故，而不是中气不足。误服补中益气，更将人参用至三钱，眩晕不仅不除，反致胃部痞满不食、坐卧不宁、三昼夜喃喃自语不休，显为失误。

补中益气汤本为中虚气陷而用，具有升提之功，人参甘温助阳，反使肾阴亏耗，阴虚水不涵木，则肝木更亢，肝风更易上扰清窍，故眩晕不仅不除，反而增剧。后以壮水滋阴之六味地黄，去山茱萸加平肝息风之品调理，而治愈。

【体会】

眩晕虚证，一定要辨出属何种之虚，否则乱补不仅无益，反而有害。本案先后治疗失败与成功经验，充分说明中医治病，必须审证求因。尽管患者年逾古稀，也不可概而论之，当具体情况具体分析，尤其要明辨虚实，辨而治之。

病案三　脾肾阳虚，湿停络阻，误投攻伐

【病案】

李某，男，42岁，成都冶金研究所干部。初诊：1963年4月3日。

1962年4月29日患者住院治疗严重眩晕证，中西药并用。中药曾用清火、祛痰、祛风、养阴潜阳等方治疗，住院一年，病情日益严重，医院曾三次发病危通知书。现症面色萎黄，眩晕极剧，不能起坐，坐时觉屋宇旋转，小便时容易昏倒。气紧心悸，胸痛，每日常痛1～8小时，常发心绞痛，肝区痛，转氨酶180单位。腰剧痛，四肢有麻木感。脑痛项强，舌震颤，潮热自汗，内衣常湿。腹胀便溏，面足浮肿，目眶暗。

脉型：缓迟微涩。

治则：温肾益阳，敛阴通络。

处方：河间地黄饮子合鹿茸散天麻钩藤饮加减。

熟附片（先熬2小时）24克，枸杞12克，炒北五味9克，桂枝3克，党参24克，杭巴戟12克，鹿角胶15克，覆盆子24克，淫羊藿24克，天麻9克，山萸肉12克，生黄芪24克，乌梢蛇9克，蝎尾1.5克，金钱草60克，满天星24克，砂仁6克，连头水蛭6克，生蒲黄9克。每周6剂，连服2周。

二诊：4月14日。服药2周后，转氨酶由180单位降至110单位。心绞痛次数减少，隔数日发一次，半小时即消失。眩晕、肢麻及舌震颤显著减轻。自汗略减。血压时高时低波动。胸痛减轻。

脉型：迟缓。舌：舌质润，苔薄腻。

治则：守前法继进。

处方：上方去杭巴戟、满天星。加钩藤9克，鸡血藤18克。每周6剂，连服2周。

三诊：见胸痛大减，心绞痛2周未发。四肢麻木消失。低热降至38℃以下，转氨酶降至108单位，血压稳定。食欲转好。眩晕显著减轻。治宜守前法继进。连服3周后，热度降至37℃，眠食均好，散步和看电影均不感眩晕。肝区不痛，自汗甚微。患者要求出院，以膏方自携而归。

（王渭川《王渭川临床经验选》）

【辨析】

本例为眩晕危证，病机十分复杂，心、肝、肾、脾四脏交相为病，但关键在于脾肾阳虚，命火衰微。《素问·生气通天论》曰："阳气者，若天与日，失其所，则折寿而不彰。"人身之阳，实为生机之原动力，生命之所系。患者病危而证候繁杂，皆由阳虚命火衰弱所故。前医用清火、祛痰、祛风、养阴潜阳之治，只能损阳，毫无温阳益火之功，故治疗年余病情日益加重。王老断为虚实兼夹，扶正与祛邪并用，温肾益阳，敛阴通络，临危重症，渐次而安。

【体会】

肾阳衰惫，命火不足，诸阳不能上会于头，而阳虚上浮，虚风内旋，以致眩晕极剧；心阳不振，血瘀于心络，故心悸、胸痛、气紧；气虚不运，血行滞涩故血瘀于四肢、腰、脊、脑项之经，则腰剧痛，四肢麻木，脑痛项强；脾肾阳虚，水湿内停，故腹胀便溏，面足浮肿，湿热内郁，肝经不和，故肝区痛而转氨酶升高；阳虚阴液不敛，故潮热自汗。

治以温阳益火为主，兼以敛阴通络。选方河间地黄饮子合鹿茸天麻钩藤饮加减。急用熟附子、淫羊藿、巴戟天、鹿角胶、枸杞、山萸肉、覆盆子壮肾阳，暖肝阳；桂枝振心阳；参、芪、砂仁益中气而温运脾阳；乌梢蛇、蝎尾、水蛭、生蒲黄活血通络，且乌梢蛇、蝎尾伍天麻可柔息内风；金钱草、满天星利水以通阳，且可清肝胆内郁之湿热。

全方主次有序，标本兼顾，扶正祛邪并用以起沉疴。药中肯綮，服药2周，收到明显效果。再守法不移，处方略施加减，病情基本控制并趋稳定。最后以膏方缓补，巩固疗效，终收全功。

病情复杂之危重症，看似杂乱无序，仔细分析，其中一定有主导作用的病机，若能识得其奥妙，则难者则易，乱者则简化，治必获效。

病案四　肝阳上亢误为痰浊上逆

【病案】

周某，男，60岁。自诉3日前夜半突然呕吐清水涎沫不止，只觉天翻地覆，屋旋物转，卧则稍安，不能坐起，起则眩仆。已更二医，均以半夏白术天麻汤加减，服之无效。乃为诊察，按脉弦劲上溢，苔薄白少津。卧不能动，动则呕吐益剧。予素知其人体本阴亏，认为系肝胆上逆之候，乃以柴胡龙骨牡蛎汤加减。

柴胡6克，半夏6克，西党参12克，桂枝4.5克，茯神9克，白芍12克，龙骨、牡蛎各18克，生姜9克，大枣9克，代赭石9克。服1剂稍安，2剂诸症消失。

（高德《伤寒论方医案选编·石逸夫医案》）

【辨析】

此案之眩晕乃肝胆气逆，肝阳亢扰清窍所致。从何而知？以脉弦劲故知之。脉弦主肝病。由于肝胆木旺，横伐脾土而呕吐清水涎沫不止。肝阳亢扰清窍，故觉天翻地覆，屋旋物转，不能坐起，起则眩仆。

半夏白术天麻汤乃治风痰上扰之剂。对痰浊上逆则效，对肝胆气逆则无效。石氏用柴胡疏肝解郁；生姜、半夏理气和中，降逆止呕；人参、大枣益气和胃，扶正祛邪；茯神养心安神；代赭石、龙骨、牡蛎平肝镇逆、潜阳益阴安神。妙在用桂枝平肝降逆。据《神农本草经》记载：桂枝有治"三气"之功，即降逆气、散结气、补中益气。陈修园、张令韶等认为还有疏肝降气之功效。药后肝阳得平，气血得充，清窍得以安宁，其眩晕自除。

【体会】

柴胡乃"升阳"之物，用于本病，似嫌太过，即使要用，用量不可大，6克以下为妥，本案只用6克。另外倍用白芍，可缓和其"升阳"之嫌。由此可见，石氏不仅深知本案病机，诊断细腻，丝丝入扣；而且用药恰到好处，故药仅2剂，诸症得失。

病案五 肝风夹痰，上冒清窍，误以补虚

【病案】

李某，男，63岁，干部。主诉1973年9月间始患阵发性眩晕，不时发作，但其症较轻，仅有一时性头眩，两目昏糊若蒙，瞬间即可恢复。1974年6月中旬，因发热而诱发，眩晕之症加重，头晕欲倒，两目环视见物旋转，双足立地不稳，行走飘摇如大风推行，心慌时时泛恶欲吐，指颤而麻，握物不紧。经西医院神经科检查，眼底可见动脉稍细，无眼颤，四肢亦无共济失调症，血压128/80毫米汞柱，给予茶苯海明片、烟酸、维生素B_6等治疗周效，又以"虚证"服中药10余剂，亦无效。

于7月10日来诊，症情如故，苔薄，脉象弦滑。乃肝风夹痰上冒入巅，横窜入络之证，当议镇肝息风，宣窍化痰之剂。

灵磁石（先煎）30克，青龙齿（先煎）24克，珍珠母（先煎）30克，潞党参15克，广陈皮6克，法半夏6克，杭菊花4.5克，枸杞子12克，炒竹茹9克，炙远志9克，石菖蒲（后下）4.5克，青防风4.5克。

7月17日复诊：头晕、恶心、指颤诸症，药后均感减轻，快步行走时尚有心慌，夜间头之两侧似有掣痛感，苔脉如前，肝风平降未彻，内风时欲扰动，还宜固守原法。原方去防风，加小川芎6克。

7月23日三诊：眩晕、指颤得以控制，为防患再起，嘱继服原方，并加用杞菊地黄丸，汤丸交替，间日分服，观察数日，以冀获巩固之效。

（邹云翔《邹云翔医案选》）

【辨析】

眩晕之因，前贤论述颇多，概言之，不外乎风、火、痰、虚四字，虚、实两个方面。然临证风、火、痰往往相互兼见，虚、实往往夹杂。是从风治，还是从火治，从痰治；是补虚，还是泻实，不能一概而论，必须因人而异，辨证论治。

本例头晕欲倒，视物旋转，恶心呕吐，尤其是手指麻木、颤动、握物不紧，脉弦滑，乃肝风夹痰、上冒清窍之象，其证属实。治当镇肝息风，宣窍化痰；然初诊医生却误为"虚证"，投以补剂，更助其上扰之势，故治疗无效；邹氏详察，深知肝风夹痰上犯之特点，一二诊时，症见风痰为急，故先治风痰；三诊时，风

痰已平，故治以标本兼顾而收功。

【体会】

本案救误成功，贵在两点：一是抓住主症，"指颤而麻，泛恶欲吐，脉弦滑"，显然指肝风夹痰。二是分阶段用药，治有侧重。先治风痰，再平肝风，标本兼顾。全案把握转归预后，据证择药，层次井然，于学者深有启发。

病案六　瘀血眩晕，错投平肝息风

【病案】

艾某，男，28岁，工人，2个月前从楼上摔下而致昏迷，醒后头晕目眩持续至今，曾服验方（天麻、钩藤、蔓荆子）多剂，毫无寸效。

刻下：眩晕伴有恶心呕吐，后项板滞，胸闷胁痛，烦乱不安，双目红丝显露，舌苔薄白两边有瘀血，脉象弦涩，诊断为脑震荡后遗症。证属瘀阻脑络，清窍不灵，治当活血化瘀，通络利窍，拟血府逐瘀汤加味。

当归、芍药、桃仁、生地黄、牛膝各10克，川芎、柴胡、法半夏各6克，红花3克，枳壳、桔梗各5克，甘草3克，另用麝香（分冲）0.15克。

10剂眩止，但自觉记忆力减退，失眠多梦，改投益气养阴，定神定志之剂，调服半个月告安。

（周学文《瘀血眩晕治验》）

【辨析】

本例患者临床表现为舌边瘀点、目露红丝、胁痛、烦乱不安、脉弦涩等，故当辨为瘀血、脑络瘀阻、清空失养之眩晕证。用验方天麻、钩藤之类平肝阳，显然风马牛不相及，虽服多剂，毫无寸效。

脑络瘀阻，唯取祛瘀生新、活血化瘀之法，才能使清灵脑海得以充养，故选用王清任之血府逐瘀汤加味而治之，取归、芎、芍、桃、红活血祛瘀为主，伍入柴、桔理气行上，又配膝、枳一升一降以导瘀，再加法半夏和胃降逆，麝香开通诸窍，且能引药上行巅顶，促使脑络瘀去，瘀去则新生，脑复清灵则神明自主，其眩自定。然因邪去正伤，故续予益气养阴，安神定志之剂，调理整体功能，半个月而安。

【体会】

血府逐瘀汤是王清任诸方中应用最为广泛的一张名方。治十九种病，唯独未载治眩晕之说，其所以能治此案之眩晕者，是因其与病机相合。

先贤云：方是死方，法是活法，欲求其效，宜潜心钻研，粗浅涉猎焉能虑及？

病案七 风火相煽，误为虚证

【病案】

吴添官生母，时多暴怒，以致经行复止，秋间渐觉气逆上厥，如畏舟船之状，动辄晕去。久久卧于床中，时若天翻地覆，不能强起。百般医治不效，因用人参三五分，略宁片刻，最后日服五钱，家产费尽，病转凶危，大热引饮，脑间有如刀劈，食少泻多，已置木，无他望矣。姑延喻诊。喻曰：可治。凡人怒则血菀于上，而气不返于下，名曰厥巅疾。厥者，逆也。气与血俱逆于高巅，故动辄眩晕也。又以上盛下虚者，过在少阳，少阳者，足少阳胆也。胆之穴，皆络于脑，郁怒之火，上攻于脑，得补而炽，其痛如劈，同为厥巅之疾也。风火相煽，故振摇而热蒸；木土相凌，故艰食而多泻也。于是以《内经》铁落镇坠之意，以代赭石、龙胆草、芦荟、黄连之属，降其上逆之气；以蜀漆、丹皮、赤芍之属，行其上菀之血；以牡蛎、龙骨、五味之属，敛其浮游之神；最要在每剂药中，加生猪胆汁二枚。盖以少阳热，胆汁必干，亟[1]以其类之物济之，资其持危扶颠[2]之用。病者药一入口，便若神返其舍，忘其口苦。连进十数剂，服猪胆二十余枚，热退身体凉，饮食有加，便泻自止，始能起床行动数步，然尚觉身轻如叶，不能久支。喻恐药味太苦，不宜多服，减去猪胆及芦、龙等药，加入当归一钱、人参三分，姜、枣为引，平调数日而全愈。

（清·喻嘉言《寓意草》）

【注释】（1）亟：副词，急切地。（2）持危扶颠：扶持危困的局面。

【辨析】

根据患者病史，结合大热引饮、脑间有如刀劈、可知证属暴怒致气逆于上，风火相煽，动辄眩晕。张景岳说："如郁怒者，方其大怒气逆之时，则实邪在肝，……所当平也。"然前医不识，实邪误投人参，以致郁怒之火，得补愈炽，病情危急。喻氏用镇坠之剂，降其上逆之气，行其上菀之血，敛其浮游之神，巧用猪胆汁辅助。连进十数剂而愈。

【体会】

本病案流传甚广，足见其影响之大。可见，补法运用不当，确实为害不浅，轻则加重病情，重则危及生命，实为医家所忌。

病案八 产后痰火眩晕，实证误补

【病案】

洋客巴慈明妇，产后眩晕心悸，神魂离散，若失脏腑之状，开眼则通体麻木，如在云雾中，必紧闭其目，似觉稍可，昼日烦躁，夜则安静。专事女科者，用四物等血药，则呕逆不食，更一医用姜、附等热药，则躁扰不宁。其脉虚大而数，按之则散，举之应指，此心火浮散之象。因难产受惊，痰饮乘虚袭入心包络中，留饮膈上，有入无出，所以绵延不已。盖目开则诸窍皆开[1]，痰火堵塞心窍，所以神志无主；目闭则诸窍皆闭，痰火潜伏不行，故得食稍安。与东垣所言，合眼则阳气不行之麻木迥殊。况昼甚夜轻，明是上焦阳位之病，与理痰清火之剂，诸症渐宁，然或因惊恚，或因饮食，不时举发。此伏匿膈上之痰，无从搜涤也。乘发时用独参汤下紫雪，开通膈膜，仍与前药调补，半载而康。

（清·张璐《张氏医通》）

【注释】（1）目开则诸窍皆开：语出《古今医案平议》。盖目为肝窍，目开则诸窍皆开，痰火堵塞心窍，所以神志无主；目闭则诸窍皆闭，痰火潜服不行，故得稍安。

【辨析】

本案之眩晕为痰火所致的诊断依据是：脉虚大而数，按之则散，举之应指，是心火浮散之象；痰饮留膈，有入无出，故绵延不已；痰火堵塞心窍，故神志无主；病情昼重夜轻，说明病属阳，病位在上焦，属虚中夹实。

前医依据产后宜温，多虚的固执，结合肢体麻木等症，误为血虚。而予四物、姜、附等热药，致使痰火更炽，躁烦不宁。实属虚实辨证失误。纵观之，既为血虚，患者没有面、唇、指等部位肤色的改变，没有舌淡、脉细体征；设为虚寒，没有形寒怕冷、身疲力乏之象。热证再用热药，实证再添补品，病情焉能不加重？

故患者眩晕、遍体麻木、呕逆不食等症不是血虚，尤其不是虚寒。张氏用理痰清火之剂，可谓切中病机，因此效如桴鼓。

【体会】

痰之为患，极易阻遏清阳，故头晕如蒙；闭塞人体气机则肢体麻木；滞于胃肠则恶心呕吐；心慌心悸、神魂离散，乃痰饮乘虚袭入心包络中，留伏膈上，积久化火，痰火堵塞心窍，所以神志无主。

本案提示：临床辨证必须精准，稍有不慎，祸事接踵。

病案九 痰饮内阻，误为阴虚

【病案】

田某，女，69岁，退休工人。1991年7月1日初诊。患者发作性眩晕10余年，近2个月来反复发作，伴乏力、消瘦，曾在某医院门诊服六味地黄汤加味40余剂，效果不佳且加重。经人介绍来中医科住院请高师治疗。症见面色少华，眩晕仍发作不减，伴恶心呕吐、头痛、胸脘痞闷、乏力足冷、多汗。西医诊断为高血压2级，椎-基底动脉供血不足，颈椎病。观其舌质略淡，苔白中腻，诊得脉沉细滑。辨证痰饮内阻，浊阴不降，治宜健脾和胃，燥湿化痰，升清降浊，药用生黄芪12克，太子参10克，法半夏10克，枳实10克，竹茹10克，荷叶10克，蒺藜10克，白术10克，陈皮10克，炙枇杷叶10克，赤芍15克，炙甘草5克，大枣5枚。服上方6剂，眩晕发作减轻，精神好转，呕吐消失，能纳食，仍轻度恶心、乏力。守上方又取18剂后，眩晕一直未再作，精神恢复，食欲增进，面色见红润，体重增加1千克，血压平稳，诸症皆除。

（高辉远《高辉远临证验案精选》）

【辨析】

患者发作性眩晕10余年，伴乏力、消瘦，疑为阴虚，服六味地黄汤加味40余剂，症状不减反加重。高师用健脾、燥湿、化痰、升清降浊之法治之，疾病得愈。

眩晕，胸脘痞闷伴恶心呕吐，乏力足冷，舌淡，苔白腻，脉沉细滑，显为痰饮内阻，浊阴不降之候；虽为头晕，但不见腰酸乏力、耳鸣、烘热、心烦失眠、口干口苦等阴虚之象，医未审察，仅据乏力、消瘦之症，即将痰饮辨为阴虚，投以滋腻之补阴药。使脾胃阳气更加不足，运化功能减弱，升降失常，形成清阳不升，浊阴不降的病理变化，实属辨误。

【体会】

痰饮内阻、浊阴不降则头晕、胸脘痞闷，恶心呕吐；脾虚不运，脾阳亏虚则乏力四肢不温；舌淡苔白腻为湿浊内停之象。高师用温胆汤加减救误，清胆与和胃兼行，理气与化痰并重，既治痰浊之标，又治生痰之本；加芪、术、参，补益中气，扶助脾阳，增进脾运。健脾和胃则脾阳得复，运化得健；燥湿化痰则湿浊得清；升清降浊则气机得畅。方证合拍，恰中病机，故药到病除。

病案十　肝旺夹痰上逆眩晕，误以抑肝扶脾、潜阳息风

【病案】

陈某，男，48 岁，干部。患者病起年余，阵发眩晕，每遇劳累、情绪激动及天气变化等因素而诱发。发时状如触电，直达巅顶，顿觉头昏眼花，额出虚汗，周身瘫软。闭目静卧而不欲言，持续 1 小时左右才能缓解。多方诊治，效均不显，自春节以后症状加重，每日发作两三次，遂于 1978 年 3 月 11 日来我院求诊。

刻下，见症如前述，形体肥胖，神情疲乏，颜面虚浮少华，血压 128/90 毫米汞柱，心肺（−），舌质偏暗，苔白腻，脉弦细，辨证为土虚木横，风阳上扰；治拟抑肝扶脾，潜阳息风。

处方：珍珠母（先煎）30 克，双钩藤、炒白芍、潞党参、制何首乌各 15 克，炙黄芪 20 克，全当归、白蒺藜、焦白术、广陈皮各 12 克，春柴胡、炙甘草各 6 克。3 剂，每日 1 剂水煎取汁，2 次分服。

3 月 14 日二诊：症情不减，复增胸闷脘痞、纳食呆钝、下肢酸沉等表现。详察脉症，应为风痰上扰，气机逆乱，治拟潜阳息风，化痰通络。处方：石决明（先煎）30 克，明天麻（另炖兑服）10 克，陈胆星、姜半夏、干僵蚕、炒枳壳各 10 克，生白术、广陈皮、双钩藤、正川芎、炒白芍各 12 克，云茯苓 15 克，生大黄（后下）3 克，如前煎服。

3 月 18 日三诊：胸腹顿觉畅和而欲食，大便质稀而量多，内夹白色黏条，效不更方，原方去大黄，续服 10 余剂，药尽眩晕大减。宗此方加减，调治 2 个月余，诸症皆失，随访至今未复发。

（张笑平《中医失误百例分析》）

【辨析】

吴瑭在《医医病书·补虚先去实论》中说："虚损有应补者，宜先细察有无实证，碍手与否。如有实证碍手，必当先除其实。"

本例阵发眩晕，每日两三次，发时状如触电，直达巅顶，虽见形体肥胖，颜面虚浮少华，舌质偏暗，苔白腻，脉弦，也属于肝阳上亢、夹痰浊上逆为患。故尽管病已经年，但仍以实证为主。而首诊医生却误诊为土虚木横、风阳上扰，治用抑肝扶脾，潜阳息风，误用参、芪、术等不当补而妄补。更重要的是见"形体肥胖，苔白腻"之痰湿之象，当化痰而置之不化，实为舍本逐末之举，故难以取得预期的效果。后医改用潜阳息风、化痰通络法，则胸腹畅，饮食和，眩晕消失。

【体会】

《丹溪心法·头眩》说："痰夹气虚并火，治痰为主，加补气药及降火药。"并由此引出了"无痰不作眩"之说。痰阻经络，清阳不升，清空之窍失其所养，故头目眩晕；若痰浊中阻更兼内生之风、火作祟，则痰夹风、火，眩晕更甚。本例因不治痰而失误，又因重用化痰通络而救误成功，可见痰在眩晕症作用不可轻视。同时要牢记"如有实证碍手，必当先除其实"，否则，治必有误。

病案十一 中气虚衰，痰火上扰，误用苦寒清火

【病案】

陆养愚治陈巽沅室，向有头眩之症，不药亦止。八月中旬，偶作劳烦闷饮酒数杯，坐月下更余方寝，便觉微热不安，次早忽眼黑头旋，且微痛，如在风寒中，发比平时较剧。医谓脉得浮数，此热极生风也。用芩、连、山、栀等以清之，二剂眩晕不减，而头痛如破，上身如火而欲厚覆，又谓无痰不作眩，再以清火之品，合二陈汤二剂亦不效。脉之左手浮弦而紧，右手浮数而弱，且寸强尺微，右脉乃正气之虚，左脉乃邪气之实，尺微寸强，邪在上也。此乃乘虚感邪，中于上焦所致。经曰筋骨血气之精，而与脉并为目系。上属于脑，后出于项中，故邪中于项，因逢其人之虚。其入深则随目系以入于脑，入脑则脑转，脑转则引目系急，目系急则目眩以转矣。今作劳以致烦闷非虚乎，月下坐至更余。头项之间，能不为雾露之阴所中乎。法当祛上焦之邪，补中焦之气而徐议消痰清火，则自愈矣。因先用参苏饮加藁本二剂，头痛、眩亦少差，再以补中益气，佐以二陈、芩、连数剂而安。

（清·魏之琇《续名医类案·陆化医案》）

【辨析】

本例眩晕之证，属体虚感受寒邪而发眩晕。医以脉浮数而诊为热极生风，投苦寒之剂清之，反见头痛如破，上身如火，反欲盖厚被，医又以"无痰不作眩"之说，再用苦寒清火之品合二陈汤祛痰，以致眩晕不减，反头痛如破。医者胸无定见，妄试妄治，一误再误。

陆化审证求因，认为此乃乘虚感邪，中气虚衰，痰火上犯清阳之故。先以参苏散加藁本，益气解表，祛上焦之邪，后以补中益气合二陈汤加芩、连培补中州，理气化痰，佐以清热燥湿。中州健运则生化有源，痰浊无生；痰火得消则清阳得宁，而眩晕自止。

【体会】

临证当以症状为依据，详审细辨，不可肆意猜察，凭点滴之症，置病本于不顾，妄试妄治。本案之误，误在不辨证，或辨证不详。陆氏凭脉而辨，辨证明晰，驱上焦之邪，补中焦之气。治法恰中病机，值得后学效法。

病案十二　痰饮内阻误为风痰上扰（梅尼埃病）

【病案】

王某，男，58岁，工人。患者突发头晕眼花，不思饮食，口中干燥，但饮水即吐，小便不利。曾经西医检查，诊断为梅尼埃病。用半夏白术天麻汤等调治数月，时至1974年7月，症状非但不减，呕吐、口中干燥加重，小便更加困难，转请李老诊治。

诊得脉象濡软乏力，舌质淡，上有白腻苔。见患者形体消瘦，少气懒言，结合舌淡脉软，处以五苓散加藿香、厚朴、甘草。

处方：桂枝9克，白术9克，茯苓9克，猪苓9克，泽泻9克，厚朴9克，藿香9克，甘草3克。

患者服2剂后，诸症均减，小便通利。在晨起时，有如戴帽感觉，饮食尚未完全恢复，手足乏力，脉象软弱，舌苔白腻。

处方：桂枝9克，白术9克，茯苓9克，猪苓9克，泽泻9克，厚朴9克，藿香9克，党参9克，神曲9克，甘草3克。

患者服上方2剂后，即完全恢复。随访至1976年1月，均未见复发。

（成都中医学院《李斯炽医案》）

【辨析】

患者头晕眼花，呕吐，不思饮食，小便不利，脉软，舌淡苔白腻，极似脾湿生痰、肝风内动的半夏白术天麻汤证，但投服多剂非但不效反加重，显然是药不对证。而李老仅用数剂五苓散加味，即使症状完全消失。原因是什么？

半夏白术天麻汤主治风痰上扰。其症状是眩晕头痛，胸闷呕恶，舌苔白腻，脉弦滑等，其中头重呕恶，舌苔白腻为辨证要点。

但从本病看，患者形体消瘦，少气懒言，舌淡脉软，是阳气不足的表现。时当盛夏，暑邪更伤元气，以致中阳不振，脾神困顿，使水谷难以运化。水饮停滞中焦，脾胃升降失常，故出现不思饮食、饮水即吐等症。

《素问·灵兰秘典论》说："膀胱者，州都之官，津液藏焉，气化则能出矣。"

今阳气不振，气化失司，不但使小便不利，且使津液不能上承而发生口干。

《金匮要略》说："假令瘦人脐下有悸，吐涎沫而颠眩者，此水也。"故知其头晕眼花为水饮上逆所致，而不是风痰上扰的现象。

再从脉濡、舌腻观察，其为水湿内停无疑。《伤寒论》说："渴欲饮水，水入即吐者，名曰水逆，五苓散主之。"故李老用五苓散通阳化气行水为主，加入藿香芳香醒脾以止吐，再加厚朴以降逆，甘草以和中。

服药2剂后，诸症减，小便利，出现阳行水化之势，但正气仍不足，清阳不能充分达于巅顶，故晨起如戴帽感觉，清阳不能充实于四肢，故手足乏力。仍应以通阳行水之法，加入补气和胃之品。药后完全康复。

【体会】

综观全案，前医只看到头晕呕吐，舌苔白腻，就断以脾湿生痰，痰浊蒙蔽清阳，痰气交阻，浊阴不降而头晕、呕吐。没有细究同时有小便不利，口干舌燥等无法用痰气交阻解释。误用半夏白术天麻汤治疗风痰的药，犯了虚虚实实的错误。

病案十三　肝寒犯胃，浊阴上扰，误以半夏白术天麻汤（内耳性眩晕）

【病案】

曹某，女，61岁，1970年11月17日初诊。头晕目眩，恶心呕吐，反复发作2年余。1968年春发病以来，已6次发作，4次住院治疗，均诊为梅尼埃病。5天前晨起时，突感头晕目眩，旋转不定，如立舟中，耳如蝉鸣。前医给予静脉补液、能量合剂，维生素B_6、安定等不见减轻，半夏白术天麻汤连进3剂不应，邀余往诊。其症同前，两目紧闭，抱头蹲卧，时吐清涎，呻吟不止，畏寒喜暖，四肢发凉，食入即吐，大便五日不行，脉弦细，舌质淡、苔滑白而厚腻。血压140/90毫米汞柱。

辨证：肝寒犯胃，浊阴上扰。

治则：暖肝温胃，升清降浊。

处方：吴茱萸24克，人参9克，生姜30克，大枣3枚。1剂，水煎频服，为防格拒，热药冷饮。

药进半剂，呻吟渐止，药尽而安然入睡。次晨，自觉诸证大减，呕吐停止，已能举目环视，进牛奶半杯。余嘱原方再进。服药2剂，已能坐起进食，除肢体困倦、耳塞头沉、食少纳呆外，余症均消。脉现缓象，舌质转淡红，白腻厚苔已退大半。清升浊降，守法再调。

处方：吴茱萸9克，党参12克，半夏9克，白术12克，陈皮6克，砂仁6克，生姜12克，大枣8枚。水煎服，隔日1剂。

连进5剂，停药观察12年，未见复发。

（林云《吴茱萸汤治疗内耳性眩晕》）

【辨析】

头晕目眩，恶心呕吐，抱头踡卧，时吐清涎，四肢发凉，舌质淡，脉弦细，苔白腻。当属肝寒犯胃，浊阴上扰之象。医误为风痰，连用3剂半夏白术天麻汤不效，何故？显为药不对证。林氏用吴茱萸汤数剂而愈，随访12年，未复发。

眩晕虽以肝风、肝阳为多见，但阳虚肝寒者间亦有之。厥阴肝经之脉挟胃属肝，上贯膈，布胁肋，上入颃颡，连目系，上出与督脉会巅顶。今肝寒伐胃夹浊阴循经上泛清阳，故眩晕如立舟中、吐清涎、呻吟不止。

半夏白术天麻汤用于风痰上扰，其辨证要点是：突然仆倒，抽搐吐涎，目斜口歪，脉弦滑；其中痰与风是致病要素。本案虽有恶心呕吐清涎，苔白腻似有痰症，但抱头踡卧，四肢发凉，舌质淡，脉弦细，一派寒意，毫无"风"象，不能用风痰上扰解释。因药不对证，故属误治。林氏洞悉病机，而用暖肝温胃，降逆止呕之吴茱萸汤，药进半剂呻吟即减，疗效可观。

【体会】

吴茱萸汤是《伤寒论》治阳明、少阴、厥阴之阴寒内盛，胃气不降、浊阴上逆的一张名方。正如方歌所云："吴茱萸汤人参枣，重用生姜温胃好。阳明寒呕少阴利，厥阴头痛皆能保。"可见吴茱萸汤在临床上应用是相当广泛的。只要符合阴寒内盛、胃气不降，浊阴上逆之病机的，不论何病，放心用之，其效显著。

第25章　中风（附病案7例）

中风又名"卒中"，临床以突然昏仆、口眼㖞斜、半身不遂为特征，亦有未见昏仆，仅见㖞僻不遂者。本病因发病急骤，症状多端，与"风善行而数变"的特征相类似，故名之为"中风"。

中风病位在脑，与心、肾、肝、脾密切相关。其病机虽较复杂，一般认为外邪侵袭引发者为外风，又称真中风或真中；无外邪而发者称为内风，又称类中风或类中。

本病在唐宋以前，多以外风立论；唐宋以后由于对中风病因病机认识的发展、深化，突出以内风立论。虽然以内因立论有重大意义，但还不能排除外因学说，而是往往两者相互为患。

中风有轻重缓急之分，临床分为中经络、中脏腑两大类。中经络病情较轻，一般无神志改变；中脏腑病位较深，病情较重，主要表现为神志不清，并常有发病先兆及后遗症。

本病属内科急症，发病急，症状重，救治颇难，故屡有失误。历来救误成功之验案，散见于各种诊籍中，曲折的病情演变，巧妙的理法方药，每能救误获效，挽救垂危。

1.病案1～3为风中经络，多由风痰瘀血闭阻经络，或肝风夹痰横窜经络。总的治疗原则是调和气血，平肝息风，化痰通络。但因识症不明，虚实误辨，尤其是对痰瘀的处理，尤显重要。救误各案或涤痰开郁，或化痰息风通络，如病案一风痰中络、未入于经，误为口僻（面神经麻痹），用牵正散治之不效；李氏洞悉，治以涤痰开郁、养血活络之剂，三诊而安。病案二心肝积热上冲，误为气虚偏枯，进以壮补，积热更甚。张氏先用牛膝一两为君，引血下行。这时才复用黄芪温补，连服数剂，即扶杖能走。病案三痰盛络痹，误用温补，更使伤阴动火，属医之失误，故药后病益加，改用二陈汤加味，合活络丹化痰息风通络取效。

2.中脏腑者，又有闭证、脱证之分。闭者属实，治之宜开；脱者属虚，治之宜固。病案 4～5，属于闭证。然闭证亦非纯实，往往以本虚标实者为多。肝肾亏虚，肝阳上扰，气升火升，无不挟痰瘀陡然泛溢。痰涎壅盛是其特点。如病案四，为卒中闭证，风火痰热 三焦壅塞（脑溢血）曾用平肝息风、滋补肝肾之剂，虽无大错，但缓不救急，毫无寸效；风火炽极，痰热壅盛，乃闭证之危甚者，李氏用硝黄峻下，加风引汤、安宫丸，数管齐下，转危为安。病案五痰热壅塞，当以治痰为先。前医不识，先用牛黄丸清热，又用小续命汤辛温发散、毫无祛痰之意，故而无效。陆氏先以涌吐，又用逐痰通下，次化中宫之积滞。既去标实，又杜生痰之源以求本，亦获成功。

　　3.病案 6～7 同属脱证。固脱当辨阴脱、阳脱（气脱）之不同，分别采用救阴、回阳、益气固脱。如案例六，气虚阳脱、痰浊阻闭，证极危笃，治之宜固；然乡医反用防风通圣，与病机相违故不效反增重。刘氏初投大剂参、附、黄芪，益气回阳固脱；又用大剂生南星化痰，药后气复阳回，转用十味温胆汤而收全功。病案七，中风脱证（脑溢血），气阴大虚，阳亢化风，损及血络，反投平肝潜阳之剂，不效反加剧。顾老治以扶养气阴为主，佐以息风开窍、降逆和胃。3 剂而使病情稳定，续治渐安。

病案一　风痰中络，未入于经，误为口僻

【病案】

　　陈某，男，52 岁。躯体肥胖，常感眩晕。近忽口眼㖞斜，舌强语塞，眼角流泪，口角流涎，手足麻木无力。医用牵正散治之不效。转来求治。

　　查脉弦滑，苔白腻。据了解患者因情绪抑郁而发。东垣有言："凡人年逾四十气衰之际，或因忧思忿怒伤其气者多有此疾，若肥盛则间有之，亦是形盛气衰而如此"。今患者形体既盛，又值忧伤其气，肝郁生风，脾虚困湿，风痰内动，首中经络。东垣主气，丹溪主痰，互有因果。法当达郁调气，郁舒则风息，气和则痰消。

　　朱茯神 10 克，制半夏 10 克，瓜蒌仁（炒）10 克，姜竹茹 10 克，双钩藤 10 克，旋覆花（布包）7 克，川郁金 7 克，左秦艽 7 克，胆南星 5 克，明天麻 7 克，远志肉（水炙）5 克，九节蒲 3 克，炒枳实 3 克。

　　复诊：连服 4 剂，呕吐痰涎如丝，遂能语言，但不甚清晰，自诉头侧掣痛，面肌痉挛，手足麻木，极感不适。法当濡血息风，"血行风自灭"。按上方去九节菖蒲、枳实，加当归身 10 克、豨莶草 10 克。

　　三诊：口眼牵正，语言清晰，但仍头晕，虚风夹湿，上扰清空，再拟涤痰定

风法。按复诊方改远志肉 3 克，去瓜蒌仁、郁金，加枸杞 10 克、滁菊花 7 克。

四诊：眩晕平定，舌能辨味，胃气渐复。三诊方去胆南星，加酸枣仁 10 克，服至数十剂而安。

（李聪甫《李聪甫医案》）

【辨析】

患者躯体肥胖，常感眩晕，近忽口眼㖞斜，舌强语塞，眼角流泪，手足麻木无力。脉弦滑，苔白腻，证属风痰中络，未入于经（腔隙性脑梗死？）；然前医误为口僻（面神经麻痹），用牵正散治之不效。李氏洞悉，治以涤痰开郁、养血活络之剂，三诊而安。

【体会】

面神经麻痹（中医称"口僻"），主要症状是口眼㖞斜，多伴耳后疼痛，但没有手足麻木。本例口眼㖞斜、手足麻木，属于中风，故前医投以牵正散治疗无效。

风中经络分中络、中经两类。中络者以肌肤麻木（麻木偏于一侧）、口眼㖞斜为主症，无半身不遂；中经者以半身不遂、口眼㖞斜、偏身麻木、言语謇涩为主症，无昏仆，比中络为重。本例患者尚未见半身不遂。故为风痰中络，未入于经，治宜涤痰开郁，佐以养血活络，则风证自息。临床细微区别，诊断自当不同，治疗也有区别，为医者焉能草草？

病案二　心肝积热上冲，误为气虚偏枯

【病案】

谢某，64 岁。因心中懊侬非常，旬日前即觉头疼，不以为意。一日晨起至工厂，忽仆于地，状若昏厥。移时复苏，其左手遂不能动，且觉头痛甚剧。医者投以清火通络之剂，兼用王勋臣补阳还五汤之意，加生黄芪数钱，服后更甚。脑中痛如刀刺，须臾难忍，心中甚热。脉左部弦长、右洪长，皆重按有力。询其家人，谓其素性嗜酒，近因心中懊侬，益以酒消愁，饥时恒以烧酒当饭……其左脉之弦长，懊侬所生之热也；右脉之洪长，积酒所生之热也。二热相并，夹脏腑气血，上冲脑部……医者不知致病之由，妄投以治气虚偏枯之药，而此症此脉，岂能受黄芪之壮补乎？所以服药后而头痛加剧也。治宜降血平脑，以牛膝善引上部之血下行，为治脑充血症无上之妙品，屡经实验，故以为君，佐以龙、牡、二石、楝、芍、玄参、龙胆草、炙甘草、铁锈水等，潜镇清息。

方药：怀牛膝 30 克，生龙骨（打）18 克，生牡蛎（打）18 克，川楝子 18 克，

生杭芍 18 克，生石膏（研细）30 克，代赭石（生打）18 克，乌玄参 12 克，龙胆草 9 克，生甘草 6 克。

服两剂，头痛痉愈，脉亦和平，左手足已能自动，遂改用全当归、生杭芍各 18 克，玄参、天冬各 15 克，生黄芪、乳香、没药各 9 克，红花 3 克。连服数剂，即扶杖能走矣。

方中用红花者，欲以化脑中之瘀血也。为此时脉已和平。头已不疼，可受黄芪之温补，故方中少用 9 克，以补助正气，即借以助归、芍、乳、没以疏通血脉，更可以调玄参、天冬之寒凉也。

（《现代名中医类案选·张锡纯医案》）

【辨析】

猝然昏仆，头痛甚剧，心中觉热，是由肝火上亢，化风扇动，激其气血，并走于上，直冲犯脑，侵犯神明所致。初病证实，当用潜阳镇摄之剂，抑其上浮之气火。惜前医未询问病史，不知致病之由，就草率诊为气虚偏枯，进以壮补，重用黄芪，使积热更甚，故药后头痛加剧。加之患者素性嗜酒，致使脉左部弦长、右部洪长，重按有力，实热之象显著，是为肝火上亢，气血并走于上典型表现。

张氏大刀阔斧，先用牛膝一两为君，取其引血下行。再诊时头已不疼，脉亦平和，左手足已能自动，可见肝经气火已降。这时才复用黄芪温补，连服数剂，即扶扙能走。

【体会】

同一药物治同一患者，先后应用方法不同，效果有天壤之别。其中深意，只有深明病因病机，熟习本病演变规律者得之，若断章取义，只知补阳还五为气虚血瘀而设，不察患者体质，不辨证之虚实，即辨虚实也不细察其多寡，鲜难得效，学者当须细心揣摩。

病案三　痰盛络痹，误用温补

【病案】

潘见所年四十七，微觉阳痿，其脉上盛下虚：上盛为痰与火，下虚为精元弱，宜戒色慎怒，恐痰生热而热生风，将有中风之患。次年中秋，连宵酒色。渠[1]于色后，惯用鹿角胶三钱、人参一钱，酒送下。至是加倍服之。十七日，左手陡[2]然颤动，重不能举。十八日，左边半体手足皆不用矣。予始观面色赤，口欲喎向右，唇麻，左瘫，诊之左掷大，右滑大。先用乌药顺气散一帖，服后昏睡半日。

醒，觉面更加赤，呵亦稍加，知痰盛使然。即以二陈汤加全蝎、僵蚕、天麻、黄芩、石菖蒲、红花、秦艽、煎冲竹沥、姜汁，一日两进，晚更与活络丹。服至第六日，手指稍能运动，足可依桌面立。予喜曰："机动矣"，改用归芍六君子汤，加红花、钩藤、天麻、竹沥、姜汁。服二十贴，行可二十步矣。手指先麻木不知痛痒，至是能执物。继用天麻丸、五子全鹿丸调理。幸其断酒绝欲，百日痊愈。

（清·俞震《古今医案按·孙东宿医案》）

【注释】（1）渠：他，如"不知～为何人"。（2）陡：斜度很大，近于垂直；突然。

【辨析】

患者好酒色，阴精已竭于下，虚阳浮越于上，又复恣用鹿角、人参温补之品，更使伤阴动火，肾虚痰泛，故见面赤口呵，偏枯不用。这时本应益肾清热，豁痰通络兼顾，医者反用乌药顺气散香燥助火之品，属医之失误，故药后病益加，昏睡半日。改用二陈汤加味，合活络丹化痰息风通络取效。

【体会】

本例病因病机与阳气亏虚，风痰入阻经络，堵塞神明者不同，凡温阳、壮阳之物皆不可试，投之不唯不效，必生枝蔓。即使进入恢复期，仍当调补肝肾为主，流通气血，兼祛络中之痰。本案用五子全鹿丸嫌温，当改用杞菊地黄丸或五子衍宗丸为妥。

病案四 卒中闭证，风火痰热，三焦壅塞，误以羚羊钩藤（脑溢血）

【病案】

温某，女，63岁，有10年以上高血压病史，其人形瘦色苍，平素阴虚火旺，1962年11月8日午膳之际，猝然昏厥，口呵肢瘫，×院诊断为脑溢血，中西药并进，3天无起色，14日下午转来我院。患者神志不清，口噤失语，直视握拳，肢体强直，面赤壮热（39.8℃），气粗痰鸣，无汗，胸腹热满，撬视其舌，色干绛，中有黑苔如烟煤，脉沉弦滑数，小便涓滴自遗，血压192/124毫米汞柱。问其治疗经过，家人谓曾用大量西药（未详），中医处方则是羚羊角、钩藤、龙、牡、冬、地、阿胶、牛膝之类。目下风火炽极，痰热壅盛，乃闭证之甚，而致三焦壅塞不通，急进风引汤合防风通圣散加减。

防风9克，荆芥9克，大黄15克，芒硝15克，栀子12克，赤芍12克，归须 12 克，连翘 12 克，桔梗 9 克，薄荷 3 克，竹叶卷心 20 支，石膏 30 克，滑石 30 克，寒水石 30 克，姜沥竹 1 盅，安宫牛黄丸 1 枚，鼻饲给药。西药只用降压药及高渗葡萄糖。

药后 12 小时无动静，再进：大黄 15 克，芒硝 15 克，甘草 6 克，安宫牛黄丸 1 枚。

又 6 小时，患者腹中鸣动，大泻胶秽黄粪两次，微汗出，体温降至 37.6℃，血压降至 170/116 毫米汞柱，能瞬目。阴壅塞得通，病有转机，翌晨神志临清，继用降火息风涤痰 20 余剂，中用三甲复脉以育潜潜阳，最后交替使用左归饮与补阳还五汤，以峻补下元，益气活血。治疗 4 个月，精神良好，惟左手若废，左足跛行，能操持家务。至今 20 载，犹健在。

（李育才《脑溢血救误》）

【辨析】

患者有 10 年以上高血压病史，猝然昏厥，口㖞肢瘫，诊为脑溢血，神志不清，肢体强直，面赤壮热，舌干绛，苔黑如烟煤，脉沉弦滑数：中医曾用平肝息风、滋补肝肾之剂，虽无大错，但缓不救急，故毫无寸效；风火炽极，痰热壅盛，乃闭证之危甚。李氏用硝黄峻下，加风引汤、安宫丸，数管齐下，才转危为安。

中风闭证，即《黄帝内经》所称"大厥"。《素问·调经论》云："血之与气，并走于上，则为大厥。"风阳气火易燃，肝肾之阴难复，风火炽热，痰热壅盛，三焦壅塞不通，病势危急。当此危证，唯有通腑导滞，腑气通、痰热风火之势方可折减。平肝息风之味及阿胶、熟地、牛膝之类，病重药轻，难折火势，故毫无寸效。

【体会】

本案重用硝黄峻下，以折风火上腾之势。用防风通圣散加减，取其通腑泻火之中，兼能疏风活血。又取风引汤之石药大寒沉降，以平旋动之威。加安宫牛黄丸清热开窍。使病情转危为安。继用三甲复脉、左归饮及补阳还五汤，乃调整阴阳平衡、善后之策。其治疗不落俗套，别具经验，实堪揣摩、玩味。

病案五　痰壅气闭，腑浊内结，错投牛黄、小续命汤

【病案】

李思塘令堂，年已周甲[1]矣，身体肥盛，正月间忽得中风，卒倒不省人事，口噤不能言语，喉如拽锯，手足不遂。医者投以牛黄丸，二三丸不效；急煎小续命汤灌之，亦不效。

予诊六脉，浮洪而滑，右手为甚。盖思塘家事甚殷，且孝事其母，日以肥甘进膳，而其母食量颇高，奉养极厚。今卒得此患，形气犹盛，脉亦有余。《内经》云："风消、瘅、击仆、偏枯、痿、厥，气满发热，肥贵人则膏粱之疾也。"又云："土之太过，令人四肢不举，宜其手足不遂也。"即丹溪所谓湿土生痰，痰生热，热生风也。当先用涌吐法涌吐之，乃以稀涎散韭汁调灌之，涌出痰涎碗许。少顷，又以三化汤灌之，至晚泻两三行，喉声顿息，口亦能言，但人事不甚省。知上下之障塞已通，中宫之积滞未去也。用加减消导二陈汤投之，半夏、陈皮、茯苓、甘草、枳实、黄连、莱菔子、木香、白蔻仁，每日二服。数日后，人事渐爽，腹中知饥，乃进稀粥，大便犹秘结。每日以润字丸[2]五分，白汤点姜汁送下。自此旬日，手足能运，而有时挛拘，大便已通而常燥。但涌泄消导之后，血耗无以荣筋，津衰无以润燥，用四物加秦艽、黄芩、甘草数十帖，调三月而愈。

（明·陆岳《陆氏三世医验》）

【注释】（1）周甲：指满六十年。干支纪年一甲子为六十年，故称。（2）润字丸：陆氏润字丸，中成药名。由大黄（酒制）、陈皮、前胡、山楂、天花粉、白术（炒）、半夏（制）、枳实、槟榔、六神曲（炒）组成。具有开胸涤痰，润肠去积的功效。

【辨析】

患者年整六十，身体肥盛，忽得中风，猝倒不省人事，喉如拽锯，手足不遂，失语，脉浮洪而滑，此乃痰热涌盛之象。右手为甚者，痰热涌塞于脾，当以治痰为先。痰不去，则气机闭塞。前医不识，先用牛黄丸清热，又用小续命汤辛温发散，扶正祛风，毫无祛痰之意，故而无效。

治痰之法有吐、消、逐等。痰涌于上，喉如拽锯，胸膈痞塞者，当予吐之。大吐之后，胸膈顿开，气机通畅，昏愦得苏。痰盛腹满便结者，当予逐痰，使痰涎假肠腑而去。吐痰、逐痰法，必脉实证实者，或本虚标实者亦可暂用。若正气虚脱而痰泛者，当慎用，恐痰去正气亦亡。

本例中风痰盛，先以涌吐，又用逐痰通下，次化中宫之积滞。既去标实，又杜生痰之源以求本，用意周匝，法度老成，堪以资法。

【体会】

据笔者临证管见，中风痰涌者颇多，遇痰涌而脉实者，常以三化汤或礞石滚痰丸等逐其痰。有些患者连攻数下，每次皆可便下痰涎甚多，随痰下，神志亦可转清。待痰下脉稍缓后，改用涤痰汤等加减，以杀痰热之势。若舍逐痰一法，虽予清心开窍之安宫丸、至宝丹，亦难取效。因痰涎不去，气机窒塞难开，欲其神志清醒，几无可能。

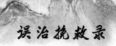

病案六 气虚阳脱，痰浊闭阻，误用防风通圣

【病案】

谈某，女，50岁，农民，白天赴田间途中，卒然昏仆于地，当即被抬回家中，乡医予针刺十宣、人中，并灌服防风通圣丸二粒，症状不减反觉呼吸断续。急遣人请刘老师往诊。患者昏迷，大汗淋漓，口微张，唇白舌淡而胖，体胖，喉中痰声辘辘，呼吸微弱，肌肤稍有凉感，脉细滑。此属中风脱证，兼有痰浊闭阻，病情危笃，急宜回阳固脱，稍佐化痰。

处方：人参15克，黄芪24克，制附子15克，生南星9克，生姜5片。浓煎徐徐喂服。

服药1剂，痰声辘辘著减，汗出减轻，肌肤渐温。服3剂后，逐渐苏醒，但不能言语，右侧肢体偏瘫。盖肥人多痰，故从痰论治，以十味温胆汤加减。服药20余剂，虽右侧肢体活动仍欠灵便，但已能扶杖独行，料理自己的日常生活。

（晁盈初《中风脱症救治验案》）

【辨析】

此例系中风脱证，气虚阳脱，痰浊阻闭，证极危笃，治宜急固；既无表邪可解，亦无内热可通下，然乡医反用防风通圣丸解表通腑泻火，与病机相违，故不效反增重。刘氏初投大剂参、附、黄芪，益气回阳固脱；又用大剂生南星化痰，佐生姜温胃化痰并制南星之毒。药后气复阳回，痰浊渐化，神志渐清，汗出肤温，随即转用十味温胆汤而收全功。本案治法层次井然，救治危亡于旦夕之间，值得借鉴。

【体会】

脱证是阳脱于外，"脱"指正气欲脱，五脏之气衰弱欲绝，故见目合口张，鼻鼾息微，手撒遗尿等，急当回阳固脱。本案用大剂参、附、黄芪，十分妥当。然生南星有毒，病非危急者不用，即用亦当十分慎重，不可不知。

病案七 中风脱证，气阴大虚，阳亢化风，损及血络，反投平肝潜阳之剂（脑溢血）

【病案】

陈某，男性，68岁。1976年3月19日因中风入院，当时西医诊断为脑溢血，急性胃黏膜糜烂性出血，中枢性呃逆。经西医抢救治疗，并用中药鼻饲（中药处方：羚羊角粉1.8克，天麻12克，川贝母9克，竹茹10克，白芍12克，生地黄

15克）。同年4月14日邀顾师会诊。

症见神志昏糊，间或时清时昧，四肢在发病初呈弛缓状态，后出现偏右上下肢瘫痪，大便及呕吐物呈咖啡色，有时呈黑色。呃逆频作，脉虚而弦，舌尖红略绛。当时顾师认为病属肝肾阴虚 心火内旺，肝阳偏亢而致挟气血上郁，为中脏腑重证。由于时已1个月有余，气阴大虚，胃气衰败，且又损及血络，病颇棘手，遂决定以扶养气阴为主，佐以息风开窍降逆和胃。

处方：生晒参（浓煎冲）9克，麦冬9克，五味6克，石斛9克，生地黄炭12克，藕节炭10克，南沙参9克，公丁香1.8克，玄参9克，炙甘草4.5克，鲜菖蒲6克，至宝丹2粒（分4次化吞）。

3剂后病情相对稳定。神志仍时清时昧，时时呓语，烦躁，呃逆由减少而停止，呕吐亦止。大便隐血阳性（++），舌质光而无津，脉虚弦。仍以原方续进3剂，药后症情续有好转。再以原方去至宝丹、藕节炭，加当归、白芍养营活血之品。

连服7剂，病情稳定，神情较清，能简单对答，左足稍能抬举，舌色渐淡，已有新味蕾生长，大便尚略坚，脉虚弦。至此，病情险峰已过，唯气阴损伤更甚，为善后计，予补气阴，活血脉，妥为斡旋。

处方：生地黄16克，玄参9克，麦冬12克，石斛9克，当归12克，川芎6克，赤芍12克，炙地龙18克，桃仁9克，西芪15克。另青宁丸3克吞服。

后以上方加减调理2个月余，向安出脱。

（顾伯华《益气养阴法救治中风脱症》）

【辨析】

本例属中风脱证，患者脑溢血、急性胃黏膜糜烂性出血，加之中枢性呃逆，神志昏糊，气阴大虚，阳亢化风、损及血络，可谓危而且险，法当固脱益气养血，前医却投羚羊钩藤汤，平肝潜阳，焉能有效。

顾师察脉症，抓住"气阴大虚、胃气衰败、损及血络"的主要病机，以扶养气阴为主，佐以息风开窍、降逆和胃。3剂而使病情稳定，续治渐安。

【体会】

顾老曾说："在治疗中风的全过程中，既要注意治疗风、火、痰、热的偏盛，尤当注意机体阴阳气血的偏衰……临床每见患者深度昏迷，喉间痰声如拽锯，鼾声频起，半身不遂，溲赤便秘或大小便失禁，或呃逆频频，或呕血、便血等，病至此危急存亡之际，如能注意正气，特别保持气阴不衰，使人体尚存一息生机，或可出险入夷。"诚为经验之谈。

第26章 不寐（附病案11例）

　　不寐即失眠。由于外感或内伤等病因，致使心、肝、胆、脾、胃、肾等脏腑功能失调，心神不安而成本病。

　　人的正常睡眠，由心神所主，阳气由动转静时，即为入睡状态；反之，阳气由静转动时，即为清醒状态。可见人的正常睡眠，是阴阳之气规律而自然地转化的结果。违反其规律，即致不寐。

　　不寐的病因病机大致可分为外感和内伤两方面。外感引起者，主见于各种热病过程；由内伤引起者，多因情志不调、心脾两虚、阴虚火旺、心肾不交、痰热内扰、胃气不和所到起。一般来说，外感者引起者多实证，内伤所致者多虚证。

　　由于人体脏腑是一个整体，在疾病状态下，常互相影响。即虚实之间或由某一脏脏病变转致多脏腑的病变。因此，治疗失眠一定要先辨清虚实，再辨明病位，有无痰瘀兼夹，结合临床表现辨而治之，那种只辨病不辨证，滥用安神之品的治法，难免失误。

　　本节所选救误医案11则，其中属于实证用补而误者；属于虚证而用镇静安神致误者；还有因阴阳失调误辨者。经诸家救误，均获良效，大可作为治疗本病的参考。

　　1. 不寐之病因颇多，肝血不足、虚热扰神之证，用酸枣仁汤效果极好；但肝胆火盛者，用酸枣仁汤方不对症，不会有效。病案一肝胆火盛误用养血安神，投以酸枣仁汤未效。细察其脉，左关甚弦，转方用龙胆泻肝汤，1剂去七八，再剂痊愈。

　　2. 彻夜不眠、多为实证，或虚中夹实。病案二彻夜不眠、已有年余，服安神养血之剂200多剂补虚无效。马省三用黄连八分、猪胆汁一钱、拌炒山栀三钱，煎服，当夜即寐。

　　3. 心肝热盛，夹痰上扰，治当清化痰热。病案三误从虚辨，频投补药，致使头重如覆，善悸便难，肢汗心烦，遍治无功。孟英细析其因，断为忧思谋虑，扰动心肝之阳，中夹痰饮，用清热化痰法，渐次调理而愈。

4.思虑郁结日久，气与血进结而为瘀，双目隐隐现红丝，属瘀血失眠。瘀血不去则睡眠不安。病案四瘀血内阻误以安神补心，时有小效，终却无功。范文虎从双目隐隐现红丝、舌边有青纹，断为瘀血，投血府逐瘀汤，仅1剂患者即安然入睡。

5.不寐日久，频服安神、镇静滋补无功。理应反思，补既无效，证必属实，至少是虚中夹实。病案五胃有燥火，众医皆误为虚，频投安神养心之剂补之，均无效。何氏从胃不和入手，降胃为主，用甘凉濡润之剂，竟获全效。

6.舌见白苔，一般主寒证，但也要结合临床表现，四诊合参，不可偏执。病案六但见苔白，误为虚寒，投以温剂，真阴更伤，变症诸多。王氏先以息风、清火、化痰之品治其标；继以潜阳、缓急、养阴之剂调其本，诸症悉平。

7.肝胆郁热夹痰，扰及心神不寐，症情属实，不可用补。病案七烦躁、易惊、乱梦纷纭，纳食乏味，口干不欲饮水，舌苔黄厚，左关脉滑，误为肝血不足，虚热扰神。补而无效。岳老诊为肝胆郁热夹痰，治用温胆汤加味，服药月余而痊愈。

8.经云："胃不和则卧不安"，治当健脾和胃，养血安神，并据证以施治，分清主次才能获得良效。病案八脾胃虚弱，升降失司而失眠，前医误用抗焦虑、镇静安神无效，赵氏用健脾和胃养血为主以治本，少佐交通心肾、重镇安神以治标，分别主次，获得良效。

9.虚实辨证常常是治疗成败之关键。病案九阴阳失调，误用柴胡加龙骨、牡蛎汤治疗，对偏实的神志病有效。用于虚证，只会"虚其虚"。查氏明志汤具有育阴潜阳、息风、镇静安神的作用。故投之辄效。

10.下元虚衰，真阴不足，阴不涵阳，心火独亢，为阳盛阴衰，心肾不交而失眠，治当以补。病案十阳盛阴衰、心肾不交。医反用疏肝、化痰、镇静安神。虚证实治，故而无效。周氏治以养阴安神，补肾宁心，用生脉散加减，渐次而安。

11.阳跷为病，胆失清宁，镇静安神，如隔靴搔痒。病案十一陈道隆老先生用调阴阳、交通心肾救误，竟获全功。

病案一　肝胆火盛误用养血安神

【病案】

一少年患不得卧，将一个月矣。余投以酸枣仁汤去川芎，加玄参、生地黄等，未效。细察其脉，左关甚弦，转方用龙胆泻肝汤，一剂去七八，再剂痊愈。《素问·六节藏象论》曰：肝者罢极之本，魂之居也。肝火盛则肝魂扰，其何能卧？息其火而宁其魂，卧立至矣。《证治准绳·不得卧门》集说颇多，未尝及此一种。柯韵伯曰：凡胃不和，则卧不安。如肝火旺，则上走空窍，亦不得睡。数语可补《准绳》之缺。

（曹祥材《现代医案选》）

【辨析】

不寐之病因颇多，肝血不足、虚热扰神之证常见，用酸枣仁汤化裁，效果极好；但肝胆火盛者，用酸枣仁汤方不对证，不会有效。

本案实为肝胆火盛之不寐，因其左关脉甚弦，弦多责之肝，故可确诊，然首诊未细察其脉，便用清热除烦、养血安神的酸枣仁汤治之，结果自然无效。

【体会】

少年不寐，病因较单纯，然不细察，囿于经验，想当然处理，误诊误治。"左关甚弦"一语道破肝胆火盛的典型脉象，抓住这种脉象，诊断意义很大。

本案提示：临证要细审病因，不能概以养心安神治之，否则必难奏效。

病案二　彻夜难眠误服养血安神

【病案】

浙江某大令，彻夜不寐，已有年余，就诊孟河马省三前辈。用黄连八分、猪胆汁一钱、拌炒山栀三钱，煎服，当夜即寐。大令曰：余服药近二百剂，安神养血，毫无效验，何以一剂而能平年余疾乎？省三曰：此因受惊，胆汁上泛而浑，少阳之火上升不潜，故不寐也。当用极苦之药降之，使胆汁清澄，故取黄连之极苦，降上潜之阳，取山栀清肝胆之热，以胆汁炒之者，欲使其直入胆中也。胆热清，则胆汁亦清，其理甚明，并非奇异。大令曰：疾果因受惊而起，夜与友手谈，梁上鼠忽跌落在盘，子散满地，散局而卧，即不成寐，先生真神医也。前辈医道，岂后学所能望其项背乎！此症丁坦庵先生亲目见之，今特志之。

（清·余景和《余听鸿医案》）

【辨析】

本案因彻夜不寐，服安神、养血、助眠之药近 200 剂，用药时间不可谓不长，但毫无效果。原因在于误把实证当作虚证，实证用补，自然毫无效验。马氏仅用黄连、猪胆汁、栀子三味煎服，当夜即寐。

病史中"彻夜不眠、已有年余"，当可细细玩味，以笔者管见，这类患者多为实证，或虚中夹实。更从服安神养血之剂 200 多剂不效看，亦提示其证属实。是肝胆火盛误作心神失养，故久治无功。

【体会】

按肝胆火盛用药，黄连泻心火，是实则泻其子也；猪胆汁拌炒山栀引入胆中，思路奇巧，直入胆中，肝胆之热清，故 1 剂而当夜即寐。由此可见临证必须仔细推敲，丝毫不得马虎。

病案三　心肝热盛，夹痰上扰，误从虚辨

【病案】

钱塘姚欧亭大令宰崇明，其夫人自上年九月以来夜不成寐，佥[1]以为神虚也，补药频投，渐不起榍，头重如覆，善悸便难，肢汗而心内如焚，多言，尿畅畏烦，而腹中时胀，遍治无功。其西席[2]张君心锄，屡信专丁邀诊，余不获辞，初夏乘桴[3]往视。左寸关弦大而数，右稍和而兼滑，口不作渴，舌尖独红，乃忧思谋虑，扰动心肝之阳，而中夹痰饮，火郁不宣。温补更助风阳，滋腻尤增痰滞。至鹿茸为透生巅顶之物，用于此症，犹身行逆风，而扯满其帆也。明粉乃芒硝所炼，投以通便，是认为阳明之实秘也，今胀能安谷，显非腑实，不过胃降无权，肝无疏泄，乃无形之气秘耳。遂以参、连、旋、枳、半、芍、蛤、茹、郁李、麻仁、兔丝、海蛇，两服即寐，且觉口苦溺热。余曰：此火郁外泄之征也。去蛤壳，加栀子，便行胀减，脉亦渐柔，再去麻、郁、雪羹，加石英、柏子仁、茯苓、橘皮、小麦、莲子心、红枣核，三剂而各恙皆安。去石英、栀子，加冬虫夏草、鳖甲为善后，余即挂帆归矣。然不能静摄，季夏渐又少服，复遣丁谆请，余畏热不行，命门人张笏山茂才往诊，遵前法而治，遂以告愈。

（清·王孟英《归砚录》）

【注释】（1）佥：全、都，如"～会"。（2）西席：老师。（3）桴：小筏子。

【辨析】

患者数月不寐，众医误诊为心神虚弱，频投补药，致使头重如覆，善悸便难，肢汗心烦，遍治无功。孟英细析其因，脉见舌尖独红，左寸关弦大而数，右稍和而兼滑，断为忧思谋虑，扰动心肝之阳，中挟痰饮，用清热化痰法，渐次调理而愈。

【体会】

本例不寐，从其舌脉上可知心肝热盛，挟痰上扰心神，患者误服温补及滋腻之药，致使热盛痰生，不寐加重，头重如覆，善悸便难。亦从反面证明证属实而

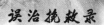

非虚，故应以清热化痰为治，使痰去热清，渐次向愈。可见临床运用补法一定要辨清虚实，勿犯虚虚实实之弊。

病案四　瘀血内阻误用安神补心

【病案】

徐某，壮年。患者操劳忧虑，心神交瘁，久之酿成失眠，往往终宵不能合目。多医均用安神补心法类中药治疗，时有小效，终却无功。西药治疗可取眠数小时，然梦魂颠倒，过后益增疲乏。今岁入夏以来，失眠变本加厉，历经医治罔效，自8月14日起至今已达3夜还未睡，头脑惽惽，衣不知热，食不知味……面虽白而神采飞扬，谈笑自若，双目隐隐现红丝，脉象两关均弦长，舌边有青纹。

方药：桃仁12克，红花9克，当归9克，川芎9克，怀牛膝9克，参三七9克，大生地黄9克，柴胡6克，京赤芍9克，炒枳壳6克，炙甘草3克。

1剂后即夜卧贴然，连服15剂，未见再发。

后此2个月，复来求治，言旬日来又苦失眠，但不若前次之甚……两关仍弦，依然实证也，因有头痛目赤、胁胀等肝火上炎症象，改用龙胆泻肝汤。

方药：黄芩9克，龙胆草4.5克，小生地黄9克，泽泻9克，车前子9克，生甘草3克，柴胡6克，黑山栀9克，当归6克，木通9克。

上方共服5剂而夜眠全安，肝火上炎征象亦除。

（孙幼立《范文虎先生失眠医案一则》）

【辨析】

本例患者因操劳忧虑、心神交瘁，终宵不得合眼。医以安神补心法治之，似无不妥。但时有小效，终却无功。无奈采用西药，虽能少睡，醒后神魂颠倒，空增疲乏，失眠变本加厉，以至连续3日不能入睡，此治必有误。误在何处？范氏从面虽㿠白而神采飞扬、双目隐隐现红丝、舌边有青纹，断为瘀血，投血府逐瘀汤，仅1剂即安然入睡。

【体会】

血府逐瘀汤治失眠，由来已久，自王清任始，后人多有发挥。但识证不易，治多失误。范氏辨瘀血证重视望诊，凡见有双目红丝，舌边有青纹者，认为是瘀血之征。本例患者因思虑郁结日久，气与血搏结而为瘀，双目隐隐现红丝，属瘀血失眠。瘀血不去则睡眠不安，故连投血府逐瘀汤而获效。实为对活血化瘀法应用的发挥。

两月后，患者复诊时证见肝火上炎、头痛目赤、胁胀，又苦失眠。正如柯韵伯所说"肝火旺，则上走空窍，不得睡"，改用龙胆泻肝汤而愈。这是典型的同病异证而异治案例，值得玩味。

病案五　胃有燥火误用镇静安神

【病案】

男，40岁。初诊日期：1962年12月。

失眠，多梦心悸，偏头痛，耳鸣，为时较久。常服镇静、安神类中药及解痛片、巴比妥类镇痛安眠药，但至今仍失眠不好，头痛，胸腹胀闷，间或作痛，午后为甚。睡眠之中常有鼻阻塞、呼吸不利感。目昏花，咽干。最感痛苦者，为大便不正常已久，坚实为多，溏泻较少，每日一二次或二三日一次。口臭，时有泛酸。小溲次频而滴沥不尽，时感疲倦软乏，要求冬令进补。经诊其舌苔微黄而厚，尤其于舌根部，脉细劲。

辨证：胃有燥火，肺胃津伤。

治法：降胃为主，甘凉濡润。

方药：太子参60克，麦冬90克，杏仁（去皮尖）90克，白芍60克，金石斛90克，玉竹60克，茯神120克，火麻仁60克，焦六曲60克，泽泻60克，白扁豆60克，知母60克，乌玄参90克，北秫米120克，川贝母15克，生甘草30克，生地黄120克，红枣90克，阿胶60克，龟甲胶60克，蜜500克，冰糖250克收膏。

服上膏方后，大便十分舒畅，已能每日1次，头痛、失眠等症，均轻减若失。

（何任《胃腑以通为用》）

【辨析】

失眠日久，伴心悸、多梦、偏头痛、耳鸣、胸腹胀闷、咽干鼻塞，口臭泛酸等症。然以大便不利症状突出，众医皆以为虚，频投安神养心之剂补之，均无效。何氏从胃不和入手，降胃为主，用甘凉濡润之剂，竟获全效。

细审本案，兼证颇多，而以大便不利、口臭泛酸为著，苔黄而厚，脉细劲，显然是胃有燥火、肺胃津伤之证，属于虚实夹杂。一味补虚，终难收效。经云"胃不和则卧不安"。治疗当以降胃为主，然不能用刚燥苦降下夺之品，而应以甘凉濡润之剂，重在和胃，胃因和则卧得安。

【体会】

不寐日久，频服安神、镇静滋补无功。理应反思，补既无效，证必属实，至少是虚中夹实。何氏采用膏方，集润燥、和胃、降逆、滋阴、安神于一炉。并迎合患者要求进补的心理，因势利导地对久经误治失效、极其复杂病例，巧妙地施治成功。不失为一代大家，为后学树立了榜样。

病案六　但见苔白，误为虚寒

【病案】

患烦躁不眠，医见其舌苔白也，投以温药，而狂妄瘈疭，多方不应。孟英视之，左脉弦细而数，右软滑，乃阴虚之体，心火炽，肝风动，而痰盛于中也。先以犀角、羚羊角、桑叶、菊花息其风；玄参、丹皮、莲心、童溲清其火；竹茹、贝母、雪羹化其痰，两剂而安。随与"三甲"、二至丸、磁珠丸潜其阳；甘草、小麦、大枣缓其急；地黄、麦冬养其阴。渐次康复。

（清·王孟英《王氏医案》）

【辨析】

本例失眠证属阴虚。苔白者，乃痰湿不化之故。然前医失察，但见苔白，即投以温剂，以致真阴更伤，出现诸多变证。真阴不足，木失滋荣，筋脉失养，故见瘈疭而脉弦；肾水亏乏，上不济心，则心火内炽，扰乱神明，故见狂妄烦躁而不眠；虚热内生，故见脉细而数；热灼津液，变生为痰，痰盛于中，故右脉软滑。

本病由药而误，症状因药而变，风动火炽，当急治其标，缓治其本。王氏先以息风、清火、化痰之品治其标；继以潜阳、缓急、养阴之剂调其本，诸症悉平。处方用药重点突出，切中病机，标本兼顾，配伍周密。

【体会】

舌见白苔，一般主寒证，但也要结合临床表现，四诊合参。本例见舌苔白似寒，但烦躁不寐，狂妄瘈疭等均不似寒，且左脉弦细而数，右脉滑，也不能用寒证解释。结合临床实为阴虚火旺，痰盛于中之象，可见四诊合参之重要性。

病案七　肝胆郁热，扰及心神，误为肝血不足，虚热扰神

【病案】

肖某，男，35岁，某厂厂长，夜难安眠已久，乱梦纷纭，睡后易惊，每晚非服安眠药物不能入睡。精神不振，易于烦躁，纳食乏味，食后则脘腹胀满不适，口干不欲饮水，舌苔黄厚，左关脉滑，余部脉象虚小，曾服酸枣仁汤一周未获显

效。睡后易惊，为肝胆郁热夹痰，扰及心神，致使夜寐不宁，拟以清胆豁痰安神之温胆汤加味为治。

广陈皮4.5克，清半夏9克，云茯苓9克，炙甘草6克，枳实3克，竹茹9克，石菖蒲6克，萸炒连1.5克。

服药1周后，已不服安眠药即可入睡3～4小时，烦躁亦减，腹仍胀满不舒，舌脉如故，又以此方加减，服至月余，上症基本痊愈。

原按：不寐系临床常见之症。自《黄帝内经》立半夏秫米汤为治以来，历代医家迭有发明，究其机制，无外虚实二端，实则为食滞肠胃，即《黄帝内经》所谓："胃不和则卧不安"。虚则当分外感内伤；外感失治邪陷少阴，可成黄连阿胶汤证；误治可成栀子汤证。唯内伤不寐最为复杂，必先辨明所伤脏腑，方可遣方用药。然因情志内伤，扑朔迷离，区别不易，辨证时须于本质处着眼，找出主要矛盾，针锋相对，否则即成隔靴搔痒。

（中国中医研究院《岳美中医案集》）

【辨析】

酸枣仁汤主治肝血不足，虚热扰神。其治在清虚热除虚烦，养血安神，本在治"虚"。而本案乃肝胆郁热夹痰，扰及心神，症情属实。实证补虚，故服药一周无效。岳老从烦躁、纳差、食后饱、不渴、舌苔黄厚、左关脉滑，余部脉象虚小，诊为肝胆郁热夹痰，扰及心神，致使夜寐不宁。治用温胆汤加味，服药月余而痊愈。

【体会】

细观此案，值得注意的是一个"惊"字，"惊"为胆虚，胆虚气郁而生痰，痰郁则食后倒饱，食而无味；痰热则心烦；痰湿则渴不欲饮；痰热还可出现舌苔黄腻、关脉滑。虽然案中未提及"口苦呕涎"之症状，但烦而不得眠的病机是找到了。所以用温胆汤加"萸炒连"清热除烦，取得显著疗效。

病案八　脾胃虚弱误用安神镇静

【病案】

薛某，女，42岁。患者近1个月严重失眠，难以入睡。初诊：近1个月因心绪烦乱而出现严重失眠，难以入睡，有时整夜不能入眠。西医诊断焦虑证，给予抗焦虑药物治疗后，因不良反应较大而自行停药。后改服中药镇静安神之剂，效果仍不理想。现双目干涩，难以睁开，腹胀，纳差，偶有恶心，肢倦乏力，二便尚正常。

查：舌尖红苔薄，脉弦滑。诊其为脾胃衰弱，气血失和之失眠（焦虑证）。

治法：益气健脾，养心安神。方拟四君子汤加减。

处方：党参15克，白术15克，茯苓15克，甘草6克，石菖蒲15克，砂仁（后下）6克，炒枳壳15个，生龙骨、牡蛎各15克，丹参15克，竹叶8克，远志10克，炒枣仁15克。6剂，每日1剂，水煎分服。

二诊：服药后腹胀、纳差、恶心等症状明显缓解，可以入睡，但睡眠时间仍较少。舌淡红苔薄白，脉细弦。考虑胃气得复，可加大养心安神之力。方用安神补心汤加减。上方加百合10克，夜交藤15克，合欢皮15克。12剂，每日1剂，水煎分服。

（杨明会等《赵冠英医案》）

【辨析】

患者因心绪烦乱过度，忧思伤脾，脾气虚弱则升降失司，运化失常，故虽以失眠为主症，却可见腹胀、纳差、恶心、肢倦乏力等脾胃虚弱之表现。由此分析，脾胃虚弱，气机升降失常为本病的根本原因。

但前医却只肤浅地用抗焦虑、镇静安神之剂，不辨虚实，不求病因，企图用药力控制失眠，效果自然不佳。

【体会】

赵氏抓住脾胃虚弱、气机升降失常的病机，在治本的同时，少佐养心安神之品。《黄帝内经》云："胃不和则卧不安"，故应用健脾和胃养血药物为主以治本，少佐交通心肾、重镇安神之品以治标，分清主次才能获得良效。

病案九　阴阳失调，误用柴胡加龙骨牡蛎汤

【病案】

姚某，女，40岁。2006年3月2日初诊。患者失眠伴头晕半年，常因精神紧张而发病。

初诊：患者半年前因工作紧张、压力大，经常失眠，夜梦多，醒后乏力。口服镇惊药后时有缓解。近1个月症状加重，失眠头晕头痛，心悸胸闷，耳鸣多梦，情志不畅、腰酸，手足心热，曾到西医院就诊，诊为心脏神经官能症，给予口服西药治疗不效，又改请中医，医用柴胡龙骨牡蛎汤加减，重用磁石、珍珠母、琥珀等剂，丝毫未见缓解。现大便干燥，小便色黄。查：舌红少津。舌下络脉瘀血，脉弦细。诊其为心肾不交不寐（心脏神经官能症）。心脏神经官能症多由劳思太过，

五志过极，导致体内阴阳气血紊乱而发病。阴阳失调，阳不入阴，心肾不交是主要病机。肾阴不足，水不上承，心阳独亢，干扰神志，致虚烦不寐；阴虚，心志不宁则多梦；日久精营耗损，则脑髓不充，故见神疲善忘，头昏耳鸣；阴虚内热，故手足心热，小便黄，大便秘。

治法：育阴潜阳，镇志安神。方以自拟明志汤加减。

处方：生石决明15克，草决明15克，珍珠母25克，远志15克，莲子心10克，石菖蒲15克，百合25克，夜交藤25克，地骨皮15克，丹皮10克，麦冬30克。水煎，每剂取汁300毫升，每日早、晚分服。

复诊：服药5剂，失眠明显好转，伴随症状亦改善。方药随症略有增减，连服20余剂，失眠显著好转，头晕、手足心热、腰酸等症状消失，二便正常。

（贺兴东等《当代名老中医典型医案集·查玉明医案》）

【辨析】

本案失眠反复发作，精神紧张，情志不畅，心悸、耳鸣、腰酸、手足心热，均提示肾阴亏虚，虚阳上扰，故当从虚论治。前医不察，反用柴胡加龙骨、牡蛎汤，该方对偏热偏实的神志病有效。用于虚证，只会"虚其虚"。

查氏明志汤具有育阴潜阳、息风、镇志安神的作用。方中二决明、珍珠母育阴潜阳，远志交通心肾，莲心清心除烦，石菖蒲提神健脑，夜交藤、百合益心肾、除疲劳，地骨皮、丹皮清虚热，麦冬清热养阴。诸药合力，神安则寐。

【体会】

虚实辨证常常是治疗成败之关键，虚证误以实治、或实证治误以虚治，有时知虚知实也分不清虚实多寡，用药轻重失宜，以致疗效不佳，甚或无效，或病不效反增重。本例虚证治实而失败，就是很好的例子。

病案十　阳盛阴衰，心肾不交，医反用疏肝、化痰、镇静安神

【病案】

高某，男，39岁。2005年4月20日初诊。

初诊：失眠2年余。面色少华，神疲乏力，头昏，心慌，健忘，梦多早醒。曾用疏肝、化痰、镇惊安神之类中药多剂，时效时不效。查其舌质暗苔黄，脉细。

诊为：阴虚不寐（失眠）。

治法：养阴安神，补肾宁心。方拟生脉散、沙参麦冬汤、安神定志丸加减。

处方：太子参12克，大麦冬10克，川百合12克，知母9克，丹参15克，

煨益智 12 克，龙骨 20 克，制远志 5 克，熟枣仁 20 克，合欢皮 15 克，炙甘草 3 克，五味子 5 克，炙龟甲 10 克，枸杞子 10 克，茯神 10 克。水煎服，每日 1 剂，7 剂。

二诊（2005 年 4 月 27 日）：服后寐有好转，苔黄质偏红，脉细。夜寐欠佳，乃属阳盛阴衰，心肾不交所致，心不摄肾，下元不固则并见遗精。当心肾同治。

处方：大生地黄 12 克，山萸肉 10 克，楮实子 10 克，川石斛 10 克，菟丝子 10 克，金樱子 12 克，煅龙骨、牡蛎各 20 克，五味子 5 克，覆盆子 12 克，枸杞子 10 克，潞党参 10 克，炙桂枝 10 克，炙甘草 3 克，仙灵脾 10 克。7 剂，水煎服。

（陈四清《周仲瑛医案赏析》）

【辨析】

患者失眠 2 年，面色少华，神疲乏力，头昏，心慌，健忘，梦多早醒。乃阳盛阴衰，阴阳失交所致，属虚。前医反用疏肝、化痰、镇惊安神之类，虚证实治，故而无效。何以见得？

案中患者下元虚衰，真阴不足，阴不涵阳，是以"肾水不能上济于心，心火不能下达于肾"，心火独亢，则心慌、健忘、夜寐难安、梦多早醒；肾虚不固，则见疲劳乏力、遗精时作。故辨为阳盛阴衰，心肾不交。

周老治以养阴安神，补肾宁心，拟方用生脉散加减：太子参、大麦冬、五味子、北沙参、枸杞子、炙龟甲，以养心敛阴，益气生津；配以川百合、知母、龙骨、制远志、熟酸枣仁、合欢皮、茯神等养心安神；炙甘草调和诸药。

复诊时夜寐好转，转见遗精时作，故以滋阴补肾，涩精止遗为法，以保真阴，用大生地黄、山萸肉、楮实子、川石斛、菟丝子等滋补肾精，配煅龙骨、牡蛎、金樱子等收敛固涩；伍五味子、覆盆子、枸杞子、潞党参、炙桂枝、仙灵脾等补益肾中精气，阴阳互求，药证合拍，故投之即效。

【体会】

本例心肾不交型失眠，首诊失于细辨，虚证实治，治而无功。周老治以养阴安神，补肾宁心获效。为我们提示了两条珍贵的经验。其一，生脉散治疗气阴两虚，对气短体倦、自汗神疲、口咽干燥、舌红脉虚疗效肯定。而以生地黄、山茱萸、楮实子为代表的滋阴补肾，涩精止遗之剂，亦是临床证实经久不衰的良药。其二，周老首诊重在养心敛阴、益气生津，佐以安神得效后，次诊重在滋阴补肾，涩精止遗。全案以症状为依据，选药精专，突出重点，药证合拍，故取效捷速。

病案十一 阳跷为病⁽¹⁾，胆失清宁，误用安神镇静

【病案】

沈某，女，56岁，1965年7月18日初诊。失眠经久不瘥，医屡用酸枣仁汤加减服之不效，改用安神镇静之品、加重磁石、珍珠母类服之亦不效，病已五载，症状有增无减。刻下：烘热上升，两目干涩，心悸不宁，彻夜不眠。脉虚弦，当以半夏秫米、黄连阿胶合温胆汤三方出入之。

仙半夏（杵）6克，北秫米（包）12克，大生地黄12克，杭白芍6克，珍珠母（先煎）30克，灵磁石（先煎）24克，小川连1.5克，藕粉炒阿胶9克，朱茯苓12克，炒竹茹6克，小枳实3克，橘皮4.5克，柏子仁12克。

7月21日（二诊）：阳跷为病，胆失清宁，失眠经久不瘥。两目干涩，虚烦心悸，遇事惊慌，脉来虚弦。再以半夏秫米、黄连阿胶合温胆汤三方并治之。

仙半夏（杵）6克，北秫米（包）12克，大生地黄12克，杭白芍6克，灵磁石（先煎）24克，小川连1.5克，藕粉炒阿胶9克，朱茯苓12克，炒竹茹6克，小枳实3克，橘皮4.5克，炮远志4.5克，炒枣仁（研）12克。3剂。

7月25日（三诊）：递服半夏秫米、黄连阿胶合温胆汤三方之后，经久之失眠已得安睡，心悸已宁，两目重涩，脉小弦，再循前治。

仙半夏（杵）6克，北秫米（包）12克，大生地黄12克，杭白芍6克，珍珠母（先煎）30克，灵磁石（先煎）24克，霜桑叶9克，黑芝麻12克，小川连1.5克，藕粉炒阿胶9克，炒竹茹6克，小枳实3克，橘皮4.5克，炮远志4.6克，炒枣仁12克（研）。3剂。

7月28日（四诊）：阳能入阴，得半夏秫米汤之交通阴阳，温胆之宁胆化痰，黄连阿胶之清心养血，故经久失眠已安然入睡，两目重涩已瘥，脉小弦，再以前法治之。再适当配苍龙齿、朱灯心、柏子仁、合欢皮、血琥珀等，以加强养心安神作用，调治1个月而收功。

1975年3月随访：睡眠良好，10年来未复发。

（张耀卿，陈道隆《内科临证录》）

【注释】（1）阳跷为病：两足跷脉本足太阳之别，均上会于目。以跷脉主荣，能运肾之精水于目中，故《十四经发挥》说："气并相还，则为濡目，气不营则目不合。"阳跷阴跷，阴阳相交，阳入于阴，阴出于阳，交于目锐眦，所谓"阳气盛则不瞑目，阴气盛则瞑目"，即是指阳气满则阳跷盛，心烦易怒，不能闭目安睡而失眠；阴气盛则阴跷满，神疲嗜卧，喜闭目而不欲开目见物。若见眼睑下垂，两

目开阖失常者，亦为跷脉空虚所致。

【辨析】

失眠5载，经久不瘥，医误为肝阴虚，屡用酸枣仁汤加减服之不效，改用安神镇静之品，加重磁石、珍珠母类服之亦不效。症状有增无减。烘热上升，两目干涩，心悸不宁，彻夜不眠。脉虚弦，改用调阴阳、交通心肾之治，竟获全功。

素体营阴亏损，且年逾五十，太冲脉衰，天癸竭，肾阴不足，故有两目干涩、心悸不宁；肝阳偏亢，则烘热上升；肝气郁结，胆气不宁，则彻夜不眠。诸症悉见，病情错综复杂，故用黄连阿胶汤清心养血；温胆汤补心气，宁胆怯；半夏秫米汤交通阴阳，引阳入阴。

【体会】

《类证治裁·不寐论治》说："阳气自动而之静，则寐；阴气自静而之动，则寤"。可见睡眠是阴阳之气自然而有规律转化的结果。治疗失眠，调理阴阳平衡是大法。张景岳也说："寐本乎阴，神其主也，神安则寐，神不安则不寐。"在此基础上，辨证论治，统筹兼顾，往往会事半功倍。陈氏审证求因，合理使用复方是本例取效的关键。

第27章 心动悸（附病案8例）

心悸是指患者心中动悸不安，不能自主的一种自觉证候。怔忡乃心悸甚者，其动应衣，惕惕然如人之将捕，无休止之时。

本节所选救误医案，治法不一，方药各异，效果奇特，引人深思。

1. 心悸怔忡虚实皆有，但以虚实夹杂者为多。若只注意正虚，忽视邪实，势必造成病性判断错误。如病案一痰火扰心误为心胆气虚，治以"疏肝宁心、镇惊安神"之剂，病情有增无减。转用温胆汤清热化痰，镇心安神。仅服五剂，即见好转；病案二阳明腑实心悸误为心血不足，投益气养血、健脾宁心之剂，不仅毫无寸效，反见谵语烦狂间作，彭氏断为阳明腑实、热结上扰心神而悸。用大承气汤救误，釜底抽薪，药只2剂，便畅神清，心悸消失。

2. 临床辨证要四诊合参，全面考虑，不可执一。如病案三阴阳两虚，瘀血阻络，单纯益气养阴、温振心阳，终不能痊愈。蔡氏改用活血化瘀通络法救误，药仅5剂，痛减肿消，心率增至80次／分。

3. 心动悸的主要病位在心，但与脾、肾、肺、肝四脏功能失调有关，若一概从心考虑，忽视他脏对心的影响，也会失误。如病案四心悸、易惊不寐，病位在胆，依常法从心论治无效。沈氏治以温胆汤救误，服药即安。

4. 观察脉象是本病辨证中重要的客观依据，若只据脉象，不能四诊合参，容易致误。病案五医以脉迟误为阳虚，单纯温阳，反致心率下降，诸症再起。赵老用养心阴、助心阳、滋肝肾，泄虚热救误，心率增，无停跳，胸闷消失，恢复工作。

5. 病必有因，辨证以求因，审因而治之，方为求本之治法。病案六心阳不振，气滞瘀阻。前医误为"心肾阳虚"，温补心肾，心悸反增。黄老用桂枝甘草汤救误，并加入行气、活血、化瘀之品，连续六诊，渐次而安。

6. 过汗伤阴，怔忡不宁，痰浊扰心，误补不效。病虽源于损伤，而非心脾两虚。病案七痰浊为患，误用滋补。浊痰不去，清阳不升，心悸不宁。欧阳氏以脉弦滑，苔浊而腻，辨为痰浊扰心，用温胆汤加味救误，数年痼疾，竟获痊愈。

7. 一见心悸脉迟，即用"活血化瘀、益气生脉"之法，忽略脉症合参而失误。病案八心肾阳虚兼表邪，心悸脉迟，误以益气养阴。高师用麻黄附子细辛汤救误，即出险入夷。

病案一　痰火扰心误为心虚胆怯

【病案】

毛某，女，16岁，农民。患者平素即心虚胆怯，2月前又因夜间独自行路而卒受惊恐，发为惊悸，时作时止；近来发作更趋频繁，甚或终日心悸不安，遂于1976年10月20日来我科求治。

刻下，惊悸惕惕然动，坐卧不安，夜不能寐，时有幻听，每于夜间疑及有人拍窗敲门，以致不敢独居室内，舌质红，苔薄白，脉弦小而兼滑。辨证为肝失疏泄，心失安宁；治拟疏肝宁心，镇惊安神，方用柴胡加龙骨牡蛎汤化裁。

处方：醋柴胡12克，炒黄芩、桂枝、法半夏、潞党参、云茯苓各10克，生龙骨、生牡蛎（先煎）各30克，生大黄（后下）5克，生姜5片，大枣5枚，5剂。每日1剂，水煎取汁，2次分服。

10月25日二诊：诸症依然，苔、脉同前，细审脉症而责其病机为肝阴不足，肝血亏虚，相火内亢，上扰心神，治拟养肝泻火，宁心安神，方用酸枣仁汤加味。

处方：杭芍、朱麦冬、肥知母、云茯神、川芎各10克，炒枣仁、生龙骨（先煎）、生牡蛎（先煎）各30克，炙甘草6克。3剂，如前煎服。

10月28日三诊：病情仍无进退，舌质红而欠津。苔白厚而微黄，脉象如前，并询得平素多吐痰浊，足见实乃痰火内扰心神之证；治拟清热化痰，镇心安神，方用温胆汤加味。

处方：姜竹茹、姜半夏各12克，化橘红、白茯苓、生枳实、生远志、淡黄芩各10克，生龙骨（先煎）30克，炒枣仁、夜交藤各15克，胆南星、生甘草各6克。5剂，仍如前煎服。

11月4日四诊：药已中的，诸症俱减，复予原方5剂，诸症悉除，后又从原方出入而予10余剂，以巩固疗效，追访半年未复发。

（张笑平《中医失误百例分析》）

【辨析】

心虚胆怯，复因痰浊扰心，是心悸、怔忡发病的重要原因。本例素体心虚胆怯，复因卒受惊恐而发病。惊则气乱，五脏失其安和，聚湿蕴热，滋生痰火，上扰心神，即成惊悸一病。

然本例初诊，尽管其时已见弦滑之脉象，但却囿于素体心虚胆怯之说，而治以"疏肝宁心、镇惊安神"。由于先后使用辛通及养阴之剂而助火增痰，以致舌质欠津，苔白厚而微黄，痰火更甚，病情有增无减。

至此，才认识到痰火是主要病机。治用温胆汤清热化痰，镇心安神。仅服5剂，即见好转，复与5剂，诸症悉除。

【体会】

《丹溪心法·惊悸怔忡》说：心悸怔忡"时作时止者，痰因火动矣"。由于痰浊阻滞，上焦之气机不得宣畅，心悸乃发。然痰火之犯人，亦是因人体素虚，故既要注意体虚的一面，亦不可忘邪实的另一面，治当分标本、缓急。临证当细参脉象，详审病机，辨证为要，不可偏执。

病案二 阳明腑实心悸误为心血不足

【病案】

胡某，女，71岁。于1980年4月7日初诊。患心悸，头晕眼花，卧床不起10日。继则失眠多梦，潮热多汗，3日未进食，大便7日未行，小便短赤。面色潮红，舌淡苔黄，脉见虚数。证属血虚心悸、治宜益气养血，健脾宁心……药无寸效，症又见目睛迷惘，谵语烦狂间作，口渴饮冷，腹胀满，面红舌赤，苔黄燥，脉沉实，腹部可扪及串珠硬块，脉症互参，证属实热。由阳明腑实，热结上扰心神所致。治宜散结泻热，镇心安神，乃大承气汤主之……药后请余家诊，诉服完上方1剂，矢气排出数次，身感轻松，2剂尽，下解大便半盂。身爽神清，眼实悸平，续补血润肠丸一料，以巩固疗效。随访2年病未复发。

（彭元成《误治后遵仲景法补救案5例》）

【辨析】

老年患者心悸，头晕、眼花，失眠多梦，潮热多汗，似属血虚心悸，然治以益气养血、健脾宁心之剂，不仅毫无寸效，反见目睛迷惘，谵语烦狂间作，口渴饮冷，腹胀满，且可扪及串珠样硬块，面红舌赤，苔黄燥，脉沉实；脉症合参，加之大便7日未行，断为阳明腑实、热结上扰心神而悸。故用大承气汤2剂，釜底抽薪，便畅神清，心悸消失。

【体会】

临床上，心动悸者常见心虚胆怯、头晕目眩等症状，若不四诊合参，容易皆以虚证立论造成误诊。本案由于患者年事已高，虽见心悸、头晕眼花、失眠多梦，但大便 7 日未行、潮热、苔黄等阳明腑实证，已很明显，医者视而不见，反囿于成见，懒于四诊辨证，误诊误治，几成愤事。可见临床当仔细辨证，不拘常法，灵活变通，方能取效。

病案三　阴阳两虚，气滞血瘀，一味用补（病态窦房结综合征）

【病案】

吴某，女，78 岁。患冠心病、病态窦房结综合征已 10 余年。

1995 年 2 月 17 日诊：心悸，胸闷窒塞，头胀寐少。苔薄润，舌心红，脉细弦缓结代，脉率每分钟 40 次。辨为阴阳两虚，气滞血瘀。治宜益气养阴，温振心阳……服药 5 剂，胸闷心悸减轻，但心率仍然缓慢。守方治疗 1 个月，脉迟未见好转。

5 月 21 日四诊：3 天前因头晕跌倒家中。症见两臂疼痛，肘部尤甚，两手指肿痛僵硬，因疼痛而彻夜不寐。摄片报告：颈椎增生，血压 180/70 毫米汞柱。苔薄白，舌红。脉弦劲缓，脉率每分钟 40 次。辨证为瘀血阻络，治以活血化瘀通络，以复元活血汤法……服药 5 剂后，疼痛明显减除，两手肿亮渐消，手指已能弯曲。并意外发现心率转为每分钟 80 次。后用复元活血汤全方治疗 15 剂。1997 年 7 月诊查脉率每分钟 70 次，无心悸胸闷。

（蔡起钧《临证辨误浅谈》）

【辨析】

本例心动悸实为阴阳两虚，瘀血阻络，病属本虚标实，其中瘀血阻络为其病机关键。而医者虽辨为阴阳两虚、气滞血瘀，但未分清标本主次，单纯从益气养阴、温振心阳之常法论治，而未从活血化瘀着眼，虽有小效，终不能痊愈。改用活血化瘀通络法，治以复元活血汤，药仅 5 剂，痛减肿消，心率增至 80 次 / 分。可见临床明辨虚实标本主次的重要性。

【体会】

心动悸证候特点多为虚实相兼，虚为脏腑气血阴阳亏虚，实为痰饮、瘀血、火邪之类。在一定条件下，可成为心动悸的直接病因。若仅注意正虚，忽视邪实，势必造成病性判断错误。

病案四　胆病心动悸误为心病

【病案】

汪石山治一女，年十五，病心悸，常若有人捕之状，欲避而无所，其母抱之于怀，数婢护之于内，犹恐恐然不能安卧。医者以为病心，用安神丸、镇心丸不效。汪诊之，脉皆细弱而缓，曰：此胆病也。用温胆汤，服之而安。或问：人因心恐，遂觉皮肤寒而起果何致？予曰：恐则气下，气下则阳气内入，故若此；恐定气还，便即如故。

又问：前症亦因恐而病，盖恐则气下，而何故反用温胆汤降其气乎？予曰：此乃少阳胆疾，非因恐而病，实因病而恐也。盖胆以温为候，虚则寒，寒则气滞，滞则生痰，痰踞胆腑则"神不归舍"，故令人心恐不寐。汪讱庵云：此汤橘皮、半夏、生姜辛温导痰，即以之温胆，枳实破滞，茯苓除饮，甘草和中，竹茹开胃土之郁，清肺金之燥，凉肺金，所以平甲木也（胆为甲木），如是则不寒不燥，而胆常温矣。

（清·沈源《奇症汇》）

【辨析】

心动悸的病位主要在心，但其发病与脾、肾、肺、肝四脏功能失调有关。临床辨证不能一概从心考虑，还要注意他脏对心的影响，分清气血阴阳的盛衰偏重，否则，难以明确致病脏腑及疾病的本质，以致病位辨证错误。

本例心悸、易惊不寐，病位在胆，而医者依常法从心论治，却全然没有顾及"痰热内扰"之病机，纯用补心安神之品，焉能得效！此外，由于胆主决断，本例因恐而悸，以心虚胆怯为主要表现，胆病可辨，故治以温胆汤自然会取效。

【体会】

温胆汤主治胆胃不和，痰热内扰而致虚烦不眠、呕吐、呃逆、惊悸不宁等症。用本方治疗痰热内扰之心悸、失眠，是遵循《黄帝内经》："心者，五脏六腑之大主也，精神之所舍也。"案中对为什么用温胆汤做了阐述，说理透彻，对温胆汤的理解应用帮助极大，不可草草读过。学者务当察其救误之理，细细玩味，自然心领神会。

病案五　脉迟误为阳虚（病态窦房结综合征）

【病案】

张某，男，43岁，建筑公司水泥工。1973年8月22日初诊。患者自1972年

263

6月开始，反复发作头晕、憋气、心悸、心前区不舒及停跳现象，平时心率每分钟40～50次。上述症状发作时心率每分钟35～40次，伴有停跳每分钟5～8次。自1973年5月起发作频繁，每次患病持续2～3小时。经某医院诊断为"病态窦房结综合征"，住院2个月。经用阿托品、异丙肾上腺素、706代血浆等各种西药治疗，效果不好。每周仍发作1～2次，表现为头晕、憋气及停跳现象，心率每分钟40次以下。最后在药物治疗无效的情况下，动员患者安置人工心脏起搏器。患者考虑安装起搏器后，对今后劳动不方便，故不同意安装，来我院门诊要求中医治疗。

初诊（1973年8月22日）：当时表现为阵阵心慌，胸闷憋气，心烦，夜寐多梦。舌红体瘦，脉象沉迟，按之弦细且滑。检查：血压120/80毫米汞柱，心率每分钟46次，发育正常，呼吸平稳，颈静脉无怒张，两肺（-），心界不大，心律整，心脏各瓣膜区未闻及病理性杂音。腹部无压痛，肝脾未触及，下肢无水肿。

中医辨证：从脉象沉迟、心慌气憋来看，似属心虚气弱，肝肾两亏。细诊两手寸关，沉取略弦且滑。夫沉则主里，迟司脏病，滑脉为痰，弦乃郁象；舌瘦尖红，心烦梦多，全是肝肾阴虚，虚热上扰，心阴不足为本，阴损及阳，心阳又虚是标。治疗必须养其心阴，助其心阳，滋补肝肾，泄其虚热，调理阴阳，平衡升降。

北沙参30克，麦冬15克，枸杞子15克，淡附片（先煎透）12克，熟地黄18克，桂枝、仙茅、仙灵脾、党参、金樱子各9克，菟丝子12克。

服中药时，停用一切西药。进药6剂后，自觉症状明显好转，胸闷憋气未发作，心脏无停跳现象，心率每分钟50次。

二诊（8月29日）：由某医生应诊，认为病属心阳不足，改用辛温、壮阳、益气药物，用淡附片30克，黄芪24克，桂枝15克，麻黄6克，细辛6克……因方中升药过多，缺少育阴药，又无调整升降药物，故进药后，患者又出现胸闷憋气及心脏停跳现象，心率降至每分钟40次。

三诊（9月2日）：仍按初诊方，再加白芍15克，连服10剂，症状好转，未发生心慌憋气及头晕现象，心率上升到每分钟50～60次。继而连续服药30剂，病情稳定，无不适症状发生，心率维持在每分钟60次左右。

在1973年11月份患者出现较明显的心烦、多梦症状。小便色黄，脉象弦滑，舌红苔薄黄腻。认为证属阴分不足，虚热上扰，湿热积滞互阻不化，气机失调，升降失和，故心烦梦多，小溲色黄。改用滋肾水以制虚火，补下元少佐泄热。

沙参24克，党参、麦冬、金樱子、天冬、仙茅、柴胡、黄芩、仙灵脾各9克，焦三仙各15克，白芍15克，芡实18克，桑寄生18克，生地黄12克。

服上药1月余，病情稳定，未发生胸闷及头晕、心脏停跳等现象，心率维持在每分钟60次左右。继用前法调理3个月，停药1个月，病情稳定，未再反复，遂出院恢复工作。

（赵绍琴《赵绍琴临证验案精选》）

【辨析】

患者反复发作头晕、憋气、心悸，脉迟，心率每分钟40次以下，伴有停跳，经用阿托品等治疗，效果不好。欲安置人工心脏起搏器。患者不同意。此乃心悸重症，医以脉迟断为阳虚，单纯温阳，希图速效，反致心率下降，诸证再起。赵老用养心阴、助心阳、滋肝肾、泄虚热之法，平衡升降，以致心率增，无停跳，胸闷消失，恢复工作。

【体会】

脉象迟缓是病态窦房结综合征的特点，但脉迟不等于是完全阳虚。赵老根据其舌瘦尖红，心烦梦多入手，断其为阴分不足，兼有郁热，故用调整阴阳，平衡升降的方法，从阴中求阳。

张介宾云："善补阳者，必于阴中求阳，则阳得阴助而生化无穷。"故用熟地黄、沙参、麦冬、枸杞、菟丝子滋阴填精，配以桂附、仙茅、仙灵脾壮阳益命门之火，深得阴阳互根之妙。故服后即效，心率增加。

二诊由其他医生应诊，以脉迟断为阳虚，改为单纯补阳的方法，希求速效，反致心率下降，诸症再现。

赵老三诊时，在初诊方上重加白芍，以救劫伤之阴，则又趋好转。当出现湿热积滞之象时，即加入疏调泻热之品。总之，据证分析，随证用药，不拘泥于成见，不一味地以脉迟为阳虚。体现了中医辨证施治的精神。

病案六 心阳不振，气滞血瘀，误为心肾阳虚（心房纤颤）

【病案】

沈某，女，48岁，工人。曾患风湿性心脏病，在某医院手术，情况尚好。后来心悸，胸脘隐痛，窒闷，嗳气，下肢浮肿而怕冷，两颧潮红，口干，头痛，甚至半夜痛醒，月经量少，数月一行。舌质淡青，苔薄腻，脉结代。曾在某医院诊为心肾阳衰，服中药多剂（处方：制附片、当归、川芎、熟地、仙灵脾、枸杞、淮山药、鹿角胶各10克，肉桂、甘草各5克，丹参15克，党参20克），药后诸症依然，心悸反有加重，只能靠地高辛维持。转请予诊治。

心电图提示：心房颤动。心房率约428次/分，心室率约80次/分。

证属心阳不振，阴血亏虚，气滞瘀阻，血流不畅。治拟振奋心阳，化瘀活血。

炙甘草三钱，桂枝一钱半，当归三钱，赤白芍各三钱，降香一钱半，郁金三钱，桃仁三钱，麦冬三钱，茶树根一两。

6剂服后，心悸、胸痛减轻，夜寐尚安，口干，时觉阵阵发热怕冷。舌质淡青，脉结代。再守原意。

原方继7剂，心悸已除，胸痛、胸闷、嗳气等症已减，咽喉有梗塞感，下肢浮肿已消失，口干，有时头痛、恶心，吹风后即好转。脉细结代，舌淡青。再予养心调气、活血化瘀。

炙甘草三钱，桂枝一钱半，当归三钱，赤芍五钱，陈皮三钱，郁金三钱，降香一钱半，麦冬三钱，茶树根一两。

连续六诊。基本用上方加减，心悸、肢肿、胸闷、胸痛等均消失，略有嗳气。舌质淡青，脉细略有结代。近来血压偏高（154/104毫米汞柱），兼有后头部抽痛之症。前方加入平肝潜阳之品。

炙甘草二钱，桂枝一钱半，红花一钱半，郁金三钱，降香一钱，白蒺藜三钱，茶树根一两，钩藤五钱，决明子四钱，真珠母五钱。6剂。

（黄文东《黄文东医案》）

【辨析】

病必有因，辨证以求因，审因而治之，方为求本之治法。本例患者心悸、胸脘隐痛，窒闷、下肢浮肿而怕冷，舌质淡，苔薄腻，脉结代。当为心阳不振，气滞瘀阻，血流不畅之证。前医误为"心肾阳虚"，温补心肾，用右归丸加减多剂，心悸反增。黄老用桂枝甘草汤，并加入行气、活血、化瘀之品，连续六诊，渐次而安。

右归丸是温补肾阳、填精益髓的主方，主治肾阳不足、命门火衰之证。而本例患者主要是心阳虚，心阳失展，故现心悸，胸脘隐痛，窒闷；虽有下肢浮肿怕冷，也是阳气失布、血流不畅、阴盛于内则形寒肢冷，不是主要病机。

【体会】

黄老详审病机，治以振奋心阳、化瘀活血之法，用《伤寒论》桂枝甘草汤、芍药甘草汤并加入行气、活血、化瘀之品，共九味药而治愈。可称药少而功伟。方以桂枝、甘草、芍药，辛甘化阳，酸甘益阴，调气血，和营卫；降香，气香清烈入血分，其性下趋，走表达里，善宣五脏郁气，利三焦郁热，能理气滞，行瘀血，消肿散结，疏通经脉；郁金行气解郁，凉血清热；桃仁破血祛瘀；麦冬甘苦而寒，体润而滋，补真阴，降心火，益心气，常为退热养心、益气补阴之良品。

黄老精心筛选桂枝、甘草、芍药三品，宗仲景方旨，用其原量，实为古方今用，师古而不泥古，药简力宏，起妙手回春之效，堪为后学楷模。

病案七 过汗伤阴，过用补气养血，痰浊扰心

【病案】

刘某，女，28岁。1960年患感冒，医者用麻桂重剂发汗，汗后遂漏不止，神虚怯，触事怔忡不宁，常欲闭户独处，或时悲伤欲哭，唯饮食尚可，随因调养失宜，续见头痛晕、怔忡、健忘、失眠诸症。诊为神经官能症。曾经治疗，久病不愈，就诊时，面如蒙尘，头晕难举，两目昏蒙（一目原有星翳），怔忡耳鸣，梦寐不安，口苦，脘闷，时欲呕恶，脉弦滑，苔浊而腻。

辨证：浊痰入扰，痰浊不去，清阳不升。

治法：舒郁降痰。

方药：温胆汤加味。

京半夏9克，茯苓9克，枳实、郁金、竹茹各6克，胆南星、陈皮各4.5克，甘草3克，建菖蒲2.4克。

服10余剂，头晕痛减轻，苔稍退，仍觉嘈杂怔忡不宁，烦热不寐，脉仍弦滑有力，仍用前方加丹皮4.5克，白芍9克，炒枣仁12克，再服7剂，饮食睡眠正常，苔已退，脉较前和缓，唯早起眩晕，触事易惊，恐邪去正虚，神虚舍空，余痰仍有入扰之机，仍与温胆汤加丹参12克、远志4.5克、龙眼肉5枚、炒枣仁12克，连服1个月，病遂痊愈。

（欧阳锜《治疗神经官能症的体会》）

【辨析】

患者感冒，医用重剂发汗，过汗伤阴，以致怔忡不宁，诸症蜂起。病虽源于损伤，而非心脾两虚之候，实乃痰浊为患，浊痰不去，清阳不升，心悸不宁。欧阳氏以脉弦滑，苔浊而腻，辨为痰浊扰心，用温胆汤加味，数年痼疾，竟获痊愈。

【体会】

本案属怔忡范围，因过汗伤及心阴，故见神怯怔忡不宁。然因调治失误，过用补气养血，反助纣为虐。以致面如蒙尘，头晕难举，耳鸣怔忡，时欲呕恶，苔浊而腻，脉弦滑。病机转为痰浊为患，浊痰不去，清阳不升，则怔忡难以速愈。温胆汤理气化痰，清胆和胃，加郁金、石菖蒲、胆南星，舒郁降痰。使痰去浊清，舌苔退，脉缓和，怔忡基本消失。

然而邪去则正虚，神虚舍空，余痰仍有复扰之机，故再用温胆汤加调补心脾之剂，连服1个月，以固其本，病遂痊愈。可谓匠心独运！

病案八　心肾阳虚兼表邪误以益气养阴（病毒性心肌炎、冠心病）

【病案】

邵某，男，61岁，工程师。3天前受凉后左上下肢发麻、发凉，继之胸闷、气憋、心跳慢。今又出现头晕、恶心、呕吐（呕吐物为胃内容物）、畏寒身倦。既往：5年前曾患小灶性心肌梗死。

检查：体温38℃，血压110/70毫米汞柱。心律不齐，心率48～50次/分，心音低钝，心尖区可闻及2级收缩期吹风样杂音。肺（－）。肝脾未扪及。舌质暗，苔薄白，脉迟结代。心电图示：窦性心动过缓，交界性逸搏心律，左室肥厚劳损。

诊断：病毒性心肌炎，冠心病。中医病名：心悸、胸痹。

入院后即以活血化瘀注射液10克加5%葡萄糖液静脉滴注，每日1次，阿托品0.3毫克，口服，每日2次，并于入院后第3天起加用"654-2"10毫克，肌内注射，每日3次。中药参麦饮加减（红参6克、麦冬9克、五味子6克、炙甘草6克、丹参15克），每日1剂煎服。经上述治疗后病情无改善，低热犹存。心电图示：三度房室传导阻滞，心室率在32～37次/分之间。

入院后第4天，停活血化瘀注射液及阿托品，改用中药治疗。经详辨，证属气血两亏、心肾阳虚兼有表邪，取温养益气解表和营法。

处方：麻黄6克，制附子12克，细辛6克，当归15克，桂枝10克，干姜12克，肉桂末（冲）3克，黄芪20克，党参25克，板蓝根25克。水煎服，每日2次。

服药当日下午，心率增至60～70次/分，有时可达80次/分。次晨心电图监测示：窦性心律，偶发性室性早搏，二度1型房室传导阻滞，心率76次/分。服药后第3天体温降至正常，胸闷亦减轻。心电图示房室传导阻滞消失，心室率为60～90次/分。

服药1周后停"654-2"。后仍以麻黄细辛附子汤为主进退用药，病情一直稳定。住院6周后，心电图检查呈窦性心律，S-T段回升至等电位线，T波大致同前。8周后出院。

（高德《伤寒论方医案选编》）

【辨析】

观察脉象变化是心动悸辨证中重要的客观依据，但若只凭脉象，不能四诊合参，必定致误。本案一见心悸脉迟，即用活血化瘀、益气生脉之法，病无改善。这是因忽略脉症合参的失误。改用麻黄附子细辛汤，即出险入夷。

从心电图客观测示表明，用西药和中药参麦饮加味治疗时病情无改善，持续低热，心电图仍现三度房室传导阻滞，心室率仍少于 40 次/分。改用麻黄细辛附子汤加味，当天下午，心率增至 60～70 次/分，恢复窦性心律，体温降至正常。故而住院 8 周即痊愈出院。

这次误诊误治的结果，提示我们不管什么时候，都要遵循辨证论治原则。本病例入院当日即用"活血化瘀注射液"和益气养阴、敛汗生脉的中药，不可谓不"及时"，但毫无效果。主要原因是法不对证。相反从患者头晕呕恶、畏寒身倦、苔薄白、脉迟结代，就可辨为心肾阳虚，兼有表邪，而用麻黄附子细辛汤，也就是顺理成章的选择了。

【体会】

麻黄附子细辛汤是《伤寒论》少阴兼太阳表实证的一张表里双解的名方。麻黄解太阳之表实，附子温少阴之里虚，细辛既助附子以温里，又助麻黄以解表。三药相伍，既温经又解表，在扶阳之中有解表之药，在解表之中又有温里之品；用桂枝外助麻黄发汗解表，内而入心以温通心阳；干姜、肉桂大辛大热之药，助附子温经扶阳、大补命火、温益中州；当归入心肝化阴生阳，有养血活血之功；党参、黄芪补中益气而升清阳，养血生津而益元气；板蓝根苦寒，佐制附子、肉桂、干姜辛热之性，并具解毒之功。全方合奏，温心肾之阳，益气养血而兼解表之功，如此之治，则心肾之阳得扶、气血得补，心神得养，心悸自安。

第28章　胸痹心痛（附病案9例）

　　胸痹是指胸部闷痛、胸痛彻背、短气、喘息不能卧为主症的一种疾病。轻者仅感胸闷如窒、呼吸欠畅，重者则有胸痛，严重者心痛彻背、背痛彻心。

　　胸痹的病因与寒邪内侵、饮食不当、情志失调、年迈体虚等因素有关。病位在心，但亦涉及肝、脾、肾三脏。

　　其病机为本虚标实，本虚为阴阳气血亏虚，心脉失养；标实为寒凝、气滞、血瘀、痰浊痹遏胸阳，阻滞心脉。故临床应辨其阴阳气血、标本缓急，进而分其虚实，并注意与其他脏器的相关联系。

　　本节所选救误验案，审证翔实，理明法简，用药贴切，恰到好处，诚为经验之谈，足资借鉴。

　　1. 心阳亏虚，失于温振鼓动，故心悸动而胸闷；阳虚生内寒，寒凝心脉则痛；治当温振心阳。病案一心阳不宣误以活血化瘀，治之无效。李氏高屋建瓴，从补心之气阴，治心阳不宣，安神镇静，兼顾其肾，心痛胸闷大减。

　　2. 病案二心阳不振误为心血瘀阻，治以活血化瘀，徒伤心阳，故而无效。改用温阳益气、调和营卫之法，药到病瘥。

　　3. 胸痹容易误为胃痛，尤其是心肌梗死初期，应予警惕。病案三心脉痹阻误为宿食停滞，只治胃不治心，险成惨案。张氏改用宣痹通阳，化浊通络救误而安。

　　4. 寒痰阻滞经络，宜祛寒活血，宣痹通阳。病案四误用活血化瘀之法，以致变证蜂起。董德懋选桂枝甘草汤合温胆汤救误，温脾化痰，通痹活络，服药10剂，诸症减，续服而渐安。

　　5. 心络瘀阻，心神失养而胸痛，治当活血化瘀，通脉止痛。病案五医不细辨，治无定见，诸方治而少效；印老以唇舌青暗诊为心络瘀阻，用旋覆花汤加减救误，5剂症减，续用3个月，心电图恢复正常。

　　6. 心脾阳虚，水气上冲而胸痛，治宜扶阳祛寒，利水降冲之法。病案六误用活血化瘀，毫无效验。高氏用苓桂术甘汤加味救误，疼痛止，诸症俱失。

7.心肾阳虚，阴寒上逆，弥漫胸中，痹阻心脉而痛。治宜通阳、宣痹、散寒。病案七阳虚胸痹，医以活血化瘀、宣通理气治之，寒气不解故无效。雏氏以大剂辛热散寒之品祛散阴寒之气，佐以赤石脂收敛、降逆以固脱；继以乌头汤加补益肾精之品，标本先后，井然有序，取得良效。

8.心病日久，阴阳大虚，治宜滋养心阴，振奋温通心阳。然药用滋腻则气血不畅，温阳益气过燥又恐阴阳失调。如何救治，事在两难。病案八黄老明鉴，选寓补于通、寓疏于养，疏养结合之炙甘草汤治之，只用1剂中药，当天痛止。其中深意，颇有可取之处。

9.风寒客肺，心脉瘀阻之胸痹，标本俱急。治当标本兼顾，否则必误。病案九感寒胸痹，医只治心不治肺，投瓜蒌薤白汤，药证格拒，药入即吐。张氏用小青龙汤救误，表里同治，药仅3剂，胸闷、气急、心绞痛明显改善，续治渐安。

病案一　心阳不宣误以活血化瘀（冠心病合并高脂血症）

【病案】

林某，男，1976年2月13日初诊。3年前即患心痛，经检查确诊为冠心病，合并高脂血症。曾经西药常规治疗、中药活血化瘀等数十剂调治，效果不佳。现症心痛彻背，胸闷气短，头晕头昏，心累心跳，烦躁失眠，周身乏力，食少腰痛，膝以下肿，体态肥胖，脉细弱，两尺尤弱，舌体胖嫩，质红少苔。

辨证：心阳不宣，心脉失养。

治法：补心之气阴，安神镇静，兼顾其肾。

方药：党参、柏子仁、炒枣仁、茯神、远志肉、天冬、生地黄、当归、玄参各9克，丹参12克，五味子6克，甘草3克。

2月20日：服上方4剂，心痛胸闷大减，睡眠安稳，饮食稍增，仍乏味，心累头昏，腰痛，水肿仍在，两尺脉沉弱，拟心肾两补法。

方药：党参、朱麦冬、茯神、生地黄、泽泻、山茱萸、牡丹皮各9克，五味子6克，淮山药、丹参、龙骨、牡蛎、桑寄生各12克，炙甘草3克。

3月10日：心肾虽得调养，肝气又稍郁滞，上方稍加疏通之品。

方药：太子参、朱麦冬、茯苓、薤白各9克，全瓜蒌21克，淮山药、百合、牡丹皮、刺蒺藜、牡蛎各12克，五味子6克，甘草3克。

3月17日：服上方4剂，诸症均有好转，自觉心情舒畅，心痛一直未发，继以两补心肾气阴之法。

方药：党参、麦冬、当归、牡丹皮、泽泻各9克，淮山药、茯苓、白芍、丹参、菟丝子各12克，五味子6克，炙甘草3克。

按上方加减继服，6月14日检查心脏运动试验阴性，心率85次/分，随访1年未见复发。

（李斯炽，李克淦《治疗心痛的经验体会》）

【辨析】

心痛的病机是本虚标实，故治疗原则总不外"补""通"二义。然而具体运用时，则又须根据症情灵活掌握。本案例冠心病兼高脂血症三年，屡经治疗少效，必然有误。根据病史、脉症，当属心阳不宣，心脉失养，李氏从补心之气阴入手，安神镇静，兼顾其肾，心痛胸闷大减。其理安在？

李氏认为：心痛多为阴阳气血虚亏之证，本例心阳不宣，治当补心之气阴。因"阳不能自立，必得阴而后立，阳以阴为基，而阴为阳之母"。心病可以及肾，肾病可以及心。肝肾同源，故治心病常兼治肝肾，尤以治肾为要，故有"欲养心阴，必滋肾阴；欲温心阳，必助肾阳"之说。所谓"补阴顾阳，补阳护阴"及"补中兼通，通而勿耗"，较之单纯活血化瘀更为灵动有效。

【体会】

本例以养心汤、生脉饮、增液汤三方合用加减出入，益心气，宁心神，以阴阳互根理论，补"心之气阴"，以治"心阳不宣"，又以心肾同调而获效。

病案二　心阳不振误为心血瘀阻

【病案】

麻某，男，48岁，干部。1991年9月13日初诊。发作性胸痛彻背伴胸闷、心慌、气短1年。众医均按冠心病给予活血化瘀方药治疗3个月余，但病情反而愈来愈严重，故来中医科住院治疗。症见心痛彻背，颈背牵强，心悸，胸闷气短，易汗出，头痛头晕，睡眠极差，每晚仅睡2～3小时，食纳差，大便干，双下肢偶有轻度浮肿，舌质淡，苔白稍腻，脉沉细。证属心阳不振，营卫失调之候，治拟温阳益气，调和营卫之法。药用太子参15克，生龙骨15克，茯苓15克，桂枝10克，麦冬10克，白芍10克，阿胶10克，生地黄10克，麻仁10克，小麦10克，炙甘草5克，大枣5枚。药服6剂。病情即见改善，胸痛减轻，发作减少，心悸、气短、汗出消失，睡眠好转，食欲改善，大便正常。守上方又服12剂，诸症消失，病情稳定，心绞痛未再复发而愈。

（彭建中《中医古今医案精粹选评》）

【辨析】

本例发作性胸痛彻背伴胸闷，心慌气短，众医按冠心病，给予活血化瘀等治疗3个月有余，病情反渐加重。提示辨治有误，误在哪里？一误误于辨证，众医都用西医诊断，代替中医辨证。二误误在病性判断错误。即将心阳不振误为心血瘀阻，治以活血化瘀，徒伤心阳，故而无效。改用温阳益气、调和营卫之法，药到病瘥。

【体会】

医者囿于常法，一见冠心病即盲目套用中医活血化瘀疗法，只辨病，而不辨证的临床现象，屡见不鲜，似乎已成为一种惯例，只要诊为冠心病，就少不了活血化瘀。其实欲用中药治病，不管什么病，都必须辨证，不辨何以知其病机，更谈不上"施治"了。

本例患者心痛、心悸、胸闷、气短、易汗出、双下肢浮肿、苔白稍腻、脉沉细，证属心阳不振、营卫失调之候，而没有血瘀征象。医却用活血化瘀治之，企以得效，岂不是笑话！

值得注意的是，临床在治疗冠心病时，许多医家采用活血化瘀之法，但必须辨清有无血瘀征象，如确有血瘀，尚可用之，但亦不能单纯长期应用，久用必徒伤心阳，心阳愈弱而病愈重。

病案三　心脉痹阻误为宿食停滞（左心前壁供血不足）

【病案】

李某，男，56岁，工人。患者宿患"十二指肠球部溃疡病"已达15年之久，只因昨日中午饮食稍稍过量，旋即胃脘胀满隐痛；先曾频频呕吐所进之食物，继则嗳腐吞酸，胸闷口苦，遂于1982年11月3日傍晚急诊收住我院。经采用有关西药治疗而因效果不佳，故于翌日延余会诊。

刻下，除呕吐已止外，余症仍如前述，神疲体倦，四肢乏力，面色苍白，腹软，剑突处压痛明显，舌质暗红，苔白腻，脉沉细而滑，脉症合参，辨证为宿食滞胃，气机不通；治宜消导行滞，和胃止痛，方宗保和丸加减。

处方：槟榔片、焦山楂各15克，建神曲、炒莱菔子、云茯苓、清半夏各12克，广陈皮、鸡内金各9克。2剂，每日1剂，水煎取汁，早晚分服。

11月6日二诊：脘腹胀满、嗳腐吞酸虽除，但上脘隐痛如故，且诉心前区不适，胸闷气短，苔脉如前，心率每分钟82次，律齐，心音低钝，心电图检查示左心前壁供血不足，遂改断其证为脾虚失运，聚湿生痰，复加宿食滞胃，浊气逆胸，抑遏胸阳，痹阻心脉，发为胸痹。当以宣痹通阳，化浊通络为治。

处方：薤白头、川桂枝、化橘红、清半夏、云茯苓各12克，檀香（后下）9克，瓜蒌皮15克，紫丹参30克。3剂，如前煎服。同时肌内注射瓜蒌皮与丹参注射液，每次各1支，每日3次，另嘱暂时禁食，密切观察病情变化。

11月9日三诊：胃痛已除，胸闷气短、心前区不适大减，原方加炙黄芪15克、明党参12克，每日1剂，如前煎服，并改针剂为参麦针加25%葡萄糖液静脉滴注，每次1支，每日2次。如此治疗7天后停用针剂，15天后诸症悉除，心电图复查已恢复正常，遂于11月25日带药出院继续调理。追访至今，病情一直稳定。

（张笑平《中医失误百例分析》）

【辨析】

本例患者因素有胃脘疼痛病史，此次又以宿食导致剑突下剧痛而急诊求治，首诊只治胃而不治心，胸痛如故。

《证治准绳·心痛胃脘痛》早就认为"胃脘逼近于心，移其邪上攻于心，为心痛者亦多"。反思患者每因饮食不当所致胃脘痛之见症，就是胸痹之表现，不可只治胃而忽视胸痹，值得引起临床医师们的注意。

【体会】

即使是"胃痛"，亦应除外胸痹，借助现代医学的检查手段如心电图、纤维胃镜等，则前述类似的失误，是可以避免的。

病案四　寒痰阻滞经络辨误（冠心病，后壁供血不良）

【病案】

李某，男，56岁，1979年12月8日初诊。患者胸闷头晕10年。经某医院心电图检查，诊为"冠心病，后壁供血不良"，住院用活血化瘀法治疗效果不显，在家休息已两年。现症：胸闷头晕，纳呆食少，恶心，近几个月来下肢酸痛，怯冷感凉，近火盖被亦无减轻，苔薄白，脉弦滑。证属寒痰阻滞，痹阻经络。治以温脾化痰，通痹活络。

方药：桂枝10克，白术10克，云茯苓15克，生甘草5克，姜半夏10克，竹茹10克，陈皮10克，枳实10克，全瓜蒌10克，薤白10克，葛根10克，桑枝30克。

服药10剂后，头晕胸闷恶心均减，下肢凉感略轻，脉弦滑，苔白舌润，前方再进。后以上方出入，增加党参10克，干姜3克，淡附片3克，每服10余剂，服至1980年3月，复查心电图未见异常。患者已全天上班。

（段荣书《董德懋医疗经验琐谈》）

【辨析】

本案患者见胸闷痛头晕，纳呆食少，下肢酸痛，怯冷感凉，近火盖被亦无减轻，苔薄白，脉弦滑等象，实属寒痰阻滞经络之胸痹，然医者拘泥于常法，未详加辨证，便用活血化瘀之法治之，因之极难奏效。

胸痹的病因较多，其中以气滞、血瘀、痰浊、寒凝为患较多见，四种病因相互为病，虚实夹杂，临床辨证时要注意区分，对治疗有着极其重要的影响。本例寒痰阻滞经络，寒者宜祛寒活血，宣痹通阳，故选桂枝甘草汤；痰浊者，宜用温胆汤，方中二陈理气化痰，竹茹、枳实清泄痰浊，加瓜蒌、薤白以助通阳宣痹之功。两方合用即成温脾化痰、通痹活络之剂，服药10剂，诸症减，续服渐安。如分辨不清，治必无功。

【体会】

胸痹心痛首当辨其性质，心痛有闷痛、刺痛、绞痛、灼痛之别，临床须结合伴随症状，辨别心痛属性。本案胸闷头晕，祛冷感凉，近火盖被亦不减，其中胸闷痛属痰浊之象，加之苔薄白，脉弦滑，结合临床，诊为寒痰阻络，阳气失展，营血不畅十分妥帖，故服药辄效。

病案五　心络瘀阻，心神失养，治无定见而误

【病案】

蒋某，男，48岁。患左胸痹痛已四五年，经某医院确诊为冠心病、冠状动脉供血不足，多次检查心电图异常。曾先后投用益气养阴、化浊宣痹、开窍止痛、活血化瘀之剂数十剂，偶有少效，终不能瘥，转求余诊。刻下，唇舌青暗，面色暗黑，心烦眠少，脉律不整。全休、半休已近3年，长期口干饮少，大便不畅。诊为心络瘀阻，投旋覆花汤加减。

旋覆花（包）15克，茜草9克，红花9克，青葱管15克，瓜蒌仁12克，丹参15克，赤芍15克，川芎9克，降香9克，琥珀末（睡前吞服）1.5克。

服5剂，左胸痛胀减轻，续用上方达3个月余，症状基本消退，乃改用原方制

成丸药善后，服 1 年余，心电图基本正常，现已正常上班工作，三四年来未见复发。

（印会河《中医内科新论》）

【辨析】

患者胸痛多年，已确诊为冠心病，证属心络瘀阻，心神失养而胸痛，前医失于细辨，服药无定见，忽而益气养阴，忽而化浊宣痹，忽而开窍止痛，由于药不对证，故而少效；印老以唇舌青暗、心烦眠少、口干、便难，诊为心络瘀阻，用旋覆花汤加减，5 剂症减，续用 3 个月，心电图恢复正常。

本案瘀血征象明显，面、唇、舌色及脉象，均系瘀血所致。何以见得？患者心烦睡少，乃心络瘀阻，心神失养所致；口干饮少即瘀血证的"但欲漱水不欲咽"，盖瘀血内留而不上潮，故口干，瘀血属阴，阴蓄于内而有余，故不欲饮水而增阴；大便不畅乃瘀阻气滞，肺气不降，大肠传导不利所致。然此前也曾用活血化瘀法，效果欠佳，何故？答曰：药不对证。

【体会】

《金匮要略》旋覆花汤由旋覆花、新绛、青葱管组成，治"肝著，其人常欲蹈其胸上"之证。清代医家叶天士喜用此方治胸胁痛属"久痛入络"者，常收捷效。盖经主气，络主血，"久痛入络"即痛久病由气分延及血分之谓，故以此方宣气化瘀。本例以旋覆花汤加减，方中除有诸活血药化瘀通络外，更有旋覆花、青葱管、瓜蒌仁、降香等品，宣降肺气，通利大肠，辛香灵动，气行则血行，从而有助于心络瘀血的活化。印老遵仲景方旨，用其原理，古为今用，妙手回春。

病案六　心脾阳虚，水气上冲，误以活血化瘀（心肌梗死）

【病案】

陆某，男，42 岁。因患心肌梗死住院，经西医常规处理，中医用活血化瘀等法治疗 2 个月余，未见减轻。症见心前区疼痛、憋闷，恐怖欲死，心悸气短。每当心痛发作，自觉有气冲于咽喉，憋闷殊甚，周身出凉汗，舌淡苔白，脉弦而结。

辨证为心脾阳虚，而水气上冲之证。治以通阳下气，利水宁心。

处方：茯苓 18 克，桂枝 9 克，白术 6 克，炙甘草 6 克，龙骨 12 克，牡蛎 12 克。

服上药 3 剂，气上冲大减，心神转安，亦不恐惧，但脉结未息，腿胫发凉，自觉恶寒为甚。此为肾阳不足之象，昭然若揭矣。当扶阳消阴。转方扶阳祛寒，利水防泛。

处方：桂枝 9 克，茯苓 12 克，白术 9 克，炙甘草 6 克，附子 9 克，生姜 9 克，白芍9克。

服上方3剂，下肢转温，已不恶寒，尚见结脉，心悸，时发胸痛。此肾阳已复，而心阳不足。转补心复脉、化水降冲法。

处方：茯苓12克，桂枝9克，肉桂8克，炙甘草6克，五味子6克。

连服5剂，脉不结，心不悸，胸痛止，心电图较前好转，乃出院服中药调理。

（高德《伤寒论方医案选编》）

【辨析】

病因心肌梗死，症见心前区疼痛、憋闷，恐怖欲死，心悸气短，舌淡苔白，脉弦而结。证属心脾阳虚，水气上冲之证，用西药常规治疗2个月不效，又用中药活血化瘀，毫无效验，显然有误。改用苓桂术甘汤加味数剂，而疼痛止，诸症俱失。

素体心脾阳虚，水饮之邪停聚于中，常乘虚上凌心阳，气机遂痹。症见气上冲胸，甚则达于咽喉，同时心前区疼痛、憋闷，恐怖欲死。此为水气上冲之重症。亟当通阳下气，利水宁心，故予苓桂术甘汤加味。因兼肾阳不足，故继与真武汤相合，乃图本之意。可见，对冠心病及心肌梗死的治疗，不应局限于活血化瘀一途，应广开思路，辨证论治。

【体会】

水气上冲证，首见于刘渡舟老师《伤寒论临证指要》。其辨证要点有二：典型者，患者自觉心下有一股气向心胸或咽喉上冲；不典型者，不见明显气的上冲，但从下往上依次出现的或胀，或满，或悸等。见症十分明确，故不难辨认为是水气上冲病证。本案"每当心痛发作，自觉有气冲于咽喉，憋闷殊甚"，其表现极其典型，故用苓桂术甘汤3剂即效。

病案七　心肾阳虚，阴寒上逆，误用活血理气

【病案】

1958年10月，廖天池，男，48岁，住德阳八角乡。患心痛彻背，手脚寒冷，时吐冷痰，六脉沉迟细涩。用活血化瘀、宣通理气之剂，久治少效。

予诊为阴寒作痛，阳光欲熄。背脊属肾，胸部属胃，胃肾俱寒，始有上列现象。处以乌头赤石脂丸，改为汤服。

处方：炙乌头八钱，附片三钱，煅赤石脂三钱，干姜三钱，椒目三钱。

服五剂后，患者又自诉"昔年贸易在外，迷花恋酒，又好赌博，现时双腿疼

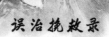

痛，天阴即发。"予将原方加桂枝四钱，连服五剂后，又主以乌头汤四剂，后又加调养骨髓之药，如巴戟天、大云、知母、阿胶、鹿胶、淫羊藿等。

方用：乌头八钱，白芍、黄芪、鹿角胶各四钱，巴戟天、大云、阿胶、知母、淫羊藿各三钱，蜂糖一两。嘱服五剂，继后诸恙痊愈，唯偶有腰痛，是肾有风湿未尽也。主以肾着汤加杜仲。

茯苓四钱，白术、生姜、杜仲各三钱，甘草一钱。数剂而愈。

（雒军平《雒医汇案》）

【辨析】

患者心痛彻背，手足寒冷，时吐冷痰，六脉沉迟细涩。证属心肾阳虚，阴寒上逆，故心痛彻背。医用活血化瘀、宣通理气之剂治疗，实属失误，误在何处？药不对证矣！

本证因下焦阴寒之气极盛，上焦心阳衰微，阴寒之气乘虚上犯，寒痰冷饮凝聚于胸中，阳气痹而不通，故疼痛彻于心背。病机核心是一个"寒"字，活血化瘀、宣通理气之剂，化瘀理气则是，阴寒不散，憋痛焉能消退！故久治无功。

此时唯以大剂辛热散寒之品驱散阴寒之气，温化寒痰之邪，方能复燃欲熄之阳气。方中重用乌、附、姜、椒，以温散为主，佐以赤石脂收敛正气，降逆以固脱，急则治其标；继以乌头汤加补益肾精之品，缓则治其本。标本先后，井然有序，故取效良好。

【体会】

寒凝脉泣，心脉阻遏之重证胸痹，"心痛彻背，背痛彻心"，治当通阳、宣痹、散寒。宜用《金匮要略》乌头赤石脂丸加活血理气之品。方以乌头雄烈刚燥，散寒通络止痛；附子、干姜温阳以逐寒；蜀椒温经下气而开其郁；因恐过于大开大散，故用赤石脂入心经固涩而收阳气。因寒邪易伤阳，而阳虚又易生阴寒之邪，故宜与温补阳气之剂合用，以取温阳散寒之功。本案用乌头赤石脂汤急止其痛后，加用巴戟天、肉苁蓉（大云）、淫羊藿等温阳散寒之品，即是此意，且收效极佳。

病案八　心病日久，阴阳大虚，误以活血化瘀（变异性心绞痛等）

【病案】

康某，女，42岁。患者有关节炎史20余年，风湿性心脏联合瓣膜病变13年，心绞痛史10余年，高血压史6年。此次因高热伴右拇指关节肿痛，以"风湿热""风湿性心脏病"（联合瓣膜病变）、"冠状动脉供血不足"收入院。

入院后，经用激素、抗风湿治疗、内服中药后，热迅速恢复正常，关节肿痛亦除，血沉自 128 毫米 / 小时逐渐降至 31 毫米 / 小时。唯于入院后第六天起，心绞痛复发，甚则 1 日数发，用多种西药及中医活血化瘀法治疗，自 7 月 31 日至 8 月 24 日近 1 个月内，心绞痛始终未能控制，乃邀余诊治。

　　诊得舌淡苔薄而干。脉弦数而带硬。心痛彻背，背痛彻心，痛无定时。痛发则呼吸促，面色苍白，头汗出，肢湿冷，痛去则一如常人，唯觉衰乏。此久病之人，热病之后。不唯心阳不足，心阴亦已暗耗。综观前治，疏伐有余，益养不足，心阴宜滋养，心阳当振通。寓补于通，寓疏于养，一味温燥，恐难取效。方宜炙甘草汤。

　　炙甘草 9 克，桂枝 6 克，生地黄 30 克，党参 15 克，麦冬 15 克，火麻仁 12 克，阿胶 9 克，红枣 10 枚，生姜 6 克。以陈酒四两加水煮药取汁服。

　　服药当天，心绞痛即得控制。嗣后即以此方善后，10 月 20 日气色复常，欣然出院。

　　原按：此案见效之快，实出意外，直至出院，未见反复，足证斯方之效。检点前治之方药，有类炙甘草汤者，唯或无生地黄，或有生地黄而未用酒者。考炙甘草汤一方，实系张仲景书中突出之滋阴剂。此方于大队滋养药中，配以辛通健中之参、桂、姜、酒尤有深意。古有"地黄、麦冬得酒者良"之说，查《千金》《肘后》诸方书，均有地黄与酒同用之方剂。《内台方》云：以（指清酒）之为引，为能通血助气以复脉，故必欲用之以煮药也。"值得研讨。

（上海市卫生局《上海老中医经验选编·黄文东医案》）

【辨析】

　　患者以风湿热、风湿性心脏病（联合瓣膜病变）、冠状动脉供血不足、高血压病住院。经用激素、抗风湿治疗、内服中药后，热迅速恢复正常，关节肿痛亦除，唯心绞痛用西药及中药活血化瘀之剂，不能控制。心病日久，阴阳大虚，黄老只用 1 剂中药，当天痛止。其中深意，颇有可取之处。

　　纵观全案，多种病魔缠身多年，近心绞痛一日数发，虽中西药物同用，活血化瘀治疗 1 个月，而痛不能止，必属失误。究其原因乃因久病、热病后，心脏阴阳气血大衰，不能荣养心神之故。治宜滋养心阴，振奋温通心阳。然而药用滋腻则恐气血不畅，温阳益气过燥又怕阴阳失调。如何救治，事在两难。黄老明鉴，选寓补于通、寓疏于养、疏养结合之炙甘草汤治之，最为合拍。

【体会】

　　阴阳气血虚衰见症复杂，须仔细辨析：心阳虚则头汗、肢冷；心阴虚则呼吸

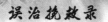

急促、面色苍白；阴阳并虚，则体衰疲乏。其辨证要点在于脉、舌。脉弦数而带硬，此非真有力，乃胃气虚甚，气血生化之源不足之象。舌淡苔薄为气虚，舌干为血虚。炙甘草汤可从中焦化生气血，补益心脏之阴阳。原按强调生地黄和酒的作用，一静一动、一阴一阳，配伍得宜，实为方寸要药之说，很值得临证参考。

由此可见，对于心绞痛不应先存治疗胸痹套药之成见，而应辨证论治，熟读《伤寒论》和《金匮要略》，从基本功入手，方称得道。

病案九　风痰客肺，心脉瘀阻，单用通阳化浊

【病案】

王栗，男，52岁，干部。

1985年11月8日初诊：患者宿患"冠心病"，近因起居不慎，感受风寒，经用西药对症处理，寒热虽去，但见胸痞气急，咳吐白稀痰涎，心前区时闷痛，并向左肩臂放射，每次持续2～3分钟始缓解；血压140/90毫米汞柱，两肺呼吸音略粗糙，未闻及干湿性啰音，心率每分钟82次，律齐，心尖区可闻及Ⅱ级收缩期杂音，心电图检查示前侧壁心肌供血不足，血胆固醇为6毫摩尔/升，外周血象白细胞总数7.9×10^9/升，中性粒细胞为75%，舌质偏暗，苔白滑，脉弦细，辨病为胸痹，辨证为痰遏胸阳，瘀阻心脉；治以通胸阳，化痰浊，活血脉为法，方予瓜蒌薤白半夏汤合丹参饮化裁。

处方：瓜蒌皮20克，薤白头、广陈皮、当归尾各12克，土红花、正川芎、檀香（后下）、清半夏、炒枳壳各10克，紫丹参30克，干葛根15克，炙甘草6克。2剂，每日1剂，水煎取汁，早晚分服，并嘱注意休息，低脂饮食。

翌日二诊：诉服首剂头煎药汁即恶心呕吐，所取药物旋即尽倾而出，余药弃而未服。余细审脉症，实系风痰客肺，心脉瘀阻，遂改予小青龙汤出入。

药用：炙麻黄、生甘草各6克，川桂枝、高良姜、姜半夏、五味子各10克，炒赤芍、炒白芍各15克，北细辛5克。3剂，如前煎服。

11月12日三诊：胸闷气急明显好转，心绞痛亦轻，继予上方加减6剂，诸症皆除，心电图复查前侧壁心肌供血不足亦见明显改善，即据症先后使用有关药及复方丹参片继续调理之。另嘱调精神，慎起居，节饮食，戒烟酒，以配合之。

（张笑平《中医失误百例分析》）

【辨析】

本例胸痹，病起感受风寒，据其咳吐白稀痰涎，胸痞气急，心前区闷痛等症

即可辨为风寒客肺，心脉瘀阻之胸痹，证属标本俱急。

然医者初诊忽略了外感之病因，只治心不治肺，投瓜蒌薤白半夏汤合丹参饮化裁，导致药证格拒，药入即吐。后医辨为风寒客肺、心脉瘀阻，用小青龙汤出入，表里同治，药仅3剂，胸闷、气急、心绞痛明显改善，续治渐安。

【体会】

整体观念是中医全面分析病情，指导临床辨证的重要思想方法。人体肌表筋骨，都与脏腑息息相关，相互联系。故临证既要观察局部，也要审察全身，不可偏废。本例既有外感，又有心前区闷痛，容易产生只治心绞痛大病，忽视外感小疾的错误。而这也正是日前临床常见的失误原因。辨证要注意全面审查，分清标本缓急，注意外感等诱发因素，标本同治，这样才不致误治。

第29章 厥证（附病案8例）

厥证是指由于阴阳失调，气机逆乱，气血运行失常所致突然发生的一过性昏倒、不知人事，或伴有四肢逆冷为主要临床表现的一种急性病证。

厥证发作多为急性起病，突然昏仆不省人事或四肢逆冷。但尽管病情急迫，医者自当从容，应明辨寒热虚实、分清标本缓急，随证权衡斟酌。经验不足之医者临证慌乱，不详细了解发病诱因，缺乏认真检查，将导致辨证错误，施治失误。

本节选择诱因不同的食厥、气厥、血厥、阳虚厥逆、妊娠呕逆等救误医案8例，辨析、领悟。感到所有医案均能曲应病情，悟彻机制，辨证主次分明，施治标本皆顾，彰显出中医治疗急症法多而活，效显而速的特点。值得深入研讨。

1. 食厥由于恣食过饱，或恼怒食停，食阻于中，上下痞塞，气逆而厥。易误为中风、昏迷、亡阳、气脱等症。如病案一食厥误为亡阳，欲以附子理中救之，误也。谢氏断为食中，以盐汤探吐而愈。病案二食厥屡治屡误，诸法不效。吴氏从右关脉沉滞，按之有力，结合曾食冷粽病史，断为食厥，用消导药一剂即效。

2. 气厥之发，多因恚怒气上，或忧思气结，以致气机逆乱，神机化灭。治当平肝降逆，或疏肝解郁，气机调畅，厥证自除。如病案三气滞痰厥本当顺气导痰，然前医不识，误用牛黄清心，治之无效。顾氏治以涤痰汤加减，重用党参益气扶正，佐石决明、旋覆花以降逆，投药辄效。病案四气厥误用开窍醒神，耗伤元气，治而无效。谢氏用五磨饮子加味救误，再以逍遥散调和肝脾，调理而愈。

3. 血厥或因血虚阳气独亢，或因瘀血停蓄于胸，神明不治而昏瞀。治当养血育阴潜阳，或佐活血祛瘀之品，不明其理则易失误。如病案五血虚致厥误为痫证。赵氏从面色㿠白悟出病属血虚，用白薇汤治之，恰中病机，故收捷效。病案六血虚致厥，误为阳虚，投通脉四逆汤不效，赵氏用当归四逆汤2剂而愈。

4. 阳气素虚之体，夜间阴盛之时，排尿则阳气外泄，阴阳一时不相顺接，故引起昏厥。病案七排尿性晕厥，前诸医不识，屡用疏肝、化痰、祛瘀，法不对证，故而无效。杨氏选用柴胡桂枝汤，3剂即效，续服病愈。

5.妊娠呕逆致厥，素以气逆断之，橘皮竹茹为常用之方，此为常；若症情有变，当随症辨而治之，不可执一。病案八妊娠呕逆，用橘皮竹茹、旋覆代赭，俗套方治之不应，呕厥益剧，每呕必厥。李氏细察脉症，断为表邪郁里，气机格逆，选散寒宣肺，平肝降逆救误获效。

病案一　食厥误为亡阳

【病案】

李妇，胸腹大痛，忽然昏倒，手足逆冷，口不能言，两手握固，两尺脉细。先一医断其脉绝必死，已煎就附子理中之药，希图援救。适闻余至，请视。诊得两尺果无，而症与脉反，若果真脱；岂有不面青大汗之理？书云，上部有脉，下部无脉，其人当吐，不吐者死。似此必伤食所致，以故胸中痞塞，阴阳不通，上下阻绝，理宜先开上窍，俾其中舒。因问曾伤食否？伊姑应曰，曾到戚家贺寿，油腻肉面，颇为大啖。因放胆用法而不用药，令炒食盐一两，热水灌服，兼用通关散吹鼻，大嚏大吐，倾刻而醒。吐出完肉数块、面蛋带痰数碗，其病如失。

（谢映庐《谢映庐医案》）

【辨析】

临床多见食厥，由于恣食过饱，或恼怒食停，食阻于中，上下痞塞，气逆而厥。治之或吐或下，或消食导滞，因势利导，逐其食积，开其壅塞，自然无恙。但在卒仆之际，失于细察病因，不注意察其胸腹，故极易误诊。

本案前医断为亡阳，谓其必死，以附子理中救之，谢氏断为食中，以盐汤探吐而愈。为什么同一患者，诊断相别天壤？盖食中阻隔，气机痞塞；昏厥脉伏，极似亡阳，故容易混淆。

【体会】

食厥、亡阳如何鉴别？首先，病史有助于鉴别；但最关紧要者在于脉症。亡阳者，肢厥脉微、唇甲青紫、面色㿠白、气息微弱、大汗淋漓、下利清谷等；伤食者，虽亦可见昏厥肢冷，然无大汗面青、气息微弱、心中摇摇不支等症，而见胸腹膨满胀痛拒按、呕呃嗳腐、食臭喷人、大便秽恶等。况且伤食者其脉虽伏，然气口多盛，或沉而见滑，舌苔厚腻等。据上述脉症，两者足以鉴别，尤其腹诊，至关重要，不可不察。

病案二　食厥屡误，诸法不效

【病案】

丙辰年八月，里中一女人，年三十二。忽而仆倒无知，口流涎沫，胸仰，目睛上窜，厥冷，手足抽掣，症状如痫如痉。救醒后一二时，又复如是。醒时自云，适才死去，见某人某人，某人则恨我何事，某人则骂我何语，盖皆既死之人也，未几又复是。如是者五日，每一昼夜发五六次，饮食不进，亦不能卧倒。初延医视之，议定是痰，用利痰之药不效。次日更一医，云是风，用天麻、僵蚕、钩藤、秦艽、防风等药不效。又更一医云是火，用芩连花粉山栀贝母之类更剧。第四日又更一医，云此乃血虚之故，血虚不能养筋，故筋脉抽掣，非痰非火非风也。咸服其高见，谓此理确不可易矣。服养血药两日，究亦不效，举家及邻人俱谓鬼祟作祸，非药可疗。至第六日始邀余视，六脉和平，正如无病之脉，心窃异之，不滑不浮不洪数，又并不涩，则所谓痰也、火也、血虚也，举非是矣。细一探讨，唯右关脉稍沉滞，按之有力，余思此岂得之伤食乎？因问病起之先，可曾食冷物否？旁人答云：发病之前一日，曾食一冷粽。又问仍食何物，云下午时吃北瓜素面，亦冷了。余曰是矣，此食厥也。遂用厚朴、枳壳、枳实、陈皮、半夏、木香、砂仁、草果、煨姜，一大剂，服下觉胸前气顺，是日遂不复发。晚间亦能卧，次早觉胸前高起一块，扪之甚痛。余曰，此食积方现耳。仍照前药再服一剂，次早高处亦平，痛亦减十之六七。仍照前药倍炮姜，加大黄钱半，微利一二行，胸腹泰然，诸症顿失。可见凡治病，须得病情，欲得病情，必须审脉。如此症极能惊人，审得病情，不过消导药一剂立效，再剂顿愈，易如拾芥，何其轻快也。非然从脉上审辨，不但猜痰、猜风、猜火、猜血虚，再猜百十件，亦猜不到食上。每见医人诊断时，手指一搭便起，果遂已审脉无差，神异若此乎，是未敢信也。

（清·吴楚《吴氏医案录》）

【辨析】

本病例忽而仆倒无知，口流涎沫，目睛上窜，厥冷，手足抽掣，症状如痫如痉，救醒后妄言见鬼，一日夜反复发作数次，饮食不进，众医有因痰、因风、因火、因血虚之异，然治皆无效。吴氏从右关脉沉滞，按之有力，结合曾食冷粽病史，断为食厥，用消导药一剂即效。

同是一病，众说纷纭，为何如此不同？皆因忽略于病史，更不详究脉理，仅凭想当然而臆断，焉能切中病机？

【体会】

联系当下临床，误诊误治比比皆是，治之不效，还要嫁祸于"中医不科学"。正如本例案中所述："可见凡治病，须得病情，欲得病情，必须审脉。本症危急之势，极能惊人，然审得病情，不过消导药一剂立效，再剂顿愈，易如拾芥，何其轻快也！"诚如是言。

吴氏据脉以悉本源，细致入微的推理，更证之以病史，而确诊为食伤，覆手而效。脉理之关紧，可见一斑。杂症重脉，确有至理。

病案三　气虚痰厥，误为痫证

【病案】

张妪，脉沉迟而滑，气滞痰郁，积于肺胃之络，久而成厥，发则气塞神昏，卧不能起，状类痫证。医用牛黄清心丸、针灸治疗不效，求治于余。

年过五旬，气血已衰，驱除匪易。经云，治痰先治气，议顺气导痰法。

竖劈党参八钱，陈皮一钱，旋覆花一钱五分，朱拌茯神四钱，石菖蒲四分朱拌，川石斛三钱，大生地黄五钱，制半夏一钱五分，鲜橘络一钱五分，盐煮石决明一两。

又：脉象颇平，稍嫌无力，旧时痰疾竟未举发，前药颇合病情。照前方去旋覆花、橘络，加党参七钱，炒香丹皮一钱。

又：脉象颇平，但嫌少力，痰症渐愈未发，仍宜再为调补，拟加味煎服。

竖劈党参一两，陈皮一钱，茯苓三钱，原枝地黄六钱生熟，石菖蒲三分，制半夏一钱五分，蒸冬术一钱五分，茯神三钱，炒丹皮一钱，炙甘草五分，青花龙骨二钱，煅牡蛎三钱，橘叶一钱。

丸方：照前方加十倍，炼蜜为丸，桐子大，每晨空心开水送三钱。

（清·顾金寿《吴门治验录》）

【辨析】

气厥之发，多因恚怒气上，或忧思气结，以致生机逆乱，神机化灭；或气升血随，气血并走于上；或气升痰动，或兼食兼虚。卒倒无知，脉沉弦或伏，伴肢厥口噤。治之宜调畅气机，或疏肝解郁。然仓促之间，亦易误诊。

本案患者年过五旬，气血已衰，气滞痰郁，清阳不得升发，痰浊蒙蔽空旷之野，神明不行则厥。状类痫者，以其屡发昏厥而移时乃苏，然昏仆时，口无六畜之声，故终非痫证。

诊得脉沉迟而滑，乃气滞痰郁之象。气滞痰厥本当顺气导痰，然前医不识，反用牛黄清心，焉能有效？综合脉症，当属气厥，治以涤痰汤加减，顺气导痰，重用党参益气扶正，佐石决明、旋覆花以降逆，投药辄效。

【体会】

痰乃浊邪，治宜刚燥，何以不避生地黄、石斛之阴柔？盖因食入之水谷，不能化精微以充阴血，转为痰浊以害正，痰浊盛则阴血虚。治痰而加生地黄，乃取金水六君煎之意，滋水以上济心肺，且监刚燥之伤阴，刚柔相济，扶正除痰。治痰先治气，气降则痰降，气顺则痰消，乃不易之法。

然年迈之人气血已衰，顺气又不任克伐，故陈皮仅用一钱，石菖蒲只用四分，而党参却重用至八钱，可谓用心周匝，轻重得宜。

病案四　气厥误用开窍醒神

【病案】

卜某，女，28岁。1980年6月12日初诊。患者因丈夫骤得急病而死，日夜悲哭不休，以致气厥昏倒，不知人事。经针灸抢救稍醒，服苏合、牛黄等仍神昏不语，饮食不进。给予疏肝行气，开窍解郁之法，方以五磨饮子加味。

木香6克，沉香5克，乌药9克，槟榔6克，枳实9克，檀香5克，郁金9克，干菖蒲9克，远志9克，制香附9克。

服药3剂，神志虽清，仍气郁不语，状如痴呆。又宗原方3剂，煎汤送服苏合香丸，早晚各服1丸，共服2丸，已能开口说话。后以木香调气散合逍遥散加减，疏肝调气解郁，调理而愈。

(《上海中医药》谢兆丰医案)

【辨析】

悲则气结，升降出入乖戾，神机不化而昏厥。前医在情急之下投苏合、牛黄安宫，二药虽然有开窍醒神的作用，但苏合温开、安宫凉开，用于寒闭、热闭则效，用于气厥则效果大打折扣。况开窍药易耗伤元气，故治疗无效。

谢氏用五磨饮子加味，疏肝理气解郁，畅达气机，神明乃复。并佐以养血之品，一以补肝之体，一以监制气药香窜之耗散。此证易因情志刺激而复作，故予逍遥散调和肝脾，可防止再作。

【体会】

五磨饮子主治肝气横逆，上犯肺脏，旁及脾胃，引起上气喘息，胸闷不食，甚至气噎昏厥，本例选用恰中病机。方用沉香为主，木香、槟榔、枳实、乌药从而导之，力量专一；远志、香附、郁金疏肝解郁；石菖蒲开窍。不用人参者，患者尚年轻，正气未衰。

病案五　血虚致厥，误为痫病

【病案】

严妇张氏，年40许。体素不健，生育多，不时发病。月前卒倒，移时始苏。今晨餐后，正操作中，又晕仆，无何亦醒，其夫始为之治。先有同屋医者诊为痫病，方书竹茹温胆汤。夫业药，疑而未决，延吾会诊。切脉问证，乃曰：此非痫证，系血厥也。痫证当口吐涎沫，脉多弦滑；今病则否，不吐涎而脉微肢厥，面色㿠白。以此为别。本病属心气虚，营血弱，经脉养荣失调，阴阳不本顺接，故而为厥。一俟气过血还，阴阳复通，乃即平复。《黄帝内经》云：上虚则脑鸣眩仆。此亦阐明血虚而厥之理。关于血厥，许叔微《普济本事方》早有论述，且具方治。患者体弱血虚，凭脉论证，属于血厥无疑。竟书给成方白薇汤。

白薇三钱，当归八钱，党参五钱，甘草三钱。

并曰：依服10剂，当不复发，后果如所言。

（赵守真《治验回忆录》）

【辨析】

本例厥证，不吐涎而脉微肢厥，面色㿠白，且素体不健，生育多，昏厥发作于劳累后，病证属虚，显然血虚致厥。医者不察其体质，不辨脉之虚实，对昏厥症状失于分析，臆断为痫证，显然有误。

赵氏从面色㿠白悟出病属血虚，血虚则筋脉失于濡养，阴阳不相顺接而厥，用白薇汤恰中病机，故收捷效。

【体会】

血虚之厥，乃因血少不能奉养神明，阳气独亢而厥，病证属虚；而痫病之重者则表现为突然昏仆，不知人事，但发作时常伴有号叫、抽搐、口吐涎沫、两目上视、小便失禁，且常反复发作，每次症状均相类似，苏醒缓解后如常人，病因主要在痰，病证属实。两者虚实各异，不容混淆。

病案六　血虚致厥，误为阳虚

【病案】

李备乔之媳，一日忽手足厥逆，脉微欲绝，昏迷不知。余投以通脉四逆汤，连服两剂不应。后再细察其脉非微，却是细象。盖微者阳虚，细者血虚，四逆汤主回阳之方，而不能治血虚之厥，故投之不应。询其致病原因，告以在月经后洗衣所得，遂悟此盖血虚复感于寒之故，乃用当归四逆汤，连服 2 剂而愈。

处方：当归四钱，桂枝三钱，白芍三钱，细辛一钱，木通一钱，甘草一钱，大枣五枚。

（福建省中医研究所《福建中医医案医话选编》）

【辨析】

厥证发作多为急性起病，突然昏仆不省人事或四肢逆冷。但尽管病情急迫，医者自当从容，应明辨虚实、分清标本缓急、随症权衡斟酌。经验不足之医者临证慌乱，容易失误。

本案手足厥逆，脉微欲绝，昏迷不知，医误为阳虚，投通脉四逆汤不效，后细察其脉，脉属细而非微，改用当归四逆汤 2 剂而愈。脉细、微不同，错辨关系到治疗的成败，岂敢草草。

【体会】

经云："血气者，人之神""阳气者，精则养神"，本案患者经后血虚感寒，阳气阴血俱衰，不能奉养神明，以致昏迷不知。通脉四逆，乃辛热回阳重剂，虽可回阳，但易耗伤阴血，血虚有寒者，非其所宜。当归四逆汤益阴通阳之剂，阳虚血弱而厥者服之最宜。

二方虽然皆可用于厥证，但通脉四逆用于亡阳重症；当归四逆用于轻度阳虚兼有血弱，故养血通阳即可。从脉象上鉴别，阳虚脉微，血虚脉细，微细不同，病机有别，微细之处，当细心体察。

病案七　阳虚厥逆，误用疏肝祛痰化瘀（夜间排尿性晕厥）

【病案】

张某，男，44 岁。夜间小便时突然晕厥不省人事，移时苏醒，反复发作已有 10 余年。医用疏肝、祛痰、化瘀诸法不效。近来发作频繁，每夜小便时即感头晕，继之昏不识人，少时自醒，神志复常。白天小便时不发生晕厥。据家属述患者昏倒时无口喋、吐涎沫及叫声，四肢亦不抽搐。

患者面色萎黄，形瘦食减，伴有失眠，舌苔薄白，舌质淡红，脉细。即处予柴胡桂枝汤。

柴胡、桂枝、甘草各6克，白芍、红枣各15克，黄芩、党参、法半夏、生姜各10克。

服药3剂，夜间小便时不再晕厥，食欲增加，睡眠好转。为巩固疗效，上方继服3剂，随访至今，未再复发。

（《江苏中医》杨恒杰医案）

【辨析】

本属阳虚厥逆（夜间排尿性晕厥），前诸医不识，屡用疏肝、化痰、祛瘀，法不对证，故而无效。后医从夜间发作，发病无吐沫、尖叫，知为阳虚而厥，选用柴胡桂枝汤，3剂即效，续服病愈。十年之疾，一朝而愈，何其快哉！

阳气素虚之体，夜间阴盛之时，排尿则阳气外泄，阴阳一时不相顺接，故引起昏厥。白天得阳气之助，虽排尿不厥。这与《金匮要略》"小便已洒淅恶寒"之理相通。然前医不识，误用疏肝、祛痰、化瘀，既不助阳，又不协调阴阳，治法与病机大相径庭，故而不效。

【体会】

既为阳虚而厥，何不予参附、四逆？盖因脉细血亦不足，辛热回阳易耗其阴，《伤寒论》当归四逆汤证，业已昭明此理。阳虚未甚，不必重剂。柴胡桂枝汤，意在变理阴阳。少阳乃阴阳之枢，柴胡汤和之；桂枝汤擅调营卫，亦即调和阴阳。阴阳调和，晕厥遂愈。由此可见，杨氏真乃善用经方者也。

病案八 妊娠呕逆致厥

【病案】

岁丁巳，妇妊娠忽呕逆不已，每呕必厥，日十数度，七昼夜不进饮食，进饮食则呕，呕时时有蛔。族人有自谓能医者，日投以药皆不应，厥益剧。急迎翁[1]，翁诊良久曰：咳否？妇颔曰有之，每呕则有微咳倡其先。翁曰，是宜从脉，立秋历月，肺金乘权，而右寸独沉，病得之失治表，表郁于里，肺失温而肝火扰，寒热相击，所以呕且厥也。用桂枝十六分，干姜五分，黄连七分，半夏、甘草各等分。手捧药趋之服，曰服已必熟睡，或疑其语之决也。已而服药，果然。盖七夜不能瞑，至是呼吸闻于外，举家相庆。

二更许睡醒，突大呼目上视，手振搐摇，首面赤而厥。族人以医不效自惭、复妒翁之能，见是状，大言归咎于桂枝、干姜，迫令灌以梨汁，齿龂不受[2]，家母曰仍宜问翁。翁时犹未醒，闻是即入诊。病者仰卧不知人，喉中喘息。翁曰非厥也，两寸脉浮，药已有效，左右或咻[3]之。翁耳语谓余曰，无畏，适席间猪蹄汤甚浓，吹去浮脂灌之，以醒为度。如其言，且灌且醒，后酣睡遂霍然。翁曰，呕七日胃中液涸，寒气升而枯竭露也。呜呼，若令翁不诊必杀于他药，且以姜桂詈[4]矣，则世之谤翁者，果翁之咎耶？

（清·焦循《李翁医记·上》）

【注释】（1）翁：李翁，即清代医家李炳，《李翁医记·上》乃李氏为焦家人治病验案，由焦循记录，下卷为李氏治验案例介绍。（2）齿龂不受：指患者牙关紧闭，不能灌入（梨汁）。（3）咻：音 xiū，吵，乱说话。（4）詈：音 lì，骂。

【辨析】

妊娠呕逆致厥，族人有能医者，用橘皮竹茹、旋覆代赭，俗套方治之不应，呕厥益剧，每呕必厥。李氏细察脉症，断为表邪郁里，肺寒肝热，气机格逆，故且呕且厥。选散寒宣肺，平肝降逆之法获效。

正确的诊断得益于详细的检查、推理。李翁细察其脉，探本求源。右寸独沉，时已立秋月余，肺金司令，肺脉当毛。今脉与时违，缘于表邪失散而郁于里，肺气失宣而热。金不制木而反侮，肺寒肝热，寒热相击，气机格逆，升降出入乖于常度，故呕而且厥。

【体会】

本例用桂、姜温以散寒，辛以开肺，佐黄连泻心火，抑火扶金，金强可以制木之亢；半夏甘草降逆缓急。寒热调，阴阳和，呕厥立已。薛生白《湿热病篇》连苏饮条，与此说相仿，可以互参。

醒后风动痉厥，诊其脉两寸已浮，知肺气布，自异于前症。盖因绝谷日久，化源枯竭，筋脉失灌而风动。猪蹄汤滋其化源，病遂霍然。猪蹄汤与猪肤汤，义理相同，皆滋阴润燥之品。此案颇险，翁皆据脉以断，洞悉源本，成竹在胸，身手不凡。

第30章　胁痛（附病案7例）

胁痛是以一侧或两侧胁肋部疼痛为主要表现的病证，主要由肝胆的病变引起。由于脏腑相关，胁痛多涉及脾胃，影响心肾，甚至波及肺与大肠。临床甚为多见。

肝居胁下，胆附于肝，其经脉布于两胁，因此，肝胆有病，往往反映到肋胁部位而发生胁痛，故胁痛主要责之于肝胆，且与脾、胃、肾相关。

本病以气滞、血瘀、湿热所致"不通则痛"属实，以精血不足所致"不荣则痛"属虚。病机转换较复杂，既可由实转虚，又可由虚转实；既可气滞及血，又可血瘀阻气。因此治疗胁痛，除疏利肝胆气机、宣肃肺气外，更应当注意虚实，把握适度。尽管如此，也时有失误。众多救误医案，病机转化及方药化裁，频见新意，多有启迪。

1. 胁病本属肝胆，然心、肺、脾、胃、肾与膀胱，亦皆与胁痛有关。因邪在诸经，气逆不解，必以次相传，延及少阳、厥阴而致痛，故不可不察。病案一本属脾胃虚弱胁痛，误为肝胆湿热，投以利胆排石汤，胁痛不减反现神疲气陷，莫氏改用补中益气汤加味，正气渐复，胀痛缓解。

2. 胁痛之因外感多湿热，内伤多气滞血瘀。但也要视具体病情辨而治之，否则必误。病案二寒实内结胁痛，误诊为热实，错用大柴胡汤加金钱草，病情有增无减。沈氏用大黄附子汤加味，便通、痛止，再用厚朴温中汤加味，症状消失。

3. 两胁胀满窜痛，重则头晕欲呕，心悸烦乱，无所适从，脘腹痞塞不舒。是为痰饮胁痛，治宜温化痰饮，行气宽胸。病案三痰饮胁痛误为气滞血瘀，服疏肝理气、祛瘀止痛、补益中气等，兼证虽减，胸胁胀痛不减。柴氏从按揉时辘辘有声得启示，改用苓桂术甘汤加味，胁胀痛逐渐消失。

4. 肝郁脾虚，肝气失于条达，阻于胁络，则胁络胀痛，治宜疏肝健脾。病案四肝郁脾虚误为瘀血停滞，误服膈下逐瘀汤，脘腹痛甚，呕血吐血，张氏急救止血后，改用逍遥散疏肝理脾、佐少量活血祛瘀之品，调理数月而安。

5. 肝阴不足，精血亏损，血少不能濡养肝络，故见胁肋隐痛，治宜养阴柔肝。

病案五肝阴不足胁痛，误为肝气郁结，服柴胡疏肝散加减，胁痛不减反增，遵师嘱改用滋阴柔肝法，证情缓解，续服症状消失。

6. 外邪入侵，发热恶寒，湿热蕴结于肝胆，肝络失和，胆不疏泄；湿热蕴久，结而成石，肝胆失于疏泄而为胁痛。治宜清热利湿、疏肝利胆排石。病案六湿热胁痛，未辨有无结石，即投金铃子散不效，顾氏改用疏肝利胆排石法，胁痛渐减而消失。

7. 病在本经者，直取本经；传自他经者，必治其所病之本，辨得其真，自无不愈。病案七本属胆胀（胆结石）而胁痛，误辨为肝胃不和，屡用调和肝胃、疏肝和胃之剂，胁下胀痛不减，改用清热化湿、利胆排石为治，结石消失，诸症悉除。

病案一　脾胃虚弱胁痛，误为肝胆湿热

【病案】

阮某，女，38 岁，1992 年 4 月 2 日诊。右胁胀痛 3 个月余，纳差，大便 5 日未行，苔微黄，脉细。经 B 超检查诊断为：胆石症、胆囊炎。投以笔者经验方利胆排石汤（柴胡、郁金、大黄、姜黄、金钱草、鸡内金、海金沙、枳实、威灵仙）通利攻下。1 剂后大便得泻而痛胀不减，反见神疲气陷，改用补中益气汤少佐理气之品，连进 8 剂，正气渐复，胀痛缓解，继以香砂六君子汤合四逆散加减出入治疗 1 个月，诸症若失，经 B 超复查，结石消失，胆囊形态恢复正常。

（莫太安《误诊救治四则》）

【辨析】

右胁胀痛，纳差、脉细，属脾气虚弱。虽 B 超显示胆石症、胆囊炎，也应当注意虚损，尤其是不能重伤脾胃。然医者囿于成见，凭"经验方"排胆利石，清热攻下，结果大便虽泻，痛胀不减，反见神疲气陷。显然是只辨病不辨证，虚证实治致误。幸能吸取教训，改弦易辙，用益气、温中，兼以理气之品调理而愈。

【体会】

胁痛有虚实之分，实证以肝郁气滞、肝火炽盛、肝胆湿热、瘀血停滞为主，虚证以肝血虚损、肝阴不足、脾胃虚弱常见。本例胁痛因脾胃虚弱所致。虽首诊即已见纳差、脉细等脾虚见症，但医者仅根据 B 超"胆石症、胆囊炎"的诊断而辨为肝胆湿热，投以通利攻下的利胆排石汤，从而重伤脾胃之气导致神疲气陷，故治之无效。其次，本例还误在医者以西医之诊断，套用中医之方药，法不对证，焉能不误？其实这也是目前常见的失误原因，欲以此法救治，鲜有成效。

292

病案二 寒实内结胁痛，误诊为热实

【病案】

徐某，男，50岁，工人，于1983年11月5日初诊。素患胁痛，大便秘结，服水果、冷饮后常发作，经西医诊断为胆囊炎，前医投大柴胡汤加金钱草后，病情有增无减，邀吾诊治。右胁疼痛，按之痛甚，痛甚及脘，胀闷不舒，形质肥胖，面色㿠白，肢厥，大便秘结，舌质淡苔白腻，脉弦紧。此乃寒实之胁痛，用《金匮要略》大黄附子汤加味……服3剂，先脘腹不舒，继而矢气颇多，大便2次，疼痛渐止，余症均减，后用李东垣《内外伤辨惑论》厚朴温中汤加吴茱萸、槟榔4剂，症状消失，超声波检查胆囊收缩功能正常。嘱忌水果、冷饮。

（沈敏南《辨误治病案例四则》）

【辨析】

素患胁痛，大便秘结，尤其是服水果、冷饮胁痛发作，虽经西医诊断为"胆囊炎"，其寒实胁痛的症状不容质疑。然前医反依据"胆囊炎"之诊断，误投大柴胡汤，内泻热结，以寒治寒，致使病情有增无减，实属误诊误治。后医从面色㿠白、肢厥、舌质淡苔白腻、脉弦紧，断为寒证，用大黄附子汤加味，痛渐止，B超示胆囊功能恢复正常。

【体会】

病有总要，寒、热、虚、实、表、里、阴、阳八字而已。病情既不外此，则辨证之法，亦不出此。

本例胁痛因寒实内结所致。从患者面色㿠白、肢厥、舌质淡苔白腻、脉弦紧来看，病性属寒。而医者拘泥于"胆囊炎"多属热属实，而投以利胆消炎药清热解毒。不辨寒热，不能把辨病与辨证相结合，致使病情有增无减，这也是常见的失误原因。

厚朴温中汤主治中焦寒湿气滞证，脘胁腹胀满或疼痛，或伴四肢倦怠无力、舌苔白腻、脉沉弦等。用于本证，恰中病机，再添吴茱萸、槟榔，更是如虎添翼。

病案三 痰饮胁痛辨误

【病案】

罗某，女，46岁，干部。1989年6月24日初诊。平素性情抑郁，脾胃偏虚，常觉胁肋不舒，脘腹痞塞，时吐痰涎。1985年2月因家事不遂，生嗔动怒，突然晕倒约30分钟，嗣后胸胁憋闷胀痛，嗳气呃逆，脘腹痞满，按之疼痛，欲矢气而不能，痛苦异常。经医院中医以肝胃气滞辨治，服柴胡疏肝散、旋覆代赭汤等30余剂；大便通利，嗳气呃逆消失，但胸胁胀痛不减，且呈游走窜痛，食用疏肝理气药罔效；再更医从胸胁瘀血论治，服血府逐瘀汤、膈下逐瘀汤等20余剂，亦无明显效果；又经某医以气虚胃痞施治，服补中益气汤等20余剂，肌内注射新斯的明等均无效，改服乌鸡白凤丸、补中益气丸治4个月余；精神虽好转，唯两胁胀满窜痛如故。1988年7月曾输代血浆、抗生素、维生素等头晕呕吐时发。初诊询知，刻下两胁胀满窜痛，重则头晕欲呕，心悸烦乱，无所适从；脘腹痞塞不舒，按之辘辘有声，每揉按至无水气声时胁痛减。疲惫乏力，晨起较重，体重由70千克渐减为43千克。面色晦滞无华，舌体略胖，质淡苔白，脉弦滑。辨证属痰饮胁痛，乃由痰饮停留胸胁，遏伤中阳，阻滞气机所致。治宜温化痰饮、行气宽胸为法，予《伤寒论》苓桂术甘汤加味。

处方：茯苓24克，桂枝、枳壳、苏叶、生姜各9克，甘草6克，白术12克，大枣6枚。3剂，每日1剂，水煎分2次空腹服。

28日二诊：服上方后胸胁胀满窜痛程度减轻，脘腹由痞塞渐转宽松，2天来头晕欲呕，心悸烦乱未作，睡眠较佳，食欲较前增加，腹中辘辘水气声偶有发生，舌脉同前。药病相投，效不更方，仍用苓桂术甘汤。

处方：茯苓30克，桂枝9克，白术15克，甘草6克。3剂，服法同前。

7月6日三诊：胸胁疼痛基本消失，脘腹柔软松和，余症均减，视物不清也有好转。患者以为病愈，服完上方5日未复诊，昨日又感两胁胀满微痛，头晕、心悸复作，故前来就诊；此乃痰饮痼疾，虽病减，非短时所能根除，视其舌体略胖，质淡苔白如旧，仍宗前法，拟苓桂术甘汤合泽泻汤。

处方：茯苓30克，桂枝9克，白术15克，泽泻12克，甘草6克。

（柴瑞霁《痰饮胁痛》）

【辨析】

本例胁痛虽因郁怒而发，然首诊投以柴胡疏肝散、旋覆代赭汤无效，说明气滞并非本例病机之本。后选用活血、补虚等法，亦属罔效，从而排除了瘀血阻络或气血瘀滞的可能。细观患者的脉症，其脘腹痞塞不舒，按之辘辘有声，每揉按至无水气声时胁痛减，舌体略胖，质淡、苔白，脉弦滑，实为《金匮要略》"其人素盛今瘦，水走肠间，沥沥有声，谓之痰饮"的典型痰饮体征，因此，在正确辨证的前提下，法取温化痰饮为主，方用苓桂术甘汤加味10余剂，使得久年痼疾终获痊愈。

【体会】

痰饮胁痛，并非罕见，自古即有记载，其治疗也不只温化痰饮一法，如明代孙一奎主张用导痰汤（《赤水玄珠·卷四》）。现代有人对"悬饮胁痛"（胸膜积水）'治以十枣汤、控涎丹。临证不可不知。

病案四 肝郁脾虚误为瘀血停滞

【病案】

苏某，女，45岁，1985年6月10日就诊。病患肝炎3年不瘥，现右胁胀痛，食欲欠佳，形体消瘦，面部及手部有红缕，朱砂掌明显，舌质暗，脉沉弦细涩。肝功：麝香草酚浊度18单位，谷丙转氨酶120单位，总蛋白6.8克%，白蛋白3.8克/升，球蛋白3.3克/升。HBsAg 1：128。B超结论：肝硬化、脾大。四诊合参，病属肝郁血瘀，治以膈下逐瘀汤化裁……服药2剂，自觉胃脘不适，时有腹痛干呕。4剂服尽，胃脘及腹痛甚，吐咖啡样物，继则吐血呕血，急予云南白药、三七片及补液治疗，方血止病安。嗣后改以逍遥丸疏肝理脾，佐少量活血祛瘀之品，调治3个月，其病渐愈。

（张明正《活血化瘀法失治两例》）

【辨析】

肝炎，右胁胀痛，食欲欠佳，肝掌，蜘蛛痣，舌质暗，脉沉弦细涩。医检结论：肝硬化、脾大；诊为肝郁血瘀，似乎不错，但用膈下逐瘀汤后，却出现脘腹痛甚，呕血吐血，显然是误用化瘀活血，迫使血液妄行。急用止血补液，再改以逍遥丸疏肝理脾，佐以活血调治而渐安。

【体会】

本例为本虚标实之证。患者患肝病日久，肝病及脾，肝脾俱虚，因虚致瘀。虽见舌质暗、脉涩等血瘀表现，但不是主要矛盾。故应在治本的基础上，因势利导，缓缓佐用活血化瘀之药。然医却但辨其标，不顾其本，急于求成，过用攻伐，不仅胁痛不减，反而导致呕血、吐血等血液妄行之证。后虽改弦易辙，调整治法，病得渐愈，但误诊带来的教训是难以忘记的。

病案五 肝阴不足胁痛，误为肝气郁结

【病案】

邵某，女，20岁，1969年秋诊。患者已被确诊为慢性肝炎胁痛，经中西药治疗数月未效，后邀余诊治，诊得两手脉弦，舌红苔少，胁痛，纳差，神疲。初诊

认为是肝失疏泄，胃失和降。予疏肝安胃法，仿柴胡疏肝散加减，服5剂，疼痛反增，口干，纳差，五心烦热，大便干结，舌光红，脉细数。回顾吾师常云："肝病日久，阴虚血燥，切勿过分疏利，治当滋阴柔肝；加入麦芽、玫瑰之属，既可疏肝，又能消导，更无伤阴耗液之弊。"实经验之谈，因而复诊时，改用滋阴柔肝法，仿一贯煎加减。5剂后证情缓解，继服20余剂，症状消失，患者已正常上班。

（刘中洲《临证失误举隅》）

【辨析】

慢性肝炎胁痛，症见胁痛、神疲、纳差、两手脉弦、舌红苔少。弦为肝郁气滞之常见脉象；神疲、纳差、舌红苔少，乃阴血亏虚、肝失濡润之象。总观之，本病乃虚实夹杂，故尤宜注意顾护肝阴。然初诊医者囿于"脉弦"当疏，误投柴胡疏肝散，芳香辛燥，易耗气伤阴。因此药后胁痛反增，并见口干、纳差、五心烦热、大便干结、舌光红、脉细数，一派肝阴不足、阴虚内热之征。急改用滋阴柔肝法，以一贯煎加减调理而渐获愈。

【体会】

胁痛有虚实之分，实证以肝郁气滞、肝火炽盛、肝胆湿热、瘀血停滞为主；虚证以肝血不足、肝阴亏虚常见。肝郁、肝火日久易耗伤阴血，阴虚、血虚又可使肝失柔顺而郁滞。故易成虚实夹杂之证。临证若不细辨，将导致虚实辨证错误。

本例患者病程较长，虽首诊时已见舌红苔少、纳差、神疲等阴血不足，肝失濡养之见症，但初诊仍辨为肝郁气滞，予柴胡疏肝散，过分疏利致肝用太过，灼伤肝阴，使阴血更亏，肝气更加横逆。所幸医者救误及时，改用一贯煎滋阴柔肝，症状很快消失。

病案六　肝胆湿热胁痛，未辨有无结石

【病案】

李某，女，54岁，因右胁疼痛2个月余而来就诊。刻诊右胁疼痛阵作，牵引及背，痛甚呕恶，脘痛嗳气，口苦口干，纳谷欠馨，二便自调，B超检查提示"胆石症""胆囊炎"，舌质偏红，苔微黄，脉弦滑。因湿热蕴久，结而成石，肝胆失于疏泄而为胁痛，治以疏肝利胆、清利排石法，前医虽投金铃子散加减但乏效，乃湿热中蕴，结石停滞，瘀阻气机，升降违常之故。遂拟鼓动清阳、调畅气机之剂，俾湿热结石易于从下而走。

处方：炒柴胡10克，枳实10克，白芍12克，青皮6克，木香6克，川楝子

9克，金钱草20克，海金沙（布包）10克，炙鸡内金10克，茵陈10克，升麻5克，生大黄（后入）9克。

进服7剂，胁痛渐缓，但大便反频，日行四五次，方中大黄减量为5克，再服5剂，则胁痛渐止，复于前方中去升麻、大黄，减量柴胡而继服之，胁痛未再作。

（顾宁《升清降浊法治疗脾胃系疾病举隅》）

【辨析】

右胁痛甚，阵作，伴呕恶、脘腹嗳气、口干口苦、纳谷欠馨，舌质偏红，苔微黄，脉弦滑。诊为湿热蕴结，结而成石。前医虽投金铃子散，但效果不佳。改用鼓动清阳，调畅气机之剂，胁痛渐止。

金铃子散主治肝郁化火证。方中川楝子、延胡索，一泄气分之热，一行血分之滞，但对湿热蕴结而成的结石却效果不佳。

【体会】

肝胆湿热胁痛，日久湿热煎熬，结为砂石，阻滞胆道，因此，辨肝胆湿热胁痛，要分辨同时有无结石阻滞。若不辨有无结石阻滞，一味从湿热论治，则结石不治，胁痛反复发作难愈。

病案七　本属胆胀（胆结石）而胁痛，误辨为肝胃不和

【病案】

李某，女，43岁，工人。1985年10月6日初诊；患者宿患胃脘痛，每逢受寒、恼怒、劳累即发；发则脘痞胀，吞酸嗳气，心烦易怒，口苦纳呆，大便干燥，白带稠多。并称X线胃肠摄片诊断为"慢性浅表性胃炎"，每发多予"调和肝胃"之剂而获缓解。刻下，又因国庆节日过于操劳而再度发作，见症仍如前述，舌质红，苔厚腻而微黄，脉弦滑。审症参脉，断证为肝气不舒，脾胃受伐，湿热内蕴，胃失和降；治拟疏肝和胃、清热化湿、制酸降逆，方用左金丸合二陈汤化裁。

川黄连6克，吴茱萸3克，姜半夏、云茯苓、薏苡仁、佩兰叶、缩砂仁（后下）、广木香、延胡索、炒山栀、川厚朴、苏子梗各10克，代赭石（打碎，先煎）15克。7剂，每日1剂，水煎取汁，早晚分服。

10月16日二诊：脘闷、吞酸、嗳气悉除，余症依然，但添右胁痛牵同侧右背、口干苦、善太息等表现，正符合《灵枢·胀论》"胆胀者，胁下痛胀，口中苦，善太息"之描述；并循此而查巩膜虽无黄染，然胆囊区、胆囊穴及右肩胛下角均

有明显压痛，墨菲征阳性，B型超声波检查示胆囊炎胆石症，改拟清热化湿、利胆排石为治。

龙胆草、蒲公英、茵陈蒿、赤茯苓、金钱草、炒枳壳各15克，荔枝核、佛手柑、延胡索、鸡内金各10克，生大黄（后下）5克。7剂，每日1.5剂，每日3次分服，并嘱宜低脂饮食。

10月23日三诊：诸症悉减，纳食有馨，苔转薄腻，脉转弦细，再宗上方出入15剂，改为每日1剂，水煎取汁，2次分服。此后还两次以上方50倍量分别制成冲剂，先后治疗5个月余，诸症俱除，B型超声波复查胆囊收缩功能良好，未再见有结石。

（张笑平《中医失误百例分析》）

【辨析】

胃脘痛痞胀，吞酸嗳气，心烦易怒，口苦纳呆，大便干燥，舌质红，苔厚腻，脉弦滑。诊为肝胃失和，湿热内蕴当无疑义，但依此用药诸症见减，反添右胁痛牵及右背，并出现口干、善太息等，符合胆胀之表现，改用清热利湿、利胆排石为治。服药后诸症均减，再服药并做B超检查，胆囊收缩良好。

【体会】

本例胁痛系因慢性浅表性胃炎合并胆囊炎胆石症所致，病属胆胀。前医及首诊虽从调和肝胃组方而获不同程度的效果，但因未及时运用腹部触诊及有关实验室检查，以致辨病漏诊，辨证失精，这便是造成反复发作的根本原因。综观本案，病位主要在胆而波及于胃，唯有从胆辨证才是治本之法，正如《景岳全书·胁病》所提出"胁痛之病，本属肝胆二经""病在本经者，直取本经；传自他经者，必拔其所病之本，辨得其真，自无不愈矣"。

第31章　臌胀（附病案9例）

　　臌胀，是据腹部膨胀如鼓而命名。以腹胀大、皮色苍黄、腹壁青筋暴露为特征。由于腹部胀大而四肢瘦削，其状如蜘蛛，故亦称"单腹胀""蜘蛛臌"。

　　臌胀为常见病，多由黄疸、胁痛、肝癌等失治，气、血、水瘀积于腹内而成。西医学肝硬化腹水、肝癌、腹腔内肿瘤等类似本病。是中医"风、痨、臌、膈"四大顽症之一。说明本症为临床重症，治疗较为困难，中医药在本病缓解期的治疗有一定优势。但若辨治不慎，常常失误，救误医案除循常理分清寒热虚实、标本主次多能取效外，还有许多发人深省的医理值得玩味。

　　1. 脾为运化水湿之枢机，脾虚失运，水湿不能泄利则胀满；治宜补脾益气，化湿利水。病案一腹部臌胀如瓮3年，久病食少，脾虚可知。然前医不察，妄施利尿及峻下之药，陡增伤脾。郭氏明察，选用健脾益气，兼调气血救误，不用攻下，小便反增，腹水消退，恐利水伤阴，原方加养阴之品调理而安。

　　2. 久病肝脾两伤，进而伤肾，以致水湿停留不化，瘀血不行，故腹大坚满。治当滋养肝肾，凉血化瘀。病案二臌胀喘满，不能眠、食，医反用大黄下之，辛散药发散，症不减反增；石顽用六味地黄丸加肉桂、沉香、黑锡丹，降其浊阴，再用独参汤加当归、枳壳，去其结块，最后仍用六味丸加味调理而安。

　　3. 湿热互结，水浊停聚，腹大坚满，然久病必虚，治宜扶正以祛邪。病案三肝硬化腹水，腹胀如瓮，二便不利，屡治无效。刘老用桂枝汤合消水丹，祛邪以匡正，腹胀得减。再用补中益气汤加味与上药配合，终于化险为夷。

　　4. 湿浊弥漫三焦，脾胃受困，中阳难以伸展，化湿祛浊实为关键。根据"急则治标"的原则，可暂用攻邪，湿浊不祛，正气难复。案例四肝硬化腹水，脘腹胀满，二便不利，首诊误用实脾饮加益气渗湿之品，腹胀满依然，赵氏取大枣煎汤，送甘遂、大戟细末，二便畅下，腹胀顿减，后以健脾温中化湿调理而安。

　　5. 临床辨证虽然无误，用药也得精当，否则误治难免。如病案五本属肝郁脾虚，却过用滋腻，服药无功。改用益肾清热利水之剂，腹水渐消。

6."无阳者阴无以生,无阴者阳无以化。"徒知利水而不知滋阴,阴虚气化无力,故见小便不利,腹胀难消。医者当彻悟阴阳造化之机,见水休治水,当治其致水之因,水则自消。病案六阴虚膨胀用甘淡渗利药不效,李杲用滋阴利水之剂,投药辄效。

7.气虚中满病,法当温补兼提升。案例七气虚中满,医误用三棱、莪术攻之,针砂丸磨消,病益加。孙氏用理中汤合补中益气汤,治之,胀满减,肿胀消。

8.肝肾阴虚之证,则易助热伤阴,且有助热动血之患。故历来医家多主张:臌胀阴虚忌用热药,这似乎已成定论。病案八阴虚臌胀,常法治之,证候日渐加重。商氏用温阳化瘀加渗淡利尿剂救误,臌胀日减,续服得愈。

9.臌胀属瘀血内停,气血阻滞,当逐瘀利水为主。病案九瘀血内停臌胀实证,医泥于"产后多虚"的经验,误为气血两亏,投以益气养血、疏肝健脾补剂,病不减反增。细加辨析,断为瘀血内停是其主要病机,改用逐瘀利水日渐康复。

病案一 腹膨胀如瓮误以峻下

【病案】

患者女,62岁。主诉:腹膨胀如瓮3年余。

病史:患者食欲不振,上腹胀满10余年。于1975年冬发现腹部胀大,经某医院检查诊断为肝硬化腹水。先后给以氨苯蝶啶、双氢克尿噻等利尿药及服中药(商陆、甘遂、泽泻等)100余剂,仍时好时坏,经常复发。近半年来,经上述反复治疗,效果不佳,出现气喘、小便短少不利、腹胀难忍,于1977年11月28日来诊。查见:精神倦怠,面色萎黄,气喘吁吁,骨瘦如柴。腹大如瓮,脐心突起,腹部静脉怒张。舌红苔滑,脉沉而弱。证为脾气虚弱,运化失职,水湿停聚,气血阻滞,致成臌胀。治则:健脾益气,兼调气血。

处方:黄芪24克,台参15克,白术12克,桂枝9克,云苓30克,薏苡仁30克,陈皮12克,木香9克,大腹皮12克,香附12克,白芍9克,麦芽30克,水煎服。

患者服3剂后,腹水明显减轻。继服6剂,腹水全消,精神及食欲大有好转,唯午后低热,证为水去阴伤,应加养阴之品。

处方:黄芪15克,台参15克,白术12克,云苓30克,生地黄30克,寸冬12克,白芍15克,香附12克,陈皮9克,焦三仙各12克,丹参30克,地骨皮12克,水煎服。

上方服3剂,症状基本消失,午后热退,且脉较前有力。上方去寸冬、地皮,加鳖甲9克，继投3剂，以巩固疗效（同时在腹水未消时继续配用过去常服的西药氨苯蝶啶每日100毫克，双氢克尿噻每日50毫克，腹水消退后改用食母生、肝宁等）。

（郭继法等《塞因塞用治疗臌胀》）

【辨析】

患者腹部臌胀如瓮3年，久病食少，脾虚可知。然前医反不顾患者体虚，妄施利尿药及峻下之中药百余剂，虽得一时轻松，药过臌胀加重，脾肾更虚。水湿内聚，气血阻滞，小便不利，气喘吁吁，腹胀难忍。后医明察，改用健脾益气，兼调气血。不用攻下，小便反增，腹水消退，精神食欲好转。恐利水伤阴，原方加养阴之品调理而安。

本例虽见臌胀如瓮，但病久必虚。加之屡用攻逐水饮，正气必然大伤，未有正气伤而病愈者。夫臌胀一病，临床常分虚实两端。大凡气、血、水、湿停聚致腹胀大为标，属实；肝脾肾功能不足为本，属虚。初时正气尚存，攻水消肿，以治其标，确有速效；后期正虚，强攻伤正，则后果不良。

【体会】

此案教训在于：虚实不辨，标本不分，屡用商陆、甘遂等峻下之品攻逐。急于取效，以致正气大伤，不但臌胀不消，反肿益甚。若再复攻水治标，势必脾败正气更伤，只有补益脾胃，助其正气，调理气血才是对路。

水消而见低热者，此水去阴伤也，故又以养阴清热，3剂而热退津复。如此久病臌胀，以中医补气为本，加以柔肝育阴、理气宽中之品，协同西药利尿，既可防止某些利尿药的不良反应，又有整体调节作用，故取得较好疗效。

本案提示在应用攻下之药时，务必考虑到患者体质与标本缓急，采取符合证情的治疗方法，选择祛邪而不伤正的药物。即属体质壮盛之人，亦当注意中病即止，调理而治之，决不可孟浪从事。

病案二　臌胀喘满误用大黄

【病案】

石顽治文学顾若雨，臌胀喘满，昼夜不得寝食者二十余日，吾吴某医，用大黄三下不除，技穷辞去。更一医，先与发散，次用消克破气，二十余剂，少腹至心下递坚满如石，腰胁与䏚中，皆疼痛如折，亦无措指[1]而退。彼戚王墨公邀余往诊，脉得弦大而革，按之渐小，举指复大。询其二便，则大便八九日不通，小便虽少而清白如常。此因克削太过，中气受伤，浊阴乘虚僭据[2]清阳之位而然。

以其浊气上逆。不便行益气之剂，先与生料六味丸加肉桂三钱、沉香三分，下黑锡丹二钱，导其浊阴。是夜即胀减六七，胸中觉饥，清晨便进糜粥。但腰胯痛软，如失两肾之状。再剂，胸腹全宽，少腹反觉微硬，不时攻动，此大便欲行，津液耗竭，不能即去故也。诊其脉，仅存一丝。改用独参汤加当归、枳壳，大便略去结块，腰痛稍可，少腹遂和。又与六味地黄，仍加肉桂、沉香，调理而安。

（清·张璐《张氏医通》）

【注释】（1）措指：措施、方法。（2）僭据：僭指超越本分，据为占据；这里指浊阴当下失下，乘虚占据清阳之位。

【辨析】

患者臌胀喘满，昼夜不得寝食、形似邪实壅塞，医先用大黄攻下不效；更医续用发散、消克破气二十余剂，以致腹满坚硬如石，腰胁疼痛，但脉弦大，按之渐小，大便不通，小便少而清白。皆因克伐太过，中阳受伤，浊阴乘虚僭据清阳之位。恐浊气上逆，不便行益气之剂，故用六味地黄加肉桂、沉香，下黑锡丹导其浊阴。

【体会】

此患者臌胀喘满，从心下至少腹坚硬如石，知是邪实壅塞，然脉大而革，按之渐小，知中气大虚；大便八九日不通，似是腑实，然小便清白，说明里无郁热。在这种虚实夹杂、真虚假实的情况下，前医被假象所惑，一味祛邪，则正气更虚。张氏通过详细辨证，透过现象抓住正虚本质，故始终以扶正为治，正气得温得补，则浊阴得运得降。另外，本病在治法方面，已知中气大虚，不用益气升阳，是恐动上逆之浊气，而用补肾镇纳之剂，通过补火以生土，镇纳以导浊而获效，又是其深谋远虑之特点，值得深思。

病案三　肝硬化腹胀如瓮辨误

【病案】

赵某，男，46岁。患肝硬化腹水，腹胀如瓮，大便秘结不畅，小便点滴不利。中西医屡治无效，痛苦万分，自谓必死无救。切其脉沉弦有力，舌苔白腻而润。观其人神完气足，病虽重而体力未衰。刘老辨为肝硬化腹水之实证。邪气有余，正气不衰。治当祛邪以匡正。如果迟迟坐视不救，挽留水毒而不敢攻下之，医之所误也。处以桂枝汤减甘草合消水丹方。

处方：甘遂10克，沉香10克，琥珀10克，枳实5克，麝香0.15克。上药共研细末，装入胶囊中，每粒0.4克，每次服4粒，晨起空腹用桂枝10克，芍药10

克，生姜10克，肥大枣20枚煎汤送服。

服药后，患者感觉胃肠翻腾，腹痛欲吐，心中懊悔不宁，未几则大便开始泻下，至两三次之时，小便亦随之增加，此时腹胀减轻，如释重负，随后能睡卧休息。时隔两日，切脉验舌，知其腹水犹未尽，照方又进一剂，大便作泻三次，比上次药更为畅快，腹围减少，肚胀乃安。此时患者唯觉疲乏无力，食后腹中不适，切其脉沉弦而软，舌苔白腻变薄。改用补中益气汤加砂仁、木香补脾醒胃，或五补一攻，或七补一攻，小心谨慎治疗，终于化险为夷，死里逃生。

（刘渡舟《刘渡舟临证验案精选》）

【辨析】

腹胀如瓮，大便秘结不畅，小便点滴不利，脉沉弦有力，舌苔白腻而润，神完气足，形体未衰，证属实胀。湿热互结，水湿停聚，脘腹绷急，其形似瓮；湿热内结阳明，腑气不通，故大便秘结不畅；湿热下行，气机不利，故小便赤涩点滴；脉沉弦有力，苔白腻而润，亦为湿热壅盛之征。然中西医屡治无效者，必因用药有误，不合病机。刘老用桂枝汤去甘草加消水丹，祛邪以匡正，先后两剂，腹围减少，腹胀渐安。药后疲乏无力、脉沉弦而软、白腻苔变薄者，乃邪去正虚之象，故用补中益气汤加砂仁、木香补脾醒胃，攻补兼施，谨慎调理，终于化险为夷。

【体会】

臌胀是临床大证，若图为消除腹水与肿胀，概用峻药利尿，虽可暂时减轻痛苦，但时间一长，则利尿无效，水无从出，患者臌胀反而会加重，甚至导致死亡。本案肝硬化腹水出现小便黄赤而短，大便秘结不通，腹胀而按之疼痛，神色不衰，脉来沉实任按，舌苔厚腻，是湿热积滞，肝不疏泄，脾肾不衰的反映，此时可以考虑攻水消胀的问题。此前屡医无效，是因标本虚实判断不准。然毕竟是临床大证，利之过猛，恐伤正气，故合桂枝汤，尤其肥大枣，是取"十枣汤"之义。药后得大便畅行，再用补脾醒胃之剂，视症情，补泻兼施，终于救治成功。

病案四　肝硬化腹水本虚标实误用实脾饮

【病案】

谢某，女，32岁，1975年诊治。腹大胀满，下肢浮肿，胸脘胀满，四肢困重，纳谷不馨，精神困倦，大便秘结，小便短少，血色素5.5克，肝功能：麝香草酚浊度10单位，锌浊度20单位。血清总蛋白6.5克，血清白蛋白2.5克，球蛋白4.0克，尿蛋白（++）。诊断为慢性肝炎、肝硬化腹水、肝肾综合征。给予能量合剂等治疗外，肌内注射呋塞米。小便量仍少，腹大依然。会诊见面色萎黄，舌苔薄黄而腻，脉沉弦而数，诊为中气不足，湿困脾胃，清不升，浊不降，气、水、血互结。投以健脾温中化湿，实脾饮加党参、黄芪、猪苓、泽泻。5剂，小便不行，腹大如故。臌胀虚中夹实，补虚泻实，理在自然，不效何故？细思其舌脉有湿热之象，且能食便秘，胃气尚存。经云："中满者，泻之于内""下之则胀已"。此乃湿浊弥漫三焦，脾胃受困，中阳难以伸展，化湿祛浊实为关键。根据"急则治标"的原则，暂可一攻，遂取十枣汤意，取甘遂、大戟各4.5克，研末，以红枣10枚煎汤吞服。约1小时，腹痛，大小便俱下，泻出大量酱色液体，腹胀顿减。复以健脾温中化湿之剂调理，月余而安。至今9载未曾复发，且能参加一般劳动。

（赵国仁《临证误治案记实》）

【辨析】

脘腹胀满，下肢浮肿，四肢困重，大便秘结，小便短少，精神困倦，纳谷不馨，证属虚实夹杂。面色萎黄，脉沉弦而数，舌苔薄黄而腻，似为湿困脾胃，中气亏虚，清浊升降失常。然用温中健脾，行气利水之实脾饮加味却毫无效果。错在哪里？根据舌、脉之象，且能食便秘，断其湿浊弥漫三焦，脾胃受困。湿浊不去，中焦不运，故仿十枣汤意，减去消胸胁伏饮痰癖的芫花，攻逐水饮，得二便俱下，复以温中化湿之剂调理而安。

【体会】

本例患者臌胀属于本虚标实、虚实夹杂之证。腹大如鼓，小便不行，下肢浮肿，胸脘胀满，四肢困重，大便秘结属邪实之标；纳谷不香，精神困倦为正虚之本。而首诊采用补虚泻实之所以无效，主要是标实与本虚二者主次缓急判断有误。细思其舌脉有湿热之象，且能食便秘，胃气尚存，相比之下标实更为突出。根据"急则治标"的原则，应先去其标实。故用十枣汤，药后大小便俱下，腹胀顿减。再以健脾温中化湿之剂调理月余而安。可见标本缓急辨证不清就会导致误诊误治。

病案五　肝硬化腹水肝郁脾虚误用清热健脾利湿

【病案】

胡某，男，39岁，患肝炎5载余，1987年春节因饮酒及劳累过度，腹部渐膨大，两下肢浮肿，诊断为肝硬化腹水，住当地医院20余日，症状无明显改善，转来合肥，诊断为肝炎后肝硬化腹水、肝肾综合征，欲收住院，因无床位而邀诊。主诉：腹胀，纳呆，进食则加剧，头昏无力，时有齿衄、鼻衄，口干尿少，左手轻度震颤，右侧卧则咳嗽胸闷，腰痛。体检：面色㿠白，肝掌（+）、舌红苔根白黄，脉细弦，蛙状腹，腹围120厘米。实验室检查：血白细胞$2.7×10^9$/升、红细胞$3.8×10^{12}$/升、血红蛋白75克/升、血小板$33×10^9$/升；尿蛋白（++）、红细胞（+）、颗粒管型（+）；肝功能：TTT10单位、ZnTT14单位、乙肝五项指标中HBcAg（+）、抗–HBc（+）、抗–HBe（+）；肾功能尿素氮8.8毫摩尔/升，肌酐188毫摩尔/升；肾图双肾功能受损、排泄缓慢，B超、CT皆提示肝硬化腹水、脾肿大；胸部X线片示心横位、右膈肌抬高，血脂分析均高于正常值。辨为酒食伤肝，肝病及脾，脾失健运，湿热内蕴。水湿内停而致臌胀，水湿犯肺则作咳，治以清热健脾利水……服药20余剂，衄血稍减，余症如故。辨证虽确，然收效甚微，原因在析理未明：腹胀纳差，胸胁闷痛属肝气郁结，郁久化火，久病及肾，气化失司所致，方中熟地、茅根、阿胶虽可凉血止血，然能阻遏气机。再诊时遂以助肝理气，益肾清热利水为法……连服2个月，腹水全消，胸闷腹胀解除，体力渐复。实验室查肝、肾功能均恢复正常，唯血白细胞、血小板低于正常值。1987年10月已正式上班工作。

（王怀美《肝硬化腹水辨误三则》）

【辨析】

酒食伤肝，肝病及脾，脾失健运，湿热内蕴，水湿内停而致臌胀；水湿犯肺则咳；肝脾瘀血，血伤阴络而外溢，则齿衄、鼻衄，头面颈胸可见红点赤缕。辨证似无疑义，但清热健脾利水治之，诸症不减，原因何在？肝气郁结化火，久病及肾，气化失司所致。改用益肾清热利水为法，腹水消，诸症皆失。

【体会】

临床辨证正确，还得选药精当，才能达到良好的疗效。否则，用药不当，疗效欠佳。本例辨证虽准，收效却微，原因在于析理未明，用药欠妥。腹胀纳差，胸胁闷痛，面色㿠白，脉细弦，属肝郁脾虚。但由于肝郁化火，迫血妄行，而见出血、口干、舌红。方中熟地黄、白茅根、阿胶虽可凉血止血，然嫌过于滋腻，阻遏气机，故而效果不佳。二诊时，医者抓住气滞之根结，原方中增以疏肝理气、益肾利水，故顽疾得愈。

病案六　阴虚臌胀误用甘淡渗利药

【病案】

北京人王善甫，为京兆酒官，病小便不利。目睛凸出，腹胀如鼓，膝以上坚硬欲裂，饮食且不下，甘淡渗利三药皆不效，杲谓众医曰："疾深矣。"《内经》有云，膀胱者，津液之府，必气化乃出焉。今用渗泄之剂而病益甚者，是气不化也。启玄子⁽¹⁾云："无阳者阴无以生，无阴者阳无以化，甘淡渗泄皆阳药，独阳无阴，其欲化得乎？"明日，以群阴之剂投，不再服而愈。

（董建华《中医内科急症医案辑要》）

【注释】（1）启玄子：启玄子，是唐代道医王冰的道号，义为"启蒙于玄珠子"。

【辨析】

患者腹胀如鼓，膝以上坚硬欲裂，目睛凸出，饮食难下，小便不利，症属肝肾两虚。久病肝脾两伤，进而伤肾，三脏俱伤，水湿停留不化，瘀滞不行，故腹大坚满，膝以上肿胀坚硬欲裂；腹胀气机升降失常，故目睛突出；肾脏气化失司，故小便不利。医用甘淡渗利之品，以治肝肾阴虚之病机，故而无效。李氏用群阴之品，投之辄效。

【体会】

该例患者病小便不利，然用甘淡渗利三药皆不效，以致群医束手，实为不明阴阳相生之理。东垣曰："独阳无阴，其欲得化乎？"投以群阴之剂而愈，确为卓识超人。启玄子云："无阳者阴无以生，无阴者阳无以化。"本例患者病属邪水，且邪水盛与真阴亏并见。徒知利水而不知滋阴，阴虚气化无力，故见小便不利。医者当彻悟阴阳造化之机，见水休治水，当治其致水之因，水则自消。

病案七　气虚中满误攻

【病案】

臧公，年将六旬，为人多怒多欲，胸膈痞胀，饮食少，时医治以平胃散、香砂丸。不效，复以槟榔、三棱、莪术之类日消之，而大便溏泄，两足跟踝皆浮肿，渐及两手背。医又以其手足浮肿，而认为黄胖者，以针砂丸⁽¹⁾与之，肿益加，面色黄且黑。自二月医至八月，身重不能动，又有以水肿治者。予诊之，脉沉而濡弱，曰："此气虚中满病也，法当温补兼提升，庶清阳升则大便可实，浊阴降则胸膈自宽。"以人参、白术、炮姜、陈皮、茯苓、黄芪、泽泻、升麻、肉桂、苍术、防风。三十剂而安。

客有疑而诘余曰："此证，诸家非消导则渗利，而先生独治以温补而收功，腹中积而为满为肿者，从何道而去也？"余曰："胀满非肿满比也，故治不同。肿满由脾虚不能摄水，水渗皮肤，遍身先肿。今胀满者，先因中虚，以致皮胀，外坚中空，腹皮胀紧如鼓，故俗名臌胀，盖由气虚以成中满。若气不虚，何中满之有？气虚为本，中满为标，是以治先温补，使脾气健运，则清浊始分，而胀斯愈矣。"

（明·孙一奎《三吴医案·第十七案》）

【注释】（1）针砂丸：主治黄疸积块，久而不愈；功能利湿消肿、磨积化滞。

【辨析】

患者多怒多欲，属肝郁脾虚体质，胸膈痞胀，饮食减少。以平胃散、香砂丸，燥湿健脾，行气温中治之，自然无效。再用消积导滞之槟榔、三棱、莪术等泻实之剂，用于虚证胀满，只能重伤脾胃。故反增大便溏泄，两足跟踝皆浮肿，肿渐及手背。医见手足浮肿，更误用针砂丸，再伤脾胃，实为一误再误，故而肿胀益加。孙氏以脉沉而濡弱，断为气虚中满，用温补提升之法，30剂而安。

【体会】

《灵枢·经脉篇》云："胃中寒，则胀满，足太阴虚，则臌胀。"此案之胀满，与其颇为相似。胃主受纳，脾主运化，为气机升降之枢纽，脾胃纳化正常，气机升降协调，则升清降浊悉由之。今胃虚，则食少；脾虚，则胀满；多怒，则肝强；多欲，则脾弱，以强木而制弱土，此胀之所由也。时医不察始因，误投三棱、莪术，重伤脾胃，是为一误；以致大便溏泄，手足皆肿。本已脾土日衰，犹不省悟，反更以质重之针砂，是为再误。一误再误，中土衰败，阳不化阴，以致脉懦弱，面黄黑，肿愈甚作矣。孙氏断为"气虚中满"，恰中病机。故以理中汤合补中益气汤加减，继进30剂而愈。以其审证甚确，故投之而不疑，这是"塞因塞用"的具体应用。

夫"塞因塞用"者，是以脘腹有胀满症之象，而择用补剂。盖脘腹胀满，有虚有实，对于虚性胀满，若不用温补之剂，反用导泻之法，其结果只能获一时之快，药过之后，胀满仍存而不减。所以王冰注解云："大气虚乏，中焦气壅，不求其虚，且攻其实，药入则减，药过依然，故中满下虚，其痞常在，乃疏启其中，峻补于下，少服则资壅，多服则宣通，此塞因塞用者也。"

病案八　臌胀阴虚忌用热药辨

【病案】

裘某，男，76岁。患臌胀日久，曾求治多家医院，均予健脾利水、养阴利水、攻逐水饮之辈，证候日益加重，形销骨立，腹大如箕。神倦乏力，弱不禁风，需两人扶持方能行走。舌红光绛，边有瘀斑，脉细数。考虑前医的处方投药及自己治疗本病的体会，认为臌胀一候，总是气、血、痰搏结，致寒水不化，气机不利。

水性属阴，其本在阳虚水湿不化，若循常法，恐难以奏效，故改用温阳化瘀法。

药用：净麻黄、川桂枝、淡附子、炙鳖甲各10克，细辛3克，浅干姜、甘草各2克，莪术、三棱、四季菜各20克，红枣30克。每日1剂，水煎，分多次温服。

四季菜即鸭脚艾，为菊科艾属植物白苞蒿的全草，有解毒活血利水之功。服药5剂后，腹胀稍宽，便量增多，亦不觉口干，无出血等症状出现，斗胆原方迭进，守方25剂，患者臌胀已消。称奇的是，舌红转淡而润泽，有白苔茫茫布于舌面，唯觉肢酸乏力，精神倦怠，邪去而正尚未复，改投健脾利水，佐以活血化瘀，以扶其正气、祛其余邪。

药用：清炙黄芪50克，当归、茯苓皮、炙鳖甲各10克，生薏仁、杜赤豆、连钱草各30克，生姜皮2克，莪术、三棱、四季菜各20克。

服药20余剂后自愈。随访2年，体健如昔，能在田间劳作。

（商炜琛等《臌胀阴虚不忌热药》）

【辨析】

水为阴邪，利尿逐水，常须配用温阳化气之品，以助膀胱气化而增强利水之力。但温阳利水之法，只宜应用于寒湿困脾及脾肾阳虚之证，对于湿热蕴结或肝肾阴虚之证，则易助热伤阴，且有助热动血之患。故历来医家多主张：臌胀阴虚忌用热药，这似乎已成定论。

本例即属阴虚臌胀，前多家医院循常法给予养阴利水、攻逐利水，然证候日渐加重。细察其因，臌胀见有神倦乏力、弱不禁风、舌边有瘀斑，实属肝郁脾虚兼有瘀血之证。然见舌红光绛、脉细数。一是气虚不能化气行水，二是久用利水之品伤阴造成的。如不温阳无以化气行水，不滋阴则阳无以化。故用温阳化瘀加渗淡利尿之品，投之得效。

【体会】

前医之误在于不细察体质、病程，同时只顾滋阴，不考虑水湿气化之机，故难收全功。后诊能细析阴阳生化之理，抓住要害，温阳化气以治本，兼顾阴虚之标。使阴寒内散、正气得复，患者由舌光红绛转为舌淡红而润泽，痰饮瘀血得散，水津输布回复正常，臌胀得愈。可见臌胀阴虚也不忌热药，唯在用药者调理尔。

病案九　瘀血内停臌胀误为气血两虚

【病案】

柯某，女，产后20余日，腹大又如怀胎10月，诊断为肝硬化腹水而住院。

西医经保肝、利尿等处理，腹水未减而邀余诊。主诉：神疲乏力，腹胀纳呆，右胁隐痛，嗳气频作，口干便溏。查体：面色萎黄，四肢羸瘦，腹大如鼓，青筋显露，脐突，舌淡红，脉细小弦。

实验室检查全血减少，"A超"示较密Ⅱ～Ⅲ级微小结节波、肝前液平2.5厘米；肝功能检查：SgPT 136单位，ZnTT 18单位，TTT 20单位，A/g为2.7/3.2。

诊为产后冲任受损，气血两亏，肝病及脾，治以益气养血，疏肝健脾，少佐理气利水为法……服5剂而症未减，腹胀更甚。病发于产后，症亦见虚，药何不效？再诊时则细加辨析，知病人小腹坠胀隐痛，恶露间而有之，腹胀、嗳气明显，脉较前尤弦，是属瘀血内停、气机阻塞无疑，《金匮要略》曰："经为血，血不利则为水"，当以逐瘀利水为首务。原方去黄芪、柴胡，加大戟、芫花、甘遂；嘱另以大枣10枚水煎汤送服以顾胃气，再进5剂。三诊时小便量剧增，腹胀亦减，纳谷渐思，上方稍出入共服30余剂，饮食正常，腹水全消，准予出院。半年后复查"A超"及肝功能，均正常。随访3年，身体逐渐康复，能从事正常家务劳动。

（王怀美《肝硬化腹水辨误三则》）

【辨析】

产后不月，腹大又如十月怀胎，医以"肝硬化腹水"，经保肝、利尿治疗不效。诊见神疲乏力，腹胀纳呆，胁痛嗳气，口干便溏，面色萎黄，腹大如鼓，青筋显露，舌淡红，脉细小弦。诊为产后气血亏虚，肝病及脾当无疑义。然用益气养血、疏肝健脾、理气利水之治，不仅无效，反而腹胀更甚。药既不效，辨必有误。细究其理，发现少腹胀甚，恶露间见，腹胀嗳气明显，脉尤弦。属瘀血内停，气血阻滞。当逐瘀利水为主。改用十枣汤送服原方减黄芪、柴胡，得小便增，腹胀减，饮食改善。再以本方调理而安。

【体会】

本例患者病发于产后。因医者拘泥于"产后多虚"的经验，且并见神疲乏力、腹胀纳呆、便溏、面色萎黄、四肢羸瘦、脉细等症，即诊为产后冲任受损，气血两亏，肝病及脾，治以益气养血，疏肝健脾。忽略了患者小腹坠胀隐痛，恶露间而有之，腹胀、嗳气明显，脉较前尤弦等瘀血内停、气机阻滞的脉症。问诊粗疏，拘于经验，忽于达变，造成了误诊误治。所幸再诊能反思细察，改以逐瘀利水为主，小便增，腹胀减，纳谷渐思，身体日渐康复。

十枣汤乃攻逐水饮之峻剂，虽然本例患者年纪尚轻，体力尚可，但得效后即当停服。然案中"稍出入共服30余剂"，似嫌有失谨慎，可能是案中交代不详，但学者不可不察。

第32章　郁症（附病案4例）

郁病是由于情志不舒、气机郁滞所致，以心情抑郁、情绪不宁、胸部满闷、胁肋胀痛，或易怒易哭，或咽中如有物哽等症为主要临床表现的病证。

本病以气机郁滞为基本病变，多由精神因素引起。由于中医药疗效良好，结合精神治疗，更能收到显著的疗效。

但因患者讳疾忌医，且问诊不详或没有一定的问诊技巧是很难察知病者的情志刺激史，大多数患者不愿承认自己的痛苦是由心理因素造成的。反过来，对患者诉说不加分析，不做进一步检查，是将其他疾病误诊为郁证的主要原因。

1. 病位辨误，一般来说，气郁、血郁、火郁主要病因在肝，食郁、湿郁、痰郁主要病因在脾，而郁之虚证则与心的关系最密切。若只知气郁属肝，见郁便从肝治势必导致误诊。如病案一情志不舒、肝郁痰凝误为心脾两虚，用归脾汤非但不效，反增呕吐。再诊从叹息、咽哽入手，改用疏肝理气、化痰降逆之剂获效。

2. 若听任患者主诉，注重个别症状，也会误诊误治，病案二医者偏信病家，气郁误为气虚，误用人参、熟地，反而病重气急。吴氏用四七汤数剂，宽快而愈。

3. 痰郁、气郁，郁久皆可化热，且症状多相似。如不加区别，易混为一谈，难明其病理，难取良效。如案例三气郁化热误为痰郁化热，经治无效。王氏用逍遥散合甘麦大枣汤3剂痊愈。

4. 肝郁化火反屡服苦寒，误伤脾阳。病案四误伤脾阳，清阳不能升发。刘渡舟老前辈选升阳散火汤救误，俾脾气升发，木郁自达。再用养血柔肝之剂而收良效。

病案一　情志不舒，肝郁痰凝误为心脾两虚

【病案】

王某，女，34岁，农民。患者近3个月来失眠多梦，头昏目眩，倦怠乏力，咽部似哽，胸脘痞闷。近1周来更觉时时心悸不安，动则气喘吁吁，纳食不香，

迭经各种检查均未发现器质性病变，屡按"神经衰弱"治疗而效果不著，遂于1981年9月12日来我处求治。刻下见症如前所述，舌质红，苔薄白，脉弦细，诊为思虑过度，劳伤心脾；治用归脾汤加减。

处方：炙黄芪30克，生白术、广木香、龙眼肉、明天麻、远志肉各10克，潞党参20克，抱茯神、酸枣仁、双钩藤各15克，炙甘草6克，3剂，每日1剂，水煎取汁，早晚分服。

9月16日二诊：病无转机，反见呕吐，显系药不对证。正在思索之时，忽闻其太息之声，参之以咽哽、脉弦之象，可见其证因于情志不舒，致使肝郁痰凝，故治从疏肝理气，化痰降逆，方仿柴胡疏肝汤加减，处方：醋柴胡10克，炒白芍15克，炒枳实、扣青皮、广郁金、制香附、陈香橼、紫苏梗、川厚朴、姜半夏、瓜蒌皮、佛手片各10克，云茯苓15克，炙甘草6克，如前煎服。1剂毕即觉堵闷减轻，10剂尽而痊愈，随访半年无反复。

（张笑平《中医失误百例分析》）

【辨析】

本例主病本在肝，亦属"梅核气"。然初诊却囿于倦怠乏力、心悸不宁、动辄气喘等表现，误断为心脾两虚之证，治以归脾汤，故而非但病无转机，反见呕吐。二诊从忽闻其太息之声，参之以咽哽、脉弦之象，才想到情志不舒、肝郁痰凝，肝失疏泄。治从疏肝理气、化痰降逆获效。

【体会】

梅核气多见于青中年女性，因情志抑郁而起病，以咽中如有物哽，但无咽痛及吞咽困难为特征。肝失疏泄，患者往往以自认为严重的表现作为主诉就诊，医生若只拘于主诉，不对症状进行全面分析，则易误诊。本例从"一声叹息"中省悟，改投柴胡疏肝汤加减，1剂即效。由此可见，失之毫厘，差之千里，辨证精准，效如桴鼓。

病案二　偏信病家，气郁误为气虚

【病案】

吴球治一贵宦，年七十，少患虚损，好服补剂。一日事不遂意，头目眩晕，精神短少，遂告医以居常多服人参，其效甚速。乃竟用人参熟地汤药及固本丸并进，反加气急。吴诊其脉大力薄，兼问病情，因得之曰：先生归休[1]意切，当道[2]苦留，抑郁而致病耳。医者不审同病异名、同脉异经之说，气郁而概行补药，所以病日加也。宦者曰：斯言深中病，竟用四七汤数剂，宽快而愈。

（清·俞震《古今医案按·吴球医案》）

【注释】（1）归休：①回家休息；②归隐，辞官退休。（2）当道：多数情况指当权者，此处指当地。

【辨析】

临证详问病史，对于诊治有重要参考价值，但也不是不加分析，人云亦云。按图索骥，难免失误。本例前医听患者说平时自服人参效果神速，不加分析，顺从病家意愿，就以参剂补之，结果病情增重，幸亏吴氏用四七汤，不仅气郁改善，而且解救了因误补引起的气急等症。

【体会】

本例原系虚证，因事不遂意，头目眩晕，实属郁证。因补而病转增，当细察其他原因。脉大力薄，仍属虚脉，细问病情，才知因欲退休，当地苦留，心情抑郁而病。前医听任患者，气郁再补，故病益加。吴氏明鉴，用四七汤，行气散结，降气化痰，气顺则痰消，痰消则郁解，宽快而愈。

病案三　气郁化热误为痰郁化热

【病案】

一女子，年十五岁，忽笑怒骂，经巫婆治数日更甚。医用天麻、南星、半夏、防风、桂枝、朱砂、赤金等药，止而复发。诊得六脉沉细略数，望其目赤，唇红，问其二便有热。乃用逍遥散加山栀、丹皮同甘麦大枣汤。一剂证止，三剂痊愈。盖思有所郁兼脏躁也。

（清·王燕昌《王氏医存》）

【辨析】

青年女性，忽然情志失常，忽笑怒骂，当细察其因，但大约不出事不遂心、情违所愿。治当调其心志、舒畅气机为大法。然经巫婆漫无边际的指责，更伤其心志，故实为气郁化热，医不细察其由，反以痰郁而投化痰清热之剂，自然无效。王氏用逍遥散加山栀、丹皮合甘麦大枣汤，投之辄效。

【体会】

郁而化热，为临床所常见，症状多有相似之处。见热证不分痰郁、气郁，则易混为一谈，难明病理实质，治疗就达不到理想效果。气郁化热，多表现为急躁易怒、胸胁胀满、口干而苦、面红目赤、舌红苔黄、脉弦等症；痰郁化热，除有胸部闷塞外，常有明显的痰多、苔黄腻、脉弦滑等痰热见症。这些细微的区别，都是辨治必须注意的着眼点，否则就要误诊误治。

病案四　肝郁化火反屡服苦寒

【病案】

陈某，女，32岁。因母病愁思不解，郁而生病。其症：心烦，头晕，失眠，胸胁苦满，午后低热，欲手足贴近砖墙凉而始爽，饮食无味，口苦，时时太息，经期前后不定，量少，色紫，夹有血块，曾服芩连四物汤等寒凉之药无效。其人面容消瘦，面颊色赤，舌红而少苔，脉弦责责。此乃肝郁化火，血虚不柔所致。又屡服苦寒之药，损伤脾阳，清阳不能升发，而阴火反乘土位。治仿东垣之法。

处方：粉葛根3克，升麻2克，羌活2克，独活2克，生甘草6克，防风3克，白芍12克，红参3克，炙甘草6克，生姜3克，大枣3枚。

连服2剂，发热渐退，心烦少安，余症仍然不解，此乃肝郁血虚。

处方：柴胡12克，白芍12克，当归12克，茯苓9克，牡蛎9克，白术9克，丹皮6克，煨姜2克，薄荷2克，黑栀子3克，香附5克，郁金5克，鳖甲9克，炙甘草9克。

服药后，一夜酣睡，心胸豁然渐能饮食，但觉神疲乏力，心悸不安，脉来缓而软，改投归脾汤间服逍遥丸，调治数日，午后之热全退，体力渐增，又以参苓白术散3剂善后，病愈。

（陈明等《刘渡舟临证验案精选》）

【辨析】

本例因情志不畅而郁，症见心烦头晕，失眠，胸胁苦满，午后低热，口苦，时时太息，面颊色赤，舌红少苔，脉弦，显为肝郁化火，反屡服苦寒，误伤脾阳，清阳不能升发。故选升阳散火汤，俾脾气升发，木郁自达。再用养血柔肝之剂而收功。

【体会】

本案当属气郁化火之证，从其病因、症状、舌脉，诊断并不困难。然医者不察，见热辨热，忽视病机，投以苦寒，则不但闭阻气机，使火郁更甚，而且内伤脾胃，遏抑清阳。治当升脾胃之清阳，兼泻心中阴火，选用升阳散火汤，俾脾气升发，则木郁自达。然血虚肝郁，其势未已，故再以丹栀逍遥加鳖甲、牡蛎，以养血柔肝而建功。本证从根本上讲，是脾胃虚弱的问题，故又用归脾汤、参苓白术散而收全功。

第33章　脏躁（附病案4例）

脏躁又称脏燥，是由情志内伤所致。以抑郁伤神、心神惑乱为主要病机。以精神抑郁、烦躁不宁、悲忧善哭、喜怒无常为主要临床表现。多发于中青年女性，但男性也不能除外。其症状可因暗示而产生，也可因暗示而改变或消失。

根据临床表现可分为肝郁气滞、痰火扰心、心脾两虚等证型。治用疏肝行气、清热化痰、健脾安神等法，可获良效。但临床多因其表现迥异而误诊，久不得愈。

1. 甘麦大枣汤治脏躁有效，尽人皆知，但临证多犯两种错误。一是认为病重药轻，故肆意增减原方，二是只用于妇人，不用于男人，这是死读书带来的弊端。如病案一悲伤欲哭，时出妄言，与癫狂相近，按精神病久治无效，岳老投甘麦大枣汤，投药辄效；另一例脏躁，岳老用甘麦大枣，其父认为系家常食品，加大剂量服之，反头晕昏睡，可见必辨证用药。

2. 甘麦大枣汤只适用于"心神惑乱型"脏躁病。对肝郁脾虚型、痰火内盛型，却久治无功。病案二脏躁久治少效，李振华老师以肝脾失调，痰火内盛，干扰清窍之病机救治，投药辄效。

3. 脏躁分为实证和虚证两类，实证以气机郁滞为基本病变，治疗以疏肝理气解郁为主要治则。虚证以心神失养为主，兼见脾虚、血虚。治疗以养心安神，兼以健脾、补血等。多数病例属虚实夹杂，因此治疗当虚实同调、标本兼顾，否则易误。如病案三路老用甘麦大枣汤健脾益气、调心神失养以治本；同时用逍遥散加减疏肝解郁、化痰散结通络以治标。如此两方合一，标本同治、虚实共调，故收捷效。

4. 百合病，凡临床见心肺气虚，又兼见神志异常者可按百合病辨治。病案四医投以瓜蒌薤白半夏汤，法不对证，改用百合地黄汤随症出入，诸恙渐消。

病案一　脏躁误为精神病

【病案】

1936 年于山东菏泽县医院，诊一男子，年 30 余，中等身材，黄白面色，因患精神病，曾两次去济南精神病院治疗无效而来求诊。查其具有典型的悲伤欲哭，喜笑无常，不时欠伸，状似"巫婆拟神灵"的脏躁症。遂投以甘麦大枣汤。

处方：甘草 9 克，整小麦 9 克，大枣 6 枚。药尽 7 剂而愈，追踪 3 年未发。

1940 年于滦县，诊治一女性徐某，19 岁，欠伸不安，哭笑无常，得脏躁症，亦投以上方，其父曰："方中之药，系经常之食品"。归后，取仓中之小麦约 500 克，大枣约 500 克，购甘草一大把，用锅煎熬之，令其女恣饱饮之，药后患者感头晕颇重，继之昏睡一昼夜始醒，翌日其父来述服药经过，嘱按原方服之。进数剂，经久未发。

甘麦大枣汤治妇人脏躁，是方是病，医籍屡载，唯男子患此，且以本方治愈，则罕见，是知医学典籍不可不读，不读则无所比较遵循；亦不可死读，死读则刻舟求剑，守株待兔。更因本病系内伤所致，机制复杂，临证须详加辨析，务求药症相合，不可专恃一方。

本症悲伤欲哭，时出妄言，与癫狂相近，然癫狂症的妄言特点为前后相失，出口即忘；本症则近似情理，移时犹记。表现不同，机制有异，方药亦殊。

（中国中医研究院《岳美中医案集》）

【辨析】

甘麦大枣汤治脏躁有效，尽人皆知，但临证多犯两种错误。一是认为病重药轻，故肆意增减原方，如案中所述徐某案；二是只用于妇人，不用于男性，这是死读书带来的弊端。正如岳老告诫的，"临证须详加辨析，务求药证相合，不可专恃一方"。

【体会】

脏躁亦称脏燥，是由情志内伤所致，以忧郁伤神、心神惑乱为主要病机。患者平时可如常人，疾病发作时，则出现多种复杂的临床症状。常见精神忧郁、神志恍惚、烦躁不宁、悲忧善哭、喜怒无常；或手舞足蹈、骂詈号叫；或伴有面部痉挛、抽搐；或虽无心肺疾患却喘促阵作；或突然失音，不能说话等。本病常需与癫狂鉴别：多发于中年妇女，且多可自行缓解；癫狂却多发于青壮年，男女发病率几无差别，极少能自行缓解。

岳老指出本病妄言的特点："近似情理，移时犹记"，与癫狂者"前后相失，

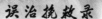
出口即忘"不同，是一个简单可行的鉴别方法。

病案二　心神惑乱而脏躁，误用甘麦大枣汤

【病案】

黄某，女，47 岁，干部。2004 年 5 月 9 日初诊。

患者 1 年前因家庭问题而心情不畅，近半年来渐致急躁易怒，心烦失眠，寐则噩梦纷纭，记忆力减退。长期服用安定、谷维素、维生素B、脑清片、安神补心片等药物，疗效不佳。多种理化检查，未发现异常。患者非常痛苦，甚时多疑善感，悲伤欲哭，烦躁欲死，不能正常工作。医诊为脏躁，用甘麦大枣汤加味，久服少效，转求李师诊治。

症见头晕头沉，心急烦躁，失眠噩梦，心悸惊恐，哭泣无常，胸闷气短，腹胀纳差，倦怠乏力，舌边尖红体胖大，苔黄稍腻，脉弦滑。证属肝郁脾虚、痰火内盛。治宜疏肝健脾，清心豁痰。方用清心豁痰汤加减。

处方：白术 10 克，茯苓 15 克，橘红 10 克，半夏 10 克，胆南星 10 克，香附 10 克，郁金 10 克，九节菖蒲 10 克，栀子 10 克，莲子心 5 克，龙骨 15 克，砂仁 8 克，淡竹叶 12 克，甘草 3 克，琥珀（分 2 次冲服）3 克。

二诊：上方服 9 剂，诸症减轻，可去掉安定片睡 4 小时左右。效不更方，继服。

三诊：上方又服 15 剂，心急烦躁，悲伤欲哭症状消失，能安睡 6 小时左右，纳食增加，仍感头晕，舌质偏红，体胖大，苔薄白，脉弦细。方中去淡竹叶，加天麻 10 克。

四诊：上方又服 12 剂，精神好，唯时感心悸气短，其他症状消失，舌质淡红，苔薄白，脉弦细，方用逍遥散加减以调理肝脾，巩固疗效。

处方：当归 12 克，白芍药 12 克，白术 10 克，茯苓 15 克，柴胡 6 克，郁金 12 克，节菖蒲 10 克，香附 10 克，远志 10 克，酸枣仁 15 克，龙骨 15 克，枸杞子 15 克，焦栀子 10 克，甘草 3 克。

五诊：上方服 15 剂，精神、饮食均好，诸症悉平，病获痊愈，已能正常生活、工作。

（《国医大师怪病怪治经典医案·李振华医案》）

【辨析】

甘麦大枣汤只适用于"心神惑乱型"脏躁病，方中甘草甘润缓急，小麦味

甘微寒，补益心气，大枣益脾养血。因而能起到甘润缓急、养心安神的作用。而本病例除具有"心神惑乱"的表现外，尚有胸闷气短、腹胀纳差、倦怠乏力等肝郁脾虚、痰火内盛之象，因之久治无功。李老按肝脾失调，痰火内盛，干扰清窍这一病机，以疏肝健脾、清心豁痰为法，投药即效。再用逍遥散随症出入，病获痊愈。

【体会】

脏躁是郁证的一种特殊类型，以喜悲伤欲哭，甚则哭笑无常为临床特征。张仲景用"象如神灵所作"做了恰当的概括。其治用经典的"甘麦大枣汤"，虽然有效，但也常有不效时。其根本原因是：辨证不确，药证不符。因为脏躁病也不是单一的，而是有多种临床表现，因而证型有异，治出多端，若只执"甘麦大枣"一方，则失误难免。

病案三 肝郁痰瘀脏躁只用益气健脾、温胆宁心

【病案】

某女，37岁。患者因工作繁忙，家事较重，稍有烦事即情绪不佳，常悲伤欲哭，胸中憋闷，善太息，急躁心烦，乳房胀痛，餐后胃脘饱胀，嗳气，夜眠多梦，月经不规律，大便正常，小便黄，舌尖红，苔薄黄微腻，脉沉弦小滑。医诊为癔病，处以中药。

处方：太子参12克，生黄芪15克，炒枳壳12克，远志10克，炒白术12克，茯苓18克，佛手10克，白芍12克，炙甘草6克，炒谷芽30克，炒麦芽30克。以上方为基本方，加减服用30多剂，症状不减。

路老按中医辨证为情志不舒，肝郁脾虚，痰瘀内阻所致。治用疏肝解郁，健脾益气，化痰通络。方取甘麦大枣汤和逍遥丸加减。

处方：沙参15克，素馨花[1]12克，焦栀子8克，牡丹皮12克，百合15克，小麦30克，大枣5枚，白芍药15克，青蒿15克，绿萼梅12克，娑罗子10克，当归12克，八月札12克，茵陈12克，醋香附10克，甘草6克。

药后胸闷、胃胀减轻，悲伤欲哭心情好转，仍久站腰酸，夜尿多，月经前乳房隐痛、双目酸痛。经色暗红有块，舌尖红、苔薄白腻，脉沉弦小滑。以上方佐入益肾之品，去栀子、茵陈、甘草，加桑寄生15克、枸杞子12克、生薏苡仁20克。药后诸症减轻，睡眠安定，情绪好转，月经也转正常。

（路志正《从脾胃论治失眠》）

【注释】（1）素馨花：中药名。具有行气止痛，调经，清热散结之功效。

【辨析】

本案脏躁，虚实夹杂，患者久劳耗伤气血，致脾虚，木不疏土，肝气郁结，久至痰瘀内阻，故在调养心神的同时要解决肝脾失调的矛盾。然前医虽然也辨为脾虚，却认为胆气不宁。用益气健脾、温胆宁心之法，服药30余剂，症状不减，其原因是没有解决痰瘀内阻、肝脾失调的矛盾，法不对症。路老用甘麦大枣汤健脾益气、调心神失养以治本；同时用逍遥散加减疏肝解郁、化痰散结通络以治标。如此两方合一，标本同治、虚实共调，故收捷效。

【体会】

脏躁分为实证和虚证两类，实证以气机郁滞为基本病变，治疗以疏肝理气解郁为主要治则。虚证以心神失养为主，兼见脾虚、血虚。治疗以养心安神，兼以健脾、补血等。多数病例属虚实夹杂，因此治疗当虚实同调、标本兼顾。本例肝郁脾虚为本；痰瘀内阻为标。前医只知健脾宁心，但痰瘀不化，肝脾失调难以解决，故治而无功。

病案四　百合病，误投瓜蒌薤白半夏汤

【病案】

李某，女。患者来诊时步履艰难，必以他人背负，自诉胸痛、胸闷、心悸、气短、头晕，乃按胸痹治之，投以瓜蒌薤白半夏汤之类，久治不效。

细审之，该患者每于发病时，除上述症状外，尚喜悲、欲哭、嗳气、善太息，便于前方合以百合、地黄、旋覆花、代赭石之类治之，药后其证渐消。

（中国中医研究院西苑医院编《赵锡武医疗经验》）

【辨析】

本案胸痛、胸闷，按"胸痹"投瓜蒌薤白半夏汤温心阳、化寒痰似乎不谬，可久治无效。其原因是：患者不仅有胸痹的"实证"，同时还有心悸、气短、头晕等心肺气虚证候，甚至虚弱至不能行走，每行必他人背负，可知心肺气虚之极，非单纯寒痰痹阻胸阳；又细审症情，该病呈发作性，患者每于发病时尚有喜悲、欲哭之肺气抑郁症和嗳气、善太息等气机上逆症，前医不察，单投瓜蒌薤白半夏汤，何能得效？

综观全案，显系虚实夹杂证候，虚为心肺气虚，实为气逆、痰郁交杂。以疾病名称而论，病非单纯胸痹，同时兼患百合病。故以百合补心肺气；旋覆花、代

赭石降逆气；半夏、瓜蒌，化痰浊、开胸痹；因气郁多化热，所以用地黄滋阴除热；又痰为阴邪，其性寒凝，故用薤白振胸阳，以利痰浊温化，药合证情，因而收功。

【体会】

《金匮要略》云："百合病者，百脉一宗，悉致其病也。"说明病在心肺，心主血脉，肺主一身之气，所以百合病又是一个全身性的疾病。至于临床表现"意欲食，复不能食，常默默，欲卧不能卧，欲行不能行，饮食或有美时，或有不欲闻食臭时，如寒无寒，如热无热……如有神灵者"，说明本病伴见精神神志症状。此外，或兼见"口苦，小便赤，诸药不能治，得药则剧吐利……其脉微数"等，故知有邪热存在。以其得之于伤寒热病后，故知为心肺气虚；以其有精神神志症状和邪热表现，故知为实。所以，本例百合病为虚实夹杂病。

第34章 血证（附病案21例）

　　凡血液不循常道，或上溢于口鼻诸窍，或下泄于前后二阴，或渗出于肌肤所形成的疾患，统称为血证。

　　血由水谷精气所化，在脉中运行不息，以充润营养周身。凡外感邪气、内伤饮食、七情化火、正气损伤等各种原因，导致脉络损伤或血液妄行时，就会形成血证。其共同的病理变化可归结为火热熏灼，迫血妄行；气虚不摄，血溢脉外两类。

　　血证包括的范围较广，有鼻衄、咳血、吐血、便血、尿血五类。此外尚有目衄、舌衄、齿衄、肌衄等。尽管见症明确，但病因病机不同也难免误诊误治。

❖ 鼻衄（附病案3例）

　　鼻衄初起多属实证、热证，但既衄之后阴血骤失，使阳气无所依附，导致气脱或阳脱，又转使阴血无以固摄，衄血不止。因此要重视本病虚实缓急辨误。

　　1. 一见出血便谓有火、有热，是血证辨证错误的常见原因。病案一鼻衄虚证误辨为实，愈治愈甚，易氏以大剂当归补血汤，重用鹿茸救误，如期而愈。

　　2. 体肥气盛，频服补药，积久火盛，迫血上行为衄。病案二明为火盛迫血上溢鼻衄，医反再用丹剂镇坠，犯实实之误，面赤，脉躁疾，神恍恍如痴。滑氏用桃仁承气汤救误，导下祛瘀，再以既济汤滋阴血、降肾火，调理而安。

　　3. 临证必须辨证，不可囿于素体强健，而强辨其属实，再投苦寒，犯虚虚之戒。病案三衄血，面白息微，再用苦寒，出血不止。后医以有形之血不能速生，无形之气所当急固。用黄芪二两，党参、炙甘草各五钱，熟附子三钱，煎浓汁频服之，衄遂止。

病案一 虚证误辨为实

【病案】

李妻，乙酉四月患头痛，每痛则头中隐隐有声，即有血从鼻中流出。神颓肌瘦，诸医咸[1]用活血驱风之药，愈治愈甚。延余诊视，适座中有一老医，谓其脑下陷，例在不治。余笑而不答。用大剂当归补血汤加鹿茸数钱，如期而愈。盖督脉从腰上头入鼻，又主衄血，故重用鹿茸以治督脉，不似他方泛泛者也。

（易巨荪《广州近代老中医医案医话选编》）

【注释】（1）咸：全，都，如"少长咸集"。

【辨析】

本例患者鼻衄，伴有头痛、头中隐隐有声、神颓肌瘦一派虚象，前诸医皆从头痛论治，采用活血祛风之药，多辛燥香散之性，已犯"虚虚"之戒，故愈治愈甚，并谓不治。易氏医法严谨，立足审证，明辨出患者病证属虚，虽见出血，用鹿茸有情之品，填补脑髓，温补督脉，总督一身之阳，同时采用大剂当归补血汤，血虚用补，故鼻血如期止而病愈。

【体会】

一见出血便谓有火、有热，是血证辨证错误的常见原因。《轩岐救正论·诸血门》说："若以为属火属热，一概混用凉剂涩剂，在治实火实热则可，而属虚火虚热与无火无热之症，未有不败胃伤脾，绝生化之源，而逮人于死者，可胜道哉。"故血证虚实之别，尤当详辨。

病案二 衄血、面赤、脉躁数疾误用丹剂

【病案】

滑伯仁治一妇，体肥而气盛，自以无子，尝多服暖宫药，积久火盛，迫血上行为衄，衄必数升余，面赤，脉躁疾，神恍恍如痴。医者犹以上盛下虚，丹剂镇坠之。伯仁曰："经云'上者下之'，今气血俱盛，溢而上行，法当下导，奈何实实耶。"即与桃仁承气汤三四下，积瘀去，继服既济汤[1]，20剂而愈。

（清·俞震《古今医案按》）

【注释】（1）既济汤：对大病后阴阳不相维系，阳欲上脱，或喘逆，或自汗，或目睛上窜，或心中摇摇如悬旌；或小便不禁，或大便滑泻有治疗效果。组成包括大熟地黄一两，山萸肉（去净核）一两，生山药六钱，生龙骨（捣细）六钱，

生牡蛎（捣细）六钱，茯苓三钱，生杭芍三钱，乌附子一钱。具有滋阴血，降肾火之功效。

【辨析】

体肥气盛，频服补药，积久火盛，迫血上行为衄。面赤，脉躁疾，明为火盛迫血上溢，医反再用丹剂镇坠，犯实实之误，故无效。滑氏改用桃仁承气汤下之，导下祛瘀，再以既济汤滋阴血、降肾火，调理而安。

【体会】

此案之误，有两个方面，一是病家之误，本体实而肥，因久不能孕，自多服暖宫药，积久火盛迫血上溢，此病家自行服药致误；两是医家之误，医者未能从色脉综合症状分析，误为上盛下虚，用丹剂镇之，犯实实之戒。

滑伯仁综合色、脉，断为血气俱实，溢而上行，识证精当，以仲景桃仁承气汤导血下行，药证相符，故20剂而愈。

病案三　衄血，过用苦寒

【病案】

西塘伍姓，年二十余，体壮力强，初夏鼻衄如涌，势殊危笃。数日来芩、连、知、柏鲜不备尝。余诊时见其面白息微，脉形虚弱，身冷如冰，鼻中犹涓涓不绝。余以为此气虚不能摄血，定非火证。若不急进温补，恐去生不远，正古人所谓有形之血不能速生，无形之气所当急固者也。用黄芪二两，党参、炙草各五钱，熟附三钱，煎浓汁频服之，衄遂止，继以四君子加归、芍，服数剂而安。

（秦之济《清代名医医话精华》）

【辨析】

此例鼻衄病发初夏，且患者年轻，体壮力强，血出如涌，病属实证似乎无误。然连日苦寒过用，证必转虚，鼻衄不止，血脱难逃。再次就诊时，已是面白息微、脉弱身冷，一派虚象，此时并非火热实证，而是气随血脱，急当益气固脱。医不识此，竟仍以苦寒凉血止血，冀望一效，焉知事与愿违。

【体会】

张景岳说："血脱益气，但使气不尽脱，则命犹可保，血渐可生……此乃血脱益气，阳去阴长之大法也。"医者不可囿于素体强健，而强辨其属实，再投苦寒，犯虚虚之戒。

❖ 咳血（附病案4例）

血至肺中经气道咳嗽而出，即为咳血。临床须与吐血、肺痈、口腔及鼻咽部出血相区别。

咳血多见火旺迫血妄行，辨证时常从火立论，但气虚血无所主，也可从肺络溢出而咳血；湿热与阴虚火旺均可咳血，两者临床表现均为午后潮热，亦容易混淆。治当四诊合参，但临床失误仍难避免。本节选救误各案从本施治，方证合拍，均取得良好效果。

1. 肺痈初起可见风热袭于肺卫的证候，咳血有时也可见咳血脓臭，两者容易误诊。病案一咳嗽复吐红痰而臭，医诊为阴虚，投四物、六味之类不效，又以肺痈治之亦无功。据"土生金、臭痰属脾"之理，用六君子汤加味治之，竟获痊效。

2. 咳血多因外邪伤肺、肝火犯肺、虚火灼肺引起，多为火旺迫血上逆，辨证时常常从火立论，投寒凉之剂。但若过用寒凉，反会适得其反。病案二咳血误为火，过服寒凉，损伤脾阳，咳血加重。潘氏遵仲景说："元气伤当进甘药"旨意，用加芪参麦饮化裁，咳血自止，再用归脾汤调养获愈。

3. 肺与皮毛相合，寒束于外，肺失宣降，肺气上逆，虚火上攻，致咳嗽咳血。故其脉六部俱紧、重按无力，乃是虚人外感。治当解表，以平肺逆。病案三虚人外感咳血误为阴虚，日与养阴，其症不减。谢氏取东垣麻黄人参芍药汤救误，用扶正祛邪。两相兼顾应手而愈，足堪师法。

4. 咳血以由火热熏灼肺络引起者为多，治宜清热、凉血、滋阴、宁络止血，宜静不宜动。病案四素有痰火而咳血，医误以收涩留邪，火灸助热，其病愈加，口鼻喷血，势如泉涌。孙氏巧思，釜底抽薪，清热凉血，血止咳缓；再以泻肝清热通便，热去而安。

病案一　咳血误为肺痈

【病案】

姚氏二四，旧冬起咳嗽，延至二月，复吐红痰而臭，脉来细数异常，自汗。屡次更医，皆谓阴虚，投四物、六味之类；后一医以为肺痈，令往专科诊治。病家有亲，知予能治难病，相邀诊治。观其脉症，若为阴虚必燥，焉得有汗？内痛胁上必痛，脉必洪大，今皆无有。以予观之，属肺受外邪，此脏最娇，久嗽必伤其膜，红痰因此而出，更土生金，子夺母气，臭痰属脾虚，试观世间腥秽浊物，土掩一宿，其气立解。治法必须从标及本，先用疏散肺邪。

杏仁、薄荷、防风、橘红、桔梗、桑皮、连翘、甘草。

两服咳嗽大减，改用培土生金法，稍佐利肺，六君子加苡仁、扁豆、山药、杏仁、前胡。四服痰少而腥气无矣。嗽痉愈。原方去后五品，加麦冬、归、地，调补复元。

（清·黄凯均《友渔斋医话》）

【辨析】

肺痈初起可见风热袭于肺卫的证候，咳血有时也可见咳血脓臭，两者容易误诊。但肺痈多由风温转变而来，常脓血相兼，气味腥臭，多伴有壮热、烦渴、胸痛、舌质红、苔黄腻、脉滑数等热毒炽盛证候；咳血是一种症状，出现在多种病的某阶段。现代医学相关检查可以鉴别。

本例咳嗽复吐红痰而臭，医诊为阴虚，投四物、六味之类不效，又以肺痈治之亦无功。据"土生金、臭痰属脾"之理，用六君子汤加味治之，竟获痉效。

【体会】

肺为娇脏，易受邪侵，久咳伤其血脉，而见血痰，本案证属子盗母气，土不生金。屡次误诊主要是辨证不详，脉虽细数，症似阴虚，但无五心烦热、颧红、盗汗；虽见红痰而臭，症似肺痈，却无寒热胸痛，以此为别。另外，臭痰属脾虚一说颇为新颖。"腥秽浊物，土掩一宿，其气立解"，原本易解，但能联系到臭痰属脾虚，健脾则可去其臭，则少见经传。可是经用六君子汤加味，果然痰少而腥气消失，可见其言之不谬。

病案二 咳血误为火，过服寒凉

【病案】

羊城宋君勉之，知医，素喜清凉，涉稍温补不敢服。久患咳血，所服药饵，无非清降，以致年余反复不已，近取犀角地黄汤，纳谷渐减。因邀余相参，诊右脉空大无神。余曰：《金匮》云男子脉大为劳[1]，谓阳气虚，未能收敛也。即据君述症，咳频则汗泄，显是气失统摄，络血上泛之征。倘依然见血投凉，见嗽治肺，胃口从兹败坏矣。愚见主急固脏真，正合仲景先师元气伤当进甘药[2]例，能守此法，胃土自安，肺金目守，吐血痰咳亦自止。方拟黄芪四钱，人参、麦冬、白芍各一钱，五味、炙草各七分，杞子、南枣肉各二钱，勉之见信，朝反回帖，血止，胃渐进。此后从余言，自用归脾汤加减，调养而获愈。

（清·潘名熊《评琴书屋医略》）

【注释】（1）脉大为劳：夫男子平人，脉大为劳，极虚亦为劳。这个大，是大而无力的虚大！（2）元气伤当进甘药：甘味之药，是补剂。《灵枢·九针》：形苦志苦，病生于咽喝，治之以甘药，因此元气伤当用补剂，即是指此而言。

【辨析】

咳血多因外邪伤肺、肝火犯肺、虚火灼肺引起，多见火旺迫血上逆，辨证时常常从火立论，投寒凉之剂。但若过用寒凉，反会适得其反。本例咳血患者，自恃知医，误以咳血为火，过服寒凉，损伤脾阳，咳血加重。潘氏遵仲景说：元气伤当进甘药旨意，用加芪参麦饮化裁，咳血自止，再用归脾汤调养获愈。

【体会】

病家自行服药，最易致偏。固然，血遇热而行，故止血多用凉药。然亦有中寒气虚，阴阳不相守，血乃妄行者。《经》所谓"阳虚阴必凑之"是也。因此一定要详细辨别，不可贸然服药。本例咳血，自以为火热，久服清凉不效，反而损伤脾胃。所幸后医明察，从其久服清降不愈，兼右脉空大无神而辨为阳气不足，元气大伤。治用甘药，其参、芪甘温，麦冬甘凉，合之则性平，但以甘味补中益元，使胃土自安，肺金得守，诸症得愈。

病案三 虚人外感误为阴虚

【病案】

李先生，苦诵读，馆僧寺，冬月衣被单薄，就炉向火，而严寒外束，虚热内蕴，渐致咳嗽咳血。医者见其神形不足，谬称劳损，日与养阴之药，遂至胸紧减食，卧床不起。余诊其脉，六部俱紧，重按无力，略有弦意，并无数大之象，密室中揭帐诊脉，犹云恶风，被褥垫盖，尚背心寒凛。按脉据症，明是风寒两伤营卫之病，若不疏泄腠理，则肺气愈郁，邪无出路，法当夺其汗，则血可止。经曰：夺血者无汗，夺汗者无血[1]。奈体质孱弱，加以劳心过度，不敢峻行麻黄。然肺气久闭，营分之邪，非麻黄何以驱逐。考古治虚外感法，莫出东垣范围。因思麻黄人参芍药汤原治虚人吐血、内蕴虚热、外感寒邪之方。按方与服，一剂微汗血止，再剂神爽思食，改进异功合生脉调治而安。亦仿古治血证以胃药收功之意也，然余窃为偶中。厥后曾经数人恶寒脉紧咳嗽痰血者，悉遵此法，皆获全效。可见古人制方之妙，医者平时不可不详考也。

麻黄人参芍药汤：麻黄、芍药、黄芪、当归、甘草、人参、麦冬、五味子、桂枝。

（谢映庐《谢映庐医案》）

【注释】（1）夺血者无汗，夺汗者无血：这句话出自《素问·营卫生会篇》。《灵枢·决气篇》也说："营气者，泌其津液，注之于脉，化以为血。"汗与血存在的形式不同，其化生过程亦不相同，但都化源于津液，血汗同源，故有此说。

【辨析】

患者咳嗽咳血，医者不辨缘由，见其神形不足，误诊为阴虚劳损。投以养阴之药，咳血加重，卧床不起。细审病史，乃因患者清贫，向火御寒，刻苦诵读，劳心过度，虚热内蕴，又伤于寒。谢氏以麻黄人参芍药汤意化裁得效，再以补土生金法调理而安。

【体会】

肺与皮毛相合，寒束于外，肺失宣降，肺气上逆，虚火上攻，致咳嗽咳血。故其脉六部俱紧、重按无力，乃是虚人外感。治当解表，以平肺逆，然《伤寒论》有"亡血家不可发汗"之训，谢氏师古不泥，巧于化裁，取东垣麻黄人参芍药汤，外以麻、桂解表，内以麦、味、芍药滋阴清虚热，又佐以参、芪者，用之以扶正祛邪。两相兼顾应手而愈，足堪师法。

病案四　素有痰火而咳血，误以收涩留邪，火灸助热

【病案】

汪希明，竹山丈长君也，年弱冠，性急躁，素有痰火，旧曾吐血，张医用收涩之剂太早，以致痰与瘀血留滞经络，酿成病根，恬(1)不知觉，且为灸肺俞、膏肓，撼动前痰，止涩无功，滋阴作壅，咳不能睡，又误作风邪而投发散风剂，不思火盛得风，其势愈炽，血从口鼻喷出。势如泉涌，延予为治。六部洪数身热而烦，又时当三伏，内外之火夹攻，纵体质刚劲，岂能堪此销铄(2)哉？予思非釜底抽薪之法难夺其上涌之势，乃以三制大黄三钱，石膏五钱，黄连、茜根、滑石各二钱，丹皮一钱，急煎饮之。大便微行二次，血来少缓，即用石膏、滑石、冬青子各三钱，旱莲草、茜根各二钱，黄连、山栀子、贝母各一钱，甘草五分，茅草

根五钱，煎服，血乃全止。三日后大便结燥，火又上递，咳嗽连声，左关脉弦劲，右关洪滑，与当归龙荟丸下之，而咳始缓。改以瓜蒌仁、茜根各一钱五分，贝母、旱莲草、麦冬、知母各一钱，白芍药二钱，黄连、黄芩各七分，青皮、甘草各三分，仍加茅根，后每遇大便燥结，即进龙荟丸，遇此调理三月大定，半剂全瘥。书云：病有六不灸……火盛者不灸。此由误灸，几于不保，特识之以为误灸者鉴。

（明·孙一奎《赤水玄珠》）

【注释】（1）恬：安静，安然，坦然之意。（2）销铄：熔化消解：虽有金石之坚，犹将销铄而挺解。

【辨析】

咳血以由火热熏灼肺络引起者为多，治宜清热、凉血、滋阴、宁络止血，宜静不宜动。本例素有痰火而咳血，医误收涩留邪，火灸助热，发散伤阴，其病愈加，口鼻喷血，势如泉涌。孙氏巧思，釜底抽薪，清热凉血，血止咳缓；再以泻肝清热通便，热去而安。

【体会】

本病例素体痰火内蕴而发咳血，前医三误之后，不仅病根不除，阴分受伤，而且痰火愈盛，邪势愈炽，加之发病在盛夏酷暑，内外之火夹攻而致咳血暴迫，势如涌泉；幸遇孙氏慧眼识证，以釜底抽薪清热凉血治之，腑气通则肺气降，气降则火降而血止。见效之后，又服当归龙荟丸以泻肝清热通便，使热邪有下趋之路。辨证对路，投药合拍，值得后学效法。

❖ 吐血（附病案4例）

吐血的特点是：血随呕吐而出，发病急骤，常夹食物残渣等胃内容物，血色多为咖啡色，大便色黑如漆或暗红色。临床当辨虚实，别寒热，四诊合参，避免失误。

本节选四则救误验案，从正反两面给我们提供了值得学习的典范。

1.脾胃素虚时发呕吐，又因劳损心脾，气不摄血以致血不循经外溢，而见吐血。此因虚而致病，又因虚而加重。若不辨其虚，不察脉情，治必失误。病案一前医不察其虚，以苦寒之剂投之，吐血愈甚，困惫垂危。张氏以温补益气之剂救误，转危为安。

2. 阴虚阳浮，肺金之气不能归纳丹田，壮火之势游行于清道，肺脏受伤，引起咳喘。滋阴导火归源是自然之理。若不明此理，施治易误。如病案二吐血后，阴虚阳浮咳喘，误为血热气逆，虚实不辨，妄投苦寒，病势转剧。后医先健脾滋阴，再导火归原，遂获全功。

3. 暑乃火热之气，其性酷烈，传变迅速，且易内迫血分，若遇胃热壅遏，内外之热相煎，迫血上涌而呕血，其势甚危。不察即误。如案例三盛暑吐血，胸痛、体热、头眩，脉洪滑，服药反误。滑氏明察，以先后分治救误，治疗获效。

4. 气逆火动，有升无降，迫血上溢之吐血，当降气止血，否则血必不止。病案四气逆吐血（上消化道出血），反而见血止血，多次应用各种方法，甚至切除脾脏，输血 8000 毫升，吐血仍不止。吴老医师用补阴折阳、降气止血之法，1 剂知，再服 2 剂，血止转安，甚为神奇。

病案一　阳虚吐血，误为血热

【病案】

倪孝廉者，年逾四旬，素以灯窗思虑之劳，伤及脾胃，时有呕吐之症，过劳即发，余常以理阴煎、温胃饮之属，随饮即愈。一次于暑末时，因连日交际，致劳心脾，遂上为吐血，下为泄血，俱大如手片，或紫或红，其多可畏，急以延治，而余适他往，复延一时名者，云："此因劳而火起心脾，兼之暑令正旺，正二火相济，所以致此"。乃以犀角、地黄、童便、知母之属。药及两剂，其吐愈甚，脉益紧数，困惫垂危。彼医云："此其脉证俱逆，原无生理，不可为也。"其子惶惧，复至恳余，因往视之，则形势俱剧，乃用人参、熟地、干姜、甘草四味大剂予之。初服毫不为动。次服觉呕恶稍止，而脉中微有生意。乃复加附子、炮姜各二钱，人参、熟地各一两，白术四钱，炙甘草一钱，茯苓二钱。黄昏与服，竟得大睡，直至四鼓，复进之，而呕止，血亦止。遂大加温补，调理旬日而复健如故。

余初用此药，适一同道者在，见之惊骇，莫测其妙，及其既愈，乃始心服，曰："向始如无公在，必为童便、犀角、黄连、知母之所毙，人莫能及也。"嗟呼！夫童便最能动呕，犀角、知、连，最能败脾，当时二火，而证非二火，此人此证，以劳倦伤脾，而脾胃阳虚，气有不摄，所以动血，再用寒凉，脾必败而死矣。此后有史姓等数人，皆同此证，余悉用六味回阳饮治之。此实至理，而人以为异，故并记焉。

（明·张景岳《景岳全书》）

【辨析】

此案为脾胃素虚时发呕吐，又因劳损心脾，气不摄血以致血不循经外溢，而见吐血。此因虚而致病，又因虚而加重。前医不辨虚实，不察脉情，以犀角、知母苦寒之剂投之，重伤脾胃，是以血愈不归经，吐血愈甚，困惫垂危。张氏以温补益气之剂救误，用附子理中进出，使中焦健运，统摄有权，血有所附，不再离经妄行，出血自止，转危为安。真不愧为一代名医。

【体会】

血证之因，以火盛迫血离经妄行最为多见，次为气虚气逆，再次为血瘀留积，辨治当分虚实。实证者，气火亢盛、血热妄行；虚证者，为气虚不摄血，或阴伤虚火妄动，灼伤血络。然虚实之分亦可以是同一血证患者病情发展过程中的不同阶段。病初往往火盛气逆，迫血妄行。而反复出血之后，则阴血不足，虚火内生。若大量出血之后，血去必气伤，故气虚阳亦衰。

阴虚与气逆既是血证的病理因素，又是出血的后果，成为恶性循环。

病案二 吐血后阴虚阳浮咳喘，误为血热气逆

【病案】

柯霭宁患吐血后，咳嗽连声，气喘吐沫，日晡潮热。服四物、知母、黄柏、苏子、贝母、百部、丹皮之属，病势转剧，乞众治之。六脉芤软，两尺浮数，知为阴枯髓竭，阳孤气浮，肺金之气不能归纳丹田，壮火之势得以游行清道，所以娇脏受伤，喘嗽乃发。理应用六味丸加五味、沉香，导火归源，但因脾气不实，乃先以人参、白术、黄芪、山萸、山药各钱半，石斛、丹皮、茯苓各一钱，五味子二十一粒，肉桂五分。服数十剂，大便始实，改用前方，调养月余，咳嗽亦愈。

（秦之济《清代名医医话精华》）

【辨析】

吐血后咳嗽连声，气喘吐沫，日晡潮热，实为阴虚阳浮咳喘，误为血热气逆，妄投苦寒，病势转剧。后医先健脾滋阴、再导火归原，遂获全功。

【体会】

血热气逆吐血，当表现为面赤耳红、舌红、脉洪大，吐血势暴而量多，一派上炎之势；而本病例患者吐血后，却见咳嗽气喘、潮热、六脉芤软、两尺浮数，可见其咳喘并非血热气逆，乃是出血之后，阴枯血竭，肾虚不能纳气所致。阴枯

髓竭，阳孤气浮，肺金之气不能归纳丹田，壮火之势游行于清道，肺脏受伤，引起咳喘。滋阴导火归源是自然之理。可惜前医未能四诊合参，虚实不辨，投以四物、知、柏等，以致病势转剧。后医明察，先健脾滋阴，再导火归源，调理月余，咳喘痊愈。

病案三　盛暑吐血，误投茯苓补心汤

【病案】

滑伯仁治一人，盛暑出门，途中吐血数口，亟[1]还则吐甚。胸拒痛、体热头眩，病且殆[2]，或以为劳心焦思所致，与茯苓补心汤。仁至，诊其脉洪而滑，曰：是大醉饱，胃血壅遏，为暑迫血上行。先与犀角地黄汤，继以桃仁承气汤去瘀血宿积，后治暑即安。

（清·俞震《古今医案按》）

【注释】(1) 亟：急切、迫切之意。(2) 殆：①危，知足不辱，知止不殆（懂得满足不贪心就不会受辱，懂得适可而止就不会遭到危险）；②大概，几乎，伤亡殆尽。

【辨析】

暑乃火热之气，其性酷烈，传变迅速，还易内迫血分。本例患者大醉饱食，胃血壅遏，胃热已甚，复受暑热蒸迫，内外之热相煎，迫血上涌而呕血。并且出现胸痛、体热、头眩等症状。然前医未能综合病因、时令考虑，反认为是操劳烦心费神引起的呕血，故而致误。滑氏先以凉血以止血，次以活血以去瘀积，终用清暑以宁血，治疗获效。全案层次井然，足资后人学习。

【体会】

本案早期犀角地黄汤之施，就是从"入血犹恐耗血动血，直须凉血散血"的角度，通过清热解毒，凉血散瘀，以治暑邪深入营血的。因此，案中所云："后治暑即安"，其"后治暑"当指治暑之余邪未清或治暑之伤气耗津等症，不是血止瘀去之后，才着手治暑的意思。

病案四　气逆火动误以见血止血（上消化道出血）

【病案】

赵某，男，44岁，军人。自1944年发现脾大，西医疑诊为黑热病及斑替氏病，多次注射锑剂无效。1949年曾因食道下端静脉曲张，大量吐血住院。1951年在南京切除脾脏，发现有结节性肝硬变，肝功能正常，仍可从事轻体力工作。1958年因劳累过度，胃中发热，冲气上逆，呕血甚多，色紫成块，喜冷恶热，再度住院。1961年3月9日晚9时骑车外出归来，自觉胃中灼热，脘胁作胀，头晕无力，突然晕厥，吐血很多，住院急救。相继两日夜大量出血，先后给予八种中西止血药物、输血8000多毫升，吐血仍未止，病情危急，打电报问方。吴老医师思考病情，吐血由劳而得，乃阴阳虚，气逆火动，有升无降，迫血上溢所致，应补阴抑阳，降气止血。

方药：茜草炭15克，血余炭30克，苏子9克，降香9克。水煎服。

得方后，急煎100毫升，徐徐灌服。进至1/3时，自觉气渐下行，脘胀大减，服完一剂后吐血减少，大便下血少许，继服两剂，血止转安。

1961年12月11日，患者来济南探望，自诉病后视物昏花，气短无力，右胁灼痛，夜眠不安，肝功正常，饮食甚佳，二便通畅，可轻度劳动。吴老医师予以养肝肾，以资巩固。

（吴少怀《吴少怀医案》）

【辨析】

患者反复多次吐血，每次吐血前均出现胃中发热，热气上冲，故属气逆火动，有升无降，迫血上溢之吐血（上消化道出血）；而医反见血止血，反复住院手术，应用各种方法，吐血仍不止。吴老医师用补阴折阳、降气止血，一剂知，再服两剂，血止转安。

【体会】

清代医家唐容川说："血之归宿，在于血海；冲为血海，其脉隶于阳明，未有冲气不逆上而血逆上者也。"本例病人，患肝硬化门静脉高压症，吐血因劳而得，气逆大动，有升无降，迫血上溢。气有余便是火，气降则血降、气降则火息。其血久不能止者，是冲气不降的缘故，所以方中选用苏子、降香，性温能降冲、安胃；茜草炭凉血、止血、活血化瘀，不伤脾胃；血余炭止血消瘀"补阴甚捷"（《本草衍义补遗》），四味药合用达到了降冲安胃、补阴抑阳、降气止血的目的，既不伤脾胃，又无留瘀血之弊。

本案理明而法精、药专而方简，效捷而稳妥，显为西药手术、输血简单、经济、效果好，谁说中医药不能治大病、重病、急症，请细研之。

❖ 便血（附病案 4 例）

凡大便下血，无论便前便后，均可诊为便血。治疗必须根据虚实主次，攻补兼施。若专执补气养血止血，而忽视出血的虚实寒热，不配合清热、化湿、理气、活血等法，去其实邪，则出血病因不治而出血反复难愈；纯用祛邪攻伐，又可损伤脾胃，使气血生化无源。

1. 便血一般因胃中积热、湿热中阻、气滞血瘀、脾不统血引起。便血日久，病人会呈现一派虚弱之征，当参合脉症认真辨证，不可统以血热辨治，否则可致失误。如病案一便血色黑，面色萎黄，舌淡苔白，显为中焦虚弱，却误为热入血分，投犀角地黄汤，变证蜂起，改用归脾汤加减，诸证转安；病案二脾胃寒湿便血，误为血热，投以寒凉，犹抱薪救火。罗氏用平胃地榆汤加灸中脘、足三里，壮脾温胃，诸症得愈。

2. 忽视便血的虚实寒热，见血止血，不辨出血病因施治，便血反复难愈。如病案三本因脾胃虚寒，便后气无所附而血脱，医仅用常法见血止血，又用白头翁汤清热利湿，法不对证，反致便血加重，蒲氏明察，治以温养脾胃，二剂即效，再续以滋阴益气补血，五剂而愈；病案四下焦湿热（出血性小肠炎），本当清热利湿，反用健脾止泻补之，触犯"实实"之戒，致使便血不止，反生他疾；后医用白头翁汤去秦皮，清热利湿，行气导滞止血，并巧用大黄，获速效。

病案一　中焦虚弱，误为热入血分

【病案】

逢某，男，24 岁，农民。1980 年 7 月以腹痛，大便下血 4～5 日为主诉前来就医。诊见形体瘦弱，面色萎黄，双下肢内侧见有密集片状瘀斑，脘腹疼痛，大便下血（先便后血或血便混杂），量多如柏油样，水食不得入，入则腹痛难忍，随即大便下血，口渴喜热饮食，舌淡，苔薄白，脉弦细缓而无力。1 周前，某医以热入血分、迫血妄行之证，投以犀角地黄汤 1 剂。服药后全身不适，呼吸急迫，腹痛加剧，四肢不温，前额角出现鸭卵大小包块，疼痛质软，按之有波动感，四肢瘀斑增加，连点成片，四肢暴露部位遇冷风则瘀斑加重，全身不能自支，胸透两肋膈角变钝，此病不退反进，病情危笃，求余诊治。经脉症合参，认为此非热入血分之证，乃中焦虚弱，脾失统摄之属。此证非但不能凉血，反应以益气健脾温中，佐以止血。选用归脾汤加减，是为正治……水煎服2剂后，腹痛下血明显减轻，皮肤瘀斑明显减少，呼吸平稳，四肢复温，胸透肋膈角正常。守方继服10剂，腹痛下血消失，饮食正常，全身无不适，为巩固疗效，嘱服人参归脾丸早晚服用，随访至今，未见复发。

（李艳玲《归脾汤加减治误救逆一得》）

【辨析】

本例患者便血量多色黑，肌肤瘀斑，但其形体瘦弱，面色萎黄，口渴喜热饮食，舌淡，苔薄白，脉细缓无力，一派中焦虚寒之象；另外肌肤暴露部位遇冷风吹袭则瘀斑加重，说明该患者形体素虚，全非有热之征。似此，本不应辨误。

然前医一见下血色黑、肌肤瘀斑，便全然不顾有无舌绛，脉象是否细数，盲目舍脉从证，投以犀角地黄汤，凉血止血。以致呼吸急迫，腹痛加剧，四肢不温……病情危笃。后医脉症合参，辨为中焦虚寒，脾不统血，投以益气温中健脾，佐以止血之剂，投药即效，调理数日而安。

【体会】

注意观察便血的颜色及性状，是辨识便血证候特点的重要方面。《证治汇补·便血》说："纯下清血者，风也；色如烟尘者，湿也；色黯者，寒也；鲜红者，热也；糟粕相混者，食积也。"但也要结合脉症，四诊合参以辨之。本例见下血而误以为热，错投寒凉止血，酿成危证，教训深刻。

病案二　脾胃寒冷误为血热

【病案】

罗谦甫治真定总管史侯男，年四十余。肢体本瘦弱，于至元辛巳，因秋收租，佃人致酒味酸，不欲饮，勉饮数杯，少时腹痛，次传泄泻无度，日十余行。越旬，便后见血红紫，肠鸣腹痛。医曰：诸见血者为热，用芍药柏皮丸治之。不愈，仍不欲食，食则呕酸，形体愈瘦。面色青黄不泽，心下痞，恶冷物，口干，时有烦躁，不得安卧。罗诊之，脉弦细而微迟，手足稍冷。《内经》曰："结阴[1]者便血一升，再结二升，三结三升。"又云："邪在五脏则阴脉不和，则血留之。结阴之病，以阴气内结，不得外行，血无所禀，渗入肠间，故便血也。"

以：苍术、升麻、熟附子各一钱，地榆七分，陈皮、厚朴、白术、干姜、白茯苓、干葛各五分，甘草、益智仁、人参、当归、神曲、炒白芍药各三分。上十六味作一服，加姜、枣煎，温服取食前。名曰平胃地榆汤，此药温中散寒，除湿和胃。数服病减大半，仍灸中脘三七壮。乃胃募穴，引胃上升滋荣百脉。次灸气海百余壮，生发元气。灸则强食羊肉。又以还少丹[2]服之，则喜饮食，添肌肉。至春再灸三里二七壮，壮脾温胃，生发原气，此穴乃胃之合穴也。改服芳香之剂良愈。

（清·俞震《古今医案按》）

【注释】①结阴：语出《素问·阴阳别论》。指邪气结于阴经。肝属厥阴而主藏血，脾属太阴而主统血，邪结阴经，不得阳气的统摄运行，久必伤及阴络而血从内溢，故结阴可出现便血。②还少丹：还少丹是一种肾阴肾阳双补的中成药。药物组成包括山药、牛膝、茯苓、山茱萸、杜仲、楮实子、巴戟天、五味子、枸杞子、熟地黄、肉苁蓉、远志、石菖蒲、小茴香、大枣15味中药。

【辨析】

患者素体单薄，肢体瘦弱，稍饮不适即泄泻无度，而后便血，且面色青黄、肠鸣、腹痛、恶冷物、脉微迟，脾胃寒湿诊断已可明确。医失细察，误为血热，投以寒凉，犹抱薪救火，使病情恶化。罗氏用平胃地榆汤加灸中脘、足三里，壮脾温胃，诸症得愈。

【体会】

平胃散加味，温中散寒，除湿和胃；加灸中脘、气海等穴，温壮脾胃，生发原气，不用止血而便血自止。此治愈出自然，理法可推，可学可传。只要遵循中医理念，详审病情，精心辨析，即可获得成功。同时提示，临证不可凭印象，见血为热，稍有差错，则险象立至。

病案三　脾胃虚寒误以清热利湿，气无所附而血脱

【病案】

苗某，女，58岁，患者大便后流鲜血，或无大便亦流鲜血。每次流血量1～2茶碗之多，每日2～3次，已20余日。曾用止血药对症处理不效，又用白头翁汤加减亦未效。刻下：两少腹有隐痛，自觉头晕心慌，气短自汗，睑肿，饮食尚可，素有失眠及关节疼痛，月经已停止两年。脉沉数，舌微淡无苔，《内经》谓："结阴者，便血一升，再结二升，三结三升。"以阴气内结，不得外行，血无所察，渗入肠间，今去血过多，治以温养脾胃，方用《金匮要略》黄土汤加味。

处方：熟地30克，甘草18克，黑附子9克，黄芩6克，阿胶15克，侧柏叶（炒）9克，黄土90克。用开水泡黄土，澄清取水煎药，服2剂。

复诊时，服上方已有好转，昨日大便3次，只有1次流血，今日又便后流血1次，仍有心跳气短，已无头晕及自汗出，饮食尚好，眠佳，舌无苔，脉仍沉数，原方再服3剂。

三诊便血已很少，心跳气短亦减，舌薄苔微黄，脉如前。此证血虽渐止，但日久伤血，中气亦伤，仍宜益气滋阴补血以资善后。

处方：生黄芪15克，当归6克，干地黄12克，东阿胶9克，甘草6克，生地黄榆6克，侧柏叶（炒）6克，枯黄芩4.5克，炒槐花6克，地骨皮6克。5剂。

3个月后随访，未再便血，心跳气短亦较前为佳。

（中国中医研究院《蒲辅周医案》）

【辨析】

本例先便后血，出血量多而频，前医只知见血止血，并在毫无热象的情况下，投以清热利湿之白头翁汤加减，结果不仅无效，且因误治病情加重，便血已20余日。终使血脱而气无所附，导致头晕心跳、气短、自汗、闭经、舌淡无苔等一派脾阳虚衰、阴血大亏之候。蒲老用黄土汤温阳健脾，养血止血获效，再以益气滋阴补血以善后。

【体会】

本案方中黄土性温入脾，有温中涩肠止血的作用，配以附子、白术温阳健脾以摄血，地黄、阿胶滋阴养血以止血；甘草甘缓以和中；黄芩作为反佐，以防温燥动血之弊，并加入侧柏叶加强止血作用，2剂血止。再续以滋阴益气补血，5剂而愈。蒲老用心周匝，不愧为医之大家。

病案四 下焦湿热误以健脾（出血性小肠炎）

【病案】

张某，男，20岁，社员。于1975年2月23日入院。患者近5年来泛酸，心口痛间断发作。于入院前50天患感冒，自觉心里发热，吃凉白菜后，觉胃部钝痛，饭后重，伴胀闷。四天后，全腹串痛阵发性加重，饮食减退，以后发生腹泻，一日2～5次，棕色黏液便，呕吐，不能进食，逐渐消瘦。先后用中药止血清热、健脾止泻等法治之，并给输液、输血、氯霉素、氢化可的松及止血敏等治疗无效，3天来又增加发热。

检查：体温38℃，脉搏120次/分，血压120/80毫米汞柱。腹平软，肝剑突下2厘米，可触及，质软，有触痛。上腹及脐左有压痛，无反跳痛。

化验：白细胞计数16000/毫升，分类：中性粒细胞84%，淋巴细胞11%。血红蛋白13g，血细胞沉降率5毫米/小时。

粪便检查：褐色黏液便，有大量脓细胞和红细胞，阿米巴（﹣），培养未见细菌。

诊断：出血性小肠炎。

患者自入院至3月10日已半个月，便鲜血，腹痛下坠，恶心呕吐，不能进食，病情不见好转，多次查大便找阿米巴未见，曾用痢特灵、土霉素、磺胺、激素、输液、输血和止血药及对症处理均未见效，改服中药治疗。

初诊（3月11日）：便血，腹痛为持续性阵发性加剧，痞满，小便黄赤。舌质红，苔黄略腻，脉细数。此系下焦湿热蕴结实证。治宜清利湿热，导滞止血。

处方：白头翁一两，陈棕炭一两，杭芍一两，木香五钱，当归五钱，黄芩三钱，黄柏四钱，槟榔七钱，滑石四钱，地榆一两，甘草一钱五分。水煎服。

上方服1剂后，腹痛下坠明显减轻。继服原方，每日1剂。

经服上方后，便血减轻，有时柏油便，下腹部轻微疼痛，能进流食，病情有好转。又拟原方加大黄一钱（后递增至三钱），厚朴五钱，槐花三钱，草蔻四钱，继服，每日1剂。并用金霉素盐水灌肠，每日1次。

效果：上方服至4月14日，病情大为好转，大便变黄，饮食增加，能下床自由活动。乙状结肠镜检查：肠黏膜仍有充血水肿溃疡（进入15～20厘米）。4月17日取肠黏膜组织送检，病理报告：结肠黏膜组织，未见肿瘤。大便常规及潜血均正常。体重增加，痊愈出院。

（河南新医大学《中医医案八十例》）

【辨析】

便血腹痛，痞满，小便黄赤，舌质红，苔黄略腻，脉细数，显为下焦湿热（出血性小肠炎），本当清热利湿，反用健脾止泻补之，触犯"实实"之戒，致使便血不止，反生他疾；后医用白头翁汤去秦皮，清热利湿，行气导滞止血，并巧用大黄，获速效。

【体会】

患者素有胃痛、泛酸，脾胃已损。近来感冒，外邪内侵，加之口腹不慎，致使中焦运化失健，积滞蕴结，酿生湿热，下注大肠，灼伤肠络而便血。治用清利湿热、散结导滞、止血之法。初诊用白头翁汤去秦皮之收敛，再加行气导滞、清热止血之品，病情减轻，唯进展不快；三诊时加用大黄，因其既能泻热导滞通便、又能活血止血。《伤寒论》中治瘀热在里"下血"的桃仁承气汤、抵当汤中都有大黄，其义即在此。本例病人加用大黄后，疗效明显提高，以致痊愈。

❖ 尿血（附病案6例）

　　小便中混有血液或夹有血丝，排尿时无疼痛，尿液在显微镜下可见红细胞时称为尿血。

　　尿血须与血淋、石淋相鉴别，尿常规检查可视为中医望诊的延伸，补充视觉的局限，有助于早期诊断，早期治疗。但若囿于实验室检查，混淆中西医概念，又会导致辨证失误。

　　尽管如此，临床失误仍难避免，本节选用六则救误医案，从正反两面揭示了其中的原因，甚为珍贵。

　　1. 医者囿于"诸见血者为热"之说，一见尿血概以血热立论，予以清热凉血，导致误诊误治。病案一阴虚火旺咳嗽痰血、尿血，本当滋肾养肺，前医反用苦寒、辛燥，致使咯血、尿血。后医清肺降火，滋肾存阴救误，以圣愈汤加减获效；病案二脾肾俱虚尿血，医囿于"火旺"之说，滋阴降火、清热泻火均无效。阮氏根据"劳者温之"之旨，从温涩养血止血立法，温补益气而愈。

　　2. 尿血有寒热虚实之不同，热蓄肾与膀胱是尿血的主要病机。但肾元亏乏，脾气亏虚不摄也是尿血常见原因，如不辨寒热虚实，见血止血，概以凉血止血，也会误诊误治。病案三尿血3个月，脉象虚大，证属肾阳虚，医误为肾阴虚火旺，又忌涩补，服知柏，血尿反剧。邵氏改用肾气丸加参、术，血尿渐淡，调治二旬而安；病案四久病尿血，面色萎黄，倦怠、低热、脉洪大无力、舌嫩、苔薄白，显属脾气虚，反误予寒凉，病无改善。陈氏投补中益气汤加味救误，5剂尿血止，低热退。

　　3. 实验检查有助于诊断，但医者若囿于实验室检查，混淆中、西医概念，又会导致辨证失误。病案五间断尿血月余，属阴虚火旺，囿于实验室检查误为膀胱湿热，处以八正散加味，不效。张氏详察脉证，改投滋阴补肾、凉血止血之品，尿血止，诸症俱失。

　　4. 由于长期反复尿血，气随血去，每致气血两虚，心脾不足。气虚不能摄血，脾虚不能统血，以致血溢脉外。特别是劳累后，小腹坠胀而下血，更说明其中气下陷是尿血病机。病案六脾虚气陷，长期尿血，多医误用清热利湿消瘀之剂，六年未效。岳老一剂补中益气汤获全效。

病案一　阴虚火旺反用苦寒

【病案】

吉某，男，59 岁，年老患痨，虚损已极。前数月午后潮热，夜间盗汗，近旬来咳嗽痰血，但觉寒热。医者不知热者非热，乃阴虚而生假热，寒者非寒，乃阳虚不御外寒，但知热则清以苦寒，寒则散以辛燥，由于苦寒化燥，辛燥伤阴，以致阴虚火旺、迫血妄行，一夜之间，尿血盈盂。证见面色惨白，唇口青紫，形脱精伤，实属濒危。幸得神光犹在，一身肌肤尚温，脉虽微弱，按之不绝，既有一分胃气，便是两分生机。急须扶危救脱，清肺降火，滋肾存阴。

方拟：人参 10 克，熟地黄 15 克，白芍 15 克，当归 10 克，知母 12 克，玄参 12 克，牡丹皮 12 克，阿胶 10 克，麦冬 15 克，天花粉 10 克，藕节 10 克，茅根 30 克。水煎，日夜兼进。

4 日后复诊：前方已服 6 剂，痰血、尿血全止，面色渐转微黄，脉有起色。但痰血虽净，转为干咳不已；尿血虽止，反而盗汗增多。此为肺气耗散，真阴虚极之象。前方去茅根、藕节，加百合、龙骨各 15 克，兼收兼敛，续服五剂，病已向愈。后以月华丸加味，缓缓调治。

[湖南省中医研究所编《湖南省老中医医案选（二）》]

【辨析】

患者素患肺痨，有潮热盗汗，咳嗽痰血等肺肾阴虚症状。法当滋肾养肺，药宜纯静甘寒。但是前医反用苦寒、辛燥，先伤肺络，又动肝火，以致咯血、尿血，阴漏阳脱。改用清肺降火、滋肾存阴之剂，日夜兼进，病渐向愈。

【体会】

本案救误在即，方用人参补气固脱，熟地黄滋阴，白芍和营，当归养血，玄参、知母、牡丹皮滋阴以除内热，阿胶、麦冬、天花粉润燥以济上源，白茅根凉血清热，藕节消瘀止血。清补兼施，标本兼顾，因而收效。另外，当归辛温，熟地黄微温，如果去当归、熟地黄，加用生地黄等清滋之品，对阴虚火旺者似乎更合适。

病案二　脾肾俱虚尿血误以清热

【病案】

段某，男，30岁，工人。患者于1956年夏在上海工作时，突然发生尿血，曾在当地医院治疗，有所好转。半年后尿血复发，又住某医院治疗，曾多次做膀胱镜、肾囊造影等检查，均无异常发现，病情虽有好转，但未痊愈，缠绵数载，亦无大的恶化。1958年患者由上海调武汉工作后尿血复发，症状加重，经本单位医院住院治疗，又做系统检查，但原因不明，疗效不显。曾经中医治疗也无好转，故来我院求治。当时见症：头部微昏，小便带血，混浊不清，呈深红纯血样，但无疼痛障碍及其他不适，仅觉过劳则血甚，安逸则血减，不能食重油及高脂肪、高蛋白类食物，食则尿血更甚。舌质淡，苔薄白，脉象弦细。尿常规检查：蛋白（+++），红细胞满视野，白细胞（+），脓细胞（++）。中医诊断：尿血。

治疗经过：患者尿血，劳则病进，逸则病退，尿无所苦，久病属虚。脉象弦细，弦乃肝旺，细属虚象，系水不涵木，肝火亢盛，阳虚内热，阴络受伤所致。治当滋养肝肾，佐以清热止血。初拟六味地黄丸加白芍、桑椹子、生地黄、茅根、蒲黄、炒阿胶、丹皮炭、陈皮等，共服10剂，效果不显。脉象由弦细转数，舌苔依然薄黄。又按《金匮》："热在下焦者则尿血"之论，改用小蓟饮子去竹叶，加煅龙骨、牡蛎。连服11剂，并辅以桑椹膏，仍无效，仅脉象不数，舌苔不黄。查唐容川《血证论》记载："尿出鲜血，如尿长流，绝无滞碍者，宜四物汤加减，兼用止血之药。"今仿此意，复遵《内经》"劳者温之"之旨，从温涩养血止血立法。

药用：生熟地、白芍各五钱，当归、生芪、白术、煅龙骨、牡蛎、蒲黄炒阿胶各四钱，鹿角胶三钱，炮姜炭钱半，茅根一两，藕节八钱，炙甘草二钱。

本方除养血止血外，更主要的是温补益气，以胶质弥补络伤，续服10余剂，显见疗效，小溲由浊转清，尿常规检查：蛋白（+），红细胞（++），脓细胞（+）。

原方去生地黄、茅根，加龟甲胶、桑螵蛸，各药加重剂量，再服5剂，并嘱患者出外活动，食高脂肪之物再作检查，以观成效。患者照医嘱试之，尿常规检查仅红细胞（+），其他蛋白、脓细胞均消失，于10月20日出院。

（阮家禾《血尿诊治一得》）

【辨析】

此例尿血系久病脾肾俱虚所致。脾虚不运致不能食重油及高脂肪、高蛋白类食物，食则尿血更甚，肾虚不温致有头昏、舌质淡，肾虚不固致过劳则尿血甚，安逸则尿血减等。总由脾虚不能统血，肾虚不能封藏，血不归经而致尿血。

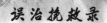
尿血一证，属火旺者多，然而虚寒者也有之。必须根据症状来辨析。本病一、二诊时，囿于火旺之说，初按虚火论治，以六味地黄加清热凉血药，以滋阴降火、凉血、止血，不应；二诊时又升一级，按实火论治，用小蓟饮子加减，以清热泻火，凉血止血，又不应。在屡遭失败后另求新路，按照辨证为脾肾俱虚，以温补为法而愈。可见治尿血证，亦需辨证论治，不可徒执清热凉血一法。

【体会】

尿血者，损阴伤阳，久用寒凉药物，阳气更伤。阳伤气亦虚，以致气虚下陷，气不摄血则尿血不已，故治当举下陷之阳，益气补中。本例在温补的同时加黄芪、白术益气即是此意，细心品味其中深意，自有所得。

病案三　肾阳虚误为肾阴虚

【病案】

陈某，男，66岁，1984年4月17日就诊。尿血3个月，不涩不痛，血随尿出。渐至两腿困乏，足难任身。论其脉象虚大，不耐寻按，察其舌质淡红，舌苔薄白。此乃年迈体虚，病及脾肾，疏方温补固涩，肾气丸加味。……病家知医，畏其热涩，未服。且谓：尿血多忌涩补，强止则茎痛。自服清泄膀胱，滋养肾阴之剂，方为知柏地黄汤加瞿麦、石韦、滑石、竹叶。服用3剂，血尿反剧，一日夜十数行，尿色粉红，复添便泻，卧床难起。余嘱其改依前方加党参、白术各9克，速进2剂，症稍稳，无他变。续进5剂，血尿渐淡，大便正常。调治两旬，诸症痊愈。

（邵桂珍，王延周《血证失误例析》）

【辨析】

热蓄肾与膀胱是尿血的主要发病机制。但肾虚不能固摄，血溢脉外，也可出现尿血。故当分清阳虚、阴虚，不可凭印象，囿于"经验"，擅自服药。

本案例患者年老，肾元亏乏尿血，血随尿出，两腿乏困，脉象虚大，舌淡苔薄，显是肾阳亏虚，嘱服温补固涩之肾气丸，本属正治。病家自恃知医，畏其热涩，且谓"尿血多忌涩补，强止则茎痛"，自服知柏地黄汤加味，药后血尿反剧，一日夜十数行。复添便泻，卧床不起。无计可施，再依前嘱，服肾气丸加味，血尿见好，续以本方调处，两旬而安。

【体会】

患者年老，肾元亏乏，寒凉当慎。这是明辨标本之举，明辨阴阳虚实，才能万举万当。否则但见血证，即认为"热"，习以降火，清泄一投，反招病剧，这样的教训，还不能令人警惕吗！

病案四　久病脾气虚误投寒凉

【病案】

陆某，男，65岁。尿血经常举发，溲时不痛，多次检查，诊断不明。每次发作，医者辄投以凉血止血之品，有时亦能暂止，但不能根治，如此缠绵年余，转请余诊。其时面色萎黄，倦怠无力，除尿血外，午后低热，体温38℃左右，口渴思饮，脉洪大，舌质嫩红，苔薄白。小便化验报告：红细胞（+～++），白细胞偶见。初以为出血已久，肝肾阴伤，投清滋肝肾之剂，药物如生地黄、白芍、阿胶、龟甲、女贞子、墨旱莲、玄参、小蓟、牡蛎、血余炭等，进20余剂，病无进退。乃追根溯源，细加分析，视其面色萎黄，倦怠少神，脉虽洪大，重按无力，均属气虚之征。至于口渴，舌质嫩红，乃气不化津，津不上承之故，与阴伤津少不可同日而语。低热见于午后，阴虚为多，但气虚亦可发生。此患者年逾花甲，素体中虚，复进寒凉之品过多，以致中气愈虚，气不摄血，故尿血不止，改投补中益气汤加味。

药用：炙黄芪15克，党参12克，白术10克，当归10克，炙升麻6克，柴胡6克，炒陈皮3克，甘草6克，茯苓12克，仙鹤草15克，红枣5枚。

5剂尿血止，低热亦退，精神转振，嘱服补中益气丸巩固疗效。

（陈继明《临床辨误》）

【辨析】

尿血以由火热灼伤脉络或迫血妄行所致者为多，有火者多实，无火者多虚。此例初诊拘泥常法，见血投凉，虽在辨证上已分清虚火实火，但却未见气虚一端。

此案年过花甲，脾胃本虚，脾虚则血失统摄，本当补气以摄血，然前医未辨，每投寒凉止血，寒凉过剂，中气愈伤，脾失统血之职，故尿血缠绵不愈。更医初诊时又未察前鉴，误辨为肝肾阴伤，而投寒凉清滋，愈伤中阳，是以药进20余剂，毫无进退。陈氏改投补中益气汤加味，仅用5剂，尿血止，低热退，精神转振。

【体会】

辨证准确与否，实在几微之间，医者不但要知其常，更要知其变，稍有差异，则立法遣方，自难中的。可见病必有因，辨证以求因，审因而治之，方为求本之治法。

病案五　阴虚火旺误为膀胱湿热

【病案】

芦某，男，53 岁，工人。1980 年 7 月 11 日初诊：患者间断尿血已月余，近 1 周加重；刻下，小便频急淋漓，其色形如洗肉水，无尿道灼热刺痛感，口干舌燥，五心烦热，大便稍干，尿检示红细胞为（++++），脓细胞（++），舌质红，苔薄白，脉弦而略数，证系湿热内蕴膀胱，阻滞气机，损伤脉络，治拟清热利湿，凉血止血，方选八正散加味。

处方：车前子（包煎）、飞滑石（包煎）、白茅根各 30 克，瞿麦 12 克，炒地榆、仙鹤草各 15 克，血余炭、细木通、炒萹蓄、炒栀子、生大黄(后下)各 10 克，生甘草 6 克。5 剂，每日 1 剂，水煎取汁，2 次分服，并嘱忌食辛热燥烈及荤腥滋腻食品。

7 月 16 日二诊：诸症依然如故，舌质红而少津，无苔，脉沉细而数，详察脉证，当属肾阴亏虚，虚火妄动；治宜滋阴补肾，凉血止血。

药用：北沙参、麦冬、大生地黄、轧莲草、仙鹤草、炒白芍、全当归，甘枸杞各 15 克，菟丝子、地榆炭、牡丹皮各 12 克，炒黄柏 9 克，4 剂，煎服同前。

7 月 20 日三诊：尿血已止，唯感五心烦热，神倦乏力，余症悉减，尿检已正常，原方去地榆炭、仙鹤草，继服 4 剂而告愈。

（张笑平《中医失误百例分析》）

【辨析】

本例系尿血而非淋病，其区别就在于前者尿无痛感，后者尿时刺痛。诚如《丹溪心法·尿血》所说："大抵小便出血……痛者谓之淋，不痛者谓之尿血。"实际上，首诊虽见小便频急淋沥，但同时又见殊多阴虚火旺之象，然却囿于尿检结果，将西医尿检之脓细胞等同于中医之湿热，误投清热利湿之剂，实犯"虚虚"之戒，以致尿血依然，阴虚之象更著。因此，二诊才得以改用滋阴补肾之法而收功。

【体会】

实验检查有助于诊断，但医者若囿于实验室检查，混淆中、西医概念，又会导致辨证失误。尿检发现脓细胞，可能是湿热下注膀胱，也可能是阴虚火旺，虚火妄动，治当分辨。不可以实验室检查代替中医辨证，以免失误。

病案六 脾虚气陷长期尿血误用清热利湿

【病案】

胡某，女，28岁，已婚。于1971年6月28日来院就诊。切其脉大而虚，望其舌质淡，右侧有白苔，面色萎黄，自诉尿血症年久不愈。自22岁起，尿血即时止时发，而在劳累后更容易导致复发。曾经西医多次检查，没有找到病灶，因而也没有查明原因。也曾经过中医多次治疗，凡八正散、小蓟饮子、五淋散等清热利湿消瘀之剂，屡服都未能收效，终年郁郁，苦恼不堪。问其小腹是否常有感觉？患者诉，一经劳累，则小腹坠胀而下血。我认为：这就是尿血的病原。因即书方予之，嘱较长期地服用。

炙黄芪9克，白术9克，党参9克，升麻1.5克，柴胡3克，当归身9克，陈皮3克，炙甘草4.5克，黄柏（盐炒）3克，知母（盐炒）3克。10剂，水煎服。

方中升麻柴胡以升举脾阳，芪、术、参、草以补气健脾，因补气能间接生血，所谓阳长则阴生，且方中归身有直接补血作用；陈皮防止有壅滞之弊，加知母、黄柏以滋肾水清阴火。

前后共治疗4个半月，服补中益气汤10余剂，补中益气丸20袋。自服药后，即有劳累亦从未尿血，唯有时小便滴沥，7月25日经检查，膀胱口轻度充血水肿。曾予仲景当归芍药散作汤用服10余剂。

（中国中医研究院《岳美中医案集》）

【辨析】

本病例尿血年久不愈，时止时发，"一经劳累，小腹坠胀而下血"。西医检查未见病灶，面色萎黄，舌淡苔白，脉大而虚，显然为气虚下陷不能摄血所致。由于长期反复出血，气随血去，每致气血两虚，心脾不足。气虚不能摄血，脾虚不能统血，以致血溢脉外。特别是劳累后，小腹坠胀而下血，更说明其中气下陷是尿血病机。

【体会】

本案此前多医不察，均误以八正、小蓟、五淋散等清热利湿消瘀之剂投之，一误再误，屡服无效，终至6年不愈。久病脉虚大，面色萎黄主气虚，舌质淡，右侧白苔主血虚气弱无力运化中州。然而本证尿血，是疾病的现象，脾气下陷，才是疾患的本质。脾气下陷以致下血，是虚寒证，非积热蕴湿之症有炎灶可寻，无热可清，无湿可渗。治法既属脾虚气陷之尿血症，则宜升举其气，温补其阳，使脾能健运，饮食之精微得以四布而无下流之患，则不治血而血自然能止。东垣之补中益气汤，确是的对之方。经较长期服用，果然获效。

第35章　紫癜病（附病案5例）

紫癜病是以皮肤、黏膜出现紫暗色斑块，以及其他部位以出血为主要表现的出血类疾病。其病因分为外感和内伤两类，常由湿热邪毒壅遏脉络，或因先天禀赋因素，抑或病久脾虚不摄等，使血溢脉外。

临床以热盛迫血、阴虚火旺、气不摄血三型最为常见。

内伤杂病引起的紫癜，主要见于现代医学之原发性血小板减少性紫癜、过敏性紫癜，以及药物、化学、物理因素引起的继发性血小板减少性紫癜。

由于本病表现在肌肤，其发生与血脉及脾胃关系密切，辨别有时不易甚或失误。本节所选救误各案表明，任何病都有千变万化，若囿于某病专用某方，不知辨证，无异于守株待兔，刻舟求剑。

1.斑出阳明，表里实热，气血两燔，必须表里两解，尤其要迅速清里热，否则病势不可逆。如病案一过敏性紫癜急性期，表里实热，气血两燔，医用藿香正气散不效，病势转剧，王显夫老中医救误，重用防风通圣散去补益之白术，加清热之金银花，1剂而病势得挫，调理1周而安。

2.紫癜病有阳斑与阴斑之分，临床亟当细辨，若不明察，失误难免。如病案二血小板减少性紫癜，"阴斑"误用凉血止血，病势毫无转机，反渐加重。赵老断为中阳不足、血虚气弱之"阴斑"，用归脾汤加减救误，治疗月余而愈。

3.热毒犯营血、阴虚内热迫血妄行，是常见的发斑原因，故紫癜皆从热辨。但气虚不摄引起紫癜也不在少数，因此单从热辨极易误诊。病案三肌肤紫癜属脾虚，反误以血热用大剂"两地汤"，紫斑加重；邵老师用归脾汤救误，药仅5剂，紫癜不再出。

4.紫癜容易误为出疹点，临床不注意区别，则难免误诊。如病案四结节性红斑属寒湿凝滞而成，误为血热夹湿，用西药抗过敏及清热利湿之剂罔效；高辉远老师用麻黄汤加味救误，即获全效。

5.体虚不摄紫癜，当辨气虚与阳虚。气虚日久，阳气亦虚，若医不细辨，概予补气，则难获佳效。病案五血小板减少性紫癜，本属脾肾阳虚，却误为脾气亏虚，用归脾汤加味治之，似有少效，血象不改；改用十四味建中汤加减，症状、血象均改善。

病案一　紫斑（过敏性紫癜）表里俱热，误用藿香正气

【病案】

黄某某，男，41岁。因恣啖鱼虾，次日即腹痛泻利，遍身瘙痒，自服藿香正气丸，症状不减。第三日身发紫癜，寒热如疟，即入某院治疗4天（西药未详）病无好转，12月16日数人扶持来我院治疗。患者头面胸背四肢遍布大小斑块，色深红带紫，或融合成片，耳目口鼻肿胀，环唇溃烂，状甚可畏。身灼热（39℃），恶寒，无汗，头痛骨楚，口渴心烦，不眠惊惕，胸腹痞满，腹痛，大便黄黑黏腻，里急肛热，小便短赤，脉极沉数，舌胀大难伸，边尖糜烂，舌心苔黄，剥裂出血，灼痛不能食，口气极重，时有鼻衄，嘱其服中药1剂，方用防风通圣散去术加银花。

防风12克，荆芥12克，大黄20克，芒硝15克，麻黄7.5克，赤芍20克，连翘20克，栀子12克，石膏50克，滑石40克，黄芩15克，薄荷8克，当归须8克，川芎8克，甘草7.5克，金银花20克。

翌晨来诊，据述药后3小时，大泻老黄溏便两次，汗出津津，寒热罢，腹痛止，全身轻快，夜寐颇安。今晨体温正常，斑色较淡，头面肿消三四，脉沉转滑数，唯唇舌溃烂如故。是病势已挫，继用局方甘露饮合泻黄散调治1周而愈。

（王显夫《过敏性紫癜救治验案》）

【辨析】

本例属过敏性紫癜急性期，表里实热，气血两燔，医用藿香正气散虽可解表，但毫无清热之效，故治而无功。王老重用防风通圣散去补益之白术，加清热之金银花，1剂而病势得挫，调理1周而安。

过敏性紫癜有谓属血证范围，或称肌衄。有阳斑与阴斑之分，阳斑以"热"为病机。古人谓斑出阳明，因阳明乃多气多血之经，就是这个道理。本病例因湿热之邪，内蕴肠胃，郁而化火，迫血妄行，发为紫斑。治当解表通里、疏风泻热。然初诊却用解表化湿、理气和中的藿香正气散，法不对症，毫无效果。俗云：救治急症如救火，如不灭火或灭不了火，都会带来严重的后果。故用两解表里之防风通全散，疏风解表，泻热通里，取得速效。

345

【体会】

本案因为失误，患者来诊之时，已出现气血两燔，表里俱实的证候，虽未至于危局，然来势颇凶。防风通圣散祛风透表，泻火攻里，兼有凉血解毒之功，施于此症，甚为合拍。患者便溏不结，而仍用硝黄者，是遵吴又可"注意驱邪，勿拘结粪"之说，他又指出："况多溏粪失下，但蒸作极臭，如败酱，如藕泥，临死不结者，但得秽恶一去，邪毒从此而消，脉证从此而退。"果然，峻下之后，病势顿挫。由于抓住了病机，故不用凉血之犀角、牡丹皮、紫草亦使紫癜得愈。可见凉解表里，特别是泻下秽恶之物，是本案治疗取得成功的关键。

病案二　阴斑（血小板减少性紫癜）误用凉血止血

【病案】

高某，男，50岁。1961年2月门诊。几个月来，皮肤不断出现紫斑，手背四肢较多，西医诊断为血小板减少性紫斑，其血小板仅三万左右，曾服西药甚多，效果不好。又在某医院服中药"清营汤加减"数十付，病势仍无转机。经介绍到我院治疗，查其病历，过去用的全是生地黄、阿胶、白芍、当归、旱莲草、仙鹤、大小蓟、蒲黄炭、玄参、麦冬、犀角等凉血止血药。细观病人，面色萎黄，疲乏无力，心烦夜寐不安，舌淡苔腻，胸闷不思食，每日只进食一二两左右，溲微黄，大便数日未行，两脉沉弱小数，按之不畅。证属中阳不足，脾胃运化无权，血虚气弱，发为阴斑。益其气以扶脾阳，摄其血从本治疗，用归脾汤法。

干姜一钱，党参二钱，肉桂七分，炙甘草二钱，黄芪三钱，白术三钱，当归三钱，五味子一钱。三剂。

二诊：三日后病人自诉药后已能安寐，饮食已增至早餐二两，中餐三两，晚餐二两，大小便已通畅。查其皮肤，阴斑基本未再出，前出者已大部消失，脉象已濡滑有神，舌苔白滑润泽，再以前法增损。

黄芪一两，党参五钱，肉桂二钱，炙甘草三钱，白术四钱，当归三钱，炒枣仁四钱，茯苓四钱，龙眼肉一两。十剂。

经一个月治疗，阴斑消失，从未再出新点，食纳，睡眠，二便皆正常，血小板增至十万左右。经观察十余年未发，至今健康，未再出血。

原按：此例本为阴斑，但过去一直按阳斑治疗，凉血止血，结果身体越来越差，后天之本大伤，气血无生化之源，后改用归脾汤、当归补血汤，温补气血，健壮后天，而获痊愈。从此例说明辨阴斑、阳斑是很重要的，不能墨守一法，人云亦云，见出血就凉，必须脉、舌、色、症全面观察，去伪存真，方可诊断正确，立法用药无误。

（赵绍琴《温病纵横》）

【辨析】

发斑之证，有因血热而致者，称为"阳斑"，应治以凉血散血，有因虚寒而致、气不摄血者，此属"阴斑"，治当益气摄血，二者治法迥异，临床不可不辨。

本案患者皮肤不断出现紫斑，医诊为血小板减少性紫癜。症见：面色萎黄，疲乏无力，舌淡苔腻，脉沉弱小数。显为"阴斑"，医却误用凉血止血，病势毫无转机。赵老断为中阳不足、脾胃运化无权、血虚气弱之"阴斑"，用归脾汤加减，治疗月余而愈。

【体会】

辨本病为阴斑的依据有两点：一是病史上屡用凉血止血药不效，故当排除"阳斑"，另一则是患者面黄，疲乏，舌淡，不思食等表现皆属阳气虚证。虽然"脉数，大便数日未行"似与阳气虚不符。但从病机考虑，中阳不足，运化水谷无权，故大便难；临床上阳气不足虽可见数脉，但大多为沉弱无力状，有如本案。因此，本案例属阴斑无疑。

病案三　囿于紫斑皆辨热，脾虚误为血热

【病案】

李某，女，14岁，1984年5月24日初诊。禀赋素弱，又兼脾虚，面黄体瘦，纳少便溏已数年，全身肌肤紫斑近10日。医谓：斑毒之病，是为血热。遂予"两地汤"大剂数剂，药后紫斑非但不少，且胸腹四肢，此伏彼起，苔白滑，脉沉弱。此病原非血热，当责于脾，宜速培中土，始有转机，改拟归脾汤加山药、扁豆、丹参……连用5剂，紫斑即不再出，续服1周，全身斑块尽消。如此益气健脾，调治近月，紫斑至今未见。

（邵桂珍等《血证失误例析》）

【辨析】

热证迫血妄行是引起紫癜最重要和最常见的病机。但也不是唯一，阴虚火旺者有之，湿热内盛者亦有之，气虚不摄而病紫癜者也不在少数。

患者面黄肌瘦，纳少便溏，出现紫斑，当属脾虚，医误为血热用大剂"两地汤"，紫癜加重；改用归脾汤5剂，紫癜不再出，续服1周，斑块尽消，至今未发。

【体会】

本例患者禀赋素弱，面黄体瘦，纳少便溏数载，近现全身紫斑。脾虚见症明显，气虚不摄是主要病机，也是疾病之本。治宜温健培摄中土，益气养血，补气摄血，不耐寒凉戕伐。然前医不明标本，一见血证即辨血热，妄投寒凉，故而造成了误诊误治。

夫治病之道，如钥匙开锁，药证相符，方能奏效，如不细察，难免失误，为医者，可不慎哉！

病案四　寒湿凝滞误以清热利湿

【病案】

贺某，女，38岁。1991年8月6日就诊。证见患者全身散在稍隆起皮肤的结节性红斑，色若葡萄，大小不等，对称发生，四肢多于躯干，发痒，舌质淡，苔白，脉沉细。病程已2个月余，经某医院诊断："结节性红斑"。曾服用肾上腺皮质激素、扑尔敏等西药近3周及清热凉血利湿之中药20余剂均罔效。经人举荐而求治于高师，辨证为寒湿凝滞肌肤之候，治宜辛温宣通，祛寒开凝，用麻黄汤加味主之。

药用：麻黄草5克，杏仁10克，桂枝6克，炙甘草5克，忍冬藤10克，连翘10克，赤芍10克，山栀皮10克，白鲜皮10克，滑石15克，蒲黄炭10克。服药3剂后，红斑见暗，痒止，7剂后大部红斑消退，连服18剂病获痊愈，随访1个月未见复发。

（高辉远《高辉远临证验案精选》）

【辨析】

本例结节性红斑属寒湿凝滞而成，误为血热夹湿，用西药抗过敏及清热利湿之剂罔效；用麻黄汤加味治之，却获全效。

本病例属于"出疹类""结节性红斑"，前医之误，误在失于详察。细析其症，见其斑色紫暗，且舌质淡，苔白，脉沉细，并无血热之象，实因寒湿郁于肌表，不得宣发而成。其辨证要点在于皮色、舌质。高师用辛温开通、祛寒开凝之麻黄汤加味治疗获效，说明斑疹类疾病不能均以"血热"视之。临证一定要细审，同中求异，异中求同，方不致误。

【体会】

紫斑点当与出疹点相区别，这早为先辈所重视。《罗氏会约医镜·论伤寒发斑发疹》说："斑隐于皮肤之间，视之则得；疹累于肌肉之上，手摸亦知。"两者区别要点是：紫斑隐于皮肤之内，摸之不碍手，压之不退色；疹子高出于皮肤之上摸之如粟粒碍手，压之退色，随即复现。

病案五　只辨气虚不计阳虚

【病案】

何某，女，46岁，职工。1988年10月诊治。因肌肤发斑、齿衄，辗转各大医院均诊为血小板减少性紫癜，屡用药物无效，迄今有年余。余诊见全身皮肤呈淡红色斑，渐变紫暗，四肢内侧尤密，并有齿衄，面色不华，形寒怕冷，手足不温，心悸乏力，舌淡胖嫩，脉弱无力。血常规：血小板 50×10^9/升，白细胞 7.0×10^9/升，红细胞 2.5×10^9/升。诊为脾气亏虚，不能摄血。投健脾益气的归脾汤加阿胶，连服10剂，似有小效，血象依然。细加审证，除上症外，从形寒肢冷，手足不温，脉弱无力得到启发，乃脾肾阳虚，肺气亦亏，气阴俱虚证。思《局方》有十四味建中汤，治阳斑劳损之证，即随证加减……20剂后，症状与血象均改善。效不更方，又进10剂，紫斑全消。血象正常。守前方出入，调理月余，其病告愈。

（曾法贤《误治医案4则》）

【辨析】

体虚不摄紫癜，当辨气虚与阳虚。虽云："气虚日久，阳气亦虚"，但两者毕竟不同。其差别就在于有无畏寒肢冷。若不细辨，概予补气，则难获佳效。本例血小板减少性紫癜，本属脾肾阳虚，却误为脾气亏虚，用归脾汤加味治之，似有少效，但血象不改；用十四味建中汤加减，症状、血象均改善。

【体会】

本例既有全身皮肤呈淡红色斑，渐变紫暗，四肢内侧尤密，并有齿衄、面色不华、心悸乏力、舌淡胖嫩等脾气亏虚的一面；又有手足不温、形寒怕冷、舌淡胖嫩等脾肾阳虚，以及肺气亦亏，气阴俱损的另一面。医失偏面，辨证不精，从而效果欠佳。这种现象临床极为常见，不仅是医者诊查不细、马虎从事，更是学不深邃，艺失精湛的体现。

第36章　汗证（附病案13例）

汗证是指由于阴阳失调，营卫不和，腠理开阖不利，而引起的汗液外泄的病证。其中不因外界环境因素影响，而白昼时时汗出，动辄益甚者，称为自汗；寐中汗出，醒来即止者，称为盗汗。

自汗、盗汗临床常见，既可单独出现，也可见于其他疾病过程中。本节主要选单独出现的自汗、盗汗、误诊误治救误的医案，吸取其教训，学习其救误经验。

1. 表虚自汗宜补，不宜疏散，但补法亦有讲究，若不识此，治必少效，甚至使出汗加重。案例一表虚自汗，误服疏风解表之剂汗出不止，以表虚宜补，用玉屏风大剂补之亦不效。岳老亦用玉屏风散，为粗末，每服9克，连服1个月，效果卓然。

2. 大病久虚，虽宜补之，亦宜缓图。病案二误以峻补，自汗不止。裴氏用风药为君，合平胃散加减救误，1剂而汗收，畏寒亦失，颇为新奇。

3. 气虚感寒自汗，属虚实夹杂，当补虚泻实。病案三误服九味羌活，发汗不补虚，虽自汗愈甚，诸症却加剧。后医用桂枝汤减轻芍药用量，加参、芪、术救误，气虚得复，腠理得固，自汗止，诸症悉除。

4. 湿热内蕴，乘卫气夜间入阴之际，湿热迫蒸而汗出，是为盗汗。治疗重在清利湿热。病案四误用滋阴，助湿为患，盗汗益加，睡时汗出如浴；郑氏用芳香透泄、渗淡清利于一炉救误，治法新奇，效如桴鼓。

5. 邪闭少阳，化热迫津自汗。案例五误为气虚，先用牡蛎散固表止汗不效，再以补气固涩之法亦无效。改用小柴胡汤加减救误，外疏内清，兼养血和营，服药4剂，汗出锐减。

6. 肺热盗汗误为阴虚，养阴滋腻，反将热邪胶锢，故热汗不止。病案六孟英治以清泄郁热，佐以宣展气机救误，气机宣畅，则郁热自泄。并嘱澹泊滋味，屏绝补物，尤为要言，舍此配合，纵有灵丹妙药，亦无益也。

7.《证治要诀·汗病治则》说："若服诸药，欲止汗固表里，并无效验，药愈热而汗愈不收，只理心血。"病案七瘀血自汗遍用温阳、滋阴、敛汗固表，诸法不效，后医巧用血府逐瘀汤加减，3年顽症悉除。真奇！

8.暑热伤气，汗出过多，阳随汗泄而自汗、畏风寒、脉虚，容易误为阳虚。病案八暑热伤气，汗多畏寒，误服术、附，以致自汗如雨，面赤身热；滑伯仁用黄连、人参、白虎救误，3剂而汗止大半，诸症亦减。

9.湿邪困阻，或类阴虚，或类阳虚，或类热盛，或类气虚，不一而足，易致困惑。辨之之法，重在于舌。病案九湿热大汗似亡阴，误用滋腻，恋湿留邪，诸症丛生。郑氏据其病史并结合舌苔浊腻，断为湿热，以宣通气机，清利湿热救误。服一剂而汗出渐少，又服1剂，痊愈出院。

10.心肾不交自汗，不降心火，不滋肾水，治必无功。病案十误投清润甘寒，久治无效，改用降心火，滋肾水救误，尤妙于巧用大黄，使上焦之气快速下行，汗出乃止。

11.真火衰微，中土失煦，饮食水谷不化津液而成痰水为害，因此胃中苦冷，时吐清涎。盗汗不已者，乃脾虚营卫失调之故。病案十一虚火浮越，合目汗出。医误投半夏泻心汤加减，使病情迁延。俞氏以益火生土之法救误，用和胃理气之品，加意炮制才获效。

12.温病之解，多从战汗，战汗之后，热退身凉，此乃邪退正虚，宜令患者安静舒卧，以养来复之阳气，不可扰动。若不知此理则误。病案十二战汗后，脉静身凉，状如尸厥，医误为脱阳。用附子以温，抱薪救火，病转危急，蒲老慧眼识真，用竹叶石膏汤重用西洋参，依法调理而愈。

13.无汗症多因肺气不足，不能宣散皮毛，或因心肺阴亏，汗源匮乏。但临证常难识其要，极易误诊。案例十三自幼无汗，误用人参养荣等滋补药，久治无功；金老从肺气阴不足立论，益气养阴，清燥润肺，数剂见效，2周全愈。

病案一　表虚自汗服药法辨（甲状腺瘤摘除后）

【病案】

何某，男，39岁。患者于1973年4月9日来诊。其证系甲状腺瘤摘除后，身体较弱，为疏风活血消瘿之剂予之。

4月19日复诊，自诉服前药几剂后，又服抗甲状腺肿西药，服后汗出不止，且恶风，每年感冒两三次，虽处密室也不免，颇苦恼。诊其脉弦大，舌有齿痕而胖，断为疏解肌表有过，而伤表阳，致使不能卫外，津液因之不固而外泄，且畏风感冒。这与伤风的自汗不同，彼责之邪实，此责之表虚，彼宜散，此宜补，因投以玉屏风散，为粗末，每用 9 克，日煎服 2 次，服 1 个月为限，观后果如何。

服前饮剂 20 日后，又来复诊，云汗已基本不出，感冒亦无。诊其脉，弦大象亦减，惟仍胖大。嘱再续服 10 天，以竟全功。

这个方剂出危亦林《世医得效方》，治风邪久留不散，及卫虚自汗不止。王肯堂《证治准绳》名白术黄芪汤，治风虚汗多。我往年尝以玉屏风散作汤用，大其量，治表虚自汗，3～5 剂后，即取得汗收的效验。但不日又复发，再服再效，再复发，似乎此方只有短效而无巩固的长效作用。

后见我院蒲辅周老医师治疗这种病证，用散剂，每日服 9 克。

坚持服到 1 个月，不独汗止，且疗效巩固，不再复发。我才恍然悟到表虚自汗，是较慢性的肌表生理衰弱证。想以药力改变和恢复生理，必须容许它由量变达到质变，3～5 剂汤药，岂能使生理骤复？即复，也是药力的表现，而不是生理的康复。因之现在每遇表虚自汗证，惟取散剂持续治之，比较长期的服用，结果疗效满意。

又蒲老用玉屏风散，白术量每超过黄芪量。考白术是脾胃药而资其健运之品，脾健则运化有权，慢性病注重培本，是关键问题。此方加重白术用量，是有其意义的。

回忆在初学医时，读李东垣《脾胃论》，见好多方剂下都标明"为粗末，每服三四钱。"心窃非之，认为这样小量，能起到治疗作用吗？所以每在临床之际，使用东垣方剂时，却自以为是的把散剂擅改作汤剂用，药量之大，超出原方数倍。这样用在疗效上固无多大体会。直到近年使用玉屏风散原方后，才知道以前对东垣制方用量的认识不仅不够，而且是错误的。脾胃的慢性病，是由逐渐积累而形成的，是损及了脾胃生理的功能的，病程既久，不是一朝一夕服几剂大量汤药，所能医治过来的。由此可知，东垣所制方剂是有其实践基础的。

（中国中医研究院《岳美中医案集》）

【辨析】

体虚易感冒，畏风，自汗，脉微，舌有齿痕而胖，乃过汗误伤表阳，津液因之不固而外泄，属表虚自汗；与伤风自汗不同，故用玉屏风散治疗。而其服法大有讲究。表虚自汗症，用粗末小量持久煮服才有效，加量服用容易复发，有短效而无久效。正如岳老所说：表虚自汗是慢性肌表生理"衰弱证"，想以药力改变和恢复生理，必须允许它由量变到质变，3～5 剂汤药，岂能使生理骤复？ 即复，也是药力的表现，而不是生理的康复。

【体会】

本案提出了药物剂型的问题，很值得深思。不仅本案如此，诸如此类的慢性病、虚损症，均可效仿。前人"补虚以渐"的治疗思想正是这种观点。"为粗末，每服三四钱"，既然有效，何乐而不为呢？

病案二　标实峻补，阳郁汗泄

【病案】

裴兆期曰，一士人，大病久虚后，已大受餐，且曰，服大补气血之药，兼旬越月[1]，宜其起矣。不谓[2]饮食顿减，遍体畏寒，自汗盗汗，昼夜不止。已延二三名家，进以桂附，参芪，汗愈多而寒益甚，参芪加至两许，亦不验。余以羌活防风为君，苍术半夏为臣，黄连、陈皮、砂仁、厚朴、茯苓、桂枝、浮麦为使，一剂而汗收，并不畏寒矣。随制人参大补脾丸与之，调理不逾月[3]而康。盖大病久虚之后，胃虽强而脾尚弱，易于加餐，难于运化。且汤药之补无虚日[4]，湿热郁于中宫，故饮食顿减，而多汗多寒也。人身捍卫之气出于胃，胃既为痰涎所困，则捍卫之气不能布皮毛、充腠理。先哲谓中脘有痰，令人多寒；脾湿不流，令人多汗，此之谓也。其多汗而反用羌防者，以其腠理开疏，风气乘虚来客，必先去其风，而汗始易收也。其畏寒而反用黄连者，以寒非虚寒，乃湿热生痰所致之寒，湿清而寒自止也。凡人当大病之后，切不可恣投以药，无论药醪，即对症者，亦不可不慎。盖人之元气，以胃气为本，胃气又以谷气为本。大病之人，与谷气久疏，则所喜者食物，所恶者药物，理之常也，此际正当以食投其所好，以养胃气，胃气旺则元气亦旺，不补之中有至补者，安用此拂意[5]之物，妨碍胃气也。今之医者不萌[6]此理，每遇病久乍瘥，必谓气血两虚，尚须大补，其药不外当归、地黄、枸杞、补骨脂、山药、苁蓉、参芪苓术等类，不煎则丸，恣[7]投无忌。有服之而食欲反减者，有服之而作泻作呕与肿满者，甚至有膈胀不能食，而反生他症者。名为补人，而实害人矣，可不戒哉。

（清·魏之琇《续名医类案·裴氏医案》）

【注释】（1）兼旬越月：兼旬之期即用两旬的时间，也就是二十天。越月指超出一月，意指服药时二十天，甚至超过一个月了。（2）不谓：不知所以然，不知为什么。（3）不逾月：逾是超过，不逾月为不到一个月。（4）无虚日：虚：空。几乎没有一天空着。（5）拂意：①违背他人之意；②不合心意，不如意。（6）萌：

①发芽，开始发生；②植物的萌芽。（7）恣：①放纵；②舒服，自在。

【辨析】

大病久虚后自汗，大补气血，迭进桂附、参芪，反见汗多身寒，饮食顿减。证属标实峻补，阳郁而汗泄。裴氏用羌活、防风为君，合平胃散加减，一剂而汗收，畏寒亦失，不逾月而康复。其中的道理是什么？

平胃散，健胃化积，疏达胃气，佐以黄连，苦以降泄，清其积热。君以羌防，固可祛乘虚而入之风，但更主要的作用并非在此。肝苦急，以辛补之，羌防皆辛味风药，风能入通于肝，令肝木条达疏泄，春生之气升，脾之清阳亦升，清升浊降，壅遏自解。故曰，风能鼓舞胃气。观东垣升阳益胃等方，虽无风邪袭入，然皆用风药，令其鼓舞胃气，升发清阳，非为祛风者设。此案用羌防，义盖于此。

【体会】

久病之人，正虚胃弱，虽宜补之，亦易缓图。骤进厚味，兼以峻补，非但不化，反致壅遏，阳郁不布，卫外不固，畏寒汗出，势在必然。不顾标实，更进补益，壅遏有加，畏寒益甚，汗出愈多。

人之元气，以胃气为本，胃气又以谷气为本，大病之后，宜养胃气，固然要视病情而调理。但以食疗最好，投其所好以养胃气，不使过饱，不以药补，案中所论，平淡之中饱含哲理，读者不可小觑。

病案三　气虚感寒自汗误用九味羌活

【病案】

同邑有周某者，性情幽静，且有洁癖，即亲朋宴会，或娱乐热闹场所，亦少见渠(1)之足迹，明窗净几，闭居无事，辄喜模仿古人书画，或略涉岐黄家言，以为前者可以陶冶性情，后者可以保持卫生，然不肯轻率为人治病，即自家小有感冒轻症，常邀予诊之。予以谊关同乡，情亦肯挚，动辄相叙，不啻(2)为渠医药顾问。一日，渠慕诸暨五泄(3)名胜，乃乘兴而往，攀藤援葛，连游数日，兼之舟车往返，不无劳顿，及抵杭，适有友数辈，来自乡间，情难辞却，乃陪游灵隐、天竺、虎跑及参观钱江大桥工程，以身体素弱之人，其能经此而不为病乎？越日果有头痛、恶风、自汗之象。遣价(4)邀予，予适出诊绍兴，不得已乃自疏方，大约系九味羌活汤之属，服后头痛较瘥，而自汗不已。及予往诊，见其面色黯淡，卧于床榻，不能起坐，问其故，语音轻微，似属无力以应付者。乃以桂枝汤减轻芍药分量，加别直参三钱，炙黄芪八钱，江西术三钱。连续投之，自汗止而日臻康复云。

按此症予重用参、芪，旁有人疑恐补住外邪为虑。子笑曰：此症惟恐补之不力，何补住之有？予为此言，盖从整个形态上观察所得，而自有会心耳！

（彭建中《中医古今医案精粹选评》）

　　【注释】（1）渠：他，如"渠为何人"。（2）不啻：不只，不止，不仅仅，不亚于。语出《书·多士》："尔不克敬，尔不啻不有尔土，予亦致天之罚于尔躬。"（3）诸暨五泄：诸暨五泄旅游区位于浙江省诸暨市西北23千米处。总面积为50平方千米，主要由碧波荡漾的五泄湖、四季如春的桃源、一水五折的东源飞瀑和幽雅深邃的西源峡谷四个景区组成。（4）遣价：遣指派，差，打发，派遣；价指派遣传送东西的人，意指派人。

　　【辨析】

　　患者身体素弱，劳累感邪，头痛、恶风、自汗，本属气虚自汗兼表证，却不辨本虚，自以解表之剂九味羌活汤服之，自汗愈加，诸症转剧。后医用桂枝汤减轻芍药用量，恐其酸敛，加参、芪、术，甘温补虚，补气健脾敛汗，气虚得复，腠理得固，自汗止，诸症悉除。

　　【体会】

　　本例素体虚弱，劳倦气虚复感寒邪，患者自行辨证时，但见头痛、恶风、自汗，未能结合体质、发病缘由分析，未能明析本虚标实之证，单纯解表，故自汗不止反加剧。后医明察，从调和营卫，补气敛汗入手，审时度势，不避"补则留邪"之俗套，重用参、芪、术，连续投之，汗止，病日康复。若非心有准的，焉敢如此施治！

病案四　湿热盗汗误为阴虚

　　【病案】

　　林某，男，25岁，工人。1976年9月2日就诊。缘睡时汗出，头晕，体倦已2个月。患者于7月初某夜因乘凉假寐，醒时觉全身汗出，尤以头面胸背为多，自以为气候炎热，即用冷水淋浴后就寝，夜半气候已凉，醒时仍遍身汗出，以后每夜如是。从7月中旬起，先后经多处治疗，皆诊为阴虚盗汗，服用六味地黄丸（汤）、当归六黄汤、生脉散等益气养阴之剂并兼用龙、牡、浮小麦等固涩敛汗之品，不但无效，盗汗反而增剧，睡时汗出如浴。诊见头晕体倦，烦热纳减，口干饮少，小溲如赤，大便正常，面色略黄。舌质红，苔薄根腻，脉濡而数。素来嗜酒，诊为湿热盗汗。治用芳香透泄，淡渗清利之法。

处方：藿香叶 6 克，薏苡仁 15 克，滑石 15 克，赤茯苓 9 克，蚕沙 9 克，大豆卷 12 克，白蔻仁 3 克。每日 1 剂，连服 3 剂。

9 月 5 日二诊：盗汗明显减少，小溲较前清白，苔转薄白，脉仍濡数。湿热虽减未尽，仍照原方续服 3 剂。

9 月 8 日三诊：盗汗已除，苔薄白，脉缓，纳食欠香。余湿未清，脾欠健运。治予和中健胃。

处方：川厚朴 6 克，茯苓 9 克，陈皮 5 克，扁豆 9 克，山楂 9 克，石斛 6 克。服 3 剂，诸症悉除，随访 3 个月，盗汗未再发。

（郑家铿《湿热盗汗》）

【辨析】

此为湿热盗汗误用滋阴，病情增剧的案例。盗汗一证，虽阴虚者多见，然阳虚、气虚、肝热、湿热等亦皆有之，不独阴虚。

本例患者因劳动后汗出，腠理疏松，复加冷水淋浴，致水湿内侵，又素来嗜酒，湿热内蕴，内外之湿互结，郁而化热，湿热郁蒸，迫汗外出。因卫气昼行于阳，夜行于阴，白日卫气固表，汗无从泄，夜间入睡，卫气行阴，腠理疏松，湿热迫蒸而汗出。头晕烦热，口干饮少，小便短赤，皆属湿热内扰及下注所致；舌质红苔腻，脉濡而数，亦皆湿热之征。参之脉症，本例当属湿热盗汗，而非阴虚盗汗。

【体会】

本案前医辨误，在于问之不清，望之不详，切之不慎，拘于常规，故而辨之不准，错将湿热认为阴虚。投以阴柔滋腻之品，助湿为患，贻误病机，故不但无效，反而增剧。

湿热盗汗用芳香化湿之法古已有之，但像郑氏用芳香透泄、渗淡清利于一炉却少见。本案用药不多，效果却好，选方用药，颇多新意，值得揣摩。

病案五　邪闭少阳，化热迫津自汗，误为气虚

【病案】

陈某，男，50 岁，1995 年 9 月 4 日诊。病自汗 1 年有余，初诊之时，认为久病自汗属表虚小恙，书以牡蛎散固表止汗，初服小效，数剂后汗出反增，遂改用补气固涩之法，前后 40 余剂，未收止汗之功。待细询问，得知汗出前阵发怕冷，继则烦热，全身汗出，汗止后乏力神倦，左面颊红赤，平时咽干口燥，心烦易怒，眠差，舌红，脉弦细。方悟此证当属邪闭少阳，郁久化热，肝火内炽，迫津外泄。

法宜外疏内清，兼养血和营。

药用：柴胡、薄荷各8克，当归、白术、荆芥各10克，白芍、栀子、葛根、黄芩各12克，甘草6克。

服药4剂，汗出锐减，遂继进6剂，汗止，余症悉除。

（莫太安《误诊救治四则》）

【辨析】

本案医者初诊囿于"久病自汗必虚"之说，先用牡蛎散固表止汗不效，再以补气固涩之法亦无效。一误再误，才细审病史，从寒热往来、全身汗出、咽干口燥、心烦易怒、眠差、舌红、脉弦细等症状中悟出：证属邪闭少阳。即改弦易辙，用小柴胡汤加减，外疏内清，兼以养血和营。服药4剂，汗出锐减，再进数剂，余症悉除。可见，治病必明其因，于斯益信辨证求因的重要性。

【体会】

"里热蒸迫"是引起自汗的重要原因，但多以阳旺之躯、里热素盛论之。对于邪闭少阳，郁久化热，肝火内炽，迫津外泄之象，较少顾及。其实这种现象临床常见，且多有误诊。"汗出前阵发怕冷，继则烦热，全身汗出"，看似平常，却是邪在少阳的诊断线索，循此辨之，真相大白。

病案六　肺热盗汗误为阴虚

【病案】

陈载陶令郎，夏间患嗽泻，愈后时发寒热，寝汗如蒸，医治两月，迄今不能退，时犹作嗽，咸[1]以为劳。其父喆堂迎孟英视之，热甚于头面，形瘦口干，脉则右大，曰：肺热不清也，养阴之药久服，势必弄假成真，热锢深入而为损怯之证，亟宜淡泊滋味，屏绝补物，以芩、栀、地骨、桑叶、苡仁、枇杷叶、冬瓜皮、梨皮、苇茎为剂，服后热汗递减。至九帖解酱矢赤溲，皆极热而臭，自此热尽退，而汗不出矣，唯噫犹不畅，时欲太息，饮则胸下不舒。乃滋腻药所酿之痰未去也，改用沙参、枳实、旋覆、冬瓜子、竹茹、白前、瓜蒌、海蜇、橘皮，数剂而胸舒嗽断，体健餐加。

（清·王孟英《王氏医案》）

【注释】（1）咸：全，都。
【辨析】

夏季患咳嗽、泄泻，时发寒热，睡眠盗汗，头面热甚，右脉大，显为肺热。

医却以"盗汗多为阴虚"之成见，诊为"劳"。滋阴补益，医治 2 个月，热邪胶锢，诸症不减。孟英从清泄肺热入手，宣畅气机，数剂而嗽断汗止。

【体会】

盗汗多由阴虚火旺、心血不足所致，但营卫不和、湿热内迫等也可引起，故不可执一。本例盗汗起源于夏天，咳嗽、泄泻、时发寒热，热甚于头面，右脉大，明为肺热，一清可愈。然医者不详辨，一见盗汗就从阴虚论治，久服养阴滋腻，反将热邪胶锢，故热汗不止。

孟英治以清泻郁热，佐以宣展气机，气机宣畅，则郁热自泄。并嘱淡泊滋味，屏绝补物，尤为要言，舍此配合，纵有灵丹妙药，亦无益也。于此可见其深意，值得效仿。

病案七　瘀血自汗误为阳虚

【病案】

康某，男，50 岁，退休干部，佳县人，患者于 1982 年 3 月就诊，自诉汗出淋漓不止已 2 年，加重 2 个月。曾服中西药治疗罔效。患者形体丰腴，面色晦滞，动则气短，遍身汗出，神倦乏力，纳食正常，小便清长，五更泄泻，舌胖苔少，脉沉细弱，检阅前医处方，有以阳虚论治者，亦有以阴虚论治者，敛汗固表之品皆兼用之。余辨为阳虚不固，卫外失摄，投以桂枝加附子汤，并外用牡蛎粉扑之，但其效不显。继因思病久汗出既耗阳亦伤津，故改投补中益气汤合生脉饮加浮小麦、麻黄根治之，药后五更泄止，然汗出如前。于是患者去某医院诊治，西医诊断为高血压、冠心病。遂请一名中医处以中药治疗。时隔 10 余日，患者喜而告余，汗已止矣。察其面色红润，精神转佳。余问其故，乃示处方如下：丹参 15 克，川芎 10 克，红花 10 克，沙参 10 克，麦冬 10 克，生龙骨、牡蛎各 30 克，草决明 15 克，桃仁 10 克，赤芍 10 克，生地黄 15 克。上方服药 10 剂，3 年顽症悉除。

（吕钟笑《治误教训三则》）

【辨析】

汗出淋漓不止，伴形体丰腴，动则气短，神倦乏力，五更泄泻，舌胖苔少，脉沉细弱。一派虚象，然先以阳虚论治，再以阴虚论治，均兼用敛汗固表之品，竟然无效。又从久汗伤津又耗阳着眼，用补中益气合生脉饮治之亦无效。久治无功，医者茫然。后医巧用血府逐瘀汤加减，3 年顽症悉除，真乃神奇！其中奥妙何在？

细察病案，其气虚之象固然可证，但面色晦滞之象当与瘀血有关。

本案前医误在囿于阳虚自汗的常规，不察患者年老体弱，体胖多痰，患高血压、冠心病日久，阳虚阴盛，阴乘阳位，痰湿痹阻脉络，气血运行不畅的"瘀血"本质，只从"止汗"的多种套路试治，屡治屡误。病不减，医无计。后医以"瘀血"病机，投活血化瘀之品，不止汗而汗自止，3年顽症悉除。

【体会】

《证治要诀·汗病治则》说："若服诸药，欲止汗固表里，并无效验，药愈热而汗愈不收，只理心血。"本案汗出2年，中西药久治罔效，多法辨治无功，应当虑及心血之异常，用活血化瘀法果然获效。可见业医者，必当细究其因，深考古法，博览群书，然后能操纵在手，知常达变，运用如神。

病案八　暑热伤气，汗多畏寒，误服术、附

【病案】

滑伯仁治一人，病自汗如雨，面赤身热，口燥心烦，盛暑中，尚帷幕周密，诊以至虚亡阳。服术、附数剂，脉虚而洪数，舌上苔黄。伯仁曰，前药误矣，轻病重治，医者死亡。《素问》云："必先岁气，毋伐天和。"术、附岂可轻用，以犯时令。又云，"脉虚身热，得之伤暑"。暑家本多汗，加之刚剂，脉洪数而汗甚，乃令撤幔开窗，少顷，渐觉清爽。以黄连人参白虎，三进而汗止大半，诸症亦减，兼以既济汤[1]，渴用冰水调天水散，七日而愈。

（明·江瓘《名医类案》）

【注释】（1）既济汤：对大病后阴阳不相维系，阳欲上脱，或喘逆，或自汗，或目睛上窜，或心中摇摇如悬旌；或小便不禁，或大便滑泻有治疗效果。组成包括大熟地黄一两，山萸肉（去净核）一两，生山药六钱，生龙骨（捣细）六钱，生牡蛎（捣细）六钱，茯苓三钱，生杭芍三钱，乌附子一钱。具有滋阴血，降肾火之功效。

【辨析】

暑热伤气，汗出过多，阳随汗泄而自汗、畏风寒、脉虚，容易误为阳虚，两者鉴别在于舌象，若舌淡嫩而苔白滑者，为阳虚；若舌红苔黄，则为暑热伤气。若不明此，极易误诊。

本例面赤身热，口燥心烦，脉虚、舌苔黄，显为阳热之证。自汗如雨，暑热可知，似属暑热伤气。然而畏寒、脉虚，又酷似阴寒。前医不知暑热伤气，汗出

过多，阳随汗泄，亦可是脉虚而畏风寒。误暑为寒，投术、附数剂，如火上浇油，病情转重，说明诊治失误。如何救误？滑氏用黄连人参白虎汤，3剂而汗止大半，再以既济汤，7日而愈。

【体会】

四诊合参，尤其舌脉，在鉴别诊断中具有举足轻重的作用。身热、自汗、口渴、心烦，症似阳热。然脉虚，当作分析。此等脉症，阴竭阳越者有之，暑热伤气者有之，阴盛格阳者有之，气虚贼火炽盛者亦有之，何以别之？当进而查舌。若舌光绛干敛，当为阴竭阳越，治宜滋阴敛阳。若舌淡嫩而苔滑者，必为阴盛格阳，当引火归原。若舌淡红苔白，伴气短倦怠等，则为气虚发热，当以甘温除热。若舌红苔黄，则为暑热伤气，当清暑益气生津。诸端脉症皆可相似，则进而鉴别之要点在舌，而不在于有汗畏寒与否。

本案前医之误，误于仅凭脉虚畏风寒而断为阴证，妄施附、术刚剂，与病机相别天壤，皆因未探本源，几成惨害。幸滑氏明鉴，及时救误成功。虽斯人已去，但救误经验光照后人，足可师法。

病案九　湿热大汗似亡阴，误用"独参汤"

【病案】

张某，女，27岁。产前曾患痰嗽，经治获愈，然苔未全化即停药。昨因分娩入院，足月顺产一男。产后出血甚多，并有大汗，妇产科用西药及中药"独参汤"治疗，血止而汗出更多，因邀余会诊。诊见面色淡黄，神情安详。自诉胃纳欠佳，肢体倦重，口黏尿黄，舌质红，苔浊腻微黄，脉濡细而数（每分钟120次）。此证热汗如洗，脉细急疾，见于新产失血耗阴之后，虽似乎亡阴脱汗，然而神不昏乱，谈笑自若，气息调匀，舌不干绛，面无异色。亡阴脱汗为危急重候，岂能如此安然？据其病史并结合舌苔浊腻、口黏身重等考虑，知系产前湿热余邪未尽，乘新产血耗火动，热得其助乃蒸湿而为大汗。失血过多，营阴暴耗，自属正虚，但湿热内蕴则为邪盛。若欲正邪兼顾，则当养血益阴与清热除湿并进。但血药滋腻难散，恐恋湿留邪，反致诸症丛生，缠绵难愈。衡量其利弊得失，还是以全力祛邪为妙。

处方：炒苍术、川厚朴、苦杏仁、姜半夏、滑石（包）各10克，生薏苡仁30克，淡竹叶12克，藿香12克，佩兰12克，通草5克，白豆蔻（后下）8克。

以宣通气机，清利湿热。服1剂后，汗出渐少，次日又服1剂，痊愈出院。

（郑家铿《湿热大汗似亡阴》）

【辨析】

产后大出血、大汗，症似亡阴，用独参汤治疗，血止而汗出更多，这是为什么？是阴阳失调？营卫不和？都不是，而是湿热内蕴汗出，其特点为汗出不畅，伴有胸闷、脘腹胀满、苔腻、脉滑等症状。按湿热治疗，药仅2剂，痊愈出院。

汗证惯以阴阳盛衰、营卫不和立论，言湿邪致汗者寡。为什么湿邪可以致汗？究其原委，盖因湿性黏腻，易阻气机，三焦不利，升降出入失其常度。"三焦者，原气之别使也，主通行三气，经历五脏六腑"。三气乃指宗气、营气和卫气。卫司开阖之职，卫气不行，开阖不利，故尔汗出。因湿邪致汗者，关键在于化湿，祛其壅塞，通畅三焦。气机宣畅，开阖有节，汗出自止。因此，用独参汤治疗无效。

【体会】

湿邪困阻，或类阴虚，或类阳虚，或类热盛，或类气虚，不一而足，易致困惑。辨之之法，重在于舌，故薛生白曰："凭验舌以投剂，为临证时要诀"。薛氏所论，确有卓见。悟彻此理，辨之不难，治之亦易。例如本案口黏身重，舌苔白腻、浊腻而滑。用三仁汤加苍术等投之辄效。阅后，感触颇深，真是学无止境。医理不明，辨证不确，囿于俗套，终难一效。

病案十 心肾不交自汗误予清润甘寒

【病案】

李某，年40余岁，住武昌修贤里。病名：虚汗异证。

原因：夏月服务过劳，感受暑温，交秋病作，证类伤寒。用香薷饮、清暑益气汤等，外证虽愈，唯时常盗汗自汗，莫可如何。诸医纯投清润甘寒，愈治愈剧。延至九月，遂成异状。

症候：不唯盗汗自汗，偶见日光灯光，即大汗不止，偶食热茶热饭，汗亦如之。夜不安睡，闻声即惊，则大汗淋漓。日唯深居暗室，略食冷物，饮冷茶而已。

诊断：是日天阴，见其尚在堂奥，病容虽甚，而言谈起坐尚能支持。诊其脉，两尺沉寸关大而有力。因断为心火不降，肾水不滋，故多惊悸烦躁、盗汗自汗之症。而前方，清润甘寒之品，皆非对证。

疗法：重用归、芪，调营卫而补大亏之血；用参、附，固脾肾而启下焦之阳；用黄连、小麦，撤心热、安心神而止其悸；佐以龙骨，使浮者敛而镇之；佐以桂枝，使郁合开而效也。总之，汗出于心，究不外仲师泻心诸法。

处方：淮芪八钱，党参三钱，炮附块二钱五分，当归三钱，黄连五分，煅龙骨三钱，大黄一钱，小麦一合，桂枝一钱二分，水煎服。

效果：越六日，伊竟乘舆来谢，谓服药四剂，病已痊愈。唯元气未复，尚求调摄一方。乃将原方去大黄，桂枝只用八分。嘱其再服数剂，而全安。

受业生初按：清润甘寒，医家病家多蹈此弊，得先生此案，可为当头一棒。

（何廉臣《全国名医验案类编》）

【辨析】

患者夏受暑湿，用香薷饮、清暑益气等治疗，盗汗自汗不止。医用清润甘寒之剂，愈治愈剧。细审病机，改用降心火、滋肾水，尤妙于巧用大黄，使上焦之气快速下行，汗出乃止。

【体会】

心肾不交，则惊悸、烦躁、盗汗自汗不已。本案例不唯盗汗自汗，见日光灯即烦躁，大汗不已。可见其心肾不交之征已极。然前医不辨，误为阴虚火旺，投以清润甘寒，结果愈治愈剧。再诊时，医者详诊其脉，以两尺沉迟，寸关大而有力，断为心火不降，肾水不滋。惊悸烦躁、盗汗自汗。

治用当归补血汤，调营卫补血；用参附调脾肾之阳；用黄连、小麦清心热、止心悸；龙骨敛上浮之虚热，大黄引上焦之气下行，药证合拍，故收捷效。本案救误成功经验在于细析病机，巧用方药。可见脉理精微，苟能深刻领悟，对正确诊断大有裨益。

病案十一　虚火浮越，合目汗出，误以半夏泻心汤

【病案】

张某，女，51岁，初诊日期：1963年3月6日。胃中苦冷，时唾清涎，头晕心悸，口干，虚烦难眠，阖目则汗出，小溲热赤不畅，大便昨起未通。舌绛无苔，脉虚弦小数，初拟苦辛甘合化治法，取半夏泻心汤为主方加减，诊治三次，加减进退，均未获效。

3月12日，诸症如故。至此大便已5日未通，且因连续盗汗，精神更加疲惫。细辨其脉舌，脉虽小数，然重按无根；舌虽绛无苔，但滑润而不干；口虽燥，但只漱水而不欲咽。因悟此证乃系龙雷之火不安其位，虚火浮越，真火衰微。因其虚火妄动，故口干、舌绛、脉数，因其真火衰微，中土失煦，饮食水谷不化津液而成痰水为害，是以胃中苦冷，时吐清涎。盗汗不已者，脾虚营卫失调之故。头

晕心悸，虚烦难眠者，一因脾失转输，精微不继；一因汗出过多，营阴不足，相火妄动。溲赤便秘者，津液内竭无以下输使然。种种见证，均由脾胃失职所致。此证此时，首重培土，尤须益火。无如病将1个月，纳少汗多，不仅阳微，抑且液亏。若进辛温则伤阴，若与滋润复碍阳。拟但取和胃理脾之品，别加炮制，意在"以火益火"，又使诸药存其性而变其气。庶期温而不劫阴液，柔而不遏中阳。

白术（土炒）、淮山药（炒令黄）、扁豆（炒黑）、山楂炭各9克，半夏、姜炭各6克，左金丸（送服）6克。

3月13日：口吐清涎已除，他症随减。唯大便未通。再步前法，去温涩之药，加温润之品。前方去山楂炭、姜炭，加麦冬（炒令黄）12克、熟地炭9克。

3月14日：汗敛，便通，口干、心悸并除，再按前意处方，服2剂而安。

（俞长荣《益火生土法则的认识与实践》）

【辨析】

阖目则汗出，胃中苦冷，时吐清涎，虽有口干、心烦心悸，舌绛无苔，脉虚弦小数，乃虚火浮越之象。医以胃中苦冷，吐清涎，误投半夏泻心汤加减，使病情迁延。后以益火生土之法，和胃理气之品，加意炮制才获效。

本例病情复杂，非细辨难以明其病机。患者除阖目则汗出，胃中苦冷外，尚有虚烦难眠、头晕心悸等症，然初诊仅考虑胃，而用半夏泻心汤。因治不得法，误使病情迁延。

二诊细辨其脉舌，脉虽小数，然重按无根；舌虽绛无苔，但滑润而不干；口虽燥，但只漱水而不欲咽。因悟此证乃系龙雷之火不安其位，虚火浮越，真火衰微。因其虚火妄动，故口干、舌绛、脉数，因其真火衰微，中土失燠，饮食水谷不化津液而成痰水为害，是以胃中苦冷，时吐清涎。

【体会】

本案其可贵之处在于能详察其症，细析病机；更难能可贵的是：以益火生土之法，但取和胃理气之品，加意炮制，旨在"以火益火"，又使诸药存其性而变其气，庶期温而不劫阴液，柔而不遏中阳，治疗才获得成功！

病案十二　战汗辨误

【病案】

刘姓妇，40岁，蒲老同乡。初夏患温热，战汗后，脉静身凉，状如尸厥。其夫问："是脱阳吗？"蒲老说："不，这是大热退后，身冷脉静，如天时酷热，骤然大雨，炎热顿息，风凉气爽。今脉息皆平静，颇能安睡，黏汗不息，余热续出之象，非脱勿惧。若汗后身凉脉燥，呼吸气促，烦躁不宁，珠汗发润，鼻煽膈动，即是脱证。任其热睡，慎勿呼之，待睡醒后，只以西洋参9克，大麦冬18克煎水频频与之，兼徐徐进清米汤，不可与食。"

蒲老因远出巡诊，傍晚始归，而家人告之："刘姓已来四次，病有变。"急往视之，患者果然高热气促，烦躁不安，口渴无汗，脉象洪数。问其原因，其夫欲言不言，再追问之，乃说中午亲戚宗某过访，说："汗出身冷，脉微欲绝，乃脱阳之征。"处以附子9克、西洋参9克，浓煎服之，服后1小时，而烦躁高热顿起，以致气促。蒲老再以竹叶石膏汤重用西洋参，佐以苇根、玄参。

处方：西洋参15克，大寸冬15克，茯神9克，法半夏9克，生石膏（先煎）30克，粳米15克，鲜苇根15克，竹叶9克，玄参12克。

煎成频频与之，以代茶饮，而汗再出，热退气平，仍须进清米汤复其胃气，再以和胃养阴法而愈。蒲老曰："上述所见病汗，与脱汗迥然不同，常须识此，勿令误也。"

（《蒲辅周医案·战汗误温》）

【辨析】

温病之解，多从战汗，战汗之后，热退身凉，此乃邪退正虚，宜令患者安静舒卧，以养来复之阳气，不可扰动。若不知此理则误。

本例战汗后，脉静身凉，状如尸厥，医误为脱阳。用附子以温，抱薪救火，病转危急，蒲老慧眼识真，用竹叶石膏汤重用西洋参，依法调理而愈。

【体会】

此乃战汗误温高热气促案。盖温病之解，多从战汗，此刘河间、吴又可、叶天士、王九峰等先后温病诸家，皆有同论。然唯欲战汗之时，病人突然战栗，继之全身出汗，多见于温热病留恋气分阶段。是为正气鼓动集结，抗邪外出之象。战汗之后，热退身凉，脉象见平，此缘邪退正虚，阳从汗泄，胃气空虚。此时宜令患者安静舒卧，以养来复阳气，旁人切莫惊惶，频呼急唤，扰其元神，待气还自温如常之法。病人醒后，可投以西洋参、麦冬、鲜芦根，并频进米汤，则病渐向痊愈。若战汗后身冷脉躁，躁烦气促，鼻煽膈动，珠汗发润，此正气不支，气随汗脱之虚脱亡阳危证。方宜急治。

本案本为战汗后之佳象，然俗医不知病源，病汗脱汗不辨，于余热未尽之际，反投附子以温，抱薪救火，岂有不致变证生焉！今既误温，病势危急，非以清热养阴生津之剂，使正气与病邪再战而复不能奏功，故蒲老投剂则中，效如桴鼓，再以和胃。养阴而愈。

病案十三　无汗辨误

【病案】

蒋某，男，28岁，初诊日期：1977年7月12日。患者自幼就有汗闭症，暑天烦热难忍，伴有低热，精神疲乏，口干，肢麻甚则作痛，溲多而清。历年来，多以气血不足服人参养荣、归脾汤加减等健脾益气，补气益血之中药，屡治少效。刻诊：肌肤干燥，脉弦细而数，满舌裂纹苔剥，体温37.4℃

辨证：肺气、肺阴不足，不能宣散皮毛，汗源亦少。

治法：益气养阴，清燥润肺。

方药：生石膏（先煎）30克，玄参12克，知母9克，鸡苏散（包煎）30克，太子参15克，生地黄12克，葛根9克，山药9克，桑白皮12克，阿胶(烊冲)9克。

7月22日（复诊）：服前药7剂后，皮肤潮湿，有出汗感，其他诸症尽减，脉弦细不数，效不更方，治从原法，再服7剂。

服药14剂后，汗闭症痊愈，暑天炎热汗出溱溱，肌肤湿润，低热也退。

（张玉萍等《上海老中医经验选编·金寿山医案》）

【辨析】

无汗症多因肺气不足，不能宣散皮毛，或因心肺阴亏，汗源匮乏。但临证常难识其要，极易误诊。本例患者自幼无汗，烦热、疲乏、肢麻、溲多而清，误用人参养荣等滋补药，久治无功；金老从肺气阴不足立论，益气养阴，清燥润肺，数剂见效，2周痊愈。

【体会】

无汗症系指暑热之际、饮热、奔跑，阳气蒸发，当汗不汗之证。有全身无汗、半身无汗或局部无汗之别。多因肺气不足，不能宣散皮毛，汗不得出，或因心肺阴亏，汗源匮乏，无汗可发。若因寒邪束表，卫阳被遏，腠理闭塞，汗不得出，则属邪客为害，又当别论，然临证常难识其要。本案自幼即有汗闭，病发时烦热难忍，伴有低热，多年来多从实证论治：或责之于寒邪束表，用风药宣散；或责之于肝气郁闭，舒郁启闭……都没有抓住病机。

金老慧眼识真，从口干、溲多而清、低热、脉弦细而数、裂纹舌苔剥等症，辨为肺气阴不足，汗源匮乏。方从清燥救肺汤化出，清燥热，补气阴以治其本，佐葛根。薄荷解肌疏表以治其标，标本兼顾，仅用14剂就彻底治愈汗闭。

第37章　消渴（附病案6例）

消渴是指以口渴引饮、消谷善饥、尿频量多、形体逐渐消瘦为主要表现的疾病。因肺、胃、肾三脏阴虚燥热，水谷输布失常所致。临床上消渴病类似于西医学之糖尿病。

中医药在改善症状、防治并发症等方面均有较好疗效。但若辨证不明、处方不当，则会失误，甚至延误病情或反致他病，故不可不察。

1. 临床若不参脉症，仅从一般规律出发，忽视矛盾的特殊性，对消渴概辨为阴虚燥热，一味用滋阴清热之法，则凉腻易耗损阳气，苦寒易败伤脾胃，不但无益，反会使病情加重。病案一肾阳虚误为胃热阴虚，投滋阴清热之品，病反转剧。改用肾气丸加味救误，消渴全除。

2. 张景岳说："若阳证虽见阳脉，但按之不鼓，而指下无力，则脉虽浮大，亦非真阳之候，不可误认为阳证。"病案二肾阳虚消渴，误为阴虚燥热，投生津润燥清凉之剂，病不瘥而反剧；陆氏用八味丸加味诸疾渐安。

3. 临证只知其常不顾其变，是误诊的常见原因。病案三脾虚湿盛消渴，误为阴虚燥热，遍服益气养阴、清热生津之剂，渴饮不减；用调理中焦、温阳化湿之苓桂术甘汤加味三剂病减，续服痊愈。

4. 消渴（糖尿病亦是）表现为脾虚者，究竟能食与否，因人而异，故当具体分析，不可予设成见。病案四脾胃阳虚误为胃火，过用苦寒，消渴未止，脾胃反伤，病情加剧；投温益固涩汤，数剂收效。

5. 消渴与肺、胃、肾密切相关，但津液的生成、输布与脾的运化功能紧密相连。若医者拘泥于糖尿病人多尿、多食易饥的特点，忽视脾气对消渴的影响，易造成误诊误治。病案五脾肾阳虚消渴，误为肾阴亏虚，再用生津养阴之品，腻膈伤阳，病益加；改用附、姜、参、术，反渴减、食亦复原。

6. 治病不管兼夹，不辨病机变化，治疗专执本经，均易造成失误。病案六肾虚兼中气不足之口渴多饮、多尿，误以肾虚失化、膀胱失约论治，虽有少效，尿量仍多；改用补中益气汤加味送服肾气丸，只1剂，尿量锐减，3剂复常。

病案一 肾阳虚误为胃热阴虚

【病案】

余族兄双柏，五旬后病此，时师以滋阴降火之剂投之，小便愈多，色清而长，味益甘，则渴益甚。屡更医，率[1]认为热，尽用苦寒，轻剂如天花粉、黄连、麦冬、石膏、知母之类，云，消渴未传也。能食者，必发脑疽背疮；不能食者，必传中满臌胀。今脉细数，而肤皆瘾疹，宁免其无疽病乎？急宜更药，毋用寒凉坏胃也。乃以肾气丸，加桂心、五味子、鹿角胶、益智仁，服之半月，精神濡[2]长，消渴全除，小便不甜，肤疹俱脱，十年无恙。

（明·孙一奎《医旨绪余》）

【注释】（1）率：此处为不细想，不慎重，轻易地。（2）濡：沾湿，润泽。

【辨析】

本案屡投滋阴降火之剂，尽用苦寒，致使肾阳日衰，无以化气，津液不布，则口渴多饮；下焦不摄，多尿随之而起；肾失开阖固摄之权，则水谷精微直趋下泄，随小便而排出体外。此为肾消，宜温补，用肾气丸加味，效果确实。

肾气丸固然是治消渴之良方，但应用于阴阳两虚或以阳虚为主者为宜，不宜泛用于一切消渴之证。"若由热结所致，则下咽立毙矣"，不可不察。

【体会】

阴虚燥热是消渴的基本病机，但由于个体体质的差异，病程迁延，病情也常常发生变化。阴虚日久，阴损及阳，导致气阴两虚，脾肾同病。临床若不参脉证，仅从一般规律出发，忽视矛盾的特殊性，对消渴概辨为阴虚燥热，一味用滋阴清热之法，则凉腻易耗损阳气，苦寒易败伤脾胃，不但无益，反会使病情加重。

病案二 肾阳虚消渴，误为阴虚燥热

【病案】

陆养愚治两广制府陈公，年近古稀，而多宠嬖，且嗜酒，忽患口渴，茶饮不辍，而喜热恶凉，小便极多，夜尤甚，大便秘结，必用蜜导，日数次，或一块，或二三块，下身软弱，食减肌瘦，所服不过生津润燥清凉而已。脉之浮按数大而虚、沉按更无力。曰：症当温补，不当清凉。问：消本热证，而用温补何也？曰：

经谓脉至而从[1]，按之不鼓，诸阳皆然。今脉数大无力，正所谓从而不鼓，无阳脉也。以症论之，口渴而喜热饮，便秘而尿偏多，皆无阳证也。曰：将用理中、参附乎？曰：某所言温补在下焦，而非上中二焦也。《经》曰：阳所从阴而亟起也[2]。又曰：肾为生气之源。今恙由于肾水衰竭，绝其生化之源，阳不生，则阴不长，津液无所蒸以出，故上渴而多饮，下燥而不润，前无以约束而频多，后无以转输而艰秘，食艰肌削，皆下元不足之过也。曰：予未病时痿，是肾竭之应，既痿之后，虽欲竭而无从矣。彼虽不悦，而心折其言。遂委治之。乃以八味丸料，加益智仁，煎人参膏糊丸，每服五钱，白汤送下，日进三服。数日尿少，十日尿竟如常，大便尚燥，每日一次，不用蜜导矣。然口渴不减，食尚无味，以升麻一钱，人参、黄芪各三钱，煎汤送丸药，数服口渴顿止，食亦有味，又十日诸症痊愈。

（明·陆岳《陆氏三世医验》）

【注释】（1）脉至而从：中医认为常脉一般都有胃气（从容和缓、节律一致）、有神（脉至数来去清楚，无三五不调，亦不过快或过慢）、有根（尺脉候肾，如两尺脉沉取有力而柔和，即是脉象有根）。脉至而从指脉象从容和缓、来去清楚。（2）阳所从阴而亟起也：语出"阴者藏精而起亟，阳者卫外而为固也"。所谓"藏精"就是"受五脏六腑之精而藏之"；起亟，指快速地向上、向外。全句指阴阳互根的意思，善治阳者，气中自有水；善治阴者，水中自有气。

【辨析】

张景岳说："若阳证虽见阳脉，但按之不鼓，而指下无力，则脉虽浮大，亦非真阳之候，不可误认为阳证。"

消渴症见口渴多饮，但喜热而恶凉，脉虽浮数但大而虚，沉取无力，且下身软弱，食减肌瘦，病机在于肾阳虚而非阴虚，肾阳虚而蒸腾气化无力，水津不能上布故口渴而多饮，下燥而不润故便秘结，肾阳虚无以约束故尿多，夜尤甚。

【体会】

本案诸肾阳虚证悉俱，医误为阴虚燥热，是诊察不细之故。尤其简单而明显的问题是对饮水寒热之喜恶，失于细究，造成判断失误。可见，对于口渴多饮应详问其寒凉之喜恶，有助于鉴别诊断。这对当前诊治糖尿病尤为重要，不可小觑。

病案三　脾虚湿盛误为阴虚燥热

【病案】

刘某，女，40岁，干部，1982年6月12日初诊。咽干口渴，饮多溲多10余年。疑为甲状腺功能亢进症、糖尿病等，但依据不足，终未确诊。后求治于中医以消渴论治。10余年遍服益气养阴、清热生津多剂，渴饮如故。且近来又有多食，心中烦热，乏力自汗，胸闷惊惕，卧不安，舌麻木，舌胖有齿痕，苔白腻稍黄，脉细缓略弦。证属湿遏中焦，升降失司，三焦气化不利，津液失于输布。治宜调理中焦温阳化湿，宣上导下，辛开苦降。方用苓桂术甘汤加味。

处方：茯苓30克，桂枝9克，白术9克，炙甘草6克，黄芪12克，生姜9克。

服药3剂，饮少，舌麻减轻，睡卧好转，汗少，再服加泽泻12克。又3剂后，渴饮基本正常，余症大减，时有烦热，苔白腻转薄，舌胖脉沉弦，原方出入以善后。

（王玉玺《临床正误有得》）

【辨析】

本例证属脾虚湿盛，却误为阴虚燥热，遍服益气养阴、清热生津之剂，渴饮不减；用调理中焦、温阳化湿之苓桂术甘汤加味三剂病减，续服痊愈。

苓桂术甘汤是治疗中阳不足、脾失健运、气不化水、聚湿成饮之主方。本案咽干口渴是湿遏中焦，津不上乘；饮多溲多是三焦气化失职；总因"痰饮"所致，宜用"温药"，故投之辄效。

【体会】

前医知其常而不能达其变，只知阴虚燥热是消渴病常见病机，不及其余。对案中舌胖有齿痕，苔白腻稍黄，脾虚湿盛之象，不能明辨。只拘于常规，遍服益气养阴之品，希冀有效。岂知药不对证，渴饮不减。王氏用苓桂术甘汤加味，数剂即安。可见一症有一症之治法，辨证对路，投药方能合拍。

病案四　脾胃阳虚误为胃火

【病案】

杨某，男，26岁。平素体弱，四月前劳动淋雨后，"感冒"数日。常感头晕乏力，以后逐渐感到食量大增，甚至食不知饱。每餐食粮约一斤以上，每日索食5～6次，仍感饥饿难忍，历经医药2个月未效，展视其处方，不外凉膈散、玉女煎、沙参麦冬汤之类。近来加重，日夜索食8～9次，食后辄饥，食多便亦多，粪便常夹不化之食物，口不渴，小便清，量正常。刻诊：面色萎黄，畏寒肢冷，形体羸瘦，心悸气短，舌质淡嫩，苔薄白，脉沉缓无力，进温益固涩汤（自拟方）加味。

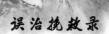

药用：熟附片 9 克，淡干姜 9 克，炙黄芪 18 克，防风 6 克，焦术 6 克，赤石脂 30 克，茯神 15 克，甘草、粳米一撮。

3 剂后，食量及餐数大减，余症亦有改善。守方出入又 3 剂，未再治疗。2 个月后遇，日前病已愈。

（蒋立基《消谷善饥证治雏言》）

【辨析】

本例消谷善饥，医不加辨析，诊为胃火，用清热苦寒之剂，即属误诊误治，故症状不减反而加重。仔细分析患者素体虚弱，劳累后起病，食多便亦多，常夹不消化之食物，口不渴，小便清。虽消谷善饥，同时又见畏寒肢冷，形体羸瘦，脉沉缓无力，显系脾肾阳虚之象。无火不能腐熟水谷，气血乏源，多食系食以自救，并无胃火之征。

后医用黄芪、茯苓、白术、甘草、粳米健脾益气，熟附片、淡干姜温暖脾肾，赤石脂收涩，防风鼓动脾阳，全方滋化源，暖脾肾，健脾益气，故药后消谷善饥大为改善，再服 3 剂，竟获痊愈。

【体会】

消渴本以"三多"消瘦为特点，但若治疗失当，过用大苦大寒之品，消渴未止，脾胃反伤。脾失健运，谷气下泄从大便而出，则能食便溏；若脾虚不运，湿浊中阻，则腹胀食少，因此，消渴（糖尿病亦是）表现为脾虚者，究竟能食与否，因人而异，故当具体分析，不可予设成见。

病案五　脾肾阳虚消渴，误为肾阴亏虚

【病案】

朱某，女，年甫及笄[1]。患消渴引饮，粒米不入口者已达两旬，且恶闻食臭，形容消瘦，终日伏几上，声微气短，脉象沉细而数。前医用生津养阴之品数十剂，不应，延余诊治。余用附子理中汤加味，嘱其大胆服之……服 4 剂后，渴减十分之七，略能进食，再用原方增服 3 剂，渴止而食亦复原。消渴引饮之证，竟用姜、附、参、术反奏效甚捷，其理安在？乃因脾不能为胃行其津液，肺不能通调水道所致。斯病斯药，故投之立效也。

[冷方南《误诊挽治医案评析（续）》]

【注释】（1）年甫及笄：笄、指古代盘头发用的簪子。及笄，汉语词语。亦作"既笄"。古代女子满 15 周岁结发，用笄贯之，因称女子满 15 周岁为及笄。也指

已到了结婚的年龄，如"年已及笄"。

【辨析】

消渴与肺、胃、肾密切相关，但津液的生成、输布与脾的运化功能紧密相连。若医者拘泥于糖尿病者多尿、多食易饥的特点，忽视脾气对消渴的影响，易造成误诊误治。

本例消渴引饮，粒米不进，恶闻食臭，形容消瘦，声微气短，脉沉细而数。证属脾肾阳虚之象，前医误为肾阴亏虚，再用生津养阴之品，腻膈伤阳，重伤脾气，故病益加重。改用附、姜、参、术，反渴减、食亦复原。

【体会】

人之阴阳互根，燥热伤阴固然可致消渴，但病程日久、阴损及阳，过用苦寒伤阳，均可形成脾肾阳虚，致消渴不减或加重。本例前医从消渴引饮、不食、恶闻食臭、形容消瘦等症出发，诊为肾阴亏虚。殊不知不食、恶闻食臭为脾胃阳虚，纳用无权；声微气短，脉沉而细，为少阴肾脏真寒。医者不认识脾肾阳虚的病机，导致误诊。

阴虚津液乏源会出现消渴，阳虚气不化津亦可出现口渴。后医用附子理中汤加味治疗，消渴及其引起的诸症均获捷效，就是明证。故临证应综合症状，全面分析病机，不可以偏概全，贻误病机。

病案六　肾虚兼中气不足之口渴多饮

【病案】

张某，女，70岁，农民。1985年4月23日初诊。劳累后多尿已3天，日尿量达10000毫升，口渴多饮，腰膝酸软，头晕耳鸣，神疲乏力，肢冷畏寒，大便干结。脉沉细弱，舌体瘦嫩苔薄白乏津，局部剥脱。血糖86毫克/分升，尿糖（－），尿比重1.002。诊断为尿崩症。因高年肾亏，且有诸肾虚见证，故按肾气虚失化、膀胱失约论治，处右归饮加覆盆子、益智仁、桑螵蛸、猪脬等缩小便之品，因口渴多饮，故另用麦冬、知母在锅煎水，渴即饮之。5剂后诸症均有所减轻，小便日约7000毫升……本病虽以肾虚为本，而肺气虚亦是关键所在，兼治之可能收效更捷。于是二诊处方以补中益气汤中麦冬、知母、花粉、五味子等药送服金匮肾气丸，1剂后小便即锐减至3000ml，3剂后基本恢复正常。嘱朝服补中益气丸，晚服麦味地黄丸以善后。半年后随访，身体健康，病未再作。

（侯恒太等《临证求真琐谈》）

【辨析】

治病不管兼夹，不辨病机变化，治疗专执本经，均易造成失误。本例患者劳累后多尿，口渴多饮，腰膝酸软，神疲乏力，肢寒畏冷，脉沉细弱，舌体瘦嫩苔薄白乏津。属肾虚兼中气不足之消渴。初诊只按肾虚失化、膀胱失约论治，属诊治片面失误，虽有少效，尿量仍多；改用补中益气汤加味送服肾气丸，只1剂，尿量锐减，3剂复常。

【体会】

本病诊断不全在于对疾病分析深度不够。从病因上看，本病起于劳累，劳则耗气；从病理上看，气虚也可导致小便不禁，"中气不足，溲便为之变"是也；从症状上来看，有神疲乏力、脉弱等气虚见症。故患者虽以肾虚为本，而中气不足亦是关键所在，诊断不全则治疗不能取得最佳效果。

第38章 内伤发热（附病案5例）

内伤发热是指以内伤为病因，脏腑功能失调，气血阴阳亏虚为基本病机的以发热为主的病证。内伤发热是与外感发热相对应的一类疾病。临床上凡是不因感受外邪所导致的发热，均属内伤发热的范畴。

中医对内伤发热的治疗，有其特色和优势。但本病病机比较复杂，常由一种或多种病因同时引起发热。且病机随时间推移发生变化，往往由实转虚，由轻转重。如瘀血病久，损及气、血、阴、阳，分别兼见气虚、血虚、阴虚或阳虚；气郁发热，日久伤阴，则转化为气郁阴虚之发热；气虚发热，日久病损及阳，阳气虚衰，则发展为阳虚发热。因此，辨证不精，极易误诊。

1. 内伤、外感发热一般是容易鉴别的，但外感余邪未尽者，常表现为低热，内伤发热有时亦可表现为高热，若不辨发热的特点、伴随症状、气血阴阳虚损及脏腑功能失调的机制，容易混淆。有时会引起恶性后果。病案一内伤发热误为外感发热，一再发散，汗出不止而毙。

2. 瘀血阻滞，气血壅遏化热有时可出现高热，极似阳明经证，若不细察则误。如病案二瘀血发热证误为阳明经证，投白虎汤高热依旧，从肤色不泽、月经不调得启示，改用小柴胡加活血化瘀之品，经行热退。

3. 现代医学的辅助检查，是中医诊断的重要参考，但若过分依赖，甚或根据辅助检查，不加辨证而处方用药，是不可取的，极易引起误诊。如病案三气虚发热误为膀胱湿热，错投八正散以清热利湿通淋，反使病情加重。从咳则尿出、乏力、动则气短，知此为中虚气陷，改投补中益气汤加味诸症悉除。

4. 气虚发热若兼有身热夜甚、高热、手足喜凉或牙龈肿痛，咽痛唇红，口干不欲饮水等症，不加辨析，容易误诊为单纯的阴虚发热证；病案四气虚发热误为阴虚发热，以滋阴清热为治，低热不退；从劳累后气短等脾胃气虚之象得启示，改用补中益气汤加减，低热消失。

5. 血虚发热和阴虚发热皆可见全身烘热、口干、舌红少苔等症，若不细辨，

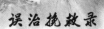

鲜不失误。如病案五血虚发热误为肝肾阴虚，用大补阴煎合知柏地黄丸、黄连阿胶汤均无效；投益气补血之剂，烘热大减。

病案一　内伤发热误为外感发热

【病案】

裴兆期曰：凡人偶得潮热往来之候，未可遽[(1)]执为外感风寒，辄服发表之药，盖其间亦或有元气内损而热者，一或少差，则阴证立至，多死少生矣，吾乡一高年绅，只一子，年三十余，素恃[(2)]形气强伟，不知节慎，六月间，因母寿，连日宴客，应酬劳倦，遂发往来寒热。渠宿与一医相善，即邀治之，值医他往，其徒代为之视，辄投以羌活、紫苏、防风等药，一剂后，汗大出不止，乃求医治于余。六脉已细数无伦矣。方用人参、黄芪各五钱，桂、附各二钱，当归三钱，浮小麦一撮，令急煎服。药剂甫煎成，而所善之医适至，亦认为外感，倾弃余药，仍以前药表之，汗更火出，深夜而毙。须知膏粱子弟，外强中干，不可见其气强形伟，而遂视之大椿[(3)]也。

（张山雷《古今医案平议》）

【注释】
（1）遽：音 jù；①急，仓猝，如"不敢遽下断语"；②遂，就。此处意为急断为外感风寒。（2）恃：依赖，仗着；有恃无恐。（3）大椿：高寿之意。

【辨析】

本例发热，虽起病急，但病起于劳倦，元气内损，并非外感发热，而是内伤发热。医者不辨体质、脉症，仅从病之长短缓急区别内伤外感，一再发汗，尽管形体伟强，也经不起反复药表，故而误治身亡。

【体会】

内伤发热与外感发热，都以发热为主症。外感发热，一般发病较急，病程较短，发热时常伴恶寒，虽得衣被而不减，一般为持续发热；内伤发热，一般发病缓慢，病程较长，反复发作，以低热为主。但这只是一般规律。本例患者年轻体壮，不知节慎，不避劳倦，内伤引发寒热往来，反复发表，过汗伤阳而毙，即是明显的例子。

病案二　瘀血发热误为阳明经证

【病案】

马某，女，17岁。于1994年7月，突起高热，症见身大热，口大渴，欲冷饮，两目直视，或谵语呢喃，或呼头腹俱痛，颜面潮红，体瘦不丰，肤色不泽，腹平软，二便正常，舌绛苔黄，脉洪数。脉象俱属阳明经证，急与白虎汤。服后汗出身凉，言语正常。然至日暮，高热依旧。予细斟酌，患者年当二八，本应艳丽，为何肤色不泽。问其经史？曰时至时不至。如唐容川云："瘀血在腑，则血室主之，其证日晡潮热，昼日明了，暮则谵语，故有阳明燥热之证。"乃师其法，予小柴胡汤加红花、当归、桃仁、大黄、丹皮。服1剂，感觉腰腹胀痛，2剂后经行如墨汁，热势尽退。继用桃红四物汤加天花粉、石斛、沙参、麦冬，3剂而愈。

（朱兴彩等《血瘀发热误辨2则》）

【辨析】

瘀血阻滞，气血壅遏化热有时也可出现高热，极似阳明经证，若不细察则误。本例大热大渴，欲冷饮，目直视，颜面潮红，舌绛苔黄，脉洪数，极似阳明经证。然用白虎汤后，虽汗出身凉，但日暮高热依旧，显然诊治有失误，误在何处？从其肤色不泽、月经不调等得启示，改用小柴胡加活血化瘀之品，经行热退。

【体会】

《血证论》云："女子胞中之血，每月一换，除旧生新，旧血即是瘀血，此血不去，便阻化机。"故瘀血阻滞，气血不通，壅而为热，是本证的主要病机。本案首诊仅根据身大热，口大渴，欲冷饮，或谵语呢喃、苔黄、脉洪数等诊为阳明经证，没有深入询问患者月经情况，忽视肤色不泽，以致造成误诊。可见妇女尤必问经期的重要性。

病案三 气虚发热误为膀胱湿热

【病案】

李某，男，62岁，退休工人。因小便频数热痛1周而就诊。自诉1周来小便频数，灼热，疼痛，伴发热面红，食纳尚可，大便如常，舌质淡红，脉数。查小便常规：白细胞0～2/HP，脓细胞（＋）。血常规：白细胞总数11000/毫升，中性粒细胞82%，淋巴细胞18%。根据症候及实验室检查，诊断为热淋（急性尿路感染），投以八正散清热利湿通淋，同时服用西药呋喃坦啶。3剂尽，患者不仅上述症状无变化，反觉食不甘味，恶心欲呕、复查小便常规：黄浊，白细胞0～3/HP，脓细胞(＋＋)；血常规：白细胞总数13600/毫升，中性粒细胞91%，淋巴细胞9%，体温38℃，示病情加重。细细询之，其小便虽或灼热，然咳则尿出，伴全身乏力，动则气短，始知此为中虚气陷之证。其发热面红，实本不足，复以苦寒攻伐，脾胃更虚之故。遂停前用中西药物，投以补中益气汤加味。

黄芪12克，炒白术10克，党参10克，陈皮6克，升麻5克，柴胡6克，当归身10克，黄柏10克，知母10克，肉桂2克。

1剂尽，小便灼热、面红、身热大减。连进4剂，诸症悉除，复查血、尿常规均恢复正常而出院。

（杨维华《临床误诊4则》）

【辨析】

现代医学的辅助检查，是中医诊断的参考依据，但若过分依赖辅助检查，甚至根据辅助检查，不加中医辨证而处方治病，是有失严谨的。本例因"科学迷信"，拘泥于实验室检查而直接辨为膀胱湿热证，导致误诊误治。

患者虽然尿中有脓细胞、小便灼热等类似中医下焦湿热之象，然复诊询得有咳则尿出，伴全身乏力、动则气短之气虚明证，方知其灼热乃脾胃虚弱、元气下陷、湿热下注所致。用补中益气汤补已虚之元气，举下陷之元阳；气充则上乘之阴火自降，阳升则下注之湿热亦清。故看似湿热的"急性尿路感染"，竟用补中益气汤加味治好了。

【体会】

中、西医理论体系不同，对同一病理现象认识不同，诊断结论也不一样。故不能用西医诊断，中医治疗。也不能把中医诊断直接与西医诊断等同起来，以免犯类似错误。

病案四　气虚发热误为阴虚发热

【病案】

晁某，女，32岁，1995年12月20日诊。低热4个月余。4个月前因劳累后解出白色黏液样烂便，每日5至8次，午后低热，用抗生素治疗后大便好转，低热如旧。症见：午后低热（体温37.5℃），晚间渐至正常，面色少华，劳后气短乏力明显，畏寒自汗，腹胀便溏，口干不欲饮水，牙龈肿痛，咽痛唇红，小便调，舌淡、舌苔薄白，边有齿印，脉细缓。血常规：白细胞3.0×10^9/升。诊为白细胞减少症。辨证为阴虚内热，虚火上炎之低热。方选青蒿鳖甲汤加减，以滋阴清热为治。10多天后低热如故，邀余诊治。此例午后发热，牙龈肿痛，口干不欲饮水，颇似阴虚内热之象，但劳后气短乏力、腹胀便溏，舌淡嫩，边有齿印，脉缓为一派脾胃气虚之证。遂改甘温益气为治，拟补中益气汤加减……5剂后体温37℃，大便转调，药已中的，继守原方调治，并嘱用牛脊髓一条，大枣20克，加水煮服，每周1～2次，1个月后体温正常，白细胞4.5×10^9/升，后续依法调治，半年后随诊，一切正常告愈。

（李谱智《阴虚误辨纠弊2则》）

【辨析】

气虚发热若兼有身热夜甚，高热，手足喜凉或牙龈肿痛，咽痛唇红，口干不欲饮水等症，如不加辨析，容易误诊为单纯的阴虚发热证。

本例患者午后低热，面色少华，劳累后气短乏力明显，畏寒自汗，口干不欲饮，辨为阴虚，以滋阴清热为治，低热不退；从劳累后气短等脾胃气虚之象得启示，改用补中益气汤加减，低热消失。

【体会】

五脏相关，气血同源，阴阳互根，医者如果失于详细询问病情，不认真核查，极易造成气血阴阳偏胜偏衰的辨证错误。如气虚发热若兼身热夜甚，高热，手足喜凉或牙龈肿痛，咽痛唇红，口干不欲饮水等症，不加仔细辨析，往往容易误诊为阴虚发热证。本案医者就是因没有注意到面色少华，劳后气短乏力明显，畏寒自汗，腹胀便溏，舌淡嫩，边有齿印，脉缓等气虚症状而误诊为阴虚发热。李氏以劳累后气短乏力、腹胀便溏、舌淡嫩、边有齿痕诊为脾胃气虚发热，用补中益气汤加减，使患者逐渐康复。故诊断必须丝丝入扣，药证合拍，始能收桴鼓之效。

病案五　血虚发热误为肝肾阴虚

【病案】

李某，女，60岁，家庭妇女。1991年8月25日初诊。失眠、全身烘热1个月。1个月前，丧偶后，因操劳过度，渐少寐心悸，心烦烘热，神倦，行走乏力，形瘦，纳少脘闷，经理化检查，未发现病理现象。西医诊断为"神经官能症"。刻下全身烘热阵发，发作时间无规律，以午后或傍晚为多。发则全身烘热，心烦不宁，头晕如醉，其背脊或胸腹灼热难忍，须当风或紧贴石墙方感舒畅。神疲膝软，口干不欲饮，肌肤摸之略热，面色无华，体温37℃，舌红少苔，脉弦细。证属肝肾阴亏，虚火内扰。治以滋阴降火，予大补阴煎合知柏地黄丸出入5剂，烘热如故。考虑阴虚于下，阳亢于上，心肾不交，故热起则心烦，改拟黄连阿胶汤加味，继服5剂，亦无少效。窃思，若药中病，即非顿效，亦当少验，奈何寸功未见？乃

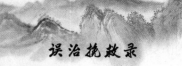

细询病情，患者诉每于说话过多后烘热即发，结合脉证，遂断为血虚阳浮。治以益气补血，当归补血汤加味……服 6 剂，烘热大减，精神明显好转，唯头晕如故。再以原方加生地黄、白芍，调理 1 周，诸症消失而出院。

（周世不《误治验案 2 则》）

【辨析】

血虚发热和阴虚发热皆可见全身烘热、口干、舌红少苔等症，若不细辨，鲜不失误。本例全身烘热，心烦不宁，头晕如醉，口干不欲饮，面色无华，舌红少苔，脉弦细，酷似肝肾阴亏，虚火内扰。但用大补阴煎合知柏地黄丸、黄连阿胶汤治之均无效；投益气补血之剂，烘热大减。

【体会】

血本属阴，血虚不能濡养，阴衰阳盛，阳气外浮而引起发热，是血虚发热的主要病机。全身烘热、神倦乏力、心悸、面白无华是血虚失于濡养之特征。

血虚证和阴虚证皆可见全身烘热、口干等症。本案患者年逾六旬，常有肾阴不足，但只能作为辨证的参考依据之一。本案医生忽略了久郁劳倦而成肝郁血虚、脾气不足之证；在辨证时粗枝大叶，一见全身烘热、口干、舌红少苔等症，便认为阴虚无疑。若细加辨别，则知肌肤虽热而手足心如常，脉虽细而不数，且无夜热早凉，盗汗颧赤等阴虚内热之特征，而见面色萎黄、唇淡、神疲肢软等气血不足之象。至于舌红少苔乃血虚阳越之象，与阴虚舌红少津或有裂纹、少苔无苔之象不同，不可混淆。

第39章　虚劳（附病案8例）

虚劳是以脏腑元气亏损、精血不足，为主要病理过程的一类慢性虚衰性疾病的总称。是中医内科中范围最广的一个疾病。凡禀赋不足，后天失调，病久体虚，积劳内伤，久虚不复等，所致的以脏腑气血阴阳亏损为主要表现者，均属于本病范畴。故病情复杂，辨治失误较多，历来救误医案散见于医籍，弥足珍贵。

1. 阴阳气血之虚损，总与脏腑盛衰有着密切联系，所以在辨证时，必须辨清阴阳、病位，才能有的放矢。若失于详察则误。如病案一阳气不足误为阴虚内热，滋阴降火，阳更不足；石顽以黄芪建中调治，渐次而安。

2. 高龄老年患者，大多元阳虚衰，临床用药多需顾及，否则易误。案例二肾阳衰误为脾胃虚弱，久治无功；改从温阳补肾救误，精神好，纳食增，痊愈出院。

3. 气脱、血脱为气血阴阳的严重损伤，与虚劳有别；若与虚劳混淆，则误。病案三气脱重证，虚阳浮越，目不能瞬，医者误为虚劳，投补中汤病重药轻。李氏重用人参十倍于附，大补元气，益气回阳，药专力宏，效果显著。

4. 治虚损之证，只在保护脾胃为上。若脾胃既伤，不仅气血无源，药物亦不可吸收。故虚劳不可峻补。病案四贲门癌术后，证属虚劳。误用峻补，致使腹胀、不思食、面浮肢肿，虚不能复。史氏用益胃阴助胃气，勿使滋腻，少食多餐，调理20天渐愈。

5. 阴阳互根，五脏相关，故单从一脏一腑虚损辨证，往往不能全面掌握病机特点，易致误诊。病案五只辨肝肾阴虚，不辨脾胃虚，脾胃再受阴药遏制。高师审核全面，从舌脉得出脾气虚、胃阴不足之病机，选方施药救误，投之则效。

6. 脾胃乃后天之本，不可忽视。病案六补虚忽视后天脾胃，食欲全无，终日只索水饮，神疲力乏。侯氏改用健脾益气，养胃生津之法摊，饮食增加，诸症俱减。

7. 把贫血等同于血虚证，采用补气生血之剂，往往容易造成误诊误治。病案七本为湿阻，医误将西医化验"贫血"，等同于中医血虚证，不加辨证，以血虚误投归脾汤，致使病情加重。王氏改用清热化湿、除烦消痞之剂，诸症减。再辨证投药，贫血乃愈。

8. 虚劳属于肺肾阴虚者，易误为脾虚，治用辛燥，必不效。病案八喉咙燥痒、咯痰带血，本属肺肾虚损。用六味地黄合生脉散本已见好，反误服辛燥之品3个月，病势增剧，气立孤危；数医会诊，用生脉散加味获效。

病案一　阳气不足误为阴虚内热

【病案】

颜汝于女，病虚赢[(1)]寒热，腹痛里急，自汗喘嗽者3个月余。屡更医药不愈，忽然吐血数口，医转邀石顽，同往诊候。其气口虚涩不调，左皆弦微，而尺微尤甚。令与黄芪建中加当归、细辛。前医曰：虚劳失血，曷[(2)]不用滋阴降火，反行辛燥乎？余曰：不然。虚劳之成，未必皆本虚也。大抵多由误药所致，今病欲成劳，乘其根蒂未固，急以辛温之药，提出阳分，庶几挽回前失，若仍用阴药，则阴愈亢而血愈逆上矣。从古治劳，莫若《金匮》诸法。如虚劳里急诸不足，用黄芪建中，原有所祖。即腹痛悸衄，亦不出此。更兼内补建中之制，加当归以一和营血，细辛以利肺气，毋虑辛燥伤血也。遂与数帖血止，次以桂枝人参汤，数服腹痛、寒热顿除，后用六味丸以枣仁易萸肉，或时间进保元、异功、当归补血之类，随证调理而安。余治虚劳，尝屏绝一切虚劳之药，使病气不致陷入阴分，深得《金匮》之力也。

（清·张璐《张氏医通》）

【注释】（1）虚赢：中医形容体虚病人是"虚赢少气"，其实虚赢是一种泛指，包含气虚、血虚、气血两虚、阴虚、阳虚、阴阳俱虚等。（2）曷：读作 hé、è、xiē，本意是指是怎么，为什么，也有何日、何时的意思。

【辨析】

虚劳辨证应以气血阴阳为纲，五脏虚候为目。若不辨清其气、血、阴、阳亏虚的属性和病脏之所在，则易导致病位辨证错误。本例患者虚劳，伴腹痛、自汗、咳喘、吐血、脉虚涩弦微，本属阳气不足，误为阴虚内热，屡更医药不愈，用黄芪建中汤加味获效，反证其属阳虚无疑。

【体会】

虚劳有阴阳气血之虚，治之有别。本案脉虚涩尺微，主阳气不足，故用辛甘温之剂治之有效。若不参合脉象，见虚劳吐血即谓阴虚火旺，用滋阴降火之剂投之，则阳更不足，而阴愈亢，阴愈亢则血愈逆上。案中所论，寓意深刻，当细细品尝，个中滋味越看越有所得。

病案二 肾阳衰误为脾胃虚

【病案】

钱某，男，82岁，退休工人。2个月前因前列腺肥大伴急性尿潴留而行手术切除，术后不思饮食，精神日益衰惫，经西医支持疗法，对症处理等治疗无效而转入中医病区。

1991年6月11日诊：术后2个月，神气倦乏，少气懒言，卧床不起，饮食不振（每餐仅食粥半两），面色萎黄，肌肉瘦削，舌淡苔少，脉细小数。诊为虚劳。由术后脾胃两虚，气血俱损所致。年高八旬，难以速效，宜缓图之，归芍六君子汤治之……此后宗原方出入，夹暑湿易东垣清暑益气汤，脉结代易炙甘草汤，舌红少苔，胃阴不足改以养胃汤。

1991年8月20日诊：选投建中健脾之剂达2个月之久，胃纳未见明显改善，神倦形消，仅能坐床片刻。考虑久病及肾，元气虚衰而中阳不振，治改从温阳补肾入手……

1991年8月26日诊：药后精神明显好转，纳食增，能下床扶杖而行。原方继服3周。痊愈出院。

（周世不《误治验案2则》）

【辨析】

高龄老年患者大多元阳虚衰，临床用药多需顾及，甚至要以此为主要病机进行辨治，否则多有失误。

本案患者已82岁高龄，术后不思饮食，精神日益衰惫，神气倦乏，面色萎黄，舌淡苔少，脉细小数，诊为脾胃虚弱、气血俱损，似无大错。但经归芍六君汤出入，随证易用清暑益气、炙甘草汤等，胃纳不见改善。其失误于何处？改从温阳补肾入手，精神好，纳食增，痊愈出院。

【体会】

老年患者，元阳虚衰，虽一派脾胃不足之象，亦应佐以温补肾阳。本案医生初诊时为一派脾胃不足之象所泥，忽视了患者年逾古稀，元阳虚衰之体质特点，其中神气倦乏是辨证关键，经曰："阳气者若天与日，失其所折寿而不彰"，此之谓也。脾为至阴，全靠肾中元阳以温养，故脾阳虚多由肾阳不足而引起。

病案三　气脱误为虚劳

【病案】

吴门金宪郭缓立，春秋已高，少妄入房，昏倦不食，医者咸知其虚，投补中汤加姜、桂不效，遣使迎余兼夜而往视之。目不能瞬[1]，口不能言，肌体如烙，或谓此人参、桂、姜之毒也。余捧腹曰：脉大而鼓，按之如无，真气欲绝，正嫌病重而药轻耳，遂以人参三两、熟附子三钱，煎液，半日饮尽，目乃大开。再作剂如前，至旦日饮尽，口能言矣，数日而神气渐复。更以大剂补中兼服八味丸，计十五日而起。

（明·李中梓《李中梓医案》）

【注释】（1）瞬："舜"意为"短时间"。"目"与"舜"联合起来表示"眼睛短时间开闭"。本义为眨眼；引申义为一会儿、一刹那。

【辨析】

亡阴、亡阳、气脱、血脱为气血阴阳的严重损伤，"脱者，正气脱越之谓"，是急性病证过程中出现的一时性气血阴阳亡失，当以相应的突出表现为主症论治。若以虚劳论治，则误。

本例患者年事已高，竟不节房事，盗伐元气，虚阳浮越，故而目不能瞬，口不能言，肌体如烙，此乃气脱重证，医者误为虚劳，病重药轻，故不见效。李氏从脉大而鼓，按之则无，分析其真气欲绝，重用人参十倍于附，大补元气，益气回阳，药专力宏，效果显著。

【体会】

不同病因作用于不同体质形成的虚损，其性质、传变趋向各不相同。但总括之，其病机变化不外阴虚、阳虚、气虚、血虚四端。气虚之体质，如虚喘不止，呼吸窘迫，是气不归元；大气下陷之证而卒倒晕厥，当属气虚之甚而厥者；"脉大而鼓，按之如无，真气欲绝"，目不能瞬、口不能言者，已到"气脱"的严重程度，其与虚劳相差何止千里！以虚劳治气脱确如隔靴搔痒，焉能不误？

病案四　虚劳误用峻补

【病案】

姚某，男，71岁，汉族。贲门癌术后10年。因纳少、消瘦1年，于1995年7月11日入院。其面色萎黄，形体羸瘦，大肉削脱，气短乏力，头晕倦卧，夜尿多，舌光红少津，脉细弱。去年至今体重减少10千克。辨证诊断为脾胃损伤，水谷精微失于摄纳与运化，致气血两亏阴精不足之"虚劳"。治以益气健脾，滋阴补血。

1周后，其腹胀，不思食，面浮肢肿。方悟患者虚势已极，骤进重剂滋补，阻碍中州运化。不能运化水谷则腹胀纳呆，不能运化水湿则面肢浮肿。是忘"补而不滞"之戒，再者，言气虚补气，血虚补血，唯胃气调和者宜。胃气不足，滋阴补血则凝滞在脘，温阳补气别动烁胃阴，饮食不进，虚何由复？故胃气为一身最重，此时当根据病证，益胃阴兼益胃气，勿使滋腻……调理1周后，腹胀及面肢浮肿消失，思食。嘱少食多餐，继续上方调理20天，神气渐佳。

（史星梅《3例误治案分析》）

【辨析】

"治虚损之证，只在保护脾胃为上。"若脾胃既伤，不仅气血无源，药物亦不可吸收。故虚劳不可峻补。

本例贲门癌术后，大肉尽脱气短乏力，舌光红少津，脉细弱。实乃虚劳重证，反误用大量峻补，致使腹胀、不思食、面浮肢肿，虚不能复。史氏用益胃阴助胃气，勿使滋腻，少食多餐，调理20天渐愈。

【体会】

脾居中焦，职施健运。如果脾气不足，则运化无权。本例患者纳少、消瘦，兼见面色萎黄，气短乏力，舌光红少津，脉细弱，脉症合参，为脾胃虚弱，气血两亏，治宜益气健脾、滋阴补血。医者辨证并无大误，然失于根据慢性虚损病特点，辨其缓急，骤进重剂滋补，造成腹胀，不思食，面浮肢肿，此乃滋补重剂阻碍中州之故。史氏深明其中利害，知误救误，首重胃气恢复，益胃阴兼护胃气，不使滋腻，少食多餐，调理而愈。

病案五 只辨肝肾阴虚，不辨脾胃不足

【病案】

孙某，男，40岁，干部，病近1年，自感心慌气短，动则喘促，疲乏无力，食少纳差，腰膝酸软，腹胀，手足心热，口渴，双下肢浮肿。肝功能与转氨酶异常，乙肝五项均阳性，尿蛋白(++~+++)，透明管型(++)，血浆白蛋白26克/升。西医诊断：乙型肝炎，免疫复合物肾炎，肾病综合征。应用保肝及肾上腺皮质激素已久，效果不满意。前中医辨证为肝肾阴虚，用六味地黄汤加减治疗已久，开

始自感口渴，手足心热等症稍减，久服渐之腹胀更甚，食欲全无，精神体力极差。因中西医治疗效果不佳，慕名而来求治于高师。前症俱在，舌质淡，苔白腻，脉沉细。高师改弦易辙，用健脾益气、养胃生津之法。

药用：生黄芪15克，太子参10克，炙甘草5克，茯苓连皮15克，鸡内金10克，石斛10克，陈皮8克，建曲10克，生姜3片，大枣5枚。

服12剂后，自感腹胀减轻。守上方继服18剂后，诸证基本消失，饮食倍增，精神大振。复查尿蛋白（±），肝功能与转氨酶正常，乙肝五项中只HBsAg（+），余均转阴，血浆白蛋白46克/升，继续调治3个月而愈。

（高辉远《高辉远临证验案精选》）

【辨析】

本案患者病症复杂难治，既有口干、手足心热、腰酸膝软等肾阴虚之候，又有神疲、心慌气短、无力、腹胀、纳差等心脾肺气虚之证。前医辨证不全，只着眼于阴虚，久用六味地黄汤加味，结果使本来虚弱的脾胃又受阴药遏制，则更难以运化，所以用药后反使病情加重。高师审核全面，从舌质淡、苔白腻、脉沉细得出脾气虚、胃阴不足之病机，选方施药，故投之则效。

【体会】

虚劳以脏腑亏损、气血阴阳不足为特点。由于气血同源、阴阳互根、五脏相关，故单从一脏一腑虚损辨证，往往不能全面掌握病机特点，导致误诊。

病案六　补虚忽视后天脾胃

【病案】

许某，女，34岁，农民。1986年6月19日以"头晕、心慌、失眠半年余，加重伴大渴引饮10日"为主诉入院。

患者因生育过繁而体质较弱，半年来常感头晕、心慌、乏力，睡眠不佳。10天前生双胞男胎后头晕心慌急剧加重。且出现大渴狂饮，一昼夜可饮五六暖瓶水；伴有烦躁阵作、肢麻汗出。神疲气短、腰膝酸软、五心烦热、失眠易惊、耳鸣目涩等症，纳食极少，一天少于2两，尿多，大便干结，产后一直无乳，诊时症同前。

检查：精神萎靡，面色㿠白，形体消瘦，动作无力，发无光泽，睛胞虚浮，口唇色淡，声低气怯，动作喘息，身上有汗臭味，乳房干瘪；舌体瘦、质红，有乳碎白苔、乏津，脉细数无力。据四诊所得，辨证为五脏俱虚而以心肝肾阴血不足为主，兼有肺脾气虚，治疗以滋阴补血养心为主，佐以益气、清虚热……

二诊：服药后头胀、烦躁及心慌稍减，但食欲全无，终日只索水饮，精神体力较入院时更差。虑其药误，乃改弦易辙，拟用健脾益气、养胃生津之法，力图平淡并少量缓进……结果服上方后饮食增加，饮水减至每天3瓶，心慌、烦躁显著减轻，精神、体力亦见好转。守方又服3剂病情继续减轻，心慌基本消失。饮水每日不足一暖瓶，日可食6两左右。后用清心莲子饮加减调理，诸症消失，病情向愈，于7月2日出院。

（候恒太《误治及救误分析》）

【辨析】

本案患者的病情较重而且病症复杂，既有心慌、烦躁、肢麻、耳鸣、目涩、腰膝酸软、手足心热、失眠易惊、渴饮便干、舌瘦质红等显著的心肝肾阴血津液不足之证，又有神萎面白、声低气怯、动则喘促、纳呆不食等肺脾气虚之证。

初诊主要着眼于患者平素虚弱、孕时血聚以养胎、产中失血较多、产后有明显的阴血虚证，故立法以补阴血为主，用了大量的阴柔滋润药物，结果使本来就虚弱的脾胃又受阴药遏制，更难运化水谷精微及输布药物，所以用药后不惟不效，反而情况更差。

二诊时重新分析了病情，确立了"上下交虚治其中"的治疗原则，并且只用轻灵平淡之剂来调理脾胃功能，以助其化生气血，其收效却很迅捷。这给了我们一个很大的启示：越是在大病、重病、五脏俱虚、病情复杂时，越要重视养后天，保胃气。

【体会】

虚劳病情复杂，症状较重时，察其顺逆，知其病势的首要依据即是脾胃功能。若脾胃功能尚无严重损害，一般不难扭转病势；若为虚劳逆证，病情严重，元气衰败，脾肾衰惫时，只要谨守病机，以脾胃为中心，积极调治，冀其生机渐复，或可救治。

病案七　湿阻误为贫血投归脾汤

【病案】

赵某，女，40岁，农民。于1991年10月8日初诊。患者诉某日因汗后淋雨，次日感头身困重，心胸烦闷，恶心欲呕，肢倦纳呆，大便不畅，头昏心慌，少气懒言。诊见形体瘦弱，面色少华，舌红苔腻，微黄，脉濡细而数。经血常规化验，提示为"贫血"。即处以补益气血之归脾汤，4剂后，心胸烦闷不宁，痞满难受，神若无主，辗转床第，彻夜难眠，舌红，苔黄微腻，脉数有力。余思之后，认为此属误诊误治，改用清热化湿除烦消痞之枳实栀豉汤，3剂后诸症稍减，再加以辨证治疗，处以薛氏五叶芦根汤加竹叶石膏汤化裁，5剂而获效，贫血乃愈。

（王永柏《临证失误3则》）

【辨析】

本例患者汗后淋雨，头身困重，心胸烦闷，恶心欲呕，肢倦纳呆，大便不畅，舌红苔腻，微黄，脉濡细而数，一派湿热之象已是很明显，虽有头昏心慌、少气懒言、面色少华、血虚不荣之象，但毕竟是以湿热为主。医者不思湿阻，误将西医"贫血"化验结果，等同于中医血虚证，不加辨证，主次不分，反投归脾汤，补益气血，致使病情加重。后医改用清热化湿、除烦消痞之剂，诸症减。再辨证投药，贫血乃愈。可见西医诊断不能代替中医辨证。

【体会】

贫血，可以见到血虚现象，但并不完全等同于血虚。除血虚之外，贫血还可见气虚、阳虚、气血两虚甚至湿热阻滞或肝郁气滞等。其证为何，必须经中医辨识方可，不能凭化验确定。如果审证不详，把贫血等同于血虚证，采用补气生血之剂，往往容易造成误诊误治。

病案八　肺肾虚损误服辛燥

【病案】

郑某，男，40岁。喉咙燥痒，咯痰带有少量血丝，食欲不振，病已月余，肌肉渐削。诊视脉象浮芤且数，舌腻如米糊状。"咯血出于肾"，肾阴亏虚，虚火上炎，循喉咙而上灼肺阴，肺气燥痒，咯痰带血。拟用六味地黄汤合生脉散加味，滋肾养肺。

熟地黄13克，淮山药10克，云茯苓7克，山萸肉7克，牡丹皮5克，酸枣仁10克，当归身10克，西洋参（另煎）3克，麦冬7克，龙眼肉10克，盐泽泻8克，炙甘草3克，北五味2克。

复诊：连服十余剂，食欲渐增，精神见佳，痰中仍有血丝未净。后来误服姜、附、砂仁、半夏、肉桂等辛燥热药达3个月之久，观其肌枯骨立，精败神疲，肾阴告竭，气立孤危，小溲点滴，汗泄昏厥，脉微散。譬比垂绝之丝，系物立断；破漏之舟，载重立沉。如不服药，可苟延数日，服药则死期更迫。当时数医会诊，有谓久病脉虚，犹或可救，共拟一方以应。

吉林参 10 克，霍山石斛 10 克，淮山药 13 克，北枸杞 10 克，麦冬 10 克，北五味 3 克。

（李聪甫《李聪甫医案》）

【辨析】

虚劳属于肺肾阴虚者，咽喉干燥，咳痰带血，如伴有食欲不振，则易与脾虚食少难化混淆，误用辛燥，治必不效。本例喉咙燥痒、咯痰带血，本属肺肾虚损。用六味地黄合生脉散本已见好，反再误服辛燥之品 3 个月，病势增剧，气立孤危，数医会诊，用生脉散加味。

《灵枢·经脉篇》云："足少阴之脉……其直者，从肾上贯肝膈，入肺中，循喉咙，挟舌本。"肾阴不足，虚火上炎，循经上扰，灼肺伤津，则喉咙燥痒，咳痰带血；命火不生脾土，则脾胃必虚，食少难化；水谷精微化源匮乏，四肢肌肉失其濡养，则见大肉渐消。李氏以六味生脉加减，滋肾养肺，恰中病机，故十剂而纳增神旺，咳痰带血大减。后误服姜、附、桂、半夏等辛燥药物，重伤其渐复之阴。真阴告竭则气立孤危，气阴两败，如破漏之舟，垂断之丝，实为险恶。数医会诊仍以生脉散出入，益气以生津，使元气振奋，气充而津回，肺肾金水同调，亦颇对路。

【体会】

考生脉散为李东垣《内外伤辨惑论》治暑热伤肺之方，后世临床应用甚为广泛，凡纯虚而无外邪，气津两伤之病证，皆可用之。所以徐灵胎有"生脉散乃存其津液之方也，用此方须审其邪之有无，不可徇俗而视为治暑之剂也"的说法，亦颇有见地。本方临床若用于回升血压或抢救危重证，用量宜重不宜轻，本例吉林参用至 10 克即是，若无人参，党参或北沙参 20 克亦可代之。

第40章　痞满、积聚（附病案6例）

痞满，又称胃脘胀，是指由于多种原因导致中焦气机阻滞或脾胃虚弱，升降失常，出现胸脘胀闷不舒，触之无形，按之柔软，压之不痛为主要表现的脾胃常见病症。

聚证是气机阻滞气聚而成。其特征是：攻窜胀痛，无明显积块，时聚时散，痛无定处，病程短，病情轻，多属气分，治疗较易；积证是气滞、血瘀、痰结三者均有，而以血瘀为主形成的肿块。其特征是：腹部可扪及大小不同质地较硬的包块，固定不移，痛有定处，病程长，病情重，多属血分，以胀痛或刺痛为主，治疗较难。积聚都是由于正气亏虚，脏腑失和，气滞、血瘀、痰浊蕴积腹内所致。

西医学中腹部肿瘤、肝脾肿大，以及增生型肠结核、胃肠功能紊乱、不完全性肠梗阻等疾病出现类似积聚的证候者，可以参考。

上述三病发病的内在因素是正气亏虚，其形成及演变均与正气强弱密切相关。因此许多救误医案或疏肝，或健脾，必察气滞、血瘀、痰结之有无，必审正气之强弱、证情之虚实。相机而治，得效者颇众。

1. 夫郁怒致痞，其因在肝，当顺着肝木之性，"木郁达之"而用疏泄之法，今不用"达之"之法，而屡用下夺，可谓攻伐无辜。病案一郁怒成痞，形坚而痛甚，医误用攻下之药太多，致使泄泻不止，消瘦，神志昏乱，不能言语。李氏一面涩肠止泻，一面大补气血，更以补中益气汤加姜、附救误，并大补命门之火，终使诸症渐愈。

2. 聚证初起时，块必不坚，若以峻猛之药攻之，至真气内乱，转护邪气为患，如人厮打，扭结一团，旁无解散，故迸紧不散，其全是空气聚成。治当鼓舞中气，温运脾阳，脾气上奉，使胸中大气得以升举；"大气一转，其气乃散"。病案二年20岁生痞块，无医不求，误进化坚攻削之药，渐至肉脱枯瘁，腹部坚硬如石，痛不可忍。喻氏细察其由，先以理中汤少加附子温运中州，再以桂附温补命火，调理月余而安。

3. 正虚邪实是积聚的基本特点，虚实辨证至关重要。病案三胃有胶痰伴积滞，脉滑、苔黄厚，误辨为虚，频投温补，病亦加。王氏以参汤下滚痰丸，即获小效。然而前医与病家反怨其大伤元气，反再用补剂，直至舌黄且黑，大肉皆脱，失去治疗机会。这样的"王道"是迂腐之见，不可偏执。

4. 肝郁气滞，当疏肝解郁，行气消聚。但过用行气理气，药皆香燥，则耗劫阴津，以致阴亏。若不辨阴虚，只辨气滞，则误。病案四肝脾肿大且痛，舌光无苔，脉弦细，前医只辨气滞，不辨阴虚，久治无效。刘老用软坚活络、柔肝滋胃之法，逐渐康复。

5. 拘泥于西医学"肝硬化"之病名，不加辨证，直接根据某些现代药理研究结果，选用对症药物，治疗无效，甚至引发不良反应。案例五患肝硬化7年，泥于西医诊断投中药，难得一效，经至腹胀肢肿，四末不温，便溏不止，气息难续。邵氏以理中汤合参苓白术散之意给药，5剂见效，20剂，胀减泻止。

6. 情志抑郁，气滞积聚，当调肝和胃，理气化滞，不可专执温补损肝阴，伤胃液。案例六积聚的形成，多因情志不畅，气滞血瘀等有形之实邪为病。治当调肝和胃，病可渐愈；若误用温补之剂，劫肝阴、伤胃液，久之，津液渐形涸竭，则不可救药。

病案一　郁怒成痞，误用攻下

【病案】

工部王汉梁，郁怒成痞，形坚而痛甚，攻下太多，遂泄泻不止，一日夜计下一百余次，一月之间，肌体骨立，神气昏乱，舌不能言，已治终事，待毙而已。余诊之曰："在证虽无治理，在脉犹有生机，以真脏脉[1]不见也。"举家喜曰："诸医皆曰必死，何法治之，而可再起耶？"余曰："大虚之候，法当大温大补。"一面用枯矾、龙骨、粟壳、樗根之类以固其肠，一面用人参60克、熟地15克以救其气。三日之间，泻遂减半，舌转能言。更以补中益气，加生附子、干姜，并五剂为一剂，一日饮尽。如是者一百日，精旺食进，泻减十九。然每日夜犹下四五行，两足痿废，用仙茅、巴戟、丁、附等为丸，参附汤并进。计一百四十日而步履如常，痞泻悉愈。

（明·李中梓《医宗必读·卷上》）

【注释】（1）真脏脉：是在疾病危重期出现的无胃、无神、无根的脉象。是病邪深重，元气衰竭，胃气已败的征象，故又称"败脉""绝脉""死脉""怪脉"。

【辨析】

本案因郁怒而引起腹部痞满，形坚而痛甚，误用攻下之剂，以致泄泻不止，一日夜多达百余次。泄下月余，骨瘦如柴，神昏气乱，性命危及。

夫郁怒致痞，其因在肝，当顺着肝木之性，"木郁达之"而用疏泄之法，今不用"达之"之法，而屡用下夺，可谓攻伐无辜。观其昼夜百余次之泻利，脾气衰疲可知，继而又见神气昏乱，舌不能言，两足痿废等证，则知此刻病者不仅脾胃虚极，且心阳与命火亦已大伤。所幸证虽至此，真脏脉尚未现；脾气虽为衰疲，然犹未至竭绝。

李氏救治甚为得法：先以枯矾、龙骨、罂粟壳、樗根之辈固涩肠滑，意在先堵元气下脱之路，亦即"急则治其标"之法；又用大剂人参、熟地补气固脱以治本，待元气稍固，再用补中益气汤加姜、附，以救治误下之逆。其所以精旺食进而仍然泄泻不止，足痿不用者，知其过不在脾，而在于肾，故李氏又以仙茅、巴戟天、丁、附制丸，大补命门之火，兼与参附汤并进而获愈。

【体会】

本案补肾而所以不用八味丸者，主要是由于病情重在火衰，非八味丸平补阴阳之力所能胜矣。案中李氏遣方施药紧扣病机，层次井然，后学深可为法。

病案二　见块医块，不究其源

【病案】

袁某，年二十岁，生痞块。卧床数月，无医不投。日进化坚攻削之药，渐至枯瘁肉脱，面蜡[1]发卷，殆[2]无生理。余诊时，先视其块，自少腹至脐旁，分为三歧，皆坚硬如石，以手抚之，痛不可忍，其脉两尺洪盛，余微细。谓曰："是病由见块医块，不究其源而误治也。初起时，块必不坚，以峻猛药攻之，至真气内乱，转护邪气为患，如人厮打，扭结一团，旁无解散，故逆紧不放，其全是空气聚成，非如女子冲任血海之地，其月经凝而不行即成血块之比。观两尺脉洪盛，明明是少阴肾经之气传于膀胱，膀胱之气本可传于前后二便而出，误以破血之药兼破其气，气遂不能转运，而结为石块，以手摩触则愈痛，情况大露。若是血块，得手摩则何痛之有？

此病本一剂可瘳，但数月误治，从上至下，无病之地，亦先受伤。故用补中药一剂，以通中下之气，然后用大剂药内收肾气，外散膀胱之气，以解其相厮相结。约计三剂，可痊愈也。"于是先以理中汤，少加附子1.6克。服一剂，块已减十分之三。再用桂、附药一剂，腹中气响甚喧，顷之，三块一时顿没，戚友共骇为神。再服一剂，果然瘁愈。调理月余，肌肉复生，面转明润。更以补肾药，加入桂、附，而多用河车为丸，取其以胞补胞而助膀胱之化源也。服之竟不畏寒，形围亦大而体加充盛。

（清·喻嘉言《寓意草·袁聚东痞块危证治验》）

【注释】（1）黧：黑里带黄的颜色。（2）殆：几乎，差不多。

【辨析】

此案痞块，乃无形气聚而成，本当行气消痞，奈前医不察医源，头痛医头，脚痛医脚，见块医块，误投峻猛之药数月，以致脾肾两伤，真气内竭，胸中大气受到极度损害，是以枯瘁肉脱，面黧发卷，症势危急。实属无形痞块，误攻脾肾两伤案。

【体会】

盖人体五脏六腑，大经小络，昼夜生息循环，喻氏认为全赖胸中大气斡旋其间，若胸中大气一衰，则出入废，升降息，神机化灭，而气立孤危。既为无形气聚所致，自当以气分论治，故喻氏投大剂理中鼓舞中气，温运脾阳，脾气上奉，使胸中大气得以升举；更加附、桂以温补命火，肾气足则脾阳得煦，亦助中阳而散气聚，"营卫相得，其气乃行，大气一转，其气乃散"，故痞块不用"化坚攻削"而自然告愈。

病案三　实证误补

【病案】

今世之谈医者，皆云贱霸而贵王[1]，殊不知王道不当，流而为迂，用霸得当，正所以全王也，非霸也，权也。试问孔子夹谷之会[2]，而以司马随之，权乎？霸乎？医明此义，方可称为王道，不然，乃宋襄之愚，安得谓之王乎？

缪姓胃患积聚，六七载矣，发则数月方愈，系膏粱善饮之人，积滞半化胶痰，不必言矣。旧岁疾发，数月不愈。一医以为久病无实，惟执"补正而邪自去"一语，所投皆温补之剂。予往视，见其形肉已瘦，信乎当补，然脉重按滑数，舌厚黄苔，二便不通，此症当以参汤下滚痰丸。但久服温补，取先补后泻之义，两日陆续单进滚痰丸四钱，只泻两遍，遂觉胃快。前医复至，潜[3]予大伤元气，速进补剂，遂补而瘁。医家病家，盛传予过，予置不辨。试问从前数月皆补，何不愈乎？何以知予泻后不善补乎？今岁复发，彼医仍补数月。予往视，脉仍滑数有力，舌黄且黑，然欠肉已尽，较上岁更惫矣。予不觉为之泪下，虽欲仍进滚痰丸，不能救矣。噫，可概也夫！

（清·王三尊《医权初编》）

【注释】（1）贱霸而贵王：儒家的一个重要主张。即崇尚王道，贱视霸道。源于《孟子》。唐·韩愈《与孟尚书书》。本案中指攻伐为霸，补益为王。（2）孔子夹谷之会：是齐鲁两国的一次著名的会盟，盟会上孔子屈强国、正典仪的凛然大义，被称为是"圣人之大司"。会盟后，齐人为孔子的大义凛然所折服，归还了郓、灌、龟阴等汶阳之田。（3）潜：汉字，具有多种词义词性，潜多用作"隐藏"，如"潜入水中"等意。这里指秘密地、不声张地议论。

【辨析】

胃有胶痰伴积滞，脉滑苔黄厚，误辨为虚，频投温补，病益加。王氏以参汤下滚痰丸，即获小效。然而前医与病家反怨其大伤元气，再以补剂补之，直至舌黄且黑，大肉皆脱，失去治疗机会。这样的"王道"是迂腐之见，不可偏信，更不可执一。

【体会】

正虚邪实是积聚的基本特点，虚实辨证至关重要。久病多虚，但也可因虚致实，大部分情况是虚实错杂。纯实纯虚者极少。本例脉重按滑数，舌苔黄厚，显然属实、虚实夹杂。然前医不查舌脉症，误以久病无实，妄投温补。病家也偏信前医，以为补能助正，泻伤元气，终致治疗无功，酿成遗憾。

病案四 肝郁气滞过用疏肝理气

【病案】

李某，男，35岁。患慢性肝炎已有两载，肝脾肿大且痛，胃脘发胀，嗳气后稍觉舒适，口干咽燥，饮食日渐减少。自诉服中药二百余剂，迄无功效，索视其方，厚约一寸，用药皆香燥理气一辙。其脉左弦细，右弦滑，舌光红无苔。证候分析：服药二百余剂不为不多，然无效者，此肝胃不和，兼有阴虚之证。何以知之？舌红而光，脉又弦细，口咽又干，阴虚乏液，昭然若揭。且新病在经，久病入络，故见肝脾肿大而疼痛。治法：软坚活络，柔肝滋胃。

方药：柴胡5克，川楝子10克，鳖甲20克，红花6克，茜草10克，生牡蛎15克，玉竹12克，麦冬12克，生地黄15克，丹皮9克，白芍9克，土元6克。

此方加减进退，服至三十余剂，胃开能食，腹胀与痛皆除，面色转红润，逐渐康复。

（陈明等《刘渡舟临证验案精选》）

【辨析】

肝郁气滞，当疏肝解郁，行气消聚。但过用行气理气，药皆香燥，则耗劫阴津，以致阴亏。若不辨阴虚，只辨气滞，则误。

本案肝脾肿大且痛，舌光无苔，脉弦细，前医只辨气滞，不辨阴虚，久治无效。刘老用软坚活络、柔肝滋胃之法，逐渐康复。

【体会】

临床以偏概全，造成误诊误治的现象，屡见不鲜，亟待警惕。本案证属中医"癥积"范畴。患者肝脾肿大，胃脘发胀，嗳气则舒，确属肝郁气滞，但综观舌脉，还可见舌红而光，脉又弦细，口咽又干，阴虚之象已现，辨证若仅辨肝气郁滞，不辨阴虚，则疏肝理气，更伤其阴，故用香燥理气二百余剂不效。

刘老采用软坚活络，柔肝滋胃之法，加减进退多剂，腹胀与痛皆除，日渐康复。可见详审病情，精准辨析，"方不至以偏概全，贻误病机"。

病案五　患肝硬化七年，泥于西医诊断投中药

【病案】

楚某，男，47岁，1980年5月3日来诊。患肝硬化7年，五度住院，病久药杂。每因"硬化"，即用龟甲、鳖甲咸寒软坚；转氨酶高，即加五味子、太子参所谓降酶；尿黄，就用茵陈蒿、板蓝根利胆退黄；贫血乏力，辄投参、芪、归、地滋补养血。然腹胀便溏，两足浮肿不愈。所进饮食，强调"三高一低"，鸡蛋、牛奶、糖、水果无所不有。2日前，因饮食不慎，食管静脉出血，经抢救血止。刻诊见其面色晦黄，身体羸瘦，腹胀肢肿，四末不温，便溏不止，气息难续，舌白滑无苔，六脉俱沉。此五脏真气衰惫，思及东垣教诲："真气又名元气，非胃气不能滋之"，急予理中汤合参苓白术散。

药用：党参12克，焦白术12克，炙甘草6克，干姜8克，茯苓12克，扁豆12克，陈皮9克，炒山药15克，莲子肉10克，炒薏仁15克，砂仁（后下）5克，大枣（擘）6枚。

服药5剂，便泻减少。服药20剂，胀减泻止，胃气大开，生机已存。加薯蓣丸调治2个月，而出院调养。

（邵桂珍等《误补益疾案例分析》）

【辨析】

拘泥于西医"肝硬化"之病名，不加辨证，直接根据某些现代药理研究结果，

选用对症药物，滥用补益之剂，以致正气损伤，治疗无效。本例患肝硬化7年，泥于西医诊断投中药，难得一效，经至腹胀肢肿，四末不温，便溏不止，气息难续。邵氏以理中汤合参苓白术散之意给药，5剂见效，20剂，胀减泻止。

【体会】

本案揭示了目前中西医结合方面的一个误区。医者拘泥于西医肝硬化之病名，不加辨证，直接根据某些现代药理研究结果，选用对症药物，滥用补益之剂，每因"硬化"，即用龟甲、鳖甲咸寒软坚；转氨酶高，即用五味子、太子参所谓降酶；尿黄，就用茵陈蒿、板蓝根利胆退黄；贫血乏力，辄投参、芪、归、地滋补养血。所进饮食，强调"三高一低"，鸡蛋、水果、糖无所不有。所有这些，以西医病理加上中药现代药理进行治疗，表面上看是中西医结合，用中药治病，实际未加辨证，脱离中医临床的灵魂和精华辨证论治，致正气损伤，久治无效。这对于现代中西医临床具有很大启示。

病案六　积聚误用温补

【病案】

王君妻，素多郁怒，气聚于腹，上攻脘痛，旋发旋安。花甲外，病益盛。医治益剧。孟英诊不书方，因论曰："腹中聚气为瘕，攻痛呕吐原属于肝，第病已三十载，从前服药谅不外温补一途。如近服逍遥散，最劫肝阴，理中汤极伤胃液。人但知呕吐为寒，未知风阳内煽，水自沸腾。专用温补，津液渐形涸竭，医者妄谓水已不吐，病势渐轻，不察其水已吐尽，仅能哕逆，空呕，所以不能纳谷，便秘而不行，脉弦无胃，舌痿难伸，可谓女人亦有孤阳之病矣。"勉以：西洋参、肉苁蓉、麦冬、玉竹、生白芍、石斛、竹茹、柏子霜、紫石英为方，猪肉煮汤煎药，和入青蔗浆、人乳，服后，呕哕皆止，人以为转机。孟英譬草木干枯已久，骤加灌溉，枝叶似转青葱，根蒂已槁，生气不存，奈何。继而糜粥渐进，颇思肉味，越数日大便颇畅。孟英曰："脉不柔和，舌不润泽，虽谷进便行，生津化液之源已绝。"夏至后，果殒。

（清·王孟英《王氏医案绎注》）

【辨析】

本例积聚的形成，多因情志不畅，气滞血瘀等有形之实邪为病。治当调肝和胃，病可渐愈；医误用温补之剂，劫肝阴，伤胃液，久之津液渐形涸竭，则不可救药。

情志为病，病及气分，使肝气不舒、脾气郁结，肝脾气机阻滞。继而由气及血，使血行不畅，经隧不利，脉络瘀阻。影响气机运行，则为聚；气血瘀滞，日积月累，凝结成块则为积。文献中癥瘕、痃癖及伏梁、肥气、息贲等皆属积聚的范畴。

【体会】

本案腹中气聚为瘕，攻痛呕吐者，乃平素性情郁怒，肝气犯胃，气机郁滞所致。盖肝主疏泄，胃主受纳，今肝郁不舒，疏泄失达，胃气不降，气机紊乱，攻痛呕吐，腹中气聚作矣。若予以调肝和胃，病可渐次向愈。无奈前医迭进温补戕阴，以致阴亏液竭，不可药救。此正前人"病者补死而无怨，医者至老而无闻"之谓也。至于王氏案中云："逍遥散最劫肝阴""理中汤极伤阴液"，系从某个角度而言，学者自当全面分析之。

第41章 头痛（附病案15例）

头痛是指由于外感或内伤，致使脉络绌急、清窍不利所引起的，以病人自觉头部疼痛为特征的一种常见病，也是一个常见症状，又称"头风"。

头痛有实证、虚证，亦有虚实夹杂证。无论西医诊为何病，中医临床仍须按自身理论辨证论治，方能有效。

其辨证要点是首辨外感、内伤。

外感头痛：当区别风、寒、湿、热之不同，以突然而作，其痛如劈，多以掣痛、跳痛、灼痛、胀痛或重痛为主，且痛无休止。《类证治裁》说："因风者恶风，因寒者恶寒，因湿者头重，因火者齿痛，因郁热者烦心，因伏暑者口干。"

内伤头痛：有虚有实。但均以缓慢而病，病势绵绵，时痛时止，长久不愈为特征。其痛多以空痛、隐痛、昏痛，遇劳或情志刺激而发作与加重为主。其虚有气虚、血虚、肾虚；实有肝阳上亢，痰浊蒙蔽，瘀血阻络等。气虚者脉大，血虚者脉芤，肾虚者腰膝酸软；肝阳亢者筋惕肢麻，痰浊蒙蔽者头晕恶心，瘀血阻络者痛如锥刺。

其次辨头痛的部位。

太阳头痛多在后头部，下连颈项；阳明头痛，多在前额部眉棱骨等处；少阳头痛多在头之两侧，并连及耳部；厥阴头痛在巅顶部或连于目系。明乎此，则循经用药，可奏事半功倍之效。

西医中的偏头痛、紧张性头痛、丛集性头痛及慢性阵发性偏头痛等，由于缺乏得力的客观指标，故治疗乏效。中医侧重从整体调节人体平衡，治疗效果较好，相当数量的病人尤其是久治难愈者，往往求治于中医。

然临床所见，多数病例发病原因并非单一，头痛部位也不明确，疼痛性质含糊不清，仅凭病人主诉，误诊者屡见不鲜。要想避免误诊，并非易事。但从历来救误的医案分析，只要遵循中医辨证规律，总结前人经验，不为陈规陋习所囿，就一定会减少误诊。下列各案从正反两面为我们展示了中医魅力。

1. 不辨外感内伤：头痛病因，总属外感、内伤两类。临床许多头痛患者都有典型病史，对诊断很有意义，如忽略外感内伤的辨别，则诊断难度加大或致误诊。如病案一本属风寒头痛，医以"抽掣样头痛"，误以肝阳上亢论治。投天麻钩藤饮加减多剂无效。改用川芎茶调散作汤剂煎服，头痛痊愈；病案二肝胃虚寒，浊阴之邪诱动肝气上逆而头痛、误用发散风寒，病情增剧。熊氏断为阴寒之气随经上逆，处以吴茱萸汤救误，药只2剂，头痛若失。

2. 病位辨误：患者自觉头部包括前额、额颞、顶枕部位疼痛，是头痛常见的症状特征。但不辨别头痛部位及其分经，往往会造成判断错误。如病案三阳明经头痛，误作肝阳上亢，投天麻钩藤饮，毫无寸效。陈氏从头痛以眉棱骨为甚，断为阳明郁火上蒸，改用大承气汤加减，药仅三剂，大便畅，头痛若失；病案四阳明头痛，误为厥阴，用吴茱萸汤、头痛反加剧；曹氏断为阳明悍热之气上冲，乘其尚未结实之时，用承气汤急下之，得水浊俱下，阳明悍热之气降，头痛乃止；病案五肾阳虚头痛误为脾气虚，和中顺气汤用于气虚头痛则可，若用于阳虚头痛则欠妥，属于误诊误治。改用温补肾阳之品，2剂即安。

3. 不辨疼痛性质：不同的病性可表现不同的疼痛性质。如病案六湿困中焦，上蒙清阳之湿浊头痛，医以高血压从肝论治，投建瓴汤加减，反而头痛加剧。幸能从失误中猛醒，从面色淡黄而垢等脉症悟出，用雷氏芳香化浊法治之获效。

4. 不辨虚实：实证头痛，病势较剧，常因受风或情志因素加重；虚证头痛，痛势绵绵，常遇劳而甚。如果虚实辨误，治疗非但无效，还会加重病情。如病案七火郁头痛误为阴虚；前医从"痛时要人紧按痛处"误为阴虚头痛，滋补未效。后医先用番泻叶泻实，后用清经泻火法，从阳引阴，亢害承制获效；病案八气虚头痛，误为痰瘀，用半夏白术天麻汤加味无效；又用活血通络，治亦无功。医者一误再误，已无定见，始从晨起头痛轻，入暮加重，伴疲乏感，辨为中气不足，用益气聪明汤加味，仅5剂而头痛消失；病案九清阳不升，阴火上冲兼夹肝阳上亢头痛，误为气阴不足，肝阳上亢，用杞菊地黄汤育阴潜阳，却头晕痛不止。徐氏从升清阳、散阴火入手，兼以息肝火、养心血、潜肝阳而获效；病案十阳虚头痛，不补气血，久治少效。廖老用当归补血汤益气血，加桂、附等温阳散寒，15剂获效，再用补中益气汤加味调理而愈。

5. 瘀血头痛辨误：瘀血头痛的特点是头痛经久不愈，痛处固定不移，痛如锥刺，舌有瘀斑，脉细或细涩。看似分明，若不明其规律，难免失误，究竟有何规律，请看下列诸案。病案十一头痛夜甚而如锥刺，误为瘀血阻络，用活血化瘀无效。张氏断为阴血不足，用三甲复脉汤加少许细辛，养阴平肝风而痛止；病案十二痰瘀头痛误为风阳上亢，用羚羊钩藤汤 3 剂而头痛不减，神志不清，黄氏用血府逐瘀汤加白芷、藁本，1 剂而头痛大减，神志渐清，守方续治，头痛止，再调理而愈；病案十三血虚夹瘀头痛，误为风寒瘀塞经隧。症状几变，历医数十人，时经五六载，却都抱着祛寒温补之剂不变，故久治不效。在几无希望的绝境下，赵氏从"午后痛剧、热敷略减、脉弦涩"辨为"血虚夹瘀证"，初用《金匮》桂苓丸不效，改用通窍活血汤，3 剂痛减。

6. 机械套用西医诊断：西医诊断用中药治疗是时下常见的失误原因。如病案十四既往有高血压病史，医不辨证，即按肝阳上亢论治，结果毫无寸效。幸能总结教训，追问病史，方知曾经脑震荡，结合现症，用祛瘀涤痰为治，5 剂症减，再续服而愈。

7. 发现头痛要及早就医，不可姑息，久病失治，酿成大祸，悔之亦晚。病案十五肝阳头痛失治酿成危症，突起头痛如劈，颈项板滞。西医确诊为蛛网膜下腔出血，病情险恶。张老先以羚羊钩藤汤，平息风阳鸱张之势，头痛得减；再用三甲复脉汤，诸症再减。尔后用三甲复脉合犀角地黄汤出入，终使肝肾阴复，风阳息、津液复而获痊愈。

病案一　风寒头痛，误为肝经风邪

【病案】

许某，女，40 岁，渔民。患者头部呈抽掣样疼痛 2 个月余，痛甚难忍，抱头碰墙，遇风寒痛剧，反复发作。诊得脉象弦而有力，观其舌苔薄白，舌质稍红。初按肝阳头痛论治，乃平肝潜阳，息风止痛。仿天麻钩藤饮加减……连服 5 剂，不应，唯恐病久入络，药难奏效，仍守原方，继进六剂，症情依然如故。细心揣摩，何以久治乏效？乃索前医病案观之，亦皆从肝论治，叠投羚羊粉、天麻、钩藤之类均罔效……盖掣痛并非只肝经风邪为患，风寒客于膀胱经脉，亦可掣痛，乃寒性凝滞收引故也；详审病因，患者从事渔业，常年水上作业，触冒寒风，留阻经络，遇风触发头痛加重；加之屡进凉肝息风之剂，致寒邪内伏，不易外解；脉弦不为肝之独主，痛证亦然。据此，按风寒头痛辨治，乃为贴切，法当疏风散寒，通络止痛，改投川芎茶调散化裁（改作汤剂煎服），3 剂痛减，9 剂诸症俱除，头痛痊愈。

（陈启石《临证医案辨误实录》）

【辨析】

患者抽掣样头痛 2 个月余，每遇风寒即发作，疼痛难忍，抱头碰墙。属于风寒头痛。但医却从"抽掣样头痛……脉象弦而有力"按肝阳上亢头痛论治。用天麻钩藤饮加减多剂无效，实属误诊误治。改用川芎茶调散作汤剂煎服，头痛痊愈。

本例辨为风寒头痛的依据是：其一，寒性凝滞收引可致掣痛；其二，从详审病因得知，患者从事渔业，常年水上作业，触冒风寒，留阻经络，遇风触发，即可头痛加重；其三，屡进凉肝息风之剂，寒邪内伏，不易外解，加重头痛；其四，脉弦不为肝之独主，痛证亦可脉弦。据此，按风寒头痛辨治，乃为贴切。辨证既明，法当疏风散寒，通络止痛。故陈氏投川芎茶调化裁，3 剂痛减，9 剂告愈。

【体会】

久病头痛，略感风寒便发，乃是旧有宿疾，遇风寒外袭而发。邪客太阳经脉，循经上犯，故头痛连及项背；寒主收引，寒邪客于膀胱经脉，故掣痛。由此可见，掣痛并非肝经风邪为患所独有，风寒客于膀胱经脉，亦可出现掣痛。本案之中，遇风寒痛剧是其辨证的主要依据，也是治疗成功的关键所在。故辨证要重视疾病的诱发因素，不可因其平淡而忽之。

病案二 厥阴头痛，误以风寒发表

【病案】

刘某，一日至寓求诊，云患呕吐清汁，兼以头痛不能，医者率以风寒发表药，服之益剧，已逾月矣。舌苔白而润滑，口中和，脉之沉，与吴茱萸汤（吴茱萸 6 克，生姜 15 克，人参 9 克，大枣 6 克）。1 剂知，2 剂疾如失。

（熊寥笙《伤寒名案选新注·吴茱萸汤证》）

【辨析】

肝胃虚寒，浊阴之邪诱动肝气上逆，可引起干呕，吐涎沫，头痛彻于巅顶，严重者手足厥冷，脉弦而紧，舌苔白而腻，方用吴茱萸汤治之。此即《金匮要略》"干呕，吐涎沫，头痛者，吴茱萸汤主之"之谓也。

本案患者头痛不能举，呕吐清汁（即涎沫），脉沉，苔白而湿滑，口中和，实为厥阴受寒，肝木横逆，侮及胃土，胃失和降，故呕吐涎沫。阴寒之气随经上逆，故头痛。前医不辨表、里、寒、热、虚、实，执头痛一症，用风寒发散为治，延误病程，反致病情增剧，月余不愈。属于误诊误治。

【体会】

熊氏从"舌苔白而润、口中和、脉沉"厥阴受寒的特征，得出阴寒之气随经上逆的病机，处以吴茱萸汤。用吴茱萸大辛大热，温中散寒，下气止痛而直入厥阴为君；生姜辛温，散寒止呕，使胃浊随吴茱萸而下泄，故以为臣；大枣、人参甘温以益气和中，共奏温降开胃，补中泻浊之功。1剂知，2剂疾如失。

本案提示：症有异同，病有浅深，临证切忌先入为主，草率投药，否则失误难免。

病案三　阳明头痛，误为肝阳上亢

【病案】

张姓妇女，43岁，头痛已历2载，时作时辍，发时前额剧痛，目胀，夜难安寐，脉弦滑舌质红，苔薄黄，曾经西医检查，无器质性病变，诊为"神经痛"，脉证互参，断为肝阳头痛。肝开窍于目，今目胀如此，乃肝阳上亢之明征，治从清泄肝阳着手，似无不合。药用石决明、紫贝齿、天麻、钩藤、菊花、石斛、白芍、白蒺藜、桑叶、丹皮等，出入为方。先后两诊，讵料服之6剂仍不应。三诊曾服羚羊角粉吞服，又进3剂，亦无寸功。转而细思，泄肝潜降，乃治头痛之常法，用之不应，必有舛错。细细询问，得知其痛以眉棱为甚，且晨起口有秽味，大便经常干结，察其舌，根部黄腻，如此细究，始得其真。夫眉棱属阳明，阳明者胃府也，今大便干结，阳明郁火上蒸，所以致痛。治不清降阳明，徒泄厥阴，故而无效。辨证既明，处方遂定。

改用：酒炒大黄（后下）9克，甘草6克，玄明粉（冲）5克，生枳实6克，葛根12克，生石膏(先煎)30克，淡竹叶12克。连进3剂，大便通畅，头痛若失。

（陈继明《临床辨误录》）

【辨析】

间断头痛2载，发作时前额剧痛，目胀，夜难安寐，脉弦滑舌质红，苔薄黄，医从"目胀"断为肝阳上亢头痛，似乎有理。但治从清泄肝阳着手，投天麻钩藤饮，羚羊角粉吞服，竟然毫无寸效。细询病史，从头痛以眉棱骨为甚，晨起口有秽味，大便经常干结，舌根部黄腻等症状悟出，证属阳明郁火上蒸，改用大承气汤加减，药仅3剂，大便畅，头痛若失。

头痛一证，除要详察病因外，还要看头痛的久暂、虚实、部位，以及经络分布。头为诸阳之会，三阳经均循头面，厥阴经亦上会巅顶，故治疗头痛，一定要分经论治。大抵太阳经头痛，多在后头部，下连于项；阳明经头痛，多在前额及眉棱等处；少阳经头痛，多在头之两侧，并连及耳部；厥阴经头痛，则在巅顶部位，或连于目系。至于瘀血头痛，则痛多有定处。若不明经络，焉知病所？喻嘉言云："治病不明脏腑经络，开口动手便错"，此绝非过甚之辞。若医者能根据经脉循行部位加以判断，并深究经络气化之理，然后循经用药，可奏事半功倍之效。

【体会】

此案阳明头痛误辨为厥阴头痛，主要在于问诊不详，诊断粗疏，一见头痛，便治厥阴。患者虽有目胀、脉弦等肝经之症，但其头痛以眉棱为甚是辨证的关键，且口有秽味，大便干结，舌苔黄腻等均是阳明头痛之有力佐证。改用大承气汤，清降阳明，诸症若失。

病案四 阳明头痛，误为厥阴

【病案】

若某，忽病头痛，干呕，服吴茱萸汤，痛益甚，眠则稍轻，坐则满头剧痛，咳嗽引腹中痛，按之则益不可忍，身无热，脉微弱，但恶见火光，口中燥，类阳明腑实症状。盖病不专系肠中，而所重在脑，此张隐庵所谓阳明悍热之气上循入脑之证也……及其身无热、脉微弱之时而急下之，所谓釜底抽薪也。若身有大热，脉大而实，然后论治，晚矣。

生川军9克，芒硝9克，枳实12克，厚朴3克。

服本方后约3小时即下，所下非燥矢，盖水浊也，而恙乃悉除，不须再诊。

（曹颖甫《经方实验录》）

【辨析】

患者头痛、干呕，似吴茱萸汤证，但不吐涎沫，亦无下利、厥冷、烦躁等厥阴头痛的症状，故服之不仅无效，反而加剧，显然是误诊误治。

从其眠则稍轻，坐则满头剧痛，恶见火光，口中燥，按之益不可忍等推测，本病当属是阳明头痛。但其身无热，脉微弱，又不似阳明腑实证。如何解释？

患者满头皆痛，是阳明悍热之气上循入脑所致的典型表现；眠则阳气内敛，头痛减轻，坐则阳气复出，悍热之气上攻，头痛加重，也是阳明头痛的临床常见症状；阳明燥热尚未结实，故身虽无热，坐则满头皆痛，脉虽微弱，但恶见火光，口中燥。

根据以上分析，阳明头痛之诊断显然可见。曹氏正是乘其尚未结实之时，用承气汤急下之，得水浊俱下，阳明悍热之气降，头痛乃止。

【体会】

本案给我们带来的经验是要分清寒热，辨明部位，尤其是对表现不典型的症状不可轻视。本案既无典型的痞、满、燥、实，也不见苔黄、脉实之阳明腑实证表现。但前述一系列症状，足以说明阳明悍热之气上攻引起头痛的事实。曹氏辨证之细腻，用方之胆识，颇堪我辈学习。

病案五　肾阳虚头痛，误为脾气虚

【病案】

杨某，男，30岁。1987年7月15日诊。3个月前感冒受凉，出现畏寒、头痛、眩晕，治而无效。现仍头痛，有空虚感，精神不振，面白，乏力，嗜睡。舌质淡，苔薄白，脉沉细。辨为气虚头痛，予和中顺气汤服之。次日告之，其证不减，反增两目昏花。详询之，患者饮食如故，不呕不渴，夜尿多而清长。遂改以肾阳虚衰、清阳不展论治。处以桂附地黄汤加细辛3克。2剂后，诸症缓解。再服《金匮》肾气丸半个月而愈，至今未发。

（陈仕礼《头痛诊治正误案》）

【辨析】

感冒受凉诱发畏寒，头痛眩晕，有空虚感，面白乏力，舌淡苔白，脉沉细。前医辨为气虚头痛，似无差错。但用和中顺气汤治疗却无效，可见辨证有误。然究属阳虚抑或气虚？阳虚多指肾阳虚，气虚偏指肺脾气虚。两者都表现为功能不足，其主要区别在于阳虚证尚有阳虚生虚寒的表现。本例起病即见畏寒，故绝非单纯气虚。和中顺气汤来至《卫生宝鉴》卷九。此药升阳而补气，主治头痛。

药用：黄芪4.5克，人参3克，炙甘草2.1克，白术、陈皮、当归、白芍各1.5克，升麻、柴胡各0.9克，可加细辛。方中皆升阳补气健脾之品，用于气虚头痛则可，若用于阳虚头痛则欠妥，故属于误诊误治。

【体会】

本例误诊原因有二。一是片面，单凭头痛有空虚感、面白、乏力、舌淡、苔薄白，而忽视了嗜睡、脉沉细等症，而辨之为"气虚头痛"。二是问诊不详。患者饮食如故，不渴不呕，可知其病不在中（脾胃），且夜尿多而清长，夜属阴，肾阳虚衰不能气化水液，故小便清长，夜间增多，与嗜睡、神疲、脉沉细相应。究其病根在肾，治当温补肾阳。

《删补名医方论》说："阴虚于下不宜升，阳虚于下更不宜升之。"故前方不仅无效，反出现目眩之症。改用温补肾阳，药仅2剂，诸症即缓解。再调理得愈，可见论之不谬。

病案六 湿浊上蒙清阳，误为外感风寒

【病案】

刘某，男，54岁，干部，于1979年6月3日初诊。患者素体肥胖，有高血压病史，经常反复头痛。近1个月来，头痛见胀，逐渐加剧，呻吟不已。伴微恶寒发热、口不作渴、胸闷脘痞、食欲不振、尿清便溏等症。初投川芎茶调散祛风散寒无效。乃从辨病着眼，改用建瓴汤加减。讵知服后头痛反见加剧，迁延月余。屡治罔效。尔后，细察患者面色淡黄而垢，神倦嗜睡，苔白腻，脉弦缓。证属湿浊头痛，予雷氏芳香化浊法加减。

处方：藿香、佩兰、大腹皮、羌活、川芎、厚朴各6克，陈皮、半夏、茯苓、白芷、蔓荆子各10克。

服3剂后，头痛大减，精神清爽、继服五剂。头痛若失。诸羔悉平。半年后随访，头痛未再复发。

（杜勉之《雷氏芳香化浊法的临床辨证鉴别应用》）

【辨析】

患者素体肥胖，有高血压病史，经常反复头痛。肥胖者多湿浊，痰湿内生易引起清阳不升、浊阴不降、脉络失养而头痛；头胀痛伴恶寒发热、口不渴、胸闷脘痞、食欲不振、尿清便溏等症，显然是湿浊头痛之象。然医却以恶寒发热误诊为外感风寒，投川芎茶调散祛风散寒无效；又从辨病着眼，以高血压从肝论治，投建瓴汤加减，谁知药后反而头痛加剧。幸能从失误中猛醒，从面色淡黄而垢，神倦嗜睡，苔白腻，脉弦缓等脉症悟出，用雷氏芳香化浊法治之获效。

湿困中焦，上蒙清阳之湿浊头痛，雷少逸在《时病论》中说得明白："秽浊者……初起头痛而胀，胸脘痞闷。肤热有汗，频欲恶心，右脉滞钝者是也""如偏于暑者，舌苔黄色，口渴心烦，为暑秽也。偏于湿者，苔白而腻，口不作渴，为湿秽也。总宜芳香化浊法治之"。

【体会】

本案患者素体肥胖，时值梅雨季节，头痛且胀，更伴胸闷脘痞，不渴纳差，尿清便溏，面色淡黄而垢，舌苔白腻，脉弦而缓，乃湿困中焦，上蒙清阳之湿浊

头痛无疑。患者虽伴微恶寒发热，但无外感病史，且病已延月，当不属风寒头痛；虽高血压多从肝治，然患者不具阴虚阳亢之象，用建瓴汤也无依据，故而无效。皆因医者失察，一误再误，不但头痛不减，反而增剧。幸后来能总结教训，纠正错误，及时以雷氏芳香化浊法加减，而获痊愈。

病案七　火郁头痛，误为阴虚

【病案】

易某，女，20岁。头痛20余日，痛时从背脊上冲颈项，直贯头顶如指粗大，痛不可忍。痛时，要人以手紧压痛处，汗出如洗，甚至昏厥。

诊视脉浮弦且数，舌边绛赤。检视前服之方，药用滋补，以为阴虚头痛。问及大便数日未通，此必少阴经郁火亢激，循太阳之经上冲而痛。"头痛巅疾，下虚上实，过在足少阴巨阳。"先以番泻叶10克，开水泡服以泻实，大便泻下2次，痛势稍退，即以清经泻火之法相继。

生地黄（酒炒）10克，杭白芍10克，牡丹皮7克，炒山栀7克，左秦艽7克，酒黄芩7克，连翘壳10克，甘白菊7克，茺蔚子（酒炒）10克，牛蒡子（炒）7克，蔓荆子7克，龙胆草（酒炒）5克，薄荷叶3克。

复诊：服4剂，头痛如拈，但觉烦热昏瞀，取"亢害承制"[1]法。

生地黄（酒润）10克，杭白芍10克，当归身7克，左秦艽7克，牡丹皮7克，炒山栀5克，酒黄芩7克，连翘壳7克，白菊花7克，薄荷叶3克。芍之类，是以承制之法克服亢害的作用。

（李聪甫《李聪甫医案》）

【注释】（1）亢害承制："亢则害，承乃制"，语出《素问·六微旨大论》。张介宾注："亢者，盛之极也。制者，因其极而抑之也。"

【辨析】

青年女性，发作性头痛20余日，发作时，痛从背脊上冲颈项，直贯头顶如指粗大，痛不可忍，需人紧按痛处。汗出如洗，甚至昏厥。脉浮弦且数，舌边绛赤，显然是实证。前医却从"痛时要人紧按痛处"误为阴虚头痛，滋补未效。李氏先用番泻叶泻实，后用清经泻火法，从阳引阴，亢害承制获效。

综观全案，患者虽头痛剧烈，甚至汗出昏厥，但痛时喜用手按，故易被人误认为纯虚之证，殊不知纯阴虚之证脉必细数，舌质必红，又用纯补无效，足见其不是纯虚。

从其脉浮弦且数、舌边绛赤、头痛难忍、大便不行等症状分析，可知及虚中夹实。正如李氏所谓：乃下虚上实，郁火上冲之候。盖郁火冲逆，须有出路，下虚上实，须从阳引阴。

【体会】

李氏治用清经泻火，亢害承制，实即"上病下取""从阳引阴"。自知及番泻叶导下，芄、翘清经，丹、栀凉血，龙、芩泻火，芜、蒡散郁，地、芍滋阴，以及蔓、菊、薄荷之类清上，都是从阳引阴的药味。有的药味起到"从阳"的作用，如菊、蔓、芩、薄之类；有的药味起到"引阴"的作用，如丹、龙、地、芍之类，本治法可以说是以承制之法克服亢害作用的典范。

由此可见，头痛是否喜按，虽可一般地据以辨认虚实，但对复杂病情，特别是虚中夹实者，仍当全面分析，不可仅执一症而论。只有详辨病机，药证合拍，才能获得良效。

病案八 气虚头痛，误为痰瘀

【病案】

郑某，男，54岁。头痛1周。1周前，头部外伤后，出现头痛头晕、胸闷呕恶、心悸少寐等症，以脑外伤综合征收入院。经治诸症均减，唯头痛未已。现头额及两颞部微胀痛，口干，小溲短黄，舌苔薄白腻，脉缓滑，辨为湿浊内阻，清阳蒙蔽，治以半夏白术天麻汤加味，3剂不应。复诊时虑其外伤后情志不畅，气机郁滞，心神不宁，且伤后难免留瘀，遂改以调气于心，活血通络。连服3剂，亦无寸功。窃思对证施治，为何殊无寸功？乃细询病情，诉头痛每晨起轻微，午后渐重，伴疲乏感，入暮头痛加甚。顿悟错将虚证误为实，故迭投化湿理气活血诸剂而无效……是证乃中气不足，清阳不升，清空失养所致，遂投益气聪明汤加味以益气升阳，5剂后，头痛消失而愈。

（周世光《临证误治验案3则》）

【辨析】

头部外伤后，头晕头痛，胸闷呕恶，心悸少寐，按脑外伤综合征治疗好转。遗头额及两颞部胀痛不已，伴口干、小溲短黄，舌苔薄白腻，脉缓滑，医辨为湿浊内阻，蒙蔽清阳，似属实证。但用半夏白术天麻汤加味3剂而无效，显示药证不符；又从外伤难免留瘀着想，用调畅心气、活血通络之法，治亦无功。医者一误再误，已无定见，始从晨起头痛轻，入暮加重，伴疲乏感，辨为中气不足，用益气聪明汤加味，仅5剂而头痛消失。

【体会】

本例误诊，其因有三：①虚证表现不明显，除头痛外，无明显虚象，且病程短，有外伤史。苔白腻，脉滑，似属实证无疑。②医者临证，似嫌浮浅，认为既有外伤，则瘀滞难免；苔白腻，脉滑，必痰湿无疑。主观上先入为主，客观上又未能透过现象抓住疾病的本质。③临诊粗心，未能详尽病史，致遗漏头痛晨轻暮重的特点，病史上只注意外伤史，忽略患者劳倦内伤、中气素亏的本质。幸而医从"头痛晨轻暮重伴疲乏感"中悟出，证属中气不足，改投益气聪明汤获效。看似微细的病史提供了辨证线索，也指出了治疗本证的方略。

可见病必有因，辨证必细察其因，虚可补，实可攻，决不可孟浪从事，滋生偏弊。

病案九　清阳不升、阴火上冲兼夹肝阳上亢，误为气阴不足、肝阳上亢

【病案】

刘某，男，54岁。1989年3月20日诊，原发性高血压病史2年余。平素靠服复方降压片、复方芦丁等药维持血压在正常范畴。近2日感头痛头晕，双目胀涩，口干苦欲饮，纳食不馨，心悸烦闷，周身烘热，夜寐不宁，舌红少津，苔腻，脉弦带滑。血压230/130毫米汞柱。初诊为气阴不足，肝阳上亢。治以育阴潜阳。杞菊地黄汤加龟甲20克，牡蛎30克，丹参10克，每日1剂。另配合西药复方降压片2片，每日3次口服，巯甲丙脯酸50毫克，每日3次口服。治疗1周，诸症不减，血压下降，时有波动。遂重新四诊合参，得知其罹患慢性结肠炎4年余，平素大便溏薄，四肢困倦，周身烘热，纳食不香。结合舌苔脉象，辨证得知本患者既有肝阳上亢的一面，又有清阳下陷，阴火上冲的一面。即改弦易辙，从升清阳散阴火着手，兼以息肝风、养心血、潜肝阳。

柴胡、蔓荆子、赤芍、白芍、生地黄、黄芩、钩藤、远志各10克，丹参、茯苓各15克，葛根6克，石决明20克，羚羊角粉（冲服）2支。

服药5剂后，诸症大减，精神好转，血压渐降180/100毫米汞柱，原方继服10剂后，诸症悉除，血压平稳（150/85毫米汞柱）。多年未愈的结肠炎亦告好转。观察1周，症情无反复，痊愈出院。

（徐生生《误治辨析3则》）

【辨析】

头痛头晕、目胀涩、口干苦欲饮、纳食不馨、心悸烦闷、烘热难寐、舌红少津、苔腻、脉弦滑等症，医诊为气阴不足，肝阳上亢，似无大错。但用杞菊地黄汤加龟甲、牡蛎、丹参，育阴潜阳，却头晕痛不止。治疗既无效，显然辨证有误，误在哪里？

再审病史，四诊合参，才得知患者罹患慢性结肠炎已四载，平素大便溏薄，四肢困倦，周身烘热，纳食不馨。结合舌脉，全面分析，辨知患者既有肝阳上亢的一面，又有清阳下陷，阴火上冲的一面。即改弦易辙，从升清阳、散阴火入手，兼以息肝火，养心血，潜肝阳而获效。

【体会】

本例系清阳不升，阴火上冲兼夹肝阳上亢所致的顽固性高血压。初诊依据高血压的诊断，在辨证上侧重于头痛头晕、双目胀涩、口干苦、心悸烦闷、周身烘热、夜寐不宁、舌红少津、脉弦等气阴不足，肝阳上亢的一面，而忽略了大便溏薄、四肢困倦、纳食不馨等脾虚清阳下陷的另一面。

辨证片面，大用降药，虽使肝阳得降，但更致清阳愈陷，故诸症不仅不减，甚或加重，此片面之误也。所幸能及时认识到误治的原因，改弦更张，升清阳、降阴火，兼以息肝风、养心血、潜肝阳，方得佳效。故临证当认真分析，同中求异，异中求同，贵在全面分析，不得偏废。然后据症择药，药随症发，方不致误。

病案十 阳虚头痛，不补气血

【病案】

周某，女，45岁。头部冷痛10余年，终年戴皮帽，还需以帛裹之，寒冬尤甚，四肢不温，间见足肿，夜间尿多。爰因产后感受风寒，当时失治，尔后虽常服药，终难获愈。舌淡苔白，脉沉无力。

辨证：产后气血虚弱，风寒入髓海所致。

治法：温阳散寒，补益气血。

方药：黄芪18克，当归12克，肉桂6克，附片15克，天麻10克，藁本6克，荷叶15克。

上方服15剂后，头部冷痛已好转，数年皮帽裹帛已除，诸症悉减，寒凝已散，气血未复，仍宜益气养血。

方药：黄芪15克，白术10克，升麻10克，柴胡10克，西党15克，当归10

克，陈皮6克，炙甘草5克，川芎5克，北细辛3克。

连服10剂而获痊愈。

（湖南省中医药研究所《湖南省老中医医案选·廖仲颐医案》）

【辨析】

头部冷痛10余年，终年戴皮帽，还需以帛裹之，寒冬尤甚，四肢不温，足肿，夜尿多，舌淡白，脉沉无力。一派阳虚寒凝之象，加之产后感受风寒失治病史，阳虚头痛当应确诊无疑。但久治难愈，原因何在？

廖老用当归补血汤益气血，加桂、附、天麻、藁本、荷叶温阳散寒，15剂获效，再用补中益气汤加味调理而愈。

【体会】

脉乃血脉，全靠阳气的推动和阴血的灌注循环全身。若阳虚而推动乏力，阴竭而灌注不足，气血虚弱，必然会脉沉而无力；本例为阳虚头痛，因产后气血虚弱，感受风寒，风寒直入髓海。且当时失于治疗，日久寒凝血滞，阳气被遏，以致气血既不能上注清空，亦不能充分流行于四肢，故头部冷痛，四肢不温。

治用温阳散寒之中兼补气血，方用当归补血汤加味，暂获佳效；再用补中益气汤加味鼓舞中阳，阳虚得补，头痛肢冷豁然而愈。由此可见，若只知散寒温阳，忽略补气益血，治必不效。而这正是本案治疗成功的关键所在。妙就妙在应用当归补血汤，得效后，再用鼓舞中州、化生气血的补中益气汤，寒凝自散，头痛肢冷焉能不除。

病案十一　阴血不足，肝风上扰，误为瘀血阻络

【病案】

王某，女，42岁。

一诊：1974年7月23日。左面部疼痛连及太阳穴，入夜剧痛如锥刺，已经旬日。曾服活血化瘀之品多剂，毫无寸效，转邀余诊。

查：舌红中剥而干，脉弦细。

头痛先分表里，再究寒热虚实。凭脉察症，夜间属阴，思烦过度，阴血受伤，肝脏失养，肝风上扰，治拟养阴而平肝风。

大生地黄24克，玄参9克，麦冬9克，炒丹皮9克，生鳖甲（先煎）18克，生龟甲（先煎）18克，生白芍30克，炙甘草6克，左牡蛎（先煎）30克，北细辛1.8克。

二诊：1974 年 7 月 30 日。药后左面部剧痛即止，有时稍感隐痛。大浪之后，余波未静。舌红润中仍剥，脉弦小，便软日 2 次。阴伤渐复，肝风得平，但脾气又显虚弱之象，再拟养阴和中，肝脾同调。

生、熟地各 9 克，天冬、麦冬各 6 克，炒当归 12 克，炒川芎 6 克，炒白芍 18 克，炙甘草 4.5 克，太子参 15 克，淮山药 18 克，炙龟甲（先煎）18 克，鲜荷叶 1 方。7 剂。

三诊：1974 年 8 月 7 日。头痛已止，便软亦干，舌红润，脉细小。肝木已得涵养，脾气恢复健运，仍守前法出入以善后。前方去川芎、鲜荷叶，加潼蒺藜 9 克。

（严世芸等《张伯臾医案》）

【辨析】

三叉神经痛，痛由左面部连接太阳穴，入夜痛如锥刺，已经十数日。医以"痛如锥刺、入夜加重"辨为瘀血，似无大错。但投活血化瘀之剂，竟毫无寸效。

张氏从夜间头痛加重、舌红中剥而干、脉弦细，断为阴血不足，肝脏失养，肝风上扰而头痛。用三甲复脉汤加少许细辛，养阴平肝风而止痛，药后剧痛即止，仅留少许隐痛。再以养阴和中、肝脾同调而愈。

头痛夜甚而如锥刺，多见于血瘀或血虚之候。一般而言，凡痛有定处而拒按，多属瘀血；痛而不定，且有牵扯拘急之感，则多属血虚。但瘀血疼痛多舌暗而有瘀点，痛有定处，脉有沉涩之象；此例则舌红中剥而干，痛由左面部连及太阳穴无定处，脉弦细，故知本病属阴血不足，血不养肝，肝风上扰所致，而不属瘀血。

前医只知夜间剧痛如锥刺，属于瘀血阻络，而不深究血虚之头痛，亦可见夜间头痛加重之象。妄用活血化瘀之剂，结果毫无寸效，实为误治。张氏先以养肝阴、息肝风以治其标，继则以四物汤养血为主。盖阴血生化之源在于脾胃，故更参以健脾养胃之品从本图治，终获良效。

【体会】

三甲复脉汤出自《温病条辨》，有滋养精血、育阴潜阳、息风镇痉之功，用于热病后，阴伤而舌干绛龟裂，脉细数无力等症。与本病恰合，故投之辄效。

张氏法度老成，用药层次井然，若非精研内伤杂证者，难得此效。三叉神经痛绝非小疾，往往屡治数载，不得其终，可见学不深邃，空有济人之心，也是枉然。

病案十二　痰瘀头痛，误为肝阳头痛

【病案】

徐某，男，45 岁，永修县涂阜镇医站医生。1968 年 2 月 9 日上午开始感右侧头痛，伴发热，下午头痛加剧，以两手按头，摇头上窜，两目上视，昏不知人，急召全院中西医会诊。体温 38.5℃，血压 150/89 毫米汞柱，心肺无异常，肝脾未触及。项稍强，颜面潮红，神志不清，呻吟不止，全身皮肤没见明显出血点，惟有下腹部及臀部两处可见散在性瘀血点，舌暗紫，脉弦紧。

西医拟诊为：①暴发性脑炎，②脑血管意外；中医诊为风阳上亢。治以平肝潜阳，息风止痉。方用羚羊钩藤汤 3 剂。药后头痛未减，神志未清，仍摇头上窜，两目直视，烦躁欲狂，数人按之不住。余以中医"不通则痛"的理论为指导，认为患者头痛是因气滞血阻，瘀血内停所致。改用行气化瘀，通络止痛法。方用血府逐瘀汤加白芷 9 克、藁本 9 克。服药 1 剂后头痛大减，神志渐清。守方再进 2 剂，头痛悉除，下腹部及臀部瘀点逐渐消退，经调理痊愈出院，追访至今未发。

（黄品三《急证治验 2 则》）

【辨析】

头右侧痛伴发热起病，渐加剧，症见两手按头，摇头上窜，两目上视，昏不知人，下腹及臀部可见两处瘀血点，舌紫暗，脉弦紧。体温、血压偏高。中医诊为风阳上亢，用羚羊钩藤汤 3 剂而头痛不减，神志未清，仍摇头直视，烦躁欲狂，数人按不住。黄氏从不通则痛悟出，证属气滞血阻，瘀血内停所致，用血府逐瘀汤加白芷、藁本，1 剂而头痛大减，神志渐清，守方续治，头痛止，再调理而愈。

【体会】

任何疾病都存在着现象和本质两个方面，它们既相互联系，又相互区别。疾病的诊断就是通过对疾病现象的综合分析，揭示疾病的内在本质。然而在临床诊断过程中，透过现象认识本质却非易事。

本例前医只注意到了颜面潮红、神志不清、脉弦等肝阳亢奋的表面现象，忽视了下腹部及臀部两处可见散在出血点，以及发狂、舌暗紫等瘀血内停的本质表现，从而造成了误诊误治。黄医师的可贵之处，不仅从"不通则痛"的理论，引申到瘀血头痛，而且重视"风"在发病中的作用，在活血化瘀的同时，加用白芷、藁本二味。既协同止痛，又引药上行，可谓一石二鸟。若无丰富临证经验，未必能做到如此举措，学者当宜留意。

病案十三　血虚夹瘀头痛，误为风寒瘀塞经隧

【病案】

黄某，男，45岁。先患太阳头痛，渐至全部头痛，凡祛风散寒温补之剂，无不尝试，历医十余人，经时五六岁，病仍依然，遂置不问。近来上午头觉隐隐微痛，午后则痛如锥如刺，经脉突起，热敷可少安，然无如之何……诊脉弦涩，而症状则如昔。本病午后痛剧，晚尤剧热敷则略减，是血虚夹瘀之证。盖头为诸阳之会，贼风久客，瘀塞经隧，与气相搏，遏而为痛，即古人病久入络之义。所以前投温补凉泻之药，皆非所宜，而祛陈寒疏经络实为要着。初用金匮桂苓丸以治之，数剂亦不效。乃思及王清任善于治血者，方多奇中，因改用通窍活血汤。

川芎4.5克，桃仁、红花各6克，赤芍9克，老葱6根，生姜3片，大枣3枚，麝香（后冲）0.15克，加归尾、牛膝各9克。

连服3剂，头痛顿减，是瘀血化行，已著微效。前方迭进2剂，痛遂全止。

如是知风邪之首犯头经，若不及时宣发，则经络瘀闭，又非疏解温通所能已，故今以祛瘀疏络获效。然病无定型，治当随证而变，若拘于一格，陋矣！

（赵守真《治验回忆录》）

【辨析】

本病例先患太阳头痛者，是指风寒外袭，邪客太阳，循经上犯，故头痛在后头部连及项背；而全头痛者，指气血、肝肾阴虚者。从后头部太阳经痛，渐至气血、肝肾阴虚之虚性头痛，说明本病已由外感转为内伤，由实证转为虚证。病机已变，却仍用祛风散寒甚至温补治疗显然是误诊误治。

病情继续演变，由全头痛再发展为"上午头觉隐隐微痛，午后则痛如锥如刺，经脉突起……诊脉弦涩……热敷略减之血虚夹瘀"之证。又误用祛陈寒疏经络之金匮桂枝茯苓丸治之，数剂仍不效，再一次误治。一误再误，改用通窍活血汤连服3剂，头痛顿减。

症状是疾病的表现，中医治病主要是根据症状来辨证的，当症状转变时反映了疾病本身的转变，治法自然也要变。本例症状几变，但历医数十人，时经五六载，却都抱着祛寒温补之剂不变，故久治不效。在几无希望的绝境下，赵氏从"午后痛剧、热敷略减、脉弦涩"辨为"血虚夹瘀证"，初用《金匮》桂枝茯苓丸不效，改用通窍活血汤，3剂痛减。

【体会】

气血、肝肾阴虚血少，渐致痰聚血凝，清阳不升，浊阴不降，故脉络阻滞，

不通则痛。金匮桂枝茯苓丸，主治瘀阻胞宫，虽有活血化瘀之功，祛瘀之力却甚为缓和，更缺少通经活络的作用，又多作用于下焦，故无效。通窍活血汤主治头面瘀阻，配有通阳开窍的麝香、老葱、生姜，辛香通窍、行气止痛作用好，故投之辄效。

病案十四　套用西医诊断，不加辨证

【病案】

张某，男，56岁，干部，1986年3月7日初诊。患者既往有高血压病史。本次起病时头痛，伴恶寒，2天后恶寒消失。头痛以左侧为重，自觉如脉搏跳动一般，以夜晚睡眠时为剧，活动后减轻。伴口苦口干，欲热饮而不多，时吐白色涎沫。视其形体较肥胖，舌淡红、苔薄白而滑，脉弦有力。测其血压160/120毫米汞柱。据上述脉症，拟平肝潜阳为法……服上药5剂毫无寸功，遂详问其既往史，云其1970年在水库工地时曾因脑震荡住院月余，此后即头痛一两年一发。根据病史和现症，断为瘀血和痰饮所致，改从祛瘀涤痰着手……服上药5剂后头痛大减，夜能安睡3～4小时。治已得手，仍宗前方加延胡索，5剂，头痛乃止，夜能安睡6～7小时，测其血压129/90毫米汞柱。

（舒鸿飞《从临床失误谈辨证论治》）

【辨析】

病起头痛恶寒，两天后恶寒消失，表明感受风寒为诱因。头痛以左侧为重，搏动样痛，夜间加重，活动后减轻，伴口干口苦，欲热饮不多，符合瘀血阻络之表现；渴不多饮，时吐白色涎沫，形体肥胖，舌苔薄白而滑，属痰湿为患。然因既往有高血压病史，医者不辨证就按肝阳上亢论治，结果毫无寸效。幸能总结教训，追问病由，方知脑震荡病史，结合现症，用祛瘀涤痰为治，5剂症减，再续服而愈。

医者一见高血压，不加辨证，就按肝阳上亢论治，是临床常见的误诊原因之一。有人还美其名曰"中西医结合"，据此焉能不误？殊不知现代医学之高血压病与中医之肝阳上亢证是两个不同的概念。高血压并不等于肝阳上亢，反之肝阳上亢也不一定是高血压，因而在治疗上，平肝潜阳仅为高血压病表现出肝阳上亢时，才采用的一种方法。

【体会】

本例教训就在于以西医的诊断为依据，把高血压病与肝阳上亢等同起来，直接套用西医诊断，造成误诊误治。后经详细追问，据其脑震荡之既往史，结合形体较肥胖、舌淡红、苔薄白而滑等体征，辨为痰瘀所致，改用涤痰祛瘀法，未专降压而血压自降，未专行止痛而头痛自止。可见，治病之道，如钥匙开锁，药证相符，才能奏效。

病案十五 肝阳头痛失治酿成危证（蛛网膜下腔出血）

【病案】

金某，女，63岁，初诊日期：1974年2月17日。头痛反复发作已历1年余，屡治无效。昨起突然头痛如劈，颈项板滞，不能转侧，伴呕吐2次，口干尿频量少，脉弦小，舌光红。

辨证：年逾花甲，肝阴已亏，肝阳上扰巅顶则痛，症情沉重。（西医诊断：蛛网膜下腔出血）

治法：平肝潜阳，滋阴息风，以观动静。

羚羊粉（分吞）0.6克，生石决明（先煎）30克，生地黄18克，地龙9克，炒白芍18克，炙甘草3克，鲜竹茹9克，炒黄芩9克，钩藤12克，炒丹皮9克，广郁金9克。2剂。

2月19日（二诊）：头部剧痛得减，呕吐亦止，左目模糊，颈项板滞，身热口渴，大便不畅，小溲不爽，次数减少，舌红绛而干，脉弦小数。风阳化火，伤阴劫津，症势仍属重笃，再拟育阴镇潜，三甲复脉汤加减。

羚羊粉（分吞）0.6克，生牡蛎（先煎）30克，生龟甲（先煎）15克，生鳖甲（先煎）15克，鲜生地黄30克，鲜沙参30克，鲜铁皮石斛（先煎）30克，阿胶（烊冲）9克，生白芍12克，生石决明30克，麻仁（打）15克，鲜竹沥1支，西洋参（煎代茶）6克。

2月20日（三诊）：头痛较昨日减轻，腑气已通，尿滞亦爽，身热略减，颈项板滞，左目红赤，舌光干绛，尖边紫，脉弦细数。阴伤络损，营血两燔，血热夹瘀，拟凉血化瘀，育阴潜阳息风，三甲复脉汤合犀角地黄汤出入。

羚羊粉（分吞）0.9克，水牛角（先煎）30克，生地黄15克，赤、白芍各9克，丹皮9克，丹参9克，龟甲（先煎）15克，鳖甲（先煎）15克，牡蛎（先煎）30克，阿胶（烊化）9克，麻仁9克，炙甘草3克。

后虽续诊数次，均以本方进退，未予更张，共服7剂，头痛渐平，身热退清，舌红较润，风阳得以潜息，津液亦得恢复，终入坦途。

（严世芸等《张伯臾医案》）

【辨析】

本例头痛反复发作，屡治无效。据案情分析，想是风阳上扰而头痛。惜未得妥善救治，病延年余，终于引起质变。症见突起头痛如劈，颈项板滞，不能转侧，伴呕吐。显为失治带来风阳化火、劫阴伤津，营阴两燔之象。西医确诊为蛛网膜下腔出血，病情险恶，治疗颇为棘手。

张氏按"先其所因，而伏其所主"之经旨，周密筹划，确定证属肝阳头痛，兼见风阳化火，劫阴伤津。先以羚羊钩藤汤加减，平息风阳鸱张之势，头痛得减；再用三甲复脉汤育阴镇潜，通腑退热，诸症再减。尔后用凉血化瘀、育阴潜阳息风，三甲复脉合犀角地黄汤出入，终使肝肾阴复，风阳息、津液复而获痊愈。

根据全案分析，患者头痛反复发作一年多，脉弦小，舌光红，属于肝阴已亏；口干苦为肝胆郁火内炽之症；风阳循经上扰清空，故头痛反复发作。屡治无效者，必因施治有误。本证治当平肝潜阳，天麻钩藤饮是不二选方。但证情不同，侧重有别，治法方药当增减。如肝阴不足者可酌加白芍、女贞子、石斛以养阴；若木火偏亢，症见头痛剧烈、口苦目赤、小便色黄者，宜加重栀子、黄芩用量；若肾阴亏虚，水不涵木所致者，宜用杞菊地黄丸。若不明此，尽管同用一方，疗效将大打折扣，延误病情。虽然蛛网膜下腔出血有脑血管畸形因素，但若能尽早控制头痛，就可能病不至此。可见失误带来的危害有多惨重。

【体会】

肝阳化风与肝阳上亢不同，两者虽然同是肝脏阴不配阳，阴虚阳亢引起的证候，但在化风与未化风、动风与未动风之间，存在着病机与临床表现上的显著差别。就病机而言，肝阳化风比起肝阳上亢，大大发展恶化，发生了质变。认识不到这一层，治疗就会失误。就本病而言，头痛一年，只是肝阳上亢，而突然头痛如劈，颈项强滞，不能转侧，伴呕吐就表明已转化为肝阳化风。张老深得其中奥妙，治疗井然有序，使头痛渐平，身热退清，出险入夷，终入坦途。

第42章 痹证（附病案12例）

痹证是因感受风寒湿热之邪引起的以肢体关节疼痛、酸楚、麻木、重着，以及活动障碍为主要症状的病证。临床上具有渐进性或反复发作的特点，其主要病机是气血痹阻不通，筋脉关节失于濡养所致。

痹证有新久虚实之异，偏风、偏寒、偏湿、偏热之不同。临床分实痹、虚痹两类。实痹包括风寒湿痹（行、痛、着痹）、热痹、顽痹；虚痹包括气血虚痹、阴虚痹、阳虚痹。

痹证以疼痛为主，其原因是气血阻闭不通，所以"宣通"是各型痹证的共同治法。气血流通，营卫复常，痹痛自可逐渐向愈。然而，由于证候差异，病情的演变，药物作用变异，临床表现千差万别，失误时有发生。根据下列救误医案辨析，认真总结前人经验，去伪存真，对提高痹证诊治水平大有裨益。

1. 病性和疾病类型判断错误：病案一痛痹误为行痹，用祛风胜湿数十剂，偶有少效，终却无功。朱老治以温经通络，佐以祛风之品，药后结节明显减少，再加虫类药于原方，搜剔止痛，即获全效；病案二热痹误用风药，痛如历节，乃是热痹误用风药所致。刁氏等用白虎宣痹汤加味渐缓解；病案三血痹误用三痹汤，毫无效果。窦氏明察病史，从面色少华、右臂欠温、脉沉细无力、舌淡白而润，诊为血痹。用黄芪桂枝五物汤加辛温之品，三诊而愈。

2. 在痹证过程中，由于经脉气血长期不得通畅，在病因作用下，往往产生瘀血和痰浊，临证当辨识勿误。病案四顽痹日久，不辨痰瘀，却误用祛风除湿、散寒清热等轻浅之剂以治之无效；张氏用温经逐寒通络之大乌头煎，再加透骨搜络之虫类药救误，调治获效。病案五痰阻经络误为寒湿痹证，治以温经散寒利湿，药后，反添烦躁，再守原方，竟使疼痛加剧，呼号不止。再加大川草乌、附子等温热药，痛仍不减。细审证情，从痰论治，以加味二陈汤化裁，病渐愈。

3. 痹证当辨新久虚实：病案六风湿热痹伤阴久治难愈，误服白虎加桂枝汤，不能养血滋液,其痛不止;席氏用当归六黄汤养血滋阴、清热泻火,益气固表,才获全效。病案七阳虚寒湿痹误用祛风、散寒、除湿、止痛诸法不效。万氏用桂枝加附子汤加味救误,腰腿疼痛大减,再服而病愈;病案八阴虚痹,未见寒湿之象,误用散寒燥湿之剂,显属误治。缪氏根据口微干、大便燥、舌质淡紫薄黄、脉弦,辨为阴虚痹,用滋阴养血活血之剂,诸症消失;病案九虚痹误为风寒湿痹,用大剂发散攻痹之品后,疼痛未减而变证蜂起。刁氏细察之,认为本症属虚痹。故用八珍蠲痹汤救误,很快取效。

4.寒湿之邪侵袭,阻塞经络,不通则痛。或见热象,或不见热象,有无风寒、痰瘀兼夹,临证当详细审察,知常达变,不可偏执。病案十寒湿痹阻误为热痹,病情未减。反使双下肢活动完全障碍。杨志彬断为寒湿痹阻经络,先用黄芪桂枝五物合三妙丸加减有效,改投藤类药疼痛大减;病案十一寒凝经脉误为肝经湿热,方用龙胆泻肝汤加重利湿之品,药后毫无改变,舌苔黄腻反见增厚,杨友春诊为寒凝经脉,方用当归四逆汤加味,病渐愈;病案十二寒痹过用发散风寒。诸症虽减。但觉自汗、喜厚衣,腹痛腹泻;王氏投理中与芪附汤救误,温中固表,数剂而愈。

病案一　痛痹误为行痹

【病案】

陈某,男,56岁,初诊日期:1974年9月4日。

周身关节疼痛已历4年有余,诊为风湿性关节炎。平素畏寒怯冷,疼痛游走不定,每遇寒冷则疼痛加剧,医诊为行痹,方用桂枝、白芍、秦艽、防风、羌活、桑枝、葛根、当归数十剂,时有少效,终却无功。转请朱老诊治。

两腿可见红斑结节,查红细胞沉降率70毫米/小时,抗"O"正常,舌苔薄腻,舌质偏淡,脉细。

辨证:风寒湿痹(乃风湿活动而体质偏虚者)。

治法:温经通络。

处方:制川乌(先煎)10克,全当归10克,仙灵脾15克,川桂枝(后下)8克,寻骨风20克,豨莶草20克,徐长卿15克,生甘草5克。8剂。

9月11日:药后结节明显减少,此乃佳象。舌苔白腻,脉细,效不更方,循原法进治之。上方加炙蜂房10克、炙全蝎(研末分吞)2克。6剂。

9月19日:复查红细胞沉降率为21毫米/小时,周身关节痛稳定,腿部红斑结节消失，为巩固疗效，嘱其原方再服10剂。

1976年6月5日随访，患者已痊愈，未再复发，并已正常上班。

（朱良春，陈淑媛等《朱良春老中医治疗痹证的经验》）

【辨析】

风湿性关节炎4年，关节疼痛，平素畏寒怯冷，每遇寒冷则疼痛加剧。虽有游走不定，但以寒邪偏胜。但医反以游走不定之次要表现，诊为行痹，用祛风胜湿之方数十剂，偶有少效，终却无功。朱老治以温经通络，佐以祛风之品，药后结节明显减少，再加虫类药于原方，搜剔止痛，即获全效。

痛痹乃风寒湿三气合袭人体所致，其中阴寒盛衰，与病情轻重有密切的关系。寒愈重，痛愈甚，寒气凝涩，使气血凝滞不通，故疼痛剧而不移。但临床所见并非千篇一律，因病有新久虚实之异，证有偏寒、偏风、偏湿之不同。本例虽然寒邪偏胜，但也有风邪参与，故出现疼痛游走之表现。对这一现象要辨证地看，临证可参考，但不可偏执，即所谓圆机活法是也。

【体会】

风湿性关节炎属"顽痹"范畴，始由人体营、卫、气、血失调，或气血亏损，腠理疏豁，以致风、寒、湿、热之邪乘虚袭入，壅塞经络，深入骨骱，久而为痹。张介宾曾说："痹证大抵因虚者多，因寒者多，惟气不足，故风寒得以入之；惟阴邪留滞，故筋脉为之不利，此痹之大端也。"故顽痹中以寒痹发病率最高，且具有久痛多瘀，久痛入络，久病多虚，以及久必及肾的特点。临证总以温通为主，兼以祛瘀、通络、扶正、补肾诸法，每臻显效。

病案二　热痹误用风药

【病案】

韩某，女，29岁。患者关节疼痛反复发作2～3年，时轻时重。今年入春因感冒而疼痛加剧，经中西药治疗无缓解，1个月前到某医院求治，半个月后症状反加剧，手指关节疼痛难忍，入夜尤甚，医者告之此乃邪气外出之象，嘱其再服并加大活络丸服之。患者服后疼痛更剧，指关节肿大，遂停药，又改服草药仍痛不解，前来诊治。患者形体消瘦，面色淡白，手指关节痛遍，不能入被中，欲入冷水中则痛减，心烦不安，失眠，汗出发热，小便黄赤灼热，便秘，时值经期，量多色红。自诉经后疼痛更剧，伴腰膝酸软，头昏目眩，舌红苔薄黄，脉细数。查前医处方数张，多为羌活、独活、桂枝、秦艽、川乌、细辛、苍术、威灵仙、乌梢蛇等。

辨证：此乃热痹误用风药成历节⁽¹⁾。

治方：清热解毒，宣通经络，兼滋阴降火。

处方：犀角白虎宣痹汤加味。

水牛角15克，鲜芦根30克，知母10克，粳米15克，石膏30克，忍冬藤30克，黄柏30克，黄芩15克，大黄10克，桃仁6克，红花3克，地龙10克，桑枝30克，生地黄30克，玄参30克，丝瓜络15克。

2剂后疼痛缓解，经量减少，神倦恶风。于前方加黄芪、当归、川芎再服，服6剂后，诸症悉减，手指关节红肿疼痛明显减轻，夜能安睡，手能握物。其后去水牛角、石膏，加牛膝、鸡血藤、野菊花藤。经治疗月余，手指关节肿胀完全消除，疼痛止，能自行料理生活和工作。

（刁本恕《痹证救误录》）

【注释】（1）历节：历节是一传统中医病名。不同于一般的、特殊的、顽固性痹证，以关节疼痛畸形为临床特征。历节病首见于《金匮》"汗出入水中，如水伤心，历节黄汗出，故曰历节"。

【辨析】

本例关节疼痛反复发作两三年，手指关节疼痛难忍。服大活络丹及追风药多剂后，疼痛反加剧，手指关节肿胀，入夜更甚，不能入被中，入冷水则痛减。心烦失眠，汗出发热，小便黄赤灼热，便秘，行经后疼痛加剧，舌红苔薄黄，脉细数。一派热痹之象，痛如历节。乃是热痹误用风药而成历节之势。用白虎宣痹汤加味渐缓解。

【体会】

热痹的辨证关键在津液，因热性急迫，最易熏灼津液，使之留聚成邪。同时因正常津液不行，筋脉失养拘挛。故症见关节红肿热痛，疼痛剧烈，手不能触。舌红苔黄干，脉滑数。

本例因感冒起病，关节疼痛剧烈，小便黄赤灼热、便秘，舌红苔薄黄，脉细数。热痹之象明显。前医泥于常规，不加详察，凭感冒为据，以行痹治之，投以辛温燥烈之品，更耗津液，致邪热不解，损伤气阴，痰、湿、瘀、热互结，聚而成毒，积于关节，肿胀变形而成历节之重症。本例误在四诊不详，可见学不深邃，空有济人之心，反操害人之刃，怎能不令人扼腕而叹！

病案三　血痹误用三痹汤

【病案】

赵某，女，34岁，初诊日期：1975年7月。

半个月前因洗衣被等物30余件，劳累出汗，当天晚上卧床后，即觉右肘至肩部沉重、麻木、怕冷、酸痛，尤以肩部疼痛较甚。次日右上肢抬举困难，活动受限，入夜痛甚。医用三痹汤服之，症状未改，转来求治。望之患者痛苦病容，面色㿠白少华。脉沉细无力，舌淡白而润。右臂欠温。

辨证：寒湿侵伤，血行不畅，阳气痹阻而致血痹。

治法：温阳行痹。

处方：黄芪桂枝五物汤加味。

黄芪30克，桂枝9克，白芍9克，生姜15克，大枣10个，姜黄12克，羌活6克。5剂。

复诊：右臂麻木沉重大减，但怕冷仍如前，且肩痛仍甚，脉沉细，舌苔白润。原方加制附片9克，嘱服5剂。三诊：臂已不麻，肩部酸痛，抬肩举臂自如，但仍怕冷、沉重，脉舌如前，原方加薏苡仁15克、蚕沙12克，以增除湿之功，嘱服5剂。

四诊时病已痊愈。

（窦伯清《窦伯清医案》）

【辨析】

患者劳累汗出后受风，当晚即感右肘至肩部沉重、麻木、怕冷、酸痛，次日抬举困难，活动受限。已明指汗出后，荣卫虚弱，腠理不密，外受风邪，肌表血络痹阻之象。前医不识，投以三痹汤。三痹汤是以十全大补汤为基础，加入补肝肾、祛风湿药组成的。因为多加了黄芪，补虚作用更大。但用于血脉痹阻却毫无效果，故症状未改。窦氏明察病史，从面色少华、右臂欠温、脉沉细无力、舌淡白而润，诊为血痹。用黄芪桂枝五物汤加辛温之品，三诊而愈。

【体会】

血痹即血脉痹阻，《素问·五脏生成篇》指出"卧出而风吹之，血凝于肤者为痹"，实因荣卫虚弱，腠理不密，外受风邪，痹于肌表血络所致。本病与风寒湿所致痹证不同，血痹以肌肉麻痹无痛感，痹证则麻痛并见。正虚之体劳而汗出，则阳气更虚，风邪侵袭则血行不畅，故见肌肉麻痹，若风邪较重，也可发生疼痛，故曰"如风痹状"。本病《金匮要略》记述较详。本案证状典型，方用黄芪桂枝五物汤加羌活，附子等辛温之品，药证相符，疗效卓著。治法在遵古的基础上有所变化。

病案四　顽痹日久，不辨痰瘀

【病案】

高某，男，56 岁，门诊号 76/34981。初诊日期：1976 年 4 月 22 日。

患类风湿关节炎 3 年余，凡祛风除湿、散寒清热诸法，历试无功。手指、足趾肿痛变形，畏寒乏力，脉沉细，苔薄白。

辨证：风寒湿久阻脉络，夹瘀凝结。

治法：宜大乌头煎加入化瘀搜络之品。

处方：制川、草乌各（先煎）9 克，生黄芪 15 克，净麻黄 6 克，全当归 9 克，细辛 3 克，生甘草 9 克，川桂枝 9 克，炒赤、白芍各 9 克，桃仁 9 克，红花 6 克，蕲蛇 9 克，全蝎粉（分吞）1.2 克，纯蜜（冲）15 克。稍有加减，服 30 余剂。

5 月 28 日（二诊）：足趾肿痛大减，手指肿痛亦轻，畏寒依故，脉沉细，苔薄白，阳虚之体，风寒湿瘀已有化机，仍守前法增损。

制川、草乌各（先煎）9 克，生黄芪 18 克，净麻黄 6 克，川桂枝 9 克，北细辛 3 克，炒赤芍、白芍各 9 克，熟附片（先煎）9 克，生甘草 9 克，全当归 15 克，露蜂房 9 克，全蝎粉（分吞）1.2 克，蕲蛇 9 克，纯蜜（冲）15 克。

6 月 22 日（三诊）：足趾肿消痛止，手指痛止，畸形好转，脉细，苔白。风寒湿瘀渐化，病久气血亏耗，前方加入益气养血之品。

制川、草乌各（先煎）9 克，熟附片（先煎）9 克，全当归 15 克，川桂枝 9 克，北细辛 3 克，大熟地 15 克，炙黄芪 15 克，炒赤、白芍各 9 克，炒川芎 6 克，鹿角片 9 克，蝎粉（分吞）1.2 克，蕲蛇 9 克，纯蜜（冲）15 克。14 剂。

（严世芸等《张伯臾医案》）

【辨析】

本例类风湿关节炎，反复发作历时 3 年余，手指、足趾肿痛，停着不移，畏寒乏力，属于顽痹。却误用祛风除湿，散寒清热等轻浅之剂以治之，自然不会有效，反延误了病情。

病因风寒湿邪入阻脉络，运行不利而变生痰浊，停留于关节骨骱，痼结根深，夹瘀凝结不易外攘。痰瘀胶结，痹阻加重，故刺痛、掣痛；气血不能周流故见麻木、肿胀；寒为阴邪，最易伤人阳气，故畏寒乏力；寒湿阻滞故脉现沉细，苔薄白。如此病机，使用一般风药、温药，犹如隔靴搔痒。而须用大辛大热，温经逐寒通络之大乌头煎，再加透骨搜络之虫类药，方能奏效。

【体会】

本例用大乌头煎加当归四逆汤及桃仁、红花温经散寒，活血通络。并用全蝎、蕲蛇搜剔络脉之虫类药，后更进扶正温阳之附子、鹿角片，遂获良效。体现了"先去其病，后补其虚"的祛邪扶正要诀，值得效法。

病案五 痰阻经络误为寒湿痹证

【病案】

王某，女，30岁，农民。1976年10月2日就诊，患者1年前因两下肢疲劳、酸麻、疼痛剧烈在驻马店某医院诊为"风湿"。经用保泰松、抗生素等治疗不效，后又在武汉中医院治疗月余，因汗出当风则疼痛加剧。现症：半身疼痛时轻时重，步履蹒跚，需扶杖及人扶而行，两下肢麻木，以膝关节为甚，触及发凉，得寒加重，得热则舒，伴胸闷纳呆，时而恶心，经来色如黄水，白带量多黏腻有腥味，面色少华，夜寐不安，精神忧郁，两膝关节漫肿不红，脉弦细滑，舌质淡，苔白腻。诊为痹证（寒湿型），治以温经散寒利湿。

10月6日复诊：服药后前症未减，反而烦躁，舌脉同前，考虑病人寒湿缠绵难愈，故不变方。仍守方3剂，服后说腿凉更甚，入夜痛剧，呼号不止，考虑可能散寒药量小，温之不动，于是在原方加入制川草乌各10克，附子加至15克，又取3剂，服后仍未减轻，反而又出现咳嗽痰多。前症的胸闷纳差，恶心呕吐及舌脉仍未消失。细审其证，两下肢虽痛麻，服温经散寒利湿无效，可能胸闷纳差，恶心呕吐，白带量多，经来色如黄水，及新出现的咳嗽痰多等症，当与腿痛有关？且前贤有从痰治痹之先例，遂试投祛痰剂治疗。予加味二陈汤化裁。

10天后来诊：服药后甚佳，疼痛大减，还时有阵麻，咳嗽痰少。效不更方，继进5剂，药后腿始温，膝肿已消，不痛，阵麻、胸闷消失，食欲增加，上方加地龙15克，白芥子增至20克，防己10克，连续又服10余剂，诸症全消。经随访2年未发。

（朱光宗等《临证失误救治2则》）

【辨析】

下肢疲劳、酸麻、疼痛剧烈，活动受限，关节发凉，得温痛减，得寒加剧，诊为寒湿型痹证，治以温经散寒利湿，似无不妥。但药后，前症未解，反添烦躁，再守原方，竟使疼痛加剧，呼号不止。以为散寒药量小，温之不动，再加大川草乌、附子等温热药，症仍不减。何故？细审证情，从痰论治，以加味二陈汤化裁，病渐愈。

【体会】

"百病皆因痰作祟"，本例据疼痛性质，冷热喜恶，及临床症状初诊为寒湿所致是有道理的。但治之无效症情渐重，因此当机立断，重新全面分析，考虑患者虽无典型痰证，但带下量多、纳差、时而恶心、胸闷、咳嗽多痰均提示痰湿之象。《医学正宗》载："痰证古今未详，方书虽有悬饮、留饮、支饮、痰饮之异，而莫知为病之源……或四肢游风肿硬，似痛非痛……或足腕酸软，腰背疼痛或四肢骨节烦痛并无常所，乃至手麻臂痛……皆痰之所致也……四肢顽痛之症，各方无效，应从痰论治也。"因此散寒利湿多剂无效，即当改弦更张，不可拘泥寒湿而守方不动。

至于病腿凉痛，入夜加重，寒邪固当考虑，但非唯一因素，痰阻经络，气血不充，亦可出现凉痛。《景岳全书》曾云："余尝闻之俗传云：痰在周身，为病莫测，凡瘫痪、瘰疬、半身不遂等症，皆伏痰留滞使然，若此，痰饮岂非邪类，不去痰病何由愈？"因此，认为本例是因痰作祟，湿变为痰，留滞关节是有依据的。在痹证日久，气血已损，营运不佳的同时，痰阻经络，肢失所养、下肢凉麻痛，入夜加重。《医部全录》加味二陈汤就有治痰痹麻木的先例。所以该例用温散寒湿无效，从痰论治而愈。学者应从中吸取教训，不可被寒湿二邪所迷惑。

病案六　风湿热痹伤阴辨误

【病案】

蔡某，女，30岁。

患者于1961年因关节疼痛全身发热，肌肤灼热（体温38℃上下），烦渴引饮，大便秘结，盗汗颇多，住院治疗。罹病2个月，四肢关节疼痛剧烈，手足不能举动，甚至不能触摸。脉弦大数，舌质绛，苔黄腻少津，曾服白虎加桂枝汤、独活寄生汤等均未效。

辨证：阴血虚极，阴伤热炽，热甚灼筋，筋脉失养。

治法：滋阴清热，固表止汗。

方药：当归六黄汤加减。

黄芪24克，生地黄15克，当归9克，黄连4.5克，黄芩6克，黄柏6克，天花粉9克，桑枝15克，秦艽9克。

连服4剂，热象盗汗大减，舌苔渐润，又进3剂，燥屎下，上肢关节疼痛渐有好转，自能持杯饮水吃饭。效不更方，再连服4剂，关节疼痛减轻。半个月后能下床步履，同时配合针灸隔日一次，二旬之间，身凉脉静，诸症悉愈。

（席梁丞《席梁丞治验录》）

【辨析】

热痹是风湿与热相搏，流注关节，阻于经络，气血流行不畅所致。故其病因应以湿热为源、风寒为兼。或因素体阳盛，风寒湿邪侵袭经络，郁而化热所致。一般发病较急，除关节灼热肿痛外，多兼有热病证候。治疗总原则是清热疏风、祛湿通络。

本案虽为热痹而证候殊异，发热盗汗肢节剧痛，历时2个月之久，汗愈出阴愈伤，阴愈伤而热愈炽，热甚灼筋，筋脉失养，故关节疼痛剧烈，手足不能举动，甚至不能触摸。阴血虚极是主要矛盾。服白虎加桂枝汤，不能养血滋液，故而热不解；用风药而痛愈剧者，乃阴血虚极不能濡筋之故；复用独活寄生汤，祛风散寒祛湿，反因"风假火威，火乘风势"，故痛、热反增剧。当此阴血虚极、阴伤热炽、热甚灼筋、筋脉失养之病机，只有滋阴才能清热，养血才能增液。故改用当归六黄汤养血滋阴、清热泻火、益气固表。由于恰中病机，故获全效。

【体会】

久病阴虚，肝肾不足；或长期过用温燥，损伤肝肾之阴；或如本例关节剧痛发热盗汗，汗出伤阴。以致筋骨失于濡养，血虚生风，故筋脉牵扯拘急，骨节疼痛，活动时加重是其特点。本例手足不能举动，甚至不能触摸。脉弦大数，舌质绛乃阴虚特有之体征，故席老断为热痹伤阴。

热痹伤阴临床并不少见，误诊误治频现，皆因对其认识不足。冉雪峰曾经指出："热痹病理，详于《素问》，热痹疗法，则首详于《本经》；且风寒湿是言病之因，久之寒化热，热伤阴，湿化燥，证既变，法亦变，不仅可用甘寒，也可养血滋阴，甚至必加苦寒方能与现实吻合"（《八法效方举隅》）。《医门法律》也说："凡治痹病，不明其理，以风门诸通套药施之者，医之罪也。"

病案七 阳虚寒湿痹误用祛风、散寒、除湿

【病案】

刘某，男，51岁。

患风湿性关节炎已20余年，近时剧作，右膝关节肿痛尤甚，行走需人扶持，

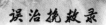

腰亦疼痛，形寒特甚，诸医杂治，凡祛风、散寒、除湿、止痛、活血化瘀等法，无不尝试，但屡试之效。转来院求治。

查：口不渴，大便易溏，纳少不香，容易感冒，舌苔白润，脉沉细弱。投以桂枝汤加附子、白术。

桂枝 10 克，白芍 30 克，炙甘草 10 克，生姜 3 片，大枣 5 枚，熟附子 10 克，白术 24 克，生黄芪 24 克，防风 10 克，当归 15 克，桑寄生 30 克，杜仲 15 克，续断 15 克，制乳香、制没药各 15 克。

初服 3 剂，腰腿疼痛即大减，服至 5 剂，可以独自行走上街，服至 10 剂，腰膝疼痛基本解除，上班工作。

（万友生《桂枝汤及其加减法的临床体会》）

【辨析】

本案例特点是：患风湿性关节炎 20 多年，近时疼痛加剧，右膝关节肿痛，行走需人扶持，腰痛，形寒怕冷，属阳虚寒痹无疑。然用祛风、散寒、除湿、止痛诸法不效，显为药不对证。万氏用桂枝加附子汤加味数剂，腰腿疼痛大减，再服而病愈。

治痹最忌不分寒热虚实，通用祛风、除湿、散寒、止痛之剂，看似面面俱到，实则远离病机，所以久治无效。《伤寒论》桂枝加附子汤，本为表阳虚漏汗不止而设，用于治疗肢体关节疼痛、遇寒加重、得暖则减、关节屈伸不利之寒痹，疗效极佳。本例用原方加白术、黄芪、防风（玉屏风散），补气固表止汗，鼓舞气机，气行血行，脉络中气血流贯，凝塞为痛之机得解，故痹病缓解；痹痛日久延及肝肾，故加寄生、杜仲、川断温养肝肾，强健筋骨；加乳香、没药以止痛。全方协调营卫、鼓舞中气、释凝止痛，故数剂即诸症全消。

【体会】

太阳、少阴相表里，风寒湿邪侵犯太阳时，往往会损及少阴阳气，又因太阴恶湿，湿盛易伤脾阳，故治太阳风寒湿痹，需在解散太阳风寒湿邪的同时，扶助少阴和太阴之阳气。本案处方功能解表温里，缓急止痛，养血荣筋，活血通络。用于治疗痹证，是对桂枝汤加附子的发挥，学者于此当有所悟。

病案八　阴虚痹误为寒湿痹

【病案】

廖某，男，62 岁。患者因左臀部、左下肢疼痛 3 个月而入院。入院病情：左臀部、左大腿后侧肌肉疼痛，神疲乏力，纳差，口淡乏味，口微干，大便干燥，面色晦滞，舌质淡紫，苔薄黄，脉弦。先予散寒燥湿、益气活血之剂……服药30余剂，疼痛不减，反增双小腿肌肉胀痛，麻木，时脚挛急，口微干，小便黄，大便干燥。舌质淡紫薄黄，脉弦。改予滋阴养血活血之剂……服药15剂后，双下肢肌肉胀痛、麻木等症若失。

（缪以星《临证随笔2则》）

【辨析】

左臀部及腿后侧痛，伴乏力、纳差、口淡，似气虚，但大便干燥、口微干、舌质淡紫、苔薄黄、脉弦等体征却似阴虚。未见寒湿之象，医反用散寒燥湿之剂，故属误治。根据口微干、大便燥、舌质淡紫薄黄、脉弦，辨为阴虚痹，用滋阴养血活血之剂，诸症消失。

【体会】

阴虚之体质，肝肾不足，或长期过用温燥，损伤肝肾之阴，使筋骨失于濡养，血虚生风，筋脉牵扯拘急，骨节疼痛而运动时为甚。甚或腰膝酸软无力，口干舌燥，便秘溲赤，舌质红，脉细。属于阴虚痹阻，常因其症状不典型，而辨失其要，治不得效。

本例没有明显寒湿之象，医生泥于《素问·痹论》"风、寒、湿三气杂至，合而为痹也"之说，而辨为寒湿痹证，予散寒燥湿之剂。然不思患者年高，素体血虚津亏之特点，阴血亏则不能下润大肠，又失于上滋口腔，故大便干燥，口微干；肢体筋脉失于津血濡润，故疼痛麻木不减。津血本亏，又久服辛温香燥、伤津耗血之品，犹如抱薪救火，更耗津液，故反使病情加剧。改用滋阴养血活血之剂，下肢肌肉麻木疼痛等症消失，足见阴血虚亏是引起本病的主要病机。可见同病异治，言之有理。

病案九　虚痹误为风寒湿痹

【病案】

徐某，女，59岁。患者因工作长期接触水湿，多年来骨关节酸软疼痛，时轻时重，退休后逐年加重。曾到多家医院求治，仍反复不愈。由人介绍一验方（川草乌50克，附片50克，桂枝30克，羌活30克，川芎30克，麻黄15克，细辛15克，甘松30克，桃仁15克，红花15克，赤芍15克，乳香、没药各15克，千年健30克等）。此方服药1剂，疼痛未减反大汗不止，心慌心悸，入夜手足交替伸缩、振颤，甚则抽动，转筋疼痛难忍，虽经西药急诊解痉止痛，仍不缓解，转求中医。观其面色㿠白，印堂鼻准及唇口皆现青紫，手足抽动时肌肉僵硬……喜揉按，呻吟不止。自诉服上药后气短乏力，汗出不止，恶风畏寒，遍身强痛加剧。舌质暗绛而红、苔薄少津、舌心有裂痕，脉细弱微数。

辨证：此虚痹误用大剂发散攻痹之剂，气血津液被伤，筋脉失养发为瘛疭。

治法：益气养血，补益肝肾，以治其本；祛风除湿，止痹痛，兼治其标。

处方：八珍蠲痹汤加减。

黄芪100克，当归20克，赤芍、白芍各30克，生地黄、熟地黄各30克，南沙参30克，茯苓30克，白术20克，薏苡仁30克，杜仲30克，川断30克，怀牛膝20克，山茱萸20克，淫羊藿30克，酸枣仁20克，豨莶草30克，鸡矢藤30克。

服药2剂后，瘛疭症顿减，疼痛明显缓解，后依扶正祛邪之法调治而愈。

（刁本恕等《痹证救误录》）

【辨析】

患者长期接触水湿，骨关节酸软疼痛，时轻时重，以先入为主认为病因寒湿而起，不无道理。但用大剂发散攻痹之品后，反疼痛未减而变证蜂起。其中气短乏力、大汗不止、心慌心悸、属于气血虚痹；恶风畏寒、遍身强痛加剧，属于阳虚痹；舌质暗绛而红，苔薄少津，舌心有裂痕，脉细弱微数，又似属阴虚痹；而手足交替伸缩、振颤、抽动、转筋等候，又属肝肾亏虚。综观之，本证属虚痹。故用八珍蠲痹汤，很快取效。

【体会】

此为虚痹之证。患者年近花甲，痹病日久，气血阴阳皆虚，正虚为本，邪恋为标，治法当扶正以祛邪。然前医却误作实痹，一味祛风除湿，更用大剂乌、附、麻、辛、桂、羌等发散攻痹，耗伤气血津液，以致经脉失养而成瘛疭。表现为大汗不止、心慌心悸，入夜手足交替伸缩、振颤，甚则抽动、转筋、疼痛。并见面色㿠白，气短乏力，舌质暗绛而红裂痕，苔薄少津，脉弱微数等气血亏虚、肝肾不足之象。治疗难点是：气血津液亏虚，邪气肆疟难祛。因此养血调气、补益肝肾以扶正，祛风除湿、蠲痹止痛以治标，是最好的选择。故投八珍蠲痹汤，药仅2剂，瘛疭顿减，继以扶正祛邪法调理而愈。

本案例提示：治疗痹证，应以气血为纲，辨明痹痛之虚实，最忌不分寒热虚实，一味滥施辛热香窜之品，耗伤阴液，损伤脾胃，气血乏源，病邪凝塞脉络，痹痛焉能得愈？

病案十　寒湿痹阻误为热痹

【病案】

郭某，男，61岁，干部。起病1个月，双下肢小腿部酸胀疼痛，夜间尤甚。站立行走时疼痛加剧，活动受限，伴低热，小腿部皮肤见瘀斑、瘀点。曾用消炎痛、抗生素及凉血活血、清热通络等中药治疗，不瘥，症状日渐增剧。后经某医院外科诊断为"血栓性静脉炎"，用扩血管药及抗感染治疗，病情未减，双下肢活动完全障碍。遂于1978年3月4日来本院诊治。患者体型肥胖，扶持行走，双下肢无红肿，小腿部浅小静脉曲张青紫，未扣及明显条索状物，腓肠肌挤压试验（+），足背曲时疼痛加剧，各关节活动尚可。舌苔白腻，质紫黯。证属寒湿痹阻经络，不通则痛。遂投黄芪桂枝五物汤合三妙丸加减……服上药2剂后双下肢疼痛略减。改投舒筋活血通络之藤类药为主……服上药1剂后，双下肢疼痛减轻大半，夜能熟睡。遂连进3剂，疼痛基本消失。又以原方加丝瓜络连服10余剂，诸症若失，活动如常人。随访至今，未见复发。

（杨志彬《辨证用药得失案2则》）

【辨析】

双下肢酸胀疼痛，夜间及站立行走时疼痛加剧。医诊为"血栓静脉炎"，用扩血管、抗感染及中药活血、清热、通络等治疗，病情未减。反使双下肢活动完全障碍。症见形体肥胖，双下肢无红肿，小腿浅小静脉曲张青紫，舌苔白腻，质紫暗。证属寒湿痹阻经络，先用黄芪桂枝五物合三妙丸加减有效，改投藤类药疼痛大减。续服症若失。

【体会】

寒湿相合，性质偏寒，寒、湿均为阴邪，最易伤阳气，故畏寒突出，逢寒则剧，得热痛减；寒湿易留滞，气血被阻遏，经脉不利则疼痛、拘挛，故痛处固定，屈伸不利；夜间阴气较重，故日轻夜重；皮色不红不肿，舌苔白或白腻，脉弦紧。寒湿痹或见热象（这种热象为风、寒、湿邪郁久化热而来，与热痹之热象不同），或不见热象，临证时需辨证求因，或从因论治，否则易造成误诊误治。

本例医生没能抓住舌苔白腻，质紫暗等寒湿阻滞经络，不通则痛的本质表现，故而造成了误诊误治。若抓住寒湿痹阻经络，不通则痛的主症，祛寒胜湿，温经通络，即可避免误诊误治。

病案十一　寒凝经脉误为肝经湿热

【病案】

王某，女，50岁，某竹器厂工人，1984年9月10日门诊。主诉：右中指关节疼痛，活动不利半载，病程中无寒热，二便调。诊见患指屈而不得伸，外观无异，舌质淡，舌苔黄腻，脉弦细微数。初辨为湿热，又肝主筋，患指屈而不伸，虑为肝经湿热，治以清热利湿，方用龙胆泻肝汤加味治疗。进药3剂，病症依然如故。复诊时，病无任何好转，察看舌苔，有增厚之势，考虑湿热太甚，又湿为阴邪，不易速除，原方加重利湿之品，再进5剂。5日后复诊，仍无效，再细察之，追问病史。患者诉："手指疼痛甚时，不得屈伸，需取暖后，疼痛缓解，且手指屈伸自如。"从中得以启示，病系寒凝经脉。治以温经通络，方用当归四逆汤加味。

当归15克，桂枝10克，白芍15克，细辛6克，木通12克，附片15克，茯苓15克，羌活12克，甘草6克。

服药4剂，疼痛十去八九，手指已能屈伸自如，原方再进4剂。病痊愈。至今，病再未复发。

（杨友春《舌苔黄腻并非全属湿热》）

【辨析】

右手中指关节疼痛，屈而不得伸，舌质淡，苔黄腻，脉弦细微数，医辨为肝经湿热，治以清热利湿，方用龙胆泻肝汤加重利湿之品，似无差错。但药后手指关节疼痛、屈伸不利毫无改变，舌苔黄腻反见增厚，何故？从患者诉中得知"手指痛甚时不得屈伸，取暖后，疼痛缓解，手指可屈伸"。由此得启示，知病属寒凝经脉，方用当归四逆汤加味，病渐愈。

【体会】

舌苔黄腻多属于湿热，但也有不属于湿热者。脾虚湿浊不化，郁久化热，舌生腻苔；甚至寒凝经脉，中州运化失职，亦可出现腻苔。本案例医者泥于常规，仅凭舌苔黄腻，便从湿热论治痹证，抓住一点，不及其余，结果治疗无效。如能详询病史："手中指疼痛甚时，不得屈伸，需取暖后，疼痛缓解，手指屈伸自如。"寒凝经脉的病机，就会真相大白。况且若再细究，舌苔虽黄腻，舌质却淡白，脉弦细微数，都提示证属寒，而不是湿热。故改用温经通络治疗，即收到极佳的临床疗效。可见四诊合参是非常重要的，只有详审病机，精心辨析，才能做到药证合拍，证随药瘳。

病案十二　寒痹过用发散风寒

【病案】

赵某，男，46岁。工人。1978年12月初诊。自诉于3个月前患风湿性关节炎，活动不便，于某医院检查化验，诊断为风湿性关节炎。即与抗风湿药、阿司匹林、水杨酸钠、保太松等，初服效果显著，继则递减，停药后痛如故。复至某中医院诊治，用大量祛风湿药，服数剂后旧疾虽减，但觉易汗，动则尤甚，常欲厚衣。近又腹痛腹泻，有增无已，遂来求治。刻诊面色淡白，精神疲倦，肢体乏力，怯手倦足，肌肤溱溱有润，皮温较低，腹胀且痛，痛势绵绵，喜温喜按，口中和，纳谷不馨，大便日三四行，便色清稀，尿少色淡，脉来沉涩，舌苔白涧。现其所服之方，非麻、桂，即羌、防，更有用附子者。揆诸脉症，熟思之，乃恣用辛热升散之品，使卫阳不固，中阳受损之咎。《内经》所谓"服热而反寒"其斯之谓欤。为今之治，当以温中固表为急务。拟以理中汤与芪附汤合而裁之。药用：党参20克，白术15克，干姜7.5克，黄芪7.5克，附子10克，炙甘草10克。水煎服。3日后复诊：汗敛，表虚已固，卫阳得护；中寒犹未全温，于原方去黄芪，加重干姜，用量为10克，另增山药10克、苏芡实15克，连服6剂而愈。

（王警五《服热反寒案》）

【辨析】

风湿性关节炎，活动不便，用大量祛风湿药（祛风湿药多为辛温燥热之剂）数剂，诸症虽减，但觉自汗，喜厚衣，腹痛腹泻。症见面色淡白，体倦乏力，手足怕凉，肌肤湿润，皮温过低，腹胀痛，喜温喜按，便清稀，日三四行。一派卫阳不固、中阳受损之象（服热药反见寒象）。投理中与芪附汤化裁，温中固表，数剂而愈。

【体会】

《素问·至真要大论》曰："（诸）热之而寒者取之阳"。指用辛热药物治疗寒证，病不愈而反寒者，"取之阳"即治宜补其肾阳（命门真火）。本案为寒痹过热致误，寒痹服热药反致卫阳不固，中阳受损，何也？

这是因为不遵循五味所属，过投辛热升散之剂而失误。盖辛温之剂，性多升浮，升浮最易耗散阳气，卫阳被耗，则表卫不固；脾阳受损，则运化失司，于是"服热反寒"之象作矣。然这种阳虚引起的寒象，并非寒实为患。辛温散寒，当所忌用，扶阳抑阴，才能救误。故王氏用理中加芪附汤化裁，温中固表，投之辄效。

由此可见：苦寒可以伤阴，服寒反热；辛热亦能耗阳，服热反寒；其说不谬。然而，过寒又何尝不伤阳，过服辛热又岂不助火灼阴，此又不可不审。

第43章　痛风（附病案2例）

痛风是嘌呤代谢紊乱所致的疾病。以血清尿酸增高、关节红肿热痛反复发作、关节畸形、痛风石逐渐形成为主要临床表现。中医可归属于"历节""痹证"等范畴，认为此病多系饮食失当，脾肾不足，外邪痹阻，痰瘀湿浊胶着于关节周围。

中医古代亦有"痛风"病名，多指痹痛久而不愈，与现代痛风病并不完全对等。

1.痰湿之体，素喜食膏粱厚味，逐渐伤及脾胃，脾虚生湿，外受风寒湿邪，合而为痹，痹而不通，可致痛风。但痛风不止湿热，临证宜细辨。病案一痛风证，前医误为湿热，用宣痹汤加减无效，焦老辨为寒湿痹阻证，以"鸡鸣散"加减治疗，祛湿通络，疏风散寒，疗效显著。

2.《格致余论》中指出："血受湿热，久必凝浊，所下未尽，留滞隧道，所以作痛。"治当活血祛瘀。病案二瘀热阻滞关节，前医用大活络丹，但病机不同，故疗效不佳。段老用身痛逐瘀汤数剂救误获效。

病案一　寒湿痹阻误为湿热

【病案】

杨某，男，51岁。2005年9月2日初诊。

痛风病史10余年，左足第1跖趾关节处疼痛，双踝关节疼痛，局部肿胀，麻木不仁。饮酒后易复发。

初诊：6年前饮酒后出现左足第1跖趾关节处疼痛，双踝关节疼痛，局部肿胀，麻木不仁。于当地医院检查：血尿酸高（具体不详），诊为痛风。间断使用中药"宣痹汤加减"治疗，症状时轻时重，易复发。半月前饮酒后复发。现左足第1足趾疼痛，双踝疼痛，局部肿胀，麻木不仁；舌淡红，苔薄白根腻。诊为着痹（痛风）：寒湿痹阻证。治宜祛湿通络，疏风散寒。以"鸡鸣散"加减治疗。

处方：焦槟榔10克，木瓜10克，苏梗12克，吴茱萸6克，茯苓30克，猪苓 20 克，川牛膝 10 克，汉防己 10 克，威灵仙 15 克，制附片 10 克，防风 12 克，炙甘草 6 克，忍冬藤 30 克。30 剂，水煎服，每日 1 剂。早晚 2 次分服。

嘱其慎劳累，忌食酒类、辛辣、海鲜等发物。

复诊（2005 年 9 月 30 日）：药后足趾、双踝疼痛减轻，颈项部僵硬不适。鉴于病情有所减轻，效不更法，守方加减。因兼见颈项部僵硬不适，故加用葛根、片姜黄以加强舒筋除僵之力，另外，葛根还能升提阳明之气以防苦寒伤胃之弊。

处方：焦槟榔 12 克，木瓜 10 克，苏梗 12 克，片姜黄 12 克，防风 15 克，吴茱萸 6 克，茯苓 30 克，猪苓 20 克，川牛膝 10 克，汉防己 10 克，威灵仙 15 克，制附片 12 克，葛根 20 克。30 剂，水煎服，每日 1 剂，早晚 2 次分服。

嘱其慎劳累，忌食酒类、辛辣、海鲜等发物。检查治疗以巩固疗效。

半年后电话追访：服上药后症状减轻，病情稳定。1 个月前，因食海鲜后复发 1 次。自服上药 15 剂，症状缓解。

（姚乃礼等《当代名老中医医案·焦树德医案》）

【辨析】

患者体胖，痰湿之体，素喜食膏粱厚味，逐渐伤及脾胃，脾虚生湿，又外受风寒湿邪，合而为痹，痹而不通，故见左足大趾疼痛，双踝疼痛。湿邪壅滞，故见局部肿胀，麻木不仁。舌淡红，苔薄白根腻，均为寒湿之征。前医不识，误为湿热内蕴，用宣痹汤清热泻火，久治不愈。焦老以"鸡鸣散"加减化裁获效。

【体会】

本病由寒湿痹阻所致，所以治以祛湿为主，以"鸡鸣散"为主方加减治疗。方中槟榔为君，质重下达，行气逐湿。吴又可谓"槟榔能消能磨，除伏邪，为疏利之药，又除岭南瘴气"；又以木瓜舒筋活络，并能化湿；同时重用茯苓、猪苓以健脾利湿，佐以防风、汉防己、威灵仙等疏散风寒。同时，对于颈项部僵硬不适，加用葛根、片姜黄以疏散颈项部之风寒湿邪，并取葛根升提阳明之气，以防苦寒伤胃之弊。诸药相伍，以取祛湿、疏风、散寒之功。另外，本病属着痹，寒湿痹阻，饮食忌口非常重要。海鲜属发物，易引动体内伏邪，应当忌用。在坚持治疗的基础上，并注意饮食忌口，方可收全效。

病案二　痰瘀互结痛风误以大活络丹

【病案】

果某，女，54 岁。2004 年 10 月 7 日初诊。

左膝红肿痛，血尿酸高。曾用大活络丹治疗，效果不佳。

初诊：左膝痛，曾红肿，现膝关节疼痛剧烈，夜间痛甚，痛如针刺而痛处固定，局部暗红肿胀，素患胆囊炎胁痛，舌暗，脉弦滑，血尿酸 582 毫摩尔 / 升。

处方：川牛膝 15 克，地龙 15 克，秦艽 15 克，当归 15 克，川芎 15 克，桃仁 15 克，红花 15 克，姜黄 15 克，生五灵脂 15 克，甘草 15 克，香附 15 克。7 剂，水煎服。

复诊：膝关节肿痛减轻，胁痛减轻，舌淡暗，脉弦缓。上方加黄芪 30 克，土鳖虫 6 克，威灵仙 15 克，7 剂后基本痊愈。

（余瀛鳌等《现代名中医类案选·段富津医案》）

【辨析】

大活络丹以祛风、温里、除湿，配伍补气、养血、滋阴、助阳等扶正之品，适用于邪实正虚之证。适用于痹、痿、厥证所引起的筋肉挛痛。

本例患者为瘀热阻滞关节，即丹溪所说"恶血入经络证"。《格致余论》中指出："血受湿热，久必凝浊，所下未尽，留滞隧道，所以作痛。"前医用大活络丹，虽然也有通经活络的作用，但病机不同，故疗效不佳。段氏用身痛逐瘀汤数剂获效。

【体会】

本患者左膝曾红肿，可见湿热流注关节而灼血煎液成瘀，故治以身痛逐瘀汤加减。方中当归、川芎、桃仁、红花、姜黄、生五灵脂均为活血化瘀之品，其中姜黄、川芎、红花皆辛温行散之品，既可活血又有火郁发之之效。川牛膝既可活血又引诸药入下焦。地龙咸寒通经活络，息风解痉。秦艽苦辛微寒，祛风湿舒筋络，二药既清络中邪热，又可通络舒筋缓急止痛。香附为行气之品，气为血之帅，气行则血行，可助上药活血通络，又解肝经气血郁滞而止胁痛。

7 剂后，关节症状减轻，瘀热渐消，然活血则伤血，行气则伤气，故二诊加入黄芪，合当归补气生血，气旺则推动力强也有助于活血，可配合其他活血药补气活血，土鳖虫、威灵仙皆通络止痛之品，与地龙、秦艽合，其通经络祛风湿之力更强。

第44章　痿证（附病案6例）

痿证系指肢体筋脉、肌肉弛缓软弱无力，并进而发展成不能随意运动及肌肉萎缩的一种病证。导致痿证的病因有多种，如肺热津伤、湿热浸淫、脾胃气虚、肝肾不足等，其发病与脾胃津液枯槁有关，故痿证大多属热、属虚。

本病有急缓与虚实不同。起病急，发病快，肢体不用，或拘急麻木，肌肉萎缩不显，多属实证；发病缓，病程长，肢体弛缓，肌肉萎缩明显不用者，多属虚证。

在错综复杂的症状中，如果真伪不辨，或不注意区别原发病和并发症，很可能造成误诊漏诊。此外，临证如不能因人、因时、因地制宜，辨证求因，也可能误诊误治。

1. 脾胃湿热下注，伤肝伐胃，阴精耗损，水亏火旺，骨枯髓减，元神失养，发为痿证，治当清热利湿与滋阴降火同用。病案一阴虚湿热误为肝肾亏虚。用圣愈汤加味为基本方，治疗3个月余毫无效果。张老医师辨为脾胃湿热下注，治以清热利湿、滋阴降火获效。

2. 肾阳不能气化、州都开阖失司的虚证。虽可见二便不畅、腹胀、舌红苔腻等湿热之象，亦不可为表象所迷惑。病案二发热、头痛、二便不畅，双下肢瘫痪肝肾亏损痿证误为湿热浸淫，用三妙散加减3剂后，非但大便不下，反见尿潴留，胸憋气闷。赵氏细察诸症，辨为肝肾亏虚，投以补养肝肾，填精益髓，温肾壮阳之剂，诸症渐愈。

3. 痿证病理虽以热、虚居多，但痰、瘀也可与热、虚兼夹为病或单独致病，阻于经络而发为痿证。若忽于达变，不辨有无痰瘀阻络之实，则不能全面认识病理机制而误诊。病案三痰瘀阻络误为肝肾虚损，下肢痿软不能站立。两次用补，病情均加重。乃痰瘀交结，窍络闭阻之象，孟氏用豁痰化瘀，通络宣窍济救误，病渐改善。

4. 夏秋之交，外感发热，微恶风寒，体倦乏力，乃外感风寒兼夹暑湿之证，当与痿证鉴别。痿证虽有微恶风寒类似外感，但主要表现是体倦乏力、身体困重的湿热之候。病案四湿热浸淫误为外感风寒兼暑湿，误治成痿。吕氏用四妙散合大秦艽汤救误，始获效。

5. 湿热壅滞络脉，影响气血运行，腰膝麻痹，痿软不行成痿证。其病机核心是湿热，湿热清则经络畅通，气血充则筋脉得养，其痿当渐愈。如以"独取阳明"为由，补益中焦，则湿热必不能清，故病不得效。病案五湿热浸淫误为产后体亏。大补气血。直至胸闷纳差、身重肢楚、卧床不起，不仅无效，病反加剧。赵老用加味二妙散加减救误，清热渗湿，迅速见效。

6. 肺热津伤，津液不布，湿热浸淫，经脉气血阻滞，皆可导致筋脉失养而发为痿证。但在治疗上当辨析分明，不可混淆。病案六肺热津伤，误为湿热浸淫，久治无功。丁氏采用独取阳明，清阳明之热，滋肺金之阴，以阳明能主润宗筋而流利机关，故尽管病情危重，恙根已深，数诊即瘥。

病案一　阴虚湿热误为肝肾亏虚（神经轴索营养不良症）

【病案】

孟某，男，3.5 岁。2006 年 4 月 14 日初诊。智力运动性倒退 2 年。

初诊：患儿约 1 岁 3 个月发现智力倒退，表现为 1 岁会拍手，会说再见，喊"爸、妈"，后理解语言逐渐下降，运动倒退。目前瘫痪在床，呼之不应，双手不自主徐动，无抽搐，病情进行性加重，夜间咬牙，牙已咬掉很多，夜间烦躁，哭闹，舌质红，苔薄微黄，脉浮大。曾用中西药、针灸等许多方法治疗，效果不明显。前医曾诊为痿证，独取阳明，温润补肾，用"炙黄芪、党参、熟地黄、白芍、当归、巴戟天、仙灵脾、桑寄生、川续断、制黄精、枸杞、楮实子"为基本方，加减治疗 3 个月余，病症只增不减。在北京某大学医院诊查为神经轴索营养不良症，预期寿命 10 岁，此例为全国第 3 例。

神经系统检查：眼球震颤（＋），舌颤（＋），双侧肱二头肌、三头肌膝腱反射与跟腱反射均亢进，掌下颌（＋），巴氏征（＋），肌张力高。诊断为痿证。脾胃湿热下注，伤肝伐胃，阴精耗损，水亏火旺，骨枯髓减，元神失养，发为痿证。

处方：盐黄柏 6 克，盐知母 6 克，生地黄 3 克，熟地黄 3 克，龟甲（先煎）15 克，麦冬 6 克，天冬 6 克，桑白皮 6 克，地骨皮 6 克，石斛 10 克，生麦芽 10 克，川牛膝 6 克，节菖蒲 3 克，郁金 3 克。10 剂，水煎服，每日 1 剂。

二诊（2006 年 4 月 26 日）：服药后感到好转，哭闹少，会大便，前 6 剂药效果好，现仍咬牙，吃饭呛，初诊症状仍在，指纹左紫暗，舌质淡红，苔薄微黄，脉浮大。

处方：盐黄柏 6 克，盐知母 6 克，生地黄 3 克，龟甲（先煎）10 克，麦冬 6 克，竹叶 6 克，栀子 6 克，石斛 10 克，炒枳实 6 克，茵陈 10 克，通草 3 克，桃仁 4 克，红花 3 克，生龙骨、牡蛎（先煎）各 10 克，赤芍 6 克，生石膏 15 克，生甘草 3 克，郁金 3 克，玄参 10 克。15 剂，水煎服，日 1 剂。

三诊（2006 年 5 月 12 日）：药后继续好转，会大便，会笑，休息好转，仍咬牙，吃饭呛较前少，夜间哭闹少。舌质淡红，舌苔薄。脉细。照上方加怀牛膝 10 克、节菖蒲 3 克，15 剂，水煎服，每日 1 剂。

四诊（2006 年 5 月 28 日）：上述症状依然，夜间咬牙重，吃饭仍呛，腹胀，易汗出，指纹暗，脉细。

处方：生地黄 6 克，熟地黄 3 克，当归 6 克，白芍 6 克，生山药 10 克，山萸肉 6 克，泽泻 3 克，丹皮 3 克，茯苓 3 克，盐知母 6 克，盐黄柏 3 克，桃仁 3 克，红花 3 克，薄荷（后下）2 克，川芎 2 克，炒麦芽 10 克，陈皮 3 克，大黄（后下）3 克，桑叶 6 克，龟甲 10 克。15 剂，水煎服，每日 1 剂。

治疗结果有效。

（姚乃礼等《现代名中医医案选·张磊医案》）

【辨析】

患儿智力渐下降，运动倒退，瘫痪在床，呼之不应，手足不自主徐动，夜间咬牙、烦躁。舌质红，苔薄微黄，脉浮大。西医曾诊为"神经轴索营养不良症"，病极罕见，全国只见 3 例，预期寿命 10 岁。中医诊为痿证，医按肝肾亏虚，用圣愈汤加味为基本方，治疗 3 个月余毫无效果。张老医师辨为脾胃湿热下注，伤肝伐胃，阴精耗损，水亏火旺，骨枯髓减，元神失养，发为痿证。治以清热利湿，滋阴降火获效。

【体会】

本病例辨为湿热为患、虚实夹杂的依据是：湿热内蕴则夜间咬牙，烦躁哭闹；湿热上犯，肺热叶焦，则咳嗽少痰，脉浮大，发为痿躄；湿热不攘，则大筋软短，小筋弛长，肌肉筋脉痿软；湿热下注，伤肝伐胃，阴精耗损，水亏火旺，骨枯髓减，元神失养，痴呆不语。可见湿热是本病例之元凶。然前医却辨为肝肾精血亏虚，用圣愈汤加填补精血之剂。不计湿热，专事填补，加重湿热，经脉气血更加阻滞，筋脉失养，内热成痿，酿成大错。张氏明鉴，治以甘露饮合大补阴丸加减，清利湿热、滋阴降火，使肺、脾、胃之湿热渐清，肝肾阴精渐复。张老不愧为国之大医。

辨本病之隐在于湿热，乃本病之根。痿在四末，病实发在内脏，清热与养阴并用，相关脏腑同调，筋脉得以濡养。此乃重证，难谈易治，只能缓缓图之，西医谓之只能活到十岁，不无道理，但不能坐以待毙。患者父母治疗积极，医者更责无旁贷。然若学不精深，不识其证，难辨其理，空有良心一片，亦是枉然。

病案二　虚证治实，肝肾亏损误为湿热浸淫（结核性脑膜炎并脊髓蛛网膜粘连）

【病案】

周某，男，42岁。因发热、头痛10天，二便不畅，双下肢瘫痪2天，于1982年7月28日入院。患者开始时恶心呕吐、全身不适，自述体温在38～39℃之间。用解热镇痛西药治疗2天，出现尿少、尿黄、淋漓不爽、便秘、双下肢麻痹瘫痪。入院体温38℃，血压130/70毫米汞柱。诊见双下肢不能行走，胸腹部有紧缩感。腹壁、提睾反射消失，舌质暗红，脉细数。尿蛋白微量，脓细胞（+）。脑脊液：黄色清晰无凝块，潘氏试验（+++），糖含量2.8毫摩尔/升以上，细胞数150个，单核细胞96%，多核细胞4%；未发现癌细胞，氯化物197.4毫摩尔/升，革兰抗酸染色阴性。椎管造影：第10胸椎水平呈油滴状改变。西医诊断为结核性脑膜炎并脊髓蛛网膜粘连。据证分析：发热、尿黄、便秘、胸中烦热、舌红，为湿热内蕴；晨僵乃湿热浸淫筋脉，壅塞经络，气血凝滞故也。遂予三妙散加减。

3剂后，大便非但未下，反而出现尿潴留，肌腹紧束感加重，胸闷憋气。急插导尿管导尿，窃思药之不效，乃辨证不准，断不能以痼疾难疗相释。细加推敲，忽有所悟：患者虽便秘、腹胀、舌红脉细数，而无口臭、苔黄燥，脉不滑实有力，并非阳明腑实。燥屎内结，而是大便努挣难下，责之肾虚津亏无力排出。小便虽淋漓不爽，但非尿痛、排尿中断的砂石阻塞，也非外邪内侵、循经下传的太阳蓄水，而肾阳不能气化、州都开阖失司的虚证。双足痿废、胸腹紧束，是精虚髓空，血虚不荣，腰脊失养的明证。顿悟前人有"至虚有盛候"之云，如此虚荣之疾，妄投寒凉，恰犯"虚虚"之忌。急易以补肾养肝，填精益髓，温肾壮阳之剂。

6剂后，胸部紧束感减轻，除掉导尿管。2个月后能扶床下地活动，3个月后能持杖蹒跚步行。上方略出入，共服200余剂，1年后，生活自理，且每日晨起散步5里路不感疲劳。

（赵法文《辨误案4则》）

【辨析】

发热、头痛、二便不畅、双下肢瘫痪，似属痿证，西医诊为结核性脑膜炎并脊髓蛛网膜粘连。症见发热、尿黄、便秘、胸中烦热、舌红，诊为湿热内蕴，似乎并无大错。但用清利湿热之三妙散加减3剂后，非但大便不下，反见尿潴留，胸憋气闷。细察诸症，辨为肝肾亏虚，投以补养肝肾，填精益髓，温肾壮阳之剂，诸症渐愈。

【体会】

痿证系指肢体筋脉弛缓、手足痿软的病症。一般分为肺热熏灼、肝肾虚亏、温热浸淫等证型，其发病与脾胃、津液有关，故痿证大多属热、属虚。此例初诊，囿于患者发热、尿黄、便秘、胸闷烦热等类似"湿热"之象，然按湿热用三妙散加减无效，显然属于误治。误在哪里？

原案中辨之甚详，"虽有便秘，却无口臭、苔黄燥，而是努挣难下……小便虽淋漓不爽，但非尿痛，亦无阻塞，属肾阳虚不能气化。双足痿废，胸腹紧束，是精虚髓空"。也就是没有看透虚在肝肾的本质，虚证实治，犯了"虚虚之戒"，遣用辛燥苦寒之味，耗气伤血，内劫真阴，病情安能不加重。易以补肾养肝、填精益髓，温肾壮阳之剂，6剂后，胸部紧束感减轻，除掉尿管，并能下地活动，渐至康复。

病案三　实证大补，痰瘀阻络误为肝肾虚损（小脑疾患？）

【病案】

陈某，男，59岁，教师，1987年3月27日诊。诉5个月前始觉双下肢麻木感，渐次加重，转赴武汉某医院往治1个月，用复方氨基酸、冻干血浆、人参蜂王浆、脉通等治疗，病情仍加重，转赴武汉某医院，怀疑为小脑疾患（诊断未明确），即行高压氧舱治疗1个月，病情有所好转，出院后就诊于某老中医，索方回家服用。

主录如下：红参5克，鹿角胶10克，龟甲10克，熟地黄12克，山茱萸12克，山药12克，枸杞12克，茯苓12克，白芍12克，当归12克，天麻12克，怀牛膝12克，鹿筋12克。

首服10剂，证候似有减轻。索方继服30余剂，病情加重，双下肢痿软，不能行立，纳食日减，每日进食不及2两，恶心欲吐，口角流涎，不能自制，转诊于余。其神清，精神欠佳，形体稍胖，苔白滑厚腻，张口则涎水成涌，脉弦滑，辨为痰瘀交结，窍络闭阻，治宜豁痰化瘀，通络宣窍。

服方10剂，痰涎锐减，纳食增至每日4两，精神稍振，守方增损续服30剂，痰涎流止，饮食倍增，双下肢行走较前进步，仍守方增损，继续服药3个月，患者基本康复。

（孟继民《误补益疾案例浅析》）

【辨析】

双下肢麻木感5个月，用人参蜂王浆等补剂症状加重，又请医索方大补30余剂，病情更重，下肢痿软不能站立。两次用补，病情均加重，显然不是虚证。症见恶心欲呕、口角流涎、形体肥胖，苔白厚腻，脉弦滑，乃痰瘀交结，窍络闭阻之象，故用豁痰化瘀，通络宣窍济之剂，病渐改善。

【体会】

本案本为实证，然前医泥于常规，仅凭双下肢痿弱，便视为肝肾亏虚。不当补而重补，误犯"实实"之戒，致使病情加重。下肢由麻木渐至痿软无力，不能行走。幸而复诊能总结经验，及时发现纳差、恶心欲吐、口角流涎、体胖、苔白滑厚腻、脉弦滑等痰浊之象，纠其前误，施以豁痰化瘀、宣窍通络之剂，病日渐安。可见虚实不分，变证蜂起，是医者大忌。此外，从所提供的资料看，其瘀证表现亦不明显，可能为介绍疏漏。

病案四　湿热浸淫误为外感风寒兼暑湿

【病案】

许某，男，40岁，1979年9月，患者发热3天，微恶风寒，体倦乏力。时值夏秋之交，诊为外感风寒兼夹暑湿，治用四味香薷饮加藿香、枳壳、茯苓等药，连服5剂不效，后又易方藿香正气散合小柴胡汤，症状不仅不减，且两下肢出现痿软无力，不能行走而成痿证，病属湿热浸淫筋脉，壅塞经络，气血瘀滞所致，非为外感证，改用清热燥湿，祛风活血通络治之，用四妙散合大秦艽汤加减治疗月余，热退力增，已能步履。

（吕修业《不忘误诊之痛，鞭我临证慎察不怠》）

【辨析】

夏秋之交，发热、微恶风寒，体倦乏力，出于季节多发病之考虑，诊为外感风寒兼夹暑湿，有些道理，但药后不效；易方藿香正气合小柴胡汤，还是从季节病着眼，病情加重，误治成痿。细审病机，方知不是外感之证。改用四妙散合大秦艽汤治之，始获效。

【体会】

香薷饮治夏月贪凉饮冷，伤于寒湿之阴暑证；藿香正气散合小柴胡汤也是治外感风寒，内伤湿滞证。前两次用药，都从季节着眼而治外感。本证虽有微恶风寒类似外感，但主要表现是体倦乏力、身体困重湿热之候。病当属湿热浸淫，故前治不仅无效，反而因辛热香散等剂耗损阴液，以致筋脉失养加重，形成痿证。

湿热成痿的表现是：肢体困重或兼微肿麻木，或有发热，胸脘痞闷，小便短赤涩痛，苔黄腻、脉滑数等。本案中虽未明言舌脉之象，但据病史案情推测可知。四妙散主治湿热下注、两足痿麻肿痛，合大秦艽汤祛风清热利湿、养血活血通络，恰中病机，故热退力增，痿证向愈而能步履。可见临证不能拘于经验，偏执一面，忽于知常达变，就会失误。

病案五　湿热浸淫误为产后体亏

【病案】

方某，女，25岁。产后3个月，两下肢痿软无力，初尚能扶持而行，后则痿而不用，寸步难移，家属以为产后体亏，甘醇炙煿并进，并邀医以参术甘温之物大补气血。渐至胸闷纳差，身重肢楚，卧床不起。去京、沪等地医院检查，无阳性体征发现。辗转回乡，来院就诊。观其形体尚壮，两下肢匀称，无萎缩征象。诉胸闷腹胀，饮食不馨，身重不欲转侧，懒以言笑，舌苔薄腻，脉濡带数。以为属于妇人产后气血虚弱，筋脉失于濡养所致，乃宗《素问·痿论》"治痿独取阳明"之旨，用归脾汤大补气血，不应。第四诊时适值天阴将雨，见患者居处地面泛潮，四周低矮潮湿，忆及临产期适值长夏湿土当令。投之以甘温，反增病耳。遂以加味二妙散去当归、龟甲，加车前子、泽泻、生薏苡仁以清热渗湿，迅速见效。

（赵国仁《临证误治案记实》）

【辨析】

产后出现两下肢痿软无力，初能扶持而行，继则寸步难移，显为痿证。家属以产后体虚为由，大补气血。直至胸闷纳差、身重肢楚、卧床不起，不仅无效，病反加剧。从居处潮湿，长夏当令想到：痿软非止体虚，湿热亦可致痿，用加味二妙散加减，清热渗湿，迅速见效。

《素问·痿论》所言"治痿独取阳明"的治则，是指补益后天或清化阳明湿热而言。处方遣药着重从中焦脾胃着手，扶其正，祛其邪，使升降如常，脾气散精，上归于肺，肺朝百脉，布散全身，心得之以营血脉，肝得之而濡筋膜，脾得之以养肌肉，肾得之以充骨髓，从而使痿证向愈。故健脾益气，益胃养阴，对痿证的治疗甚为重要。

本案虽为产后体虚，然其症胸闷纳差，身重肢楚，舌苔薄腻，脉濡带数，其湿热之象已明。湿热壅滞络脉，影响气血运行，腰膝麻痹，痿软不行成痿证。其病机核心是湿热，湿热清则经络畅通，气血充则筋脉得养，其痿当渐愈。如以"独取阳明"为由，补益中焦，则湿热必不能清，故病不得效。医者不察，一再泥于产后多虚之说，妄补气血，后又只见其湿，不见其热，因而一误再误。实际上，本案若一开始便仔细辨证，诊断是没有问题的。

【体会】

加味二妙散治下焦湿热，肢软身重之痿证，效果极佳。方中黄柏清热、苍术燥湿，秦艽、川牛膝、萆薢、防己导湿热下行，甚者可加黄芩、茯苓、泽泻等药。痿证原由宗筋失养所致，非湿证明显，辛燥之药，多宜慎用，恐其伤阴也。故案中加龟甲、泽泻等滋阴之物。可见赵氏用药老到，章法可循。

病案六　肺热津伤误为湿热浸淫

【病案】

封某，女，温病后，阴液已伤，虚火灼金，肺热叶焦则生痿躄，两足不能任地。医用苍白术、黄连、知母、黄柏、泽泻、川萆薢、木瓜、牛膝、薏苡仁、当归治之无效。咳呛不爽，谷食减少，咽喉干燥，脉濡滑而数，舌质红，苔黄，延经数月，恙根已深，姑拟养肺阴，清阳明，下病治上，乃古之成法。

南沙参9克，川石斛9克，天花粉9克，生甘草1.5克，川贝母9克，肥知母4.5克，瓜蒌皮9克，甜光杏9克，络石藤9克，怀牛膝6克，嫩桑枝9克，冬瓜子9克，活芦根（去节）1尺。

二诊：前进养肺阴清阳明之剂，已服10剂，咳呛内热，均见减轻，两足痿软不能任地，痿者萎也，如草木之萎，无雨露以灌溉，欲草木之荣茂，必得雨露之濡润，欲两足之不萎，必赖肺液以输布，能下荫于肝肾，肝得血则筋舒，肾得养则骨强，阴血充足，络热自清，治痿独取阳明，清阳明之热，滋肺金之阴以阳明能主润宗筋而流利机关也。

大麦冬6克，北沙参9克，抱茯神9克，淮山药9克，细生地黄12克，肥知母4.5克，川贝母6克，天花粉9克，络石藤6克，怀牛膝6克，嫩桑枝9克。

三诊：五脏之热，皆能成痿，书有五痿之称，不独肺热叶焦也，然而虽有五，实则有二，热痿也，湿痿也。如草木久无雨露则萎，草木久被温遏亦萎，两足痿躄，亦犹是也，今脉濡数，舌质红绛，此热痿也，迭进清阳明、滋肺阴以来，两足虽不能步履，已能自行举起之象，药病尚觉合宜，仍守原法，加入益精养血之品，徐图功效。

北沙参9克，大麦冬6克，茯神9克，淮山药9克，川石斛9克，小生地黄9克，肥知母4.5克，怀牛膝6克，络石藤9克，芜蔚子9克，嫩桑枝9克，猪脊髓（酒洗，入煎）2条。虎潜丸9克，晨淡盐汤送服。

（丁甘仁《丁甘仁医案》）

【辨析】

肺热津伤，津液不布，湿热浸淫，经脉气血阻滞，皆可导致筋脉失养而发为痿证。但在治疗上当辨析分明，不可混淆。

本案源于温病，温热犯肺，肺热伤津，虚火灼金，水源告竭，津液不能敷布全身，筋脉失养，故两足不能任地。医以宣化湿热、活血通络之法治之，不仅不效，反致病情加剧。症见咳呛不爽、咽喉干燥、谷食减少、脉濡滑而数、舌质红、苔黄。这是热伤肺津反用燥湿之误，肺金本燥，再加药燥，血液衰少，不能营养宗筋，故痿软之症加剧。丁氏采用独取阳明，清阳明之热，滋肺金之阴，以阳明能主润宗筋而流利机关也，尽管病情危重，恙根已深，数诊即瘥。

【体会】

丁氏认为痿分热、湿二证，本证脉濡数、舌质红绛属"热痿"，遂取养肺阴、清阳明，下病治上之法，遂见效果；见效后，加入益精养血之品，此即张介宾所谓"善补阴者，必于阳中求阴，则阴得阳升而源泉不竭"之义。果然大获全效。丁氏将痿证分为热痿与湿痿，在临床较易掌握。值得揣摩体会。

第45章　腰痛（附病案5例）

　　腰痛是指以腰部一侧或两侧疼痛为主要症状的一类病证。或因外伤，或由肾虚而引起的气血运行失调，脉络绌急，腰府失养所致。腰为肾之府，乃精气所溉之域。肾虚是本病发病的关键，风寒湿热的痹阻不行，常因肾虚而客，否则虽感外邪，亦不致出现腰痛，至于劳力扭伤，则和瘀血有关。

　　本节所选救误医案5则，辨证确切，施治多法并举，疗效突出，值得学习。

　　1.《灵枢·本脏》说："肾下则腰尻痛，不可以俯仰。"脾肾阳虚、中气下陷，也可引起腰脊坠胀、疼痛。病案一脾肾阳虚，中气下陷腰痛，医从风湿、风寒、活血化瘀、温补肾阳多方治之无效，后发现两肾下垂，断为脾肾阳虚，中阳下陷，用补中益气汤化裁，并灸足三里、气海调治3个月而愈。

　　2.腰痛的病因分外感、内伤两大类。外感者起病急，腰痛明显，并有外感邪袭的症状；内伤者起病缓，腰酸为主，伴脏腑虚损的症状。病案二外感寒湿腰痛误为肾虚，用独活寄生汤加减，坐失解表机会，故腰肌沉胀疼痛日渐加重，直至卧床不起。严氏辨为外感寒湿腰痛。虽然历时2个月，外感之因未变，故用五积散解表、温里、消积，迅速获效。

　　3.妊娠腰痛，当详审脉证，分清虚实，不能因其易虚而补，亦不能因其易实而泄。以为补虚稳当，攻泄危险的心态极易失误。病案三妊娠血热瘀滞误补腰痛，故热愈甚，气愈滞，痛益加；汪氏以养血行血之四物汤加祛瘀止痛之品，另用清热、润肠通便等药，使热清瘀行痛减而燥结下，腰痛渐愈。

　　4.腰痛察脉十分重要，《脉经》说：腰痛诊脉的重点多在尺部。尺脉牢而长，是气滞，腰痛牵引至少腹；尺脉沉实，是血瘀，腰背皆痛，不可俯仰……病案四脾湿腰痛误为寒湿、瘀血腰痛。王氏从脉细无力等症状，诊为脾胃气虚，"不荣则痛"是本例腰痛的主要机制。方用十全大补汤出入，仅服2剂，身痛、腰痛则明显好转。

　　5.寒湿腰痛属于外感。其表现为：腰部冷痛重着，转侧不利，疼痛逐渐加重，虽静卧亦不稍减或反加重，遇阴雨天疼痛加剧。以此与内伤腰痛鉴别。病案五寒湿腰痛误为肾虚瘀血，应用补肾强腰，活血止痛法，治之无效。李氏以散寒利湿为法，2剂痛减，再进3剂，诸症悉除。

病案一 脾肾阳虚、中气下陷腰痛，误以风湿、瘀血

【病案】

王某，男，45岁，干部。患者腰痛10余年，每逢阴雨天变或劳累过度即加剧，对此十分苦恼，曾多次就医而效果不佳，遂于1976年8月5日来我处救治。

刻下：腰脊偏左坠胀疼痛，难以转侧，既往血沉、抗"O"、黏蛋白及腰部X线检查均无异常，小便清长，大便溏薄，舌质红，苔薄白，脉沉细；查前医处方，或从风湿，或从寒湿，或从活血化瘀，或从温补肾阳。复审脉症，再从脾肾两虚、瘀血内着证治，方仿右归丸合苓桂术甘汤加减。

处方：熟附片（先煎）5克，太子参、焦白术、抱茯神、淮山药、山茱萸、肉苁蓉、巴戟天、桑寄生、怀牛膝、土红花各10克，广三七（冲服）1.3克。7剂，每日1剂，水煎取汁，早晚分服。

8月20日二诊：药后大便成形，腰痛减轻。后因连续参加两晚演出，以致腰痛再度加剧，坠感尤甚；经详细询问获悉其为唢呐吹奏演员，自患腰痛以后，每逢吹奏高音即觉十分吃力，循此查B型超声波示两肾下垂，左肾为著，遂改断其证为脾肾阳虚，中气下陷，乃从补气升陷，温肾和络为治，方宗补中益气汤出入。

处方：熟附片（先煎）5克，太子参30克，炙黄芪50克，炙甘草、炒枳壳各15克，春柴胡、秋桔梗、巴戟天、广陈皮、淮山药、土红花、正川芎、益智仁各10克。7剂，如前煎服。

8月27日三诊：腰痛著减，原方再进10剂。后又按原方出入，水泛为丸，每次10克，每日3次，并嘱每日艾灸足三里、气海等穴，连治3个月余，腰痛基本痊愈，B型超声波复查示下垂之两肾已明显回升。

（张笑平《中医失误百例分析》）

【辨析】

十年腰痛，每逢劳累或阴雨天加重，医从风湿、风寒、活血化瘀、温补肾阳治之无效，后从脾肾两虚、瘀血内停治之，腰痛减轻，可见其证属虚，或虚中夹实。此后，细心捕捉病因，发现每因吹唢呐演出后，腰痛即加重。据此，B超检查，发现两肾下垂，断为脾肾阳虚、中阳下陷，用补中益气汤化裁，并灸足三里、

气海调治 3 个月而愈。

《灵枢·本脏》说："肾下则腰尻痛，不可以俯仰。"本病案经"B 超"确诊为两肾下垂，结合脉症辨属脾肾阳虚，中气下陷，以致腰膂坠胀疼痛。吹奏唢呐每逢高音即觉十分吃力，就是具有重要辨证意义的见症之一。然前医及首诊施治所考虑的是局部症状，未从整体加以分析，这就难免有失全面。直至二诊，才跳出局部，立足整体，改从补气升陷，温肾和络为治，药证合拍，遂收著效。

【体会】

《丹溪心法·腰痛》谓"诸痛（指各种腰痛）不可用参，补气则痛愈甚"，而本例施治方药，又何以同时重用参、芪补气呢？殊不知腰痛若因于"劳伤虚损而阳不足者，多有气虚之证，何谓参不可用"（《景岳全书·腰痛辨治》）。可见，有是证即当用是药，不可偏执。

病案二　外感寒湿腰痛误为肾虚腰痛

【病案】

刘某，女，40 岁，教师。1986 年 5 月 27 日就诊，患者 2 个月前，突然腰痛，伴下肢酸胀疼痛，活动不自如。先西药治疗，后中药用独活寄生汤加减，治疗乏效，渐至卧床不起而转某医院中西结合病房住院治疗，各项检查、摄片无异常，经治 2 个月余，其效甚微而转诊于余。询知前服中药均有杜仲、熟地黄、枸杞、鹿角胶之类，入院后复感冒，刻下：腰肌沉胀疼痛，下肢胀痛拘急，卧床不起，翻身需人帮助，形寒，面色㿠白少华，纳差，多食则腹胀，大便溏薄，小便清长，舌质淡、苔白滑，脉浮取则濡，重按迟而无力。追问：患者病前 1 周劳作于井边，洗刷家具衣物。重审其证：此腰痛非肾虚也，乃外感寒湿，初失于表，寒、食、气、血、痰（湿）积于里，著于肾府，投五积散加减以解表、温里、消积，2 剂，水煎服。1 剂后，汗出甚多，家属以为体虚，不敢再服。余曰：此积邪已有出路，药中肯綮也，续服之汗可自已。

2 剂尽汗自止，感冒咳嗽霍然而去，竟然下床蹒跚步履，守方连服用 10 剂，并拟下药（苍术 100 克，肉桂 50 克，附片 50 克共粗末，细辛 50 克，徐长卿 100 克）为枕，卧时垫腰。三诊诸症患除，调治旬日后上班。

（严肃《治误 2 则》）

【辨析】

腰痛的病因分外感、内伤两大类。外感者起病急，腰痛明显，并有外感邪袭的症状；内伤者起病缓，以腰酸为主，伴脏腑虚损的症状。

　　本案腰痛突然起病，没有脏腑病史，医者未能明察，按肾虚立法，予独活寄生汤加减，治疗未效，坐失解表机会，致寒气痰湿内积，著于肾府，故腰肌沉胀疼痛日渐加重，直至卧床不起。从其形寒、面色㿠白、纳差、腹胀、便溏、小便清长、舌质淡、苔白滑、脉迟而无力等寒湿之象，辨为外感寒湿腰痛。虽然历时2个月之久，外感之因未变，故用五积散解表、温里、消积，迅速获效。可见，临证仔细了解病因、病史，往往可以为辨证提供重要依据。

　　【体会】

　　辨证是中医的灵魂，临证必辨。外感而发者，起病急，腰痛明显，更重要的是有外感邪袭的症状；内伤者，起病缓，腰酸为主，但也必须伴有脏腑虚损的症状。由于腰为肾府，故多认为肾虚在腰痛、腰酸的发病中是最重要的因素。但若无肾虚之见证，虽补无益。本案就是明显的例子，没有脏腑病变的症状，即按肾虚立法，焉能不误？

病案三　妊娠血热瘀滞腰痛误补

　　【病案】

　　一妇怀妊八月，尝病腰痛，不能转侧，大便燥结。医用人参等补剂，痛益加，用硝、黄通利之药，燥结虽行，而痛如故。汪诊之，脉稍洪近涩。曰："血热血滞也。宜四物汤加木香、乳没、黄精、火麻仁煎服。"四五帖，痛稍减，燥结润，忽加发热面赤，或时恶寒，仍用前方去乳香、没药，加柴胡、黄芩。服二帖，而寒热除，又背心觉寒，腹痛复作。汪曰："血已利矣，可予前方加人参一钱。"服之而安。

（明·武之望《济阴纲目》）

　　【辨析】

　　此案妊娠腰痛，不能转侧，大便燥结，脉稍洪而数，既有血热，又有瘀滞。血热当清，血滞当化，方为正治。前医以妊娠不敢清化，而用人参等温补之剂，故热愈甚，气愈滞，痛益加；后疑阳明腑实，再用硝、黄，燥结虽行，但瘀滞未去，所以腰痛如故。

　　汪氏以养血行血之四物汤加祛瘀止痛之木香、乳香、没药，又以黄柏清热，火麻仁润肠通便，故热清瘀行，痛减而燥结下。后见发热面赤，时有恶寒者，邪在少阳也，故去乳香、没药，加柴胡、黄芩和解少阳，而寒热除；背心觉寒腰痛复作者，此气血不足之虚寒之证也，故又于四物汤中加人参，气血双补而愈。

【体会】

妊娠腰痛，多因肾虚，或风冷乘袭，或仆跌闪挫，或瘀血阻滞经络所致，甚则可致胎坠，故不可小觑。然当详审脉证，分清虚实，不能因其易虚而补，亦不能因其易实而泄。以为补虚稳当，攻泄危险的心态极易失误。本案虽怀孕8个月，但腰痛属实，既有血热，又有血瘀。故温补失误，清热通下瘀血未去，也是失误。只有找准病机，不避妊娠，才能收效。

病案四　脾湿腰痛误为寒湿、瘀血

【病案】

魏某，女，23岁。周身疼痛酸重，腰部尤甚，头晕气短，神疲乏力，纳差，面色无华。曾服西药及中药20余剂不效。诊其脉沉细弱无力，舌淡苔白。以肝肾亏虚，风寒湿邪侵袭，经脉闭塞不通论治。独活寄生汤方出入，连服3剂少效。因忆"病来已久，除之以渐"之训，宗前方又进了3剂仍收效甚微。前贤云："久痛入络。"改用行气活血，通络止痛为法，身痛逐瘀汤加减2剂药尽，身痛较前加重。诊治3次，两易方药，仍难收功，颇感棘手，实有技穷之感。然病者求治心切，权衡再三，仍勉为疏方。据其面白少华，头晕，气短乏力，纳差，舌淡，脉细无力等症，以脾胃虚弱，气血匮乏，筋脉失养论治。方用十全大补汤出入，连服2剂，身痛、腰痛明显好转，余症亦随之而轻。药已中病，前方随证增损，又进6剂，诸恙悉除。

（王兆奎《临证误3则》）

【辨析】

外感腰痛以痛为主，内伤腰痛以腰酸为主。

本例见周身疼痛酸重，腰部尤甚，颇似寒湿痹阻之象。但没有腰痛不能转侧，也没有外邪侵袭之症状。更主要的是，患者头晕气短，神疲乏力，纳差，面色无华，脉沉细弱无力，舌淡苔白等候，是脾胃虚弱，气血不足之明证。脾虚而痰湿内生，痰注腰部则腰痛重滞，因此本例属脾湿腰痛当无疑。

前医不察，先辨为肝肾亏虚，风寒湿邪侵袭，后辨为瘀血阻滞，均属误诊误治。其误泥于常规，忽略了综合分析。殊不知脾为后天之本，气血生化之源，主肌肉与四肢。脾胃气虚，则气血生化不足，经脉失养，"不荣则痛"是本例腰痛的主要机制。方用十全大补汤出入，仅服2剂，身痛、腰痛及明显好转，即是对此诊断的有力印证。

【体会】

腰痛察脉十分重要。《脉经》说："腰痛诊脉的重点多在尺部。尺脉牢而长，是气滞，腰痛牵引至少腹；尺脉沉实，是血瘀，腰背皆痛，不可俯仰……"《严氏济生方·腰痛论治》提出："大抵腰痛之脉，脉皆沉弦。"本例脉见沉细无力，兼以气短乏力，纳差，舌淡白，明指脾胃虚弱。只要细察其脉，焉能误诊？然医不察脉，随意推测，遍试验方，终不得效。

病案五　寒湿腰痛误为肾虚瘀血

【病案】

患者，男，54岁。1981年诊。夙患腰痛，每次发作时卧床不起，疼痛难忍，需家人用拳击腰，其痛稍减。昨日腰痛又发，服消炎痛无效，求诊于余。见其双手撑腰，疼痛不能转侧，腰部重着冷痛，畏寒，舌苔白腻，脉沉而涩。治以补肾强腰，活血止血。处方枸杞、熟地黄、当归、川续断、赤芍、地鳖虫、刘寄奴、海桐皮。进服4剂不应，诸恙依然。余细思为何乏效，必是辨证不明，用药不当，当以散寒和湿为法。

处方：干姜15克，白术30克，茯苓20克，甘草5克。

2剂痛减，再进3剂，诸症悉除。嘱服金匮肾气丸半斤以资巩固。

（李笔怡《杂病误治医案3则》）

【辨析】

从本案所见的腰部重着冷痛、畏寒、舌苔白腻、脉沉而涩等症，诊断为寒湿腰痛当无困难。然为何误诊？原因在于医者拘泥于常法。惯于凡患腰痛，又年过五十，即认为肾气渐衰，"腰者肾之府"，应用补肾强腰、活血止痛法；忽略寒湿之邪，留着腰府，经脉阻滞，而致腰痛，实证用补，误于"实实"之戒。李氏以散寒和湿为法。

【体会】

寒湿腰痛属于外感。其表现为腰部冷痛重着，转侧不利，疼痛逐渐加重，虽静卧亦不稍减或反加重，遇阴雨天疼痛加剧。寒湿之邪，侵袭腰部，阻塞经络，气血不畅，加之寒性收引，湿性重着，故腰部冷痛重着，转侧不利；湿为阴邪，其性黏滞，静卧则湿邪易于停滞，故痛不减反加重；阴雨寒冷则寒湿更甚，故疼痛加剧；热能散寒胜湿，故见热则减。医用补肾强腰，寒湿不去，故治而无效。

中 医 畅 销 书 推 荐

中国科学技术出版社·荣誉出品

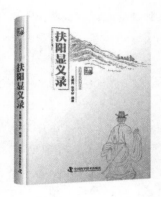

书　名：扶阳显义录

作　者：王献民　张宇轩

定　价：45.00元

本书分为"麻杏竹甘综合法""四逆败毒综合法""川乌法本要""川乌法衍义"四篇，另有一附篇"火中生莲"。著者从喘证和热证两个常见但难治的病证入手，结合临床病案系统解析了"扶阳医学"的诊疗思路和用药技巧，然后深入讲解了"扶阳医家"眼中的中药，重点介绍了川乌的基本用法和临床应用，以及煎煮法、临床禁忌及衍生法。本书文辞精练，结构清晰，观点独到，讲解透彻，更有真实病案相佐证，适合广大中医药临床工作者及中医爱好者阅读参考。

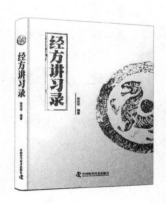

书　名：经方讲习录

作　者：张庆军

定　价：48.00元

本书是经方入门书和提高书，书中对不少药物类方提出应用标准，比如麻黄剂应用标准是鼻塞和痒，对金匮辨病做了归纳总结，并对里面的处方进行了鉴别，对伤寒辨病提出了一整套的问诊单以确保诊断治疗的正确性，对很多疑难病提供了独特思路比如用欲解时治疗失眠，对不少疾病类型进行了纵横的总结。书里所有内容都有经典依据，并结合临床进行了解释。本书从立意到对经方的理解和阐述，均与目前市面上出版的经方书籍不同。对经方的讲解更通俗，让读者更容易理解和掌握。